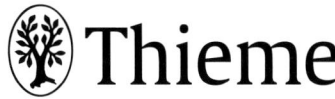

physiolehrbuch Krankheitslehre

Allgemeine Krankheitslehre und Innere Medizin für Physiotherapeuten

Gabriele Steffers
Susanne Credner

278 Abbildungen
146 Tabellen

Georg Thieme Verlag
Stuttgart · New York

Dr. med. Gabriele Steffers
Stiftung Friedrichsheim
Orthopädische Universitätsklinik
Physiotherapieschule
Marienburgstraße 2
60528 Frankfurt

Dr. med. Susanne Credner
Klinikum Offenbach GmbH
Medizinische Klinik I
Klinik für Herz-, Lungen- und
Gefäßkrankheiten
Starkenburgring 66
63069 Offenbach

Bibliografische Information
Der Deutschen Bibliothek
Die Deutsche Bibliothek verzeichnet diese Publikation in der Deutschen Nationalbibliografie; detaillierte bibliografische Daten sind im Internet über http://dnb.ddb.de abrufbar.

Zeichnungen: Martin Hoffmann, Thalfingen
Abbildungen auf Seite 3 und Seite 91 von
Dr. med. Christian Credner
Umschlaggestaltung: Thieme Verlagsgruppe
Umschlagfoto: Studio Nordbahnhof, Stuttgart

Wichtiger Hinweis: Wie jede Wissenschaft ist die Medizin ständigen Entwicklungen unterworfen. Forschung und klinische Erfahrung erweitern unsere Erkenntnisse, insbesondere was Behandlung und medikamentöse Therapie anbelangt. Soweit in diesem Werk eine Dosierung oder eine Applikation erwähnt wird, darf der Leser zwar darauf vertrauen, dass Autoren, Herausgeber und Verlag große Sorgfalt darauf verwandt haben, dass diese Angabe **dem Wissensstand bei Fertigstellung des Werkes** entspricht.

Für Angaben über Dosierungsanweisungen und Applikationsformen kann vom Verlag jedoch keine Gewähr übernommen werden. **Jeder Benutzer ist angehalten**, durch sorgfältige Prüfung der Beipackzettel der verwendeten Präparate und gegebenenfalls nach Konsultation eines Spezialisten festzustellen, ob die dort gegebene Empfehlung für Dosierungen oder die Beachtung von Kontraindikationen gegenüber der Angabe in diesem Buch abweicht. Eine solche Prüfung ist besonders wichtig bei selten verwendeten Präparaten oder solchen, die neu auf den Markt gebracht worden sind. **Jede Dosierung oder Applikation erfolgt auf eigene Gefahr des Benutzers.** Autoren und Verlag appellieren an jeden Benutzer, ihm etwa auffallende Ungenauigkeiten dem Verlag mitzuteilen.

© 2006 Georg Thieme Verlag
Rüdigerstraße 14
D-70469 Stuttgart
Unsere Homepage: http://www.thieme.de

Printed in Germany 2006

Satz: medionet AG, Berlin
Druck: Grafisches Centrum Cuno, Calbe

ISBN 3-13-140421-3   1 2 3 4 5 6
ISBN 978-3-13-140421-3

Geschützte Warennamen (Warenzeichen) werden **nicht** besonders kenntlich gemacht. Aus dem Fehlen eines solchen Hinweises kann also nicht geschlossen werden, dass es sich um einen freien Warennamen handelt.

Das Werk, einschließlich aller seiner Teile, ist urheberrechtlich geschützt. Jede Verwertung außerhalb der engen Grenzen des Urheberrechtsgesetzes ist ohne Zustimmung des Verlages unzulässig und strafbar. Das gilt insbesondere für Vervielfältigungen, Übersetzungen, Mikroverfilmungen und die Einspeicherung und Verarbeitung in elektronischen Systemen.

Vorwort

Als uns Frau Rosi Haarer-Becker vom Thieme Verlag vorgeschlagen hat, das Lehrbuch „Allgemeine Krankheitslehre und Innere Medizin für Physiotherapeuten" zu schreiben, rannte sie bei uns offene Türen ein, denn die Verknüpfung der Allgemeinen und der Speziellen Krankheitslehre hat sich im Unterricht bewährt, fand sich aber bisher in keinem auf die Zielgruppe zugeschnittenen Buch.

Mit der „Allgemeinen Krankheitslehre" möchten wir den Physiotherapieschülerinnen und -schülern den Einstieg in die Welt der Medizin erleichtern und eine Grundlage für alle Fächer der Speziellen Krankheitslehre schaffen. Wir erklären unter anderem Mechanismen, die uns krank machen, beschreiben wichtige Krankheitszeichen und überlegen, was sich dahinter verbergen kann. Grundsätzliche Überlegungen zum diagnostischen und therapeutischen Vorgehen runden den ersten Teil dieses Buches ab.

Im zweiten Teil dieses Buches entwickeln wir die wichtigsten internistischen Krankheitsbilder schrittweise und gehen dabei besonders ausführlich auf Erkrankungen ein, die physiotherapeutisch behandelt werden. Zum besseren Verständnis werden die physiologischen Grundlagen vorangestellt. Die Innere Medizin stellt für PTs ein wichtiges Fach dar, denn internistische Krankheiten sind in jedem medizinischen Bereich anzutreffen. Selbst wenn der Schwerpunkt ihrer Tätigkeit auf den Bewegungsapparat gerichtet ist, werden sie die internistischen Grunderkrankungen des Patienten berücksichtigen müssen.

Mit diesem Buch möchten wir den künftigen PTs eine Begleitung für den Krankheitslehre-Unterricht, ein Nachschlagewerk für das Praktikum und nicht zuletzt eine Hilfe für die Examensvorbereitung an die Hand geben. Auch im späteren Praxis- bzw. Klinikalltag kann es bei internistischen Fragestellungen immer wieder herangezogen werden.

Wir bedanken uns bei Frau Rosi Haarer-Becker und Frau Eva Grünewald vom Thieme Verlag für die gute Zusammenarbeit. Unser besonderer Dank gilt Herrn Martin Hoffmann, dem es als Grafiker gelungen ist, die Inhalte in ansprechende Abbildungen zu verpacken.

Abschließend wünschen wir allen Physiotherapieschülerinnen und –schülern viel Freude bei der Lektüre und an einer fundierten Ausbildung sowie viel Erfolg im Examen und Beruf!

Frankfurt am Main, Februar 2006

Dr. med. Gabriele Steffers
Dr. med. Susanne Credner

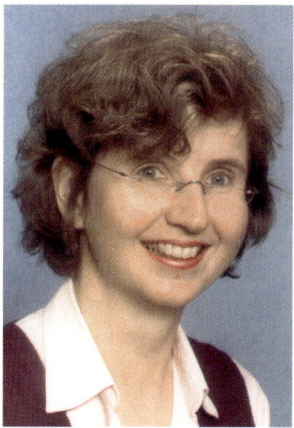
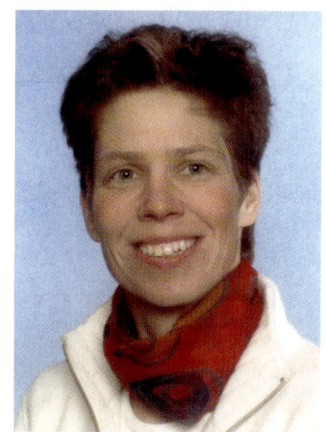

Dr. med. Gabriele Steffers, Jahrgang 1966, hat ihre berufliche Laufbahn als Physiotherapeutin begonnen. Nach dem Physiotherapie-Examen 1988 in Mannheim arbeitete sie zunächst am Universitätsklinikum Münster und später im Jakobi-Krankenhaus Rheine. Parallel zur Tätigkeit in einer PT-Praxis nahm sie 1990 ihr Medizinstudium in Frankfurt am Main auf, das sie 1996 beendete. Nach ihrer Promotion war sie mehrere Jahre als Ärztin in der Plastischen Chirurgie im St. Katharinen-Krankenhaus Frankfurt am Main und in der Dermatologischen Universitätsklinik Essen tätig.

Seit 1999 ist sie hauptberufliche Dozentin an der Schule für Physiotherapie der Stiftung Friedrichsheim in Frankfurt am Main. Dort hat sie ein Unterrichtskonzept entwickelt und umgesetzt, das die Grundlagenfächer Viszerale Anatomie, Physiologie und Allgemeine Krankheitslehre mit der Inneren Medizin verknüpft.

Nebenberuflich unterrichtet sie unter anderem an einem College für Osteopathische Medizin und hat ein Pädiatrie-Lehrbuch verfasst.

Dr. med. Susanne Credner, Jahrgang 1967, hat nach einer kaufmännischen Ausbildung in einem pharmazeutischen Unternehmen zwei Jahre lang Ökotrophologie an der Universität Bonn studiert. Von 1990 bis 1996 absolvierte sie in Franfurt am Main ihr Medizinstudium. Nach ihrer Promotion war sie von 1997 bis 2004 als wissenschaftliche Mitarbeiterin in der Medizinischen Klinik IV, Abteilung für Kardiologie und Nephrologie des Universitätsklinikums Frankfurt am Main tätig und erwarb dort die Facharztqualifikation „Innere Medizin". In dieser Zeit war sie an klinisch-wissenschaftlichen Projekten und Veröffentlichungen beteiligt. Seit 2004 ist sie in der Medizinischen Klinik I, Abteilung für Kardiologie, Pneumologie und Angiologie des Klinikums Offenbach tätig.

Inhaltsverzeichnis

Teil I Allgemeine Krankheitslehre 3

1	**Grundlagen** **4**	
1.1	Gesundheit und Krankheit	4
1.2	Epidemiologische Grundbegriffe	5
1.3	Krankheitsursachen	5
1.4	Allgemeine Reaktionsformen von Zellen und Geweben	6
1.5	Krankheitsverläufe	10
2	**Krankheitskonzepte** **13**	
2.1	Genetisch bedingte Erkrankungen	13
2.2	Gestörte pränatale Entwicklung	19
2.3	Infektionskrankheiten	21
2.4	Gestörte Immunreaktionen	29
2.5	Arteriosklerose	34
2.6	Tumoren	36
3	**Wichtige Leitsymptome** **46**	
3.1	Veränderte Hautfarbe	46
3.2	Blutungsneigung	49
3.3	Flüssigkeitsansammlungen	50
3.4	Dyspnoe	53
3.5	Übelkeit und Erbrechen	53
3.6	Schmerzen	54
3.7	Fieber	56
3.8	Vergrößerte Lymphknoten	57
3.9	Schock	58
3.10	Bewusstseinsstörungen	59
3.11	Synkope	60
3.12	Schwindel	61
4	**Diagnostisches Vorgehen** **62**	
4.1	Anamnese	62
4.2	Körperliche Untersuchung	62
4.3	Laboruntersuchungen	62
4.4	Bildgebende Verfahren	63
4.5	Funktionsuntersuchungen	67
4.6	Endoskopische Verfahren	68
5	**Therapieprinzipien** **70**	
5.1	Übersicht	70
5.2	Onkologische Therapie	71
5.3	Organtransplantationen	74
5.4	Physiotherapeutisch relevante Medikamente	76

Teil II Innere Medizin 91

6	**Kardiologie** **92**	
6.1	Physiologische Grundlagen	92
6.2	Kardiologische Leitsymptome	96
6.3	Kardiologische Diagnostik	99
6.4	Therapieprinzipien	106
6.5	Ischämische Herzerkrankungen	108
6.6	Herzrhythmusstörungen	114
6.7	Erkrankungen des Endokards	119
6.8	Erkrankungen des Myokards	122
6.9	Perikarditis	124
6.10	Angeborene Herzfehler im Erwachsenenalter	125
6.11	Kreislauferkrankungen	127
6.12	Funktionelle Herzbeschwerden	130
7	**Angiologie** **131**	
7.1	Angiologische Leitsymptome	131
7.2	Angiologische Diagnostik	131
7.3	Erkrankungen der Arterien	133
7.4	Erkrankungen der Venen	139
7.5	Lymphödem	147
8	**Pulmologie** **148**	
8.1	Physiologische Grundlagen	148
8.2	Gliederung pulmologischer Erkrankungen	150
8.3	Pulmologische Leitsymptome	151
8.4	Komplikationen bei pulmologischen Erkrankungen	152
8.5	Pulmologische Diagnostik	155
8.6	Akute Bronchitis	160
8.7	Chronisch-obstruktive Atemwegserkrankungen	160
8.8	Asthma bronchiale	165
8.9	Pneumonie	167
8.10	Bronchialkarzinom	169
8.11	Interstitielle Lungenerkrankungen und Lungenfibrosen	172
8.12	Systemerkrankungen mit Hauptmanifestation im Bereich der Lungen	174
8.13	Akutes Lungenversagen	175
8.14	Lungenembolie	176
8.15	Schlafapnoesyndrom	178
8.16	Erkrankungen der Pleura	179

9	**Gastroenterologie**	**182**	11.4	Adipositas und metabolisches Syndrom	238
9.1	Anatomische und physiologische Grundlagen	182	11.5	Störungen des Knochenstoffwechsels	240
9.2	Gastroenterologische Leitsymptome	185	11.6	Hypophysenerkrankungen	245
9.3	Gastroenterologische Diagnostik	188	11.7	Schilddrüsenerkrankungen	250
9.4	Erkrankungen des Ösophagus	191	11.8	Nebennierenrindenerkrankungen	254
9.5	Erkrankungen des Magens und des Duodenums	193	**12**	**Hämatologie**	**259**
			12.1	Physiologische Grundlagen	259
9.6	Erkrankungen des Dünn- und Dickdarms	196	12.2	Hämatologische Leitsymptome	262
			12.3	Hämatologische Diagnostik	262
9.7	Erkrankungen unterschiedlicher Lokalisation	203	12.4	Anämien	263
			12.5	Leukämien	265
9.8	Erkrankungen der Leber	206	12.6	Maligne Lymphome	268
9.9	Erkrankungen der Gallenblase und Gallenwege	211	12.7	Störungen der Blutstillung und Gerinnung	270
9.10	Erkrankungen des Pankreas	212	**13**	**Rheumatologie**	**274**
10	**Nephrologie**	**216**	13.1	Rheumatoide Arthritis	274
10.1	Anatomische und physiologische Grundlagen	216	13.2	Spondylarthropathien	277
			13.3	Kollagenosen	280
10.2	Nephrologische Leitsymptome	218	13.4	Vaskulitiden	284
10.3	Nephrologische Diagnostik	219	**14**	**Infektiologie**	**287**
10.4	Nierenersatztherapie	221	14.1	Erkrankungen, die nicht nur die Atemwege betreffen	287
10.5	Akutes Nierenversagen	223			
10.6	Chronische Niereninsuffizienz	224	14.2	Infektiöse Durchfallerkrankungen	290
10.7	Harnwegsinfektionen	226	14.3	Staphylokokken- und Streptokokkenerkrankungen	292
10.8	Nierensteine	227			
10.9	Nierenzellkarzinom	228	14.4	Herpesviruserkrankungen	295
11	**Stoffwechselerkrankungen und Endokrinologie**	**229**	14.5	Tetanus	298
			14.6	Durch Zecken übertragene Erkrankungen	299
11.1	Störungen des Kohlenhydratstoffwechsels	229	14.7	Sexuell übertragbare Erkrankungen	300
11.2	Störungen des Fettstoffwechsels	235	14.8	Protozoenerkrankungen	303
11.3	Störungen des Purinstoffwechsels	237			

Literaturverzeichnis ... **323**
Sachverzeichnis ... **325**

I Allgemeine Krankheitslehre

1 **Grundlagen** 4

2 **Krankheitskonzepte** 13

3 **Wichtige Leitsymptome** 46

4 **Diagnostisches Vorgehen** 62

5 **Therapieprinzipien** 70

Teil I Allgemeine Krankheitslehre

Der erste Teil des Lehrbuchs stellt Ihnen die Allgemeine Krankheitslehre vor. Es werden Kenntnisse vermittelt über:
- die Definition von Gesundheit und Krankheit
- die Ausbreitung und die Ursache von Krankheiten
- es wird beschrieben wie Zellen und Gewebe auf Krankheitsursachen reagieren und wie Krankheiten verlaufen.

Sie erfahren, welche Erkrankungen
- genetisch bedingte sind,
- auf Störungen in der pränatalen Entwicklung oder
- auf gestörte Immunreaktionen zurück zu führen sind.

Besondere Berücksichtigung finden Infektionskrankheiten, Arteriosklerose und Tumoren.

Sie lernen, die Leitsymptome wie Fieber, Übelkeit, Dispnoe zu erkennen und in der Diagnose richtig zu interpretieren.

Die Prinzipien der Therapie geben detaillierte Informationen über ärztliche Maßnahmen bei onkologischen Erkrankungen und Organtransplantationen. Außerdem erhalten Sie Hinweise zur Art, Verabreichung und Wirkung physiotherapeutisch relevanter Medikamente.

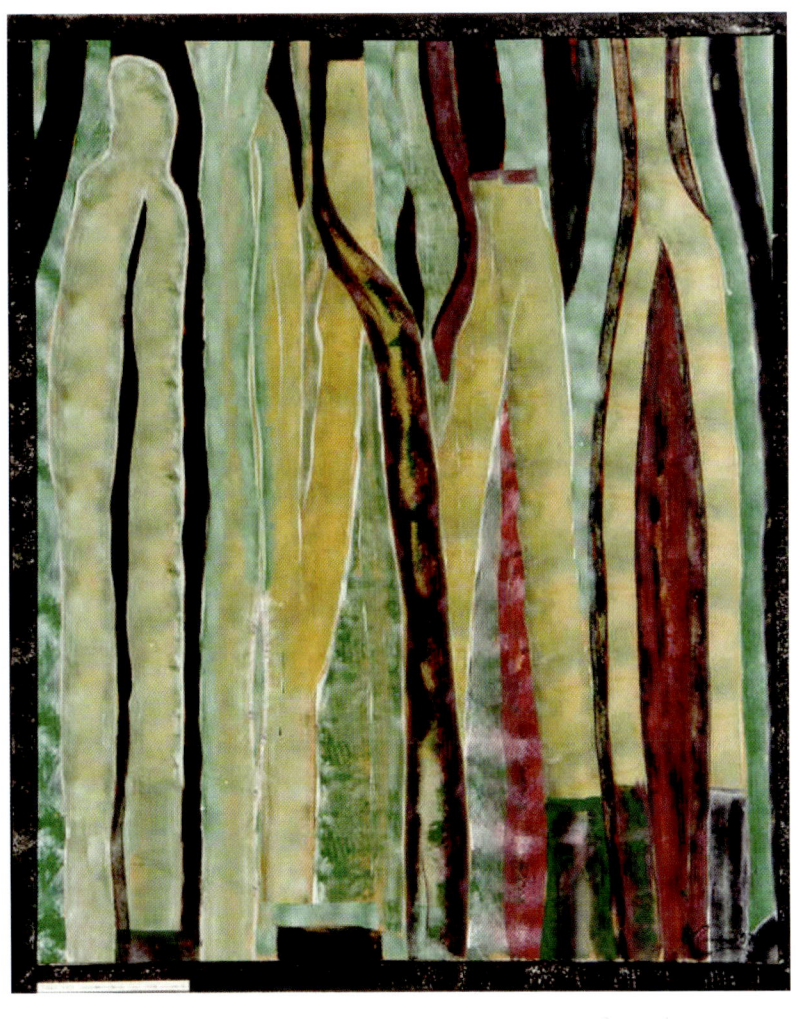

1 Grundlagen

1.1 Gesundheit und Krankheit

1.1.1 Gesundheit

Die WHO (1946) definiert Gesundheit als einen Zustand vollkommenen körperlichen, geistigen und sozialen Wohlbefindens und nicht allein als Fehlen von Krankheit und Gebrechen.

1.1.2 Krankheit

Demzufolge beschreibt Krankheit eine Störung der Lebensvorgänge, die den Gesamtorganismus oder seine Teile derart verändert, dass der betroffene Mensch subjektiv, klinisch oder sozial hilfsbedürftig wird.

1.1.3 Wissenschaftliche Ansätze zur Erklärung von Gesundheit und Krankheit

Es gibt verschiedene Sichtweisen über Erhalt und Verlust von Gesundheit sowie über Entstehung und Verlauf von Krankheiten. Diese spiegeln sich in verschiedenen Forschungsrichtungen wider, von denen an dieser Stelle das biomedizinische Modell und das Modell der Salutogenese vorgestellt werden.

Biomedizinisches Modell

Das biomedizinische Modell zählt zu den klassischen pathogenetisch orientierten Erklärungsansätzen, die die *Ursachen von Krankheiten* in den Vordergrund stellen. Krankheit wird grundsätzlich als eine Störung von physiologischen bzw. biochemischen Prozessen des Organismus verstanden, deren Ausmaß durch den Vergleich mit Normwerten ermittelt wird, z. B. Laborparameter, Blutdruck oder Körpergewicht. Im biomedizinischen Modell ist der Mensch entweder gesund oder er ist krank.

Modell der Salutogenese

Der amerikanisch-israelische Medizinsoziologe Aaron Antonovsky (1923–1994) hat die rein pathogenetische Betrachtungsweise kritisiert und mit seinem Modell der Salutogenese (salus, lat.: Heil) einen anderen Blickwinkel aufgezeigt. So stellt der salutogenetische Ansatz die *Ursachen von Gesundheit* in den Vordergrund, und die zentrale Frage lautet nicht *Was macht krank?*, sondern *Was erhält gesund?*.

Nach Antonovsky ist jeder Mensch einer Reihe belastender und risikoträchtiger Faktoren ausgesetzt, denen er aber seine eigenen entlastenden und schützenden Faktoren entgegensetzen kann. Es resultiert ein Gesundheits-Krankheits-Kontinuum mit fließenden Übergängen zwischen Gesundheit und Krankheit (**Abb. 1.1**).

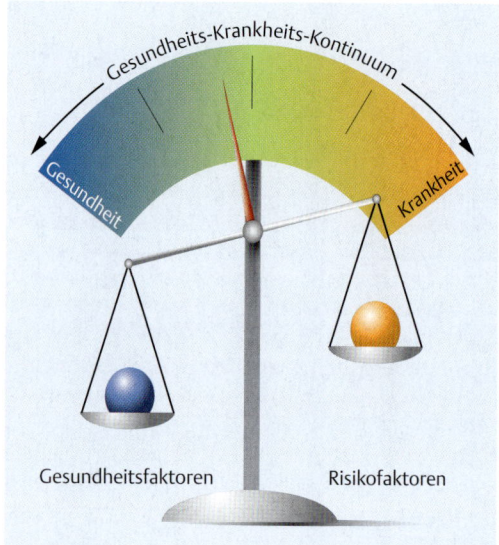

Abb. 1.1 Nach der aktuellen Konstellation der Gesundheits- und Risikofaktoren lässt sich die Position des einzelnen Menschen auf dem Gesundheits-Krankheits-Kontinuum orten.

1.2 Epidemiologische Grundbegriffe

Epidemiologen betrieben ursprünglich ausschließlich Seuchenkunde. Heute handelt es sich bei der Epidemiologie um einen Wissenschaftszweig, der sich mit der Verteilung übertragbarer und nicht übertragbarer Krankheiten und deren Folgen in der Bevölkerung befasst. Dazu bedarf es Methoden, die aus den Bereichen der Statistik, der Demographie und der klinischen Wissenschaften stammen.

In diesem Kapitel sollen Begriffe erklärt werden, die Epidemiologen nutzen, um ihre Untersuchungsergebnisse zusammenzufassen.

- *Morbidität:* Mit diesem Begriff wird die Anzahl der Personen, die an einer bestimmten Krankheit leiden, bezogen auf 100.000 Einwohner angegeben. Die Morbidität gibt Auskunft über die Häufigkeit, mit der eine Bevölkerungsgruppe an einer bestimmten Krankheit in einem bestimmten Zeitraum erkrankt.
- *Mortalität:* Mortalität kann man mit Sterblichkeit übersetzen. Der Begriff gibt an, wie viele Menschen in einer Bevölkerungsgruppe, z. B. bezogen auf 100.000 Einwohner, in einem bestimmten Zeitraum an einer bestimmten Krankheit gestorben sind.
- *Letalität:* Dieser Begriff beschreibt das prozentuale Verhältnis der an einer bestimmten Krankheit gestorbenen Patienten, bezogen auf das gesamte Patientenkollektiv. Damit gibt die Letalität an, wie bedrohlich die untersuchte Krankheit ist.
- *Inzidenz:* Mit Inzidenz wird die Anzahl der Neuerkrankungen an einer bestimmten Krankheit in einem bestimmten Zeitraum angegeben. Die *Inzidenzrate* beschreibt die Anzahl neuer Fälle pro Zeiteinheit in Relation zur Anzahl der exponierten Personen.
- *Prävalenz:* Der Begriff definiert den Bestand bzw. die Häufigkeit der untersuchten Krankheit oder des untersuchten Merkmals zu einem bestimmten Zeitpunkt (Punktprävalenz) oder innerhalb einer bestimmten Zeitperiode (Periodenprävalenz). Die *Prävalenzrate* gibt die Zahl der Erkrankten bzw. die Häufigkeit des Merkmals im Verhältnis zur Größe der untersuchten Gruppe an.
- *Mittlere Lebenserwartung:* Sie nennt die Zeitspanne, nach der 50 % aller Menschen einer bestimmten Bevölkerungsgruppe, z. B. Frauen, gestorben sind.

1.3 Krankheitsursachen

Ätiologie

Die Ätiologie befasst sich mit den Ursachen, die Krankheiten oder Fehlbildungen zugrunde liegen. Diese lassen sich in exogene und endogene Faktoren unterteilen (**Abb. 1.2**).

- Exogene Faktoren stellen eine Bedrohung von außen dar. Schädigende Umwelteinflüsse werden als Noxen bezeichnet und sind mehr oder weniger beeinflussbar.
- Endogene Faktoren wie die genetische Mitgift sind unbeeinflussbar. Sie bestimmen oft die Veranlagung (Disposition) für bestimmte Erkrankungen.

Kausale Pathogenese

Die kausale Pathogenese befasst sich mit den Entstehungsbedingungen von Krankheiten. Sie berücksichtigt das Zusammenspiel von Krankheitsursachen auf der einen Seite sowie Disposition und Resistenz auf der anderen Seite.

- Unter Disposition versteht man die angeborene oder erworbene Anfälligkeit für bestimmte Erkrankungen.
- Mit Resistenz wird die Widerstandskraft eines Organismus gegenüber krankheitsauslösenden Faktoren bezeichnet.

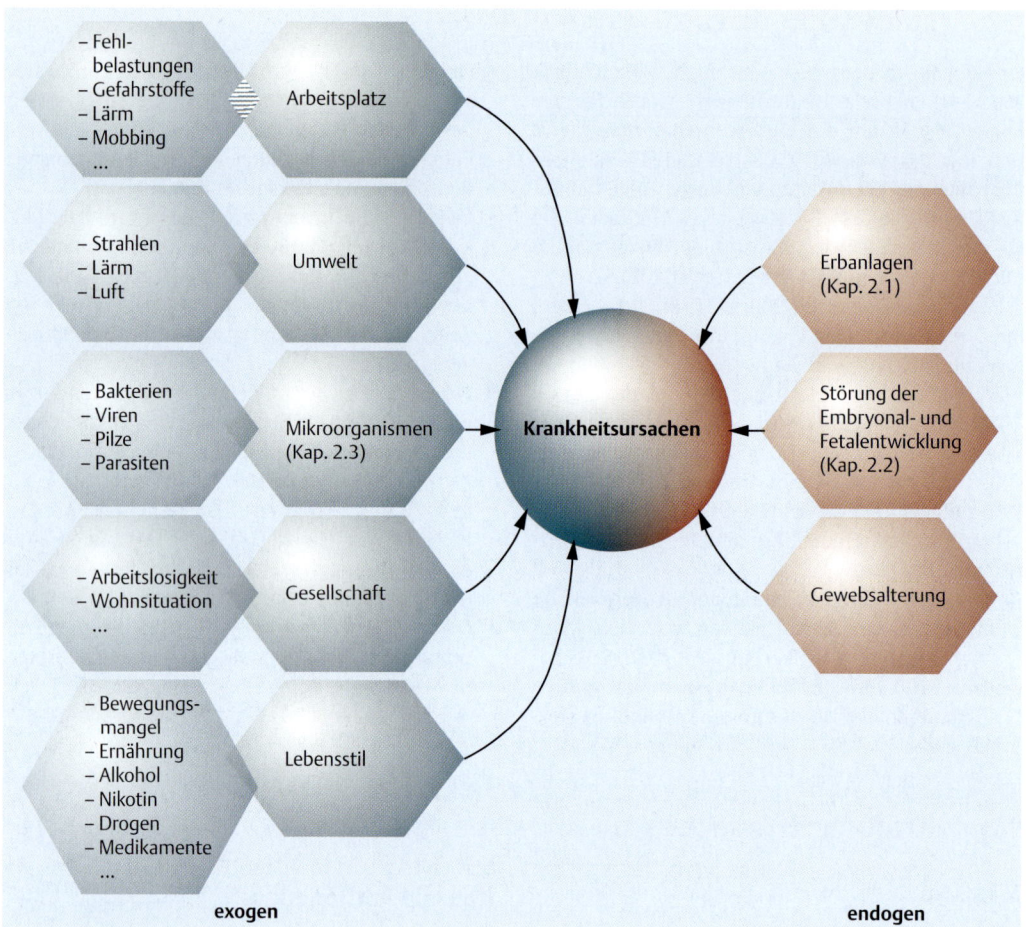

Abb. 1.2 Exogene und endogene Krankheitsursachen (Auswahl).

1.4 Allgemeine Reaktionsformen von Zellen und Geweben

Die Antworten des Organismus auf vielfältige endogene und exogene Krankheitsursachen lauten im Wesentlichen:
- Anpassung durch Hypertrophie, Hyperplasie oder Atrophie;
- Entzündung;
- Nekrose;
- Regeneration oder Fibrose.

1.4.1 Anpassungsreaktionen

Zellen, die durch einwirkende Schäden nicht zugrunde gehen, reagieren mit einem veränderten Struktur- und Funktionsstoffwechsel, der entweder eine Leistungssteigerung wie bei der Hypertrophie und Hyperplasie oder eine Leistungsminderung wie bei der Atrophie zur Folge hat.

Hypertrophie

Die Hypertrophie beschreibt eine Organ- bzw. Zellvergrößerung. Physiologische Hypertrophieformen sind beispielsweise:
- Muskelhypertrophie durch Krafttraining;
- Uterushypertrophie in der Schwangerschaft.

Pathologische Formen sind z. B.:
- Linksventrikuläre Hypertrophie bei Aortenklappenstenose (Kap. 6.7.2) oder arterieller Hypertonie (Kap. 6.11.1);
- Erbliche hypertrophe Kardiomyopathie (Kap. 6.8.2);
- Angeborene Pylorusstenose (Magenpförtnerkrampf).

Hypertrophie: Zellvergrößerung.

Hyperplasie

Die Hyperplasie bezeichnet die Organvergrößerung durch eine Vermehrung der Parenchymzellen, z. B.:
- Hormonell bedingte Endometrium- oder Prostatahyperplasie;
- Schilddrüsenhyperplasie (Struma, Kap. 11.7.2).

Hyperplasie: Zellvermehrung.

Atrophie

Atrophie beschreibt eine Verkleinerung der Parenchymzellen mit Organ- und Gewebeverminderung. Die Atrophie ist eine Anpassungsreaktion auf verminderte Aktivität, Belastung, Blutversorgung, Ernährung bzw. endokrine Stimulation. Physiologisch ist z. B. die Altersatrophie oder die Muskelatrophie, die bei Inaktivität, Bettlägerigkeit oder Lähmung eintritt.

Erkrankungen mit Organatrophie sind beispielsweise:
- Osteoporose mit Verlust von Knochensubstanz, der über das altersbedingte physiologische Ausmaß hinausgeht (Kap. 11.5.2);
- Alzheimer-Krankheit mit vorzeitiger Alterung des Gehirns und Verfall der geistigen Fähigkeiten.

1.4.2 Entzündung

Definition

Unter einer Entzündung versteht man eine komplexe Abwehrreaktion des Organismus auf eine lokale Gewebeschädigung. Durch diese lokale Reaktion sollen die einwirkende Noxe begrenzt und der Flurschaden möglichst gering gehalten werden. Die lokale Entzündungsreaktion wird von einer mehr oder weniger stark ausgeprägten Reaktion des Gesamtorganismus begleitet.

Die Entzündung eines Organs oder Gewebes wird sprachlich durch die Endung *-itis* gekennzeichnet.

Auslöser

Eine Entzündungsreaktion kann durch belebte und unbelebte Faktoren ausgelöst werden (**Tab. 1.1**).

Hinter einer Entzündung verbirgt sich nicht zwangsläufig ein infektiöser Prozess!

Entzündungsreaktion

Die Entzündungsreaktion ist ein komplexes Zusammenspiel aus den Reaktionen:
- Der Blutgefäße;
- Bestimmter Blutzellen und Plasmabestandteile;
- Des Bindegewebes.

Entzündungsmediatoren

Durch die Gewebeschädigung werden zahlreiche Signalstoffe mit lokaler und systemischer Wirkung freigesetzt. Wichtige Entzündungsmediatoren sind Histamin, Prostaglandine und Kinine.
- *Histamin* ist vorwiegend in den Mastzellen gespeichert und bewirkt nach Freisetzung unter anderem eine Weitstellung der Gefäße, eine Permeabilitätssteigerung der Gefäßwand sowie Juckreiz.
- Es gibt verschiedene *Prostaglandine,* die beispielsweise im Kapillarendothel auf ihren Einsatz warten. Neben einer Vasodilatation bewirken sie die Schmerzvermittlung.
- Das *Kininsystem* besteht aus einer Reihe von Plasmaproteinen, die im aktivierten Zustand eine ähnliche Wirkung wie Prostaglandine haben.

Systemisch rufen die Mediatoren insbesondere eine Leukozytenausschwemmung und Fieber hervor.

Exsudation

Vermittelt durch die Mediatoren kommt es im Entzündungsgebiet zu einer Durchblutungssteigerung. Über die durchlässigeren Gefäßwände werden Blut-

Tabelle 1.1 Auslöser einer Entzündungsreaktion

Faktoren	Wichtige Beispiele	Kapitel

Unbelebte Faktoren	- Physikalische Auslöser:
	  – Mechanische Einflüsse wie Druck
	  – Thermische Einflüsse wie Hitze und Kälte
	  – Aktinische Einflüsse (Strahlen) wie UV-Strahlen
	- Chemische Auslöser, z. B.:
	  – Säuren
	  – Laugen
	- Immunologische Auslöser:
	  – Allergene
	  – Autoantigene bei Autoimmunerkrankungen
	- Fremdantigene nach Organtransplantationen
		
		2.4.1
		
		2.4.2
		
		5.3

Belebte Faktoren	- Bakterien - Viren - Pilze - Parasiten	2.3.2

plasma und Entzündungszellen ausgeschwitzt. Dieser Vorgang wird als Exsudation bezeichnet und bezweckt:
- Verdünnung der Noxe;
- Vernichtung der Noxe durch Einwanderung abwehrkompetenter Leukozyten;
- Begrenzung der Noxe durch verlangsamte Blutströmung.

Entzündungszeichen

Lokale Entzündungszeichen
Die 5 Kardinalsymptome einer Entzündung, die unterschiedlich stark ausgeprägt sein können, sind:
- Rötung (Rubor);
- Schwellung (Tumor);
- Überwärmung (Calor);
- Schmerz (Dolor);
- Funktionseinschränkung (Functio laesa; **Abb. 1.3**).

Systemische Entzündungszeichen
Der Gesamtorganismus reagiert auf das lokale Entzündungsgeschehen unterschiedlich stark mit:
- Appetitminderung;
- Erhöhtem Schlafbedürfnis;
- Blutdruckabfall;
- Fieber.

Laborparameter
Unspezifische Entzündungsparameter im Blut sind:
- Leukozytose, d.h. Zunahme der Leukozyten im Blut;
- Akute-Phase-Proteine wie das C-reaktive-Protein (CRP);
- Erhöhte Blutkörperchensenkungsgeschwindigkeit (BKS oder BSG).

Entzündungsformen

Akute Entzündung
Nach Art des Exsudates lassen sich 5 Entzündungsformen unterscheiden (**Abb. 1.4a–e**):
- Bei einer *serösen Entzündung* besteht das Exsudat aus der fibrinogenfreien, eiweißreichen Flüssigkeit des Blutserums. Sie kann beispielsweise durch Bakterien und Viren sowie durch chemische und physikalische Einflüsse ausgelöst werden.
- Eine *serös-schleimige Entzündung* an den Schleimhautoberflächen des Respirations- und Gastrointestinaltraktes wird ebenfalls durch Bakterien, Viren, chemische bzw. physikalische Reize hervorgerufen. Das Exsudat setzt sich aus Serum, Schleim und abgeschilferten Schleimhautepithelien zusammen.
- Bei der *fibrinösen Entzündung* wird fibrinogenhaltiges Exsudat ausgeschwitzt. Ursächlich sind beispielsweise Toxin produzierende Bakterien wie bei der Diphtherie (Kap. 14.1.4) oder mechanisch-traumatische Faktoren.
- Bei einer *eitrigen Entzündung* besteht das Exsudat vor allem aus neutrophilen Granulozyten aus der Gruppe der Leukozyten sowie aus Zelltrümmern. Eitrige Entzündungen werden fast immer durch pyogene Keime (Eitererreger) wie Streptokokken und Staphylokokken hervorgerufen (Kap. 14.3). Bei einem Abszess, einer Phlegmone und einem Empyem handelt es sich um Sonderformen der eitrigen Entzündung (**Abb. 1.5a–c**).

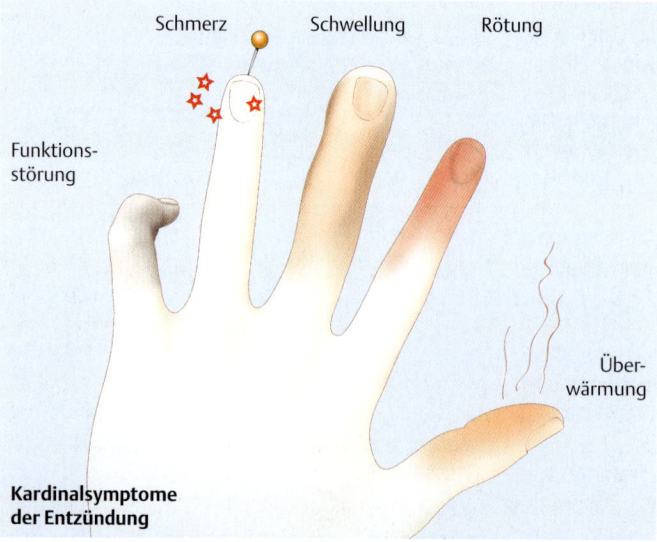

Abb. 1.3 Kardinalsymptome der Entzündung.

1.4 Allgemeine Reaktionsformen von Zellen und Geweben

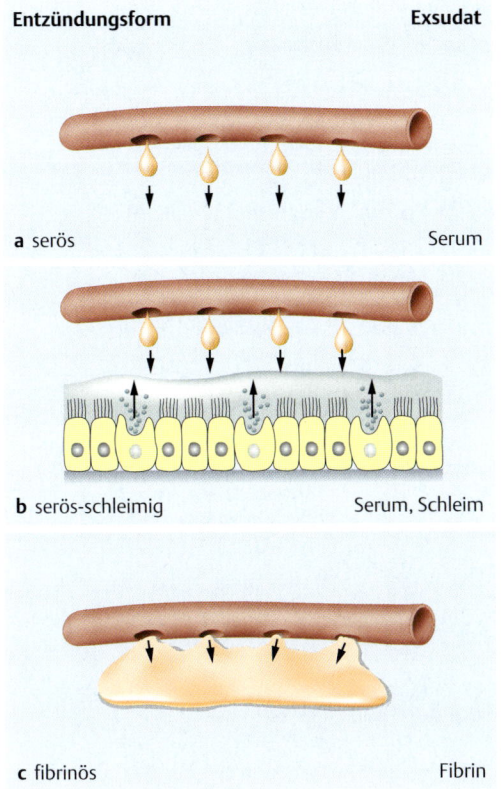

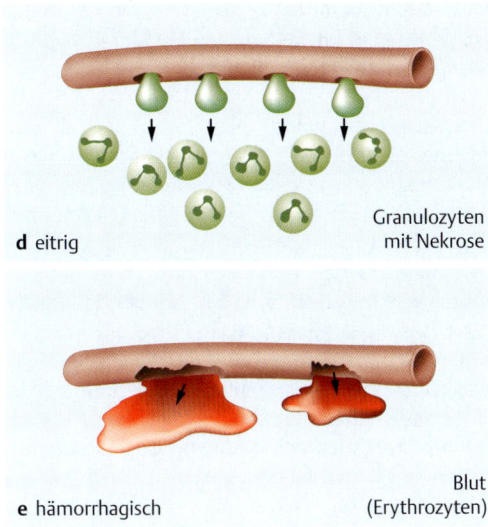

Abb. 1.4a–e Entzündungsformen in Abhängigkeit vom Exsudat.

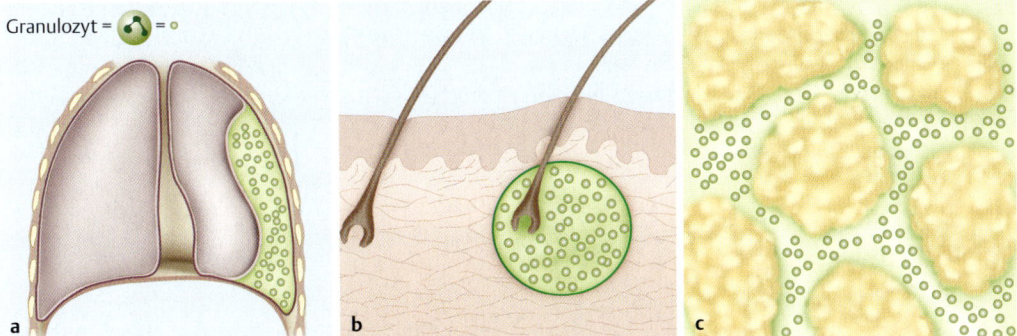

Abb. 1.5a–c Formen der eitrigen Entzündung. a Empyem. b Abszess. c Phlegmone.

- Ein *Empyem* ist eine Eiteransammlung in einem anatomisch vorgegebenen Hohlraum, z. B. Gelenkspalt, Pleura, Herzbeutel oder Gallenblase.
- Ein *Abszess* wird in der Regel durch Staphylokokken verursacht, die über eine Gewebeeinschmelzung zu einem Hohlraum führen. Die Eiteransammlung in diesem Hohlraum wird als Abszess bezeichnet. Später entsteht durch Granulationsgewebe eine Abszessmembran.
- Unter einer *Phlegmone* versteht man eine eitrige Entzündung, die sich diffus im locker-faserigen Bindegewebe ausbreitet. Sie beruht meist auf einer Streptokokkeninfektion, z. B. Erysipel (Kap. 14.3.2).
- Bei einer hämorrhagischen Entzündung enthält das Exsudat größere Erythrozytenmengen. So führen beispielsweise bakterielle Toxine zu einer Gefäßschädigung, die einen Erythrozytenaustritt ermöglicht.

Eine weitere Form der akuten Entzündung ist die *nekrotisierende Entzündung*, bei der Gewebsdefekte das Bild bestimmen.

Chronische Entzündung

Zu einer chronischen Entzündung kommt es, wenn der Entzündungsreiz über Wochen, Monate oder Jahre anhält. Sie kann wie bei einer chronischen Hepatitis (Kap. 9.8.1) organspezifisch oder wie bei Erkrankungen des rheumatischen Formenkreises systemisch ablaufen (Kap. 13). In der Spätphase kann es zu einer vernarbenden Gewebedestruktion kommen.

Eine Form der chronischen Entzündung ist die granulomatöse Entzündung, in deren Verlauf Makrophagen mehrere Millimeter große Knötchen, so genannte Granulome, bilden, z. B. Sarkoidose (Kap. 8.12.2), Tuberkulose (Kap. 14.1.2) und Fremdkörpergranulome.

Tabelle 1.2 Folgen einer Nekrose

Gewebeart	Vorkommen	Reparatur
Erneuerungsgewebe	• Zellen des Blut bildenden Systems • Zellen des lymphatischen Systems • Epithelien der Epidermis • Epithelien der Schleimhäute • Drüsenepithelien	Vollständige Regeneration
Stabile Gewebe	• Zellen der Binde- und Stützgewebe • Endothelien • Glatte Muskelzellen • Leberzellen	Vollständige Regeneration
Ruhegewebe	• Skelettmuskelzellen • Herzmuskelzellen • ZNS-Ganglienzellen	Unvollständige Regeneration (Fibrose)

1.4.3 Nekrose

Definition

Mit Nekrose wird das Absterben von Zellen oder Geweben im lebenden Organismus bezeichnet.

Ursachen

Es kommt zu einer Nekrose, wenn schädigende Faktoren die Anpassungsfähigkeit von Zellen bzw. Geweben überschreiten. Eine Nekrose kann Folge einer Entzündungsreaktion (**Tab. 1.1**) oder einer Ischämie (Sauerstoffmangel) sein.

> Eine ischämische Nekrose wird als Infarkt bezeichnet, z. B. Myokardinfarkt (Kap. 6.5.2)!

Regeneration oder Fibrose

In Abhängigkeit vom betroffenen Gewebe kann es nach einer Nekrose zur vollständigen Regeneration oder zum Ersatz durch funktionsloses Bindegewebe kommen, der als Fibrose oder unvollständige Regeneration bezeichnet wird (**Tab. 1.2**). Narben, Sklerose, Schwiele, Kallus und Zirrhose sind Formen der Fibrose.

1.5 Krankheitsverläufe

1.5.1 Akut

Akute Krankheiten verlaufen meist heftig über einen Zeitraum von wenigen Tagen bis Wochen. Eine Ausheilung mit vollständiger Wiederherstellung, so genannte Restitutio ad integrum, ist häufig möglich. Eine fulminant verlaufende Krankheit führt meist in sehr kurzer Zeit zum Tode.

1.5.2 Chronisch

Chronische Erkrankungen verlaufen über Monate bis Jahre.

- Chronisch-kontinuierliche Erkrankungen verharren auf einem bestimmten Krankheitsniveau.
- Bei chronisch-rezidivierenden Erkrankungen wechseln sich Phasen mit und ohne Krankheitszeichen ab, z. B. Asthma bronchiale (Kap. 8.8).
- Bei chronisch-progredienten Erkrankungen nehmen die Symptome im Verlauf zu.

1.5.3 Tod

Das Erlöschen aller lebenswichtigen Funktionsabläufe wird als Tod bezeichnet (lat. exitus letalis). Dabei ist zwischen dem klinischen und dem biologischen Tod zu unterscheiden. Nach der 1. Herztransplantation wurde zusätzlich der Begriff Hirntod definiert.

Klinischer Tod

Definition

Der klinische Tod ist definiert als Stillstand von Atmung und Herz-Kreislauf-System.

Unsichere Todeszeichen

Bei den klinischen Zeichen handelt es sich um unsichere Todeszeichen:
- Atemstillstand;
- Herz-Kreislauf-Stillstand;
- Bewusstlosigkeit;
- Muskelatonie;
- Fehlende Reflexe;
- Fehlende Pupillenreaktion;
- Blässe der Haut;
- Abnahme der Körpertemperatur.

Wesentlich ist, dass innerhalb der Wiederbelebungszeit eine Reanimation noch gelingen kann. Von allen Organen ist die Wiederbelebungszeit des Gehirns mit 3–5 Minuten am kürzesten (**Abb. 1.6**).

Biologischer Tod

Definition

Dem klinischen Tod folgt der biologische oder endgültige Tod mit irreversiblem Erlöschen sämtlicher Organfunktionen.

Sichere Todeszeichen

Ausdruck des biologischen Todes sind sichere Todeszeichen, die in folgender Reihenfolge auftreten:
- Totenflecken (Leichenflecken, Livores), die nach 20–30 Minuten durch Absinken des Blutes in tiefer gelegene Regionen entstehen.
- Totenstarre (Leichenstarre, Rigor mortis), die nach 2–4 Stunden beginnt, nach 6–8 Stunden vollständig ausgebildet ist und sich nach 2–3 Tagen spontan löst; sie wird durch den Zerfall von Adenosintriphosphat (ATP) erklärt, sodass Aktin-Myosin-Querverbindungen nicht mehr getrennt werden können.
- Autolyse durch körpereigene Enzyme und Fäulnis durch Bakterientätigkeit.

Hirntod

Definition

Da durch intensivmedizinische Maßnahmen die Lungen- und Kreislauffunktion noch lange aufrechterhalten werden kann, wurde der Begriff *Hirntod* eingeführt. Er definiert das Eintreten des Todes als irreversiblen Ausfall aller Hirnfunktionen.

Klinische Zeichen

- Koma;
- Ausfall der Spontanatmung;
- Lichtstarre beider Pupillen;
- Fehlen der Hirnstammreflexe.

Der Hirntod darf attestiert werden, wenn 2 unabhängige Untersucher die Befunde bestätigt haben und die Zeichen mindestens 12 Stunden bestehen.

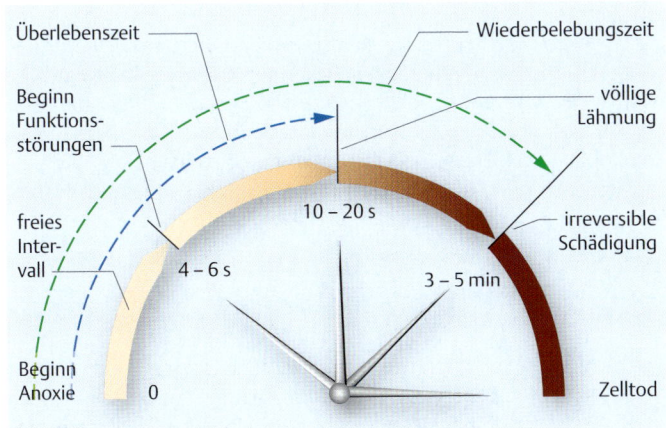

Abb. 1.6 Auswirkungen eines Sauerstoffmangels auf die Funktionen des Gehirns und Wiederbelebungszeit.

Um die Beobachtungszeit zu verkürzen, werden Zusatzuntersuchungen wie das EEG eingesetzt.

Konsequenz

Die Feststellung des Hirntodes erlaubt den Abbruch der Intensivtherapie und bei vorliegendem Einverständnis des Verstorbenen oder seiner Angehörigen die Organentnahme für Organtransplantationen (Kap. 5.3).

2 Krankheitskonzepte

2.1 Genetisch bedingte Erkrankungen

2.1.1 Chromosomenaberrationen

Chromosomal bedingten Erkrankungen liegt entweder eine von der Norm abweichende Chromosomenzahl oder eine fehlerhafte Chromosomenstruktur zugrunde. Bei der Bildung von Keimzellen, d. h. Ei- oder Samenzellen, kommt es relativ häufig zu Chromosomenaberrationen. Man vermutet, dass:
- Etwa 10 % aller diagnostizierten Schwangerschaften mit einer Fehlgeburt enden, die durch einen chromosomalen Defekt hervorgerufen wurde;
- Ca. 0,5 % aller Lebendgeborenen eine Chromosomenaberration aufweisen.

Die Veränderungen sind meist lichtmikroskopisch erkennbar (**Abb. 2.1**). Zur Diagnostik werden z. B. Zellkerne von Lymphozyten oder Zellen herangezogen, die im Rahmen der pränatalen Diagnostik bei einer Fruchtwasseruntersuchung, einer Amniozentese, gewonnen wurden.

Numerische Chromosomenaberrationen

Regelrechter Chromosomensatz

Der Chromosomensatz beschreibt die Anzahl der Chromosomen in jedem Zellkern, die speziesspezifisch ist. In jeder menschlichen Körperzelle befinden sich 46 Chromosomen bzw. *23 Chromosomenpaare,* bei denen man unterscheiden kann zwischen:
- 22 autosomalen Chromosomenpaaren, den Autosomen, und
- 1 Geschlechts- oder gonosomalen Chromosomenpaar, den Gonosomen. In weiblichen Zellen liegen zwei X-Chromosomen vor, in männlichen Zellen ein X- und ein kleineres Y-Chromosom (**Abb. 2.1**).

Damit sich die Anzahl der Chromosomen nicht von Generation zu Generation verdoppelt, muss bei der Bildung von Keimzellen der beschriebene *diploide Chromosomensatz* halbiert werden. Dazu bedarf es einer besonderen Form der Zellteilung, der Meiose. Die Meiose wird auch als Reduktionsteilung bezeichnet, da der diploide Chromosomensatz auf einen *haploiden Chromosomensatz* reduziert wird. Bei der Befruchtung verschmelzen die Kerne der Ei- und Samenzelle, sodass wieder ein diploider Chromosomensatz entsteht.

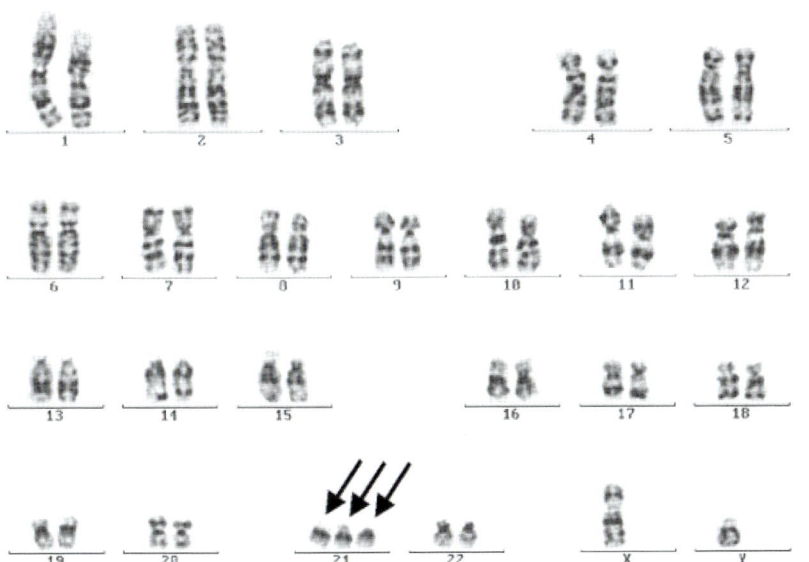

Abb. 2.1 Karyogramm eines Jungen mit freier Trisomie 21 (Sitzmann 2002).

> *Meiose: Diploider Chromosomensatz → haploider Chromosomensatz;*
> *Befruchtung: 2-mal haploider Chromosomensatz → diploider Chromosomensatz.*

Pathomechanismus

Bei numerischen Chromosomenaberrationen weicht die Anzahl der Chromosomen vom regelrechten Chromosomensatz ab. Ursächlich ist ein Fehler bei der Meiose, der als *Non-disjunction* bezeichnet wird: Ein Chromosomenpaar trennt sich nicht, und die Chromosomen werden auf die Tochterzellen fehlverteilt. Nach der Befruchtung liegt das betroffene Chromosom dann in einfacher Form als Monosomie oder in 3facher Form als Trisomie vor. Non-disjunctions kommen mit zunehmendem Alter der Eltern häufiger vor. Grundsätzlich kann jedes Chromosom von der Fehlverteilung betroffen sein. **Tab. 2.1** fasst die häufigsten Monosomien und Trisomien zusammen.

> *Non-disjunction:*
> *→ Fehlendes bzw. doppeltes Chromosom in der Keimzelle*
> *→ Monosomie oder Trisomie nach der Befruchtung.*
> *Monosomien der Autosomen sind mit dem Leben nicht vereinbar!*

Strukturelle Chromosomenaberrationen

Durch Umbauten innerhalb eines Chromosoms oder zwischen verschiedenen Chromosomen ändert sich deren Struktur, während die Menge des genetischen Materials in der Regel konstant bleibt.

Translokationen

Bei einer Translokation sind ganze Chromosomen oder Teile davon auf andere Chromosomen verlagert. Eine *balancierte Translokation* liegt vor, wenn die Menge der genetischen Informationen der eines regelrechten Chromosomensatzes entspricht. Der Träger einer balancierten Translokation ist daher klinisch unauffällig. Bei der Meiose jedoch können Keimzellen entstehen, in denen ein Chromosomenabschnitt fehlt bzw. doppelt vorliegt.

Tabelle 2.1 Wichtige Symptome klinisch relevanter Monosomien und Trisomien

Betroffene Chromosomen	Monosomie	Trisomie

Gonosomen	Turner-Syndrom (45, XO):
	• Charakteristische kongenitale Merkmale wie:
	  – Pterygium colli (Flügelfell)
	  – Tiefer Nackenhaaransatz
	  – Cubitus valgus
	  – Lymphödeme an Hand- und Fußrücken
	• Fehlende Ovarien
	• Folgen mangelnder Geschlechtshormone wie:
	  – Primäre Amenorrhoe (keine Monatsblutung)
	  – Keine sekundären Geschlechtsmerkmale
	  – Sterilität
	• Minderwuchs
		Klinefelter-Syndrom (47, XXY):
		• Hochwuchs
		• IQ 10–15 Punkte unter dem der Geschwister
		• Kleine Hoden
		• Zeugungsunfähigkeit
		• Folgen verringerter Testosteronproduktion wie:
		  – Spärliche Körperbehaarung
		  – Osteoporose (Kap. 11.5.2)

Autosomen	Mit dem Leben nicht vereinbar!	• Down-Syndrom (Trisomie 21; **Abb. 2.1**):
		  – Charakteristische kongenitale Merkmale, z.B. schräg gestellte Lidspalte
		  – Muskuläre Hypotonie
		  – Geistige Retardierung
		  – Minderwuchs
		  – Evtl. Organfehlbildungen, z.B. angeborene Herzfehler (Kap. 6.10)
		  – Erhöhtes Leukämierisiko (Kap. 12.5)
		  – Infektanfälligkeit
		• Pätau-Syndrom (Trisomie 13):
		  – Mikrozephalie (kleiner Schädel)
		  – Lippen-Kiefer-Gaumen-Spalte
		  – Mikro- oder Anophthalmie (kleine oder fehlende Augen)
		  – Organfehlbildungen
		  – Hohe Sterblichkeit bereits im 1. Lebensmonat

Bei der Befruchtung kommt es zu einer *unbalancierten Translokation* mit Monosomie bzw. Trisomie der beteiligten Chromosomenabschnitte (**Abb. 2.2**).

Fragiles X-Syndrom
Bei diesem Syndrom ist ein X-Chromosom brüchig. Da Mädchen dem defekten Chromosom ein intaktes entgegensetzen können, sind nur Jungen symptomatisch. Das fragile X-Syndrom wird auch Martin-Bell-Syndrom genannt und ist nach der Trisomie 21 der zweithäufigste Grund für eine mentale Retardierung.

Mikrodeletionssyndrome
Bei einer Deletion fehlen Chromosomenabschnitte. Meistens ist der Stückverlust so gering, dass er nicht lichtmikroskopisch, sondern nur durch spezielle Techniken nachweisbar ist.

Beispiele für Mikrodeletionssyndrome:
- Di-George-Syndrom: Der Defekt auf Chromosom 22 tritt mit einer Häufigkeit von 1:5.000 auf. Da der Thymus fehlt, ist das Hauptproblem der Patienten eine Abwehrschwäche infolge defekter T-Lymphozyten, die normalerweise im Thymus geprägt werden.
- Katzenschreisyndrom: Der Defekt auf Chromosom 5 tritt mit einer Häufigkeit von 1:25.000 auf. Fehlbildungen des Kehlkopfes verursachen das charakteristische Schreien. Außerdem führt die Mikrodeletion zu Mikrozephalie und mentaler Retardierung.

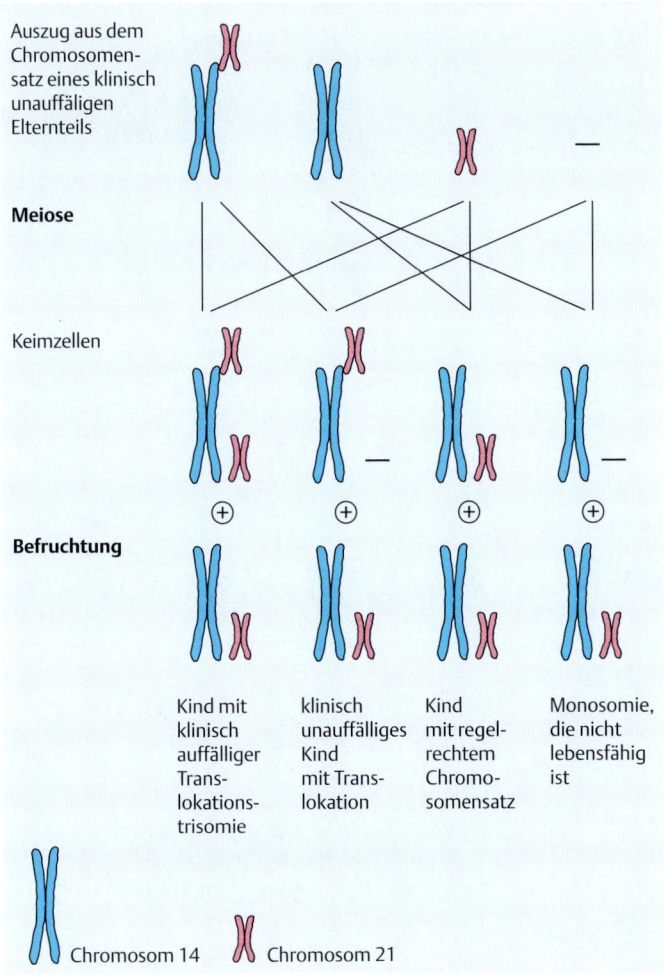

Abb. 2.2 Translokation des Chromosoms 21 auf das Chromosom 14 und die möglichen Folgen für die nächste Generation.

2.1.2 Monogene Vererbung

Definitionen

Monogen vererbten Erkrankungen liegt die Mutation eines ganz bestimmten Gens zugrunde, die strikt nach den Mendel-Gesetzen vererbt wird. Bei der Beschreibung der Erbgänge werden häufig folgende Begriffe verwendet:
- *Homologe Chromosomen* sind die sich entsprechenden Chromosomen.
- Der Träger von 2 gleichen Genen an einem Genort homologer Chromosomen wird als *homozygot* oder *reinerbig* bezeichnet.
- Der Träger von 2 Genen unterschiedlicher Qualität an einem Genort homologer Chromosomen wird als *heterozygot* oder *mischerbig* bezeichnet.
- Wenn ein Merkmal *dominant* vererbt wird, muss die Information nur auf einem Gen vorliegen, um sich zu manifestieren.
- Wenn ein Merkmal *rezessiv* vererbt wird, muss die Information auf beiden Genen vorliegen, um sich zu manifestieren.

Angesichts der Tatsache, dass genetische Informationen auf Autosomen oder Gonosomen verankert und dominant oder rezessiv sein können, lassen sich bei monogener Vererbung 4 Erbgänge unterscheiden:
- Autosomal-dominanter Erbgang;
- Autosomal-rezessiver Erbgang;
- X-chromosomal-rezessiver Erbgang;
- X-chromosomal-dominanter Erbgang.

Autosomal-dominanter Erbgang

Bei einem autosomal-dominanten Erbgang führt bereits ein mutiertes Gen auf einem autosomalen Chromosom zur Manifestation der Erkrankung. Der Betroffene ist in der Regel heterozygot. Reinerbigkeit führt meistens zu einer besonders schweren Ausprägung des Erbleidens und ist daher sehr selten. Humangenetischen Rat holen häufig Paare ein, bei denen ein Partner (heterozygot) erkrankt und der andere gesund ist. **Abb. 2.3** zeigt die Konsequenzen für die folgende Generation:
- Der Erkrankte gibt das mutierte Gen an die Hälfte seiner Nachkommen weiter. Für jedes Kind beträgt das Erkrankungsrisiko 50 %.
- In allen Generationen sind beide Geschlechter gleich häufig betroffen.
- Wenn die Krankheit den Patienten ins fortpflanzungsfähige Alter kommen lässt und die Fortpflanzungsfähigkeit nicht beeinträchtigt, können in jeder Generation Patienten auftreten.

- Bei leerer Familienanamnese beruht die Erkrankung auf einer Neumutation.

Beispiele für autosomal-dominant vererbte Krankheiten:
- Familiäre adenomatöse Polyposis (FAP; Kap. 9.7.1);
- Chorea Huntington, die sich zwischen dem 30. und 50. Lebensjahr manifestiert und mit muskulärer Hypotonie, Hyperkinesien und fortschreitender Demenz einhergeht;
- Einige Formen der Osteogenesis imperfecta, die auch als Glasknochenkrankheit bezeichnet wird.

Autosomal-rezessiver Erbgang

Damit sich eine Krankheit, die autosomal-rezessiv vererbt wird, klinisch manifestiert, muss das veränderte Gen auf beiden Autosomen vorhanden sein. Ein Patient ist also homozygot und stammt in

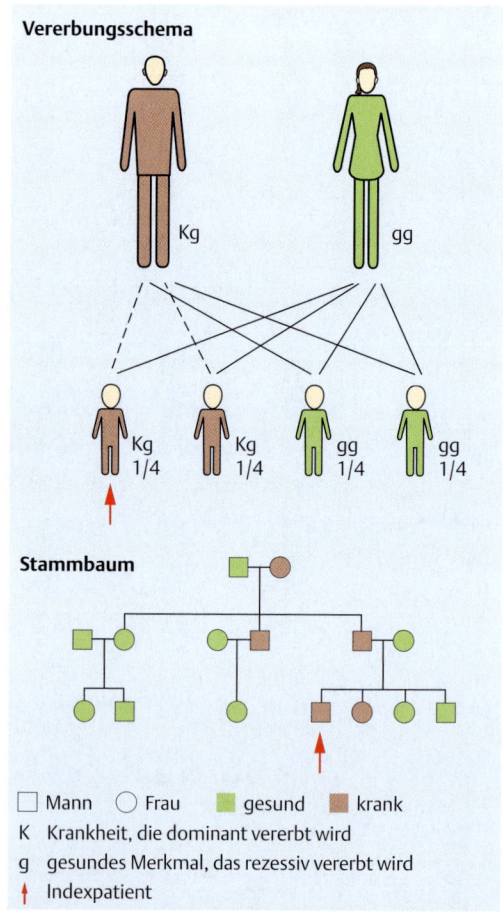

Abb. 2.3 Autosomal-dominanter Erbgang.

der Regel von heterozygoten Eltern ab, die klinisch unauffällig sind (**Abb. 2.4**). Charakteristische Merkmale für diesen Erbgang:
- Nur homozygote Genträger erkranken.
- Das Erkrankungsrisiko von Kindern heterozygoter Eltern beträgt 25 %. 50 % der Kinder sind wie ihre Eltern gesunde Merkmalsträger, und 25 % der Kinder weisen kein verändertes Gen auf.
- Töchter und Söhne sind gleich häufig betroffen.
- Patienten treten nicht in jeder Generation auf.
- Aus Verwandtenehen gehen häufiger Patienten hervor.

Viele Stoffwechselerkrankungen werden autosomal-rezessiv vererbt, z. B.:

- Mukoviszidose (Kap. 8.12.1).
- Alpha1-Antitrypsin-Mangel, der zu einem Lungenemphysem (Kap. 8.7) und zu einer Leberzirrhose (Kap. 9.8.2) führen kann.
- Galaktosämie, bei der es sich um eine relativ seltene aber folgenschwere Erkrankung des Kohlenhydratstoffwechsels handelt. Infolge eines Enzymmangels kann Galaktose, die Bestandteil des Milchzuckers Laktose ist, nicht abgebaut werden. Die Galaktoseanhäufung in Leber, Nieren und Gehirn kann zum Tode führen.
- Phenylketonurie, bei der wegen eines Enzymdefektes die Aminosäure Phenylalanin nicht mehr in Tyrosin überführt werden kann. Die wichtigsten Folgen der Phenylalaninanhäufung und des Tyrosinmangels sind zerebrale Krampfanfälle, psychomotorische Retardierung und Pigmentstörungen.

X-chromosomal-rezessiver Erbgang

Dieser Erbgang wird auch als *gonosomal-rezessiver Erbgang* bezeichnet. Eine Merkmalsträgerin kann die Anlage auf einem Geschlechtschromosom mit dem anderen Geschlechtschromosom vollständig überdecken und ist folglich gesund. Da ein Mann jedoch dem mutierten Gen auf seinem X-Chromosom mit seinem Y-Chromosom nichts entgegensetzen kann, erkrankt er. Aus **Abb. 2.5** gehen die Gesetzmäßigkeiten gonosomal-rezessiver Vererbung hervor:
- Die Erkrankung manifestiert sich fast nur beim männlichen Geschlecht. Zu einer (eher hypothetischen) Ausnahme kann es bei den Töchtern eines Erkrankten und einer Merkmalsträgerin kommen.
- Eine heterozygote, klinisch unauffällige Merkmalsträgerin wird als *Konduktorin* bezeichnet. Sie überträgt die Krankheit mit einer Wahrscheinlichkeit von 50 % auf ihre Söhne; 50 % ihrer Töchter werden auch Konduktorinnen sein.
- Ein betroffener Mann kann die Erkrankung nicht an seine Söhne weitergeben, da sie von ihm das Y-Chromosom erhalten. Seine Töchter erhalten das X-Chromosom mit dem abnormen Gen und sind Konduktorinnen.
- Aus Verwandtenehen gehen häufiger Patienten hervor.
- Die Erkrankung kann auch durch eine Neumutation entstehen.

Beispiele für Krankheitsbilder, die gonosomal-rezessiv vererbt werden:
- Hämophilie A und B (Bluterkrankheit; Kap. 12.7.3).
- Duchenne-Muskeldystrophie, die zu einer Atrophie quer gestreifter Muskulatur und damit zu

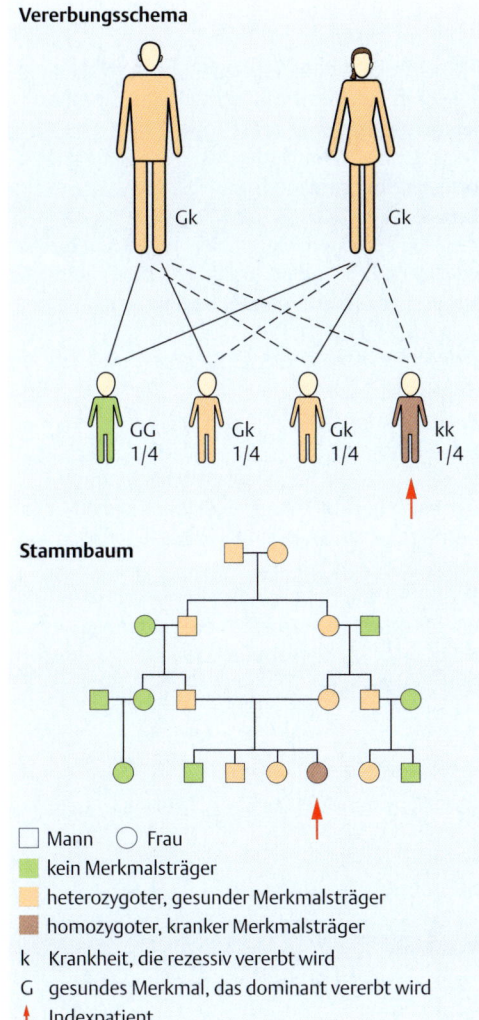

Abb. 2.4 Autosomal-rezessiver Erbgang.

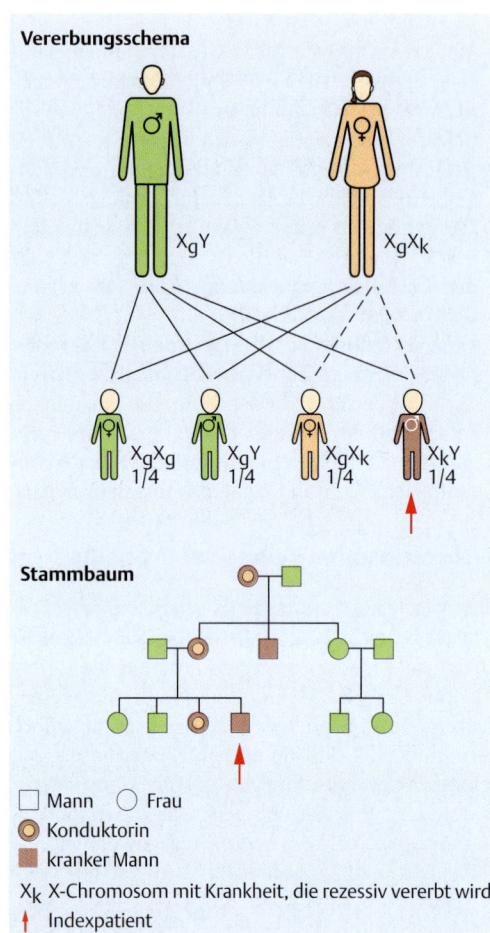

Abb. 2.5 X-chromosomal-rezessiver Erbgang.

fortschreitenden Lähmungen führt. Da keine kausale Therapie bekannt ist, versterben die Betroffenen mit etwa 20 Jahren an den Folgen einer Atemlähmung und einer Herzinsuffizienz.
- Rot-Grün-Blindheit.

X-chromosomal-dominanter Erbgang

Der x-chromosomal-dominante Erbgang, der auch gonosomal-dominanter Erbgang genannt wird, ist eine Rarität. Da nur das Gen eines X-Chromosoms verändert sein muss, damit sich das Erbleiden manifestiert, können beide Geschlechter erkranken. Betroffene Jungen, die dem veränderten Gen kein intaktes entgegensetzen können, sind von diesen Erbkrankheiten in der Regel sehr schwer betroffen und sterben meistens sehr früh.

Beispiele für Krankheitsbilder, die gonosomal-dominant vererbt werden:
- Rett-Syndrom mit Hirnatrophie, Minderwuchs und Vitamin-D-resistenter Rachitis;
- Alport-Syndrom mit Niereninsuffizienz und Schwerhörigkeit.

2.1.3 Multifaktoriell bedingte Erkrankungen

Multifaktoriell bedingte Erkrankungen treten familiär gehäuft auf. Sie resultieren aus dem Zusammenspiel zwischen:
- Genetischer Veranlagung, an der mehrere Genorte beteiligt sind, und
- Umweltfaktoren.

Neben körperlichen Merkmalen wie Körpergröße, Gewicht, Haarfarbe und Intelligenz sind zahlreiche Erkrankungen multifaktoriell bedingt, z. B.:
- Adipositas (Kap. 11.4);
- Diabetes mellitus (Kap. 11.1.2);
- Atopie (Kap. 2.4.1);
- Arterielle Hypertonie (Kap. 6.11.1);
- Schizophrenie.

Faustregeln für die humangenetische Beratung:
- Ist ein Elternteil oder ein Kind betroffen, so beträgt das Wiederholungsrisiko bei einem weiteren Kind 2–5%.
- Sind 2 Verwandte 1. Grades betroffen, so beträgt das Wiederholungsrisiko bei einem weiteren Kind 10–15%. Verwandte 1. Grades sind Eltern und Geschwister.

2.2 Gestörte pränatale Entwicklung

Regelrechte Entwicklung

Die regelrechte vorgeburtliche Entwicklung dauert 280 Tage (+/- 10 Tage). Das sind 40 Schwangerschaftswochen (SSW) oder 9 Kalendermonate bzw. 10 Lunarmonate mit je 28 Tagen. Eine Schwangerschaft kann in 3 Phasen eingeteilt werden:

Tabelle 2.2 Vereinfachte Übersicht über die pränatale Entwicklung und deren Störungen

1. Trimenon	Embryonalphase: Organogenese	• Abort • Embryopathie
2. Trimenon 3. Trimenon	Fetalphase: Wachstum und Differenzierung	• Abort • Totgeburt • Frühgeburt • Fetopathie

- Die Entwicklung der Blastozyste umfasst den Zeitraum von der Befruchtung bis zur Einnistung und dauert ca. 15 Tage.
- Die Embryonalentwicklung beginnt mit der Einnistung und endet mit der 8. SSW. Vereinfacht werden oft die ersten 3 Monate der Schwangerschaft oder das 1. Trimenon als Embryonalperiode bezeichnet (**Tab. 2.2**). In dieser Zeit werden alle Organsysteme angelegt. **Abb. 2.6** veranschaulicht die Organogenese und zeigt, dass für jeden „Bauabschnitt" ein bestimmter Zeitraum vorgesehen ist.
- Die Fetalphase dauert von der 9. SSW bis zur Geburt, vereinfacht 2. und 3. Trimenon. In dieser Zeit wächst der Organismus, und einige Organe nehmen bereits ihre Funktion auf.

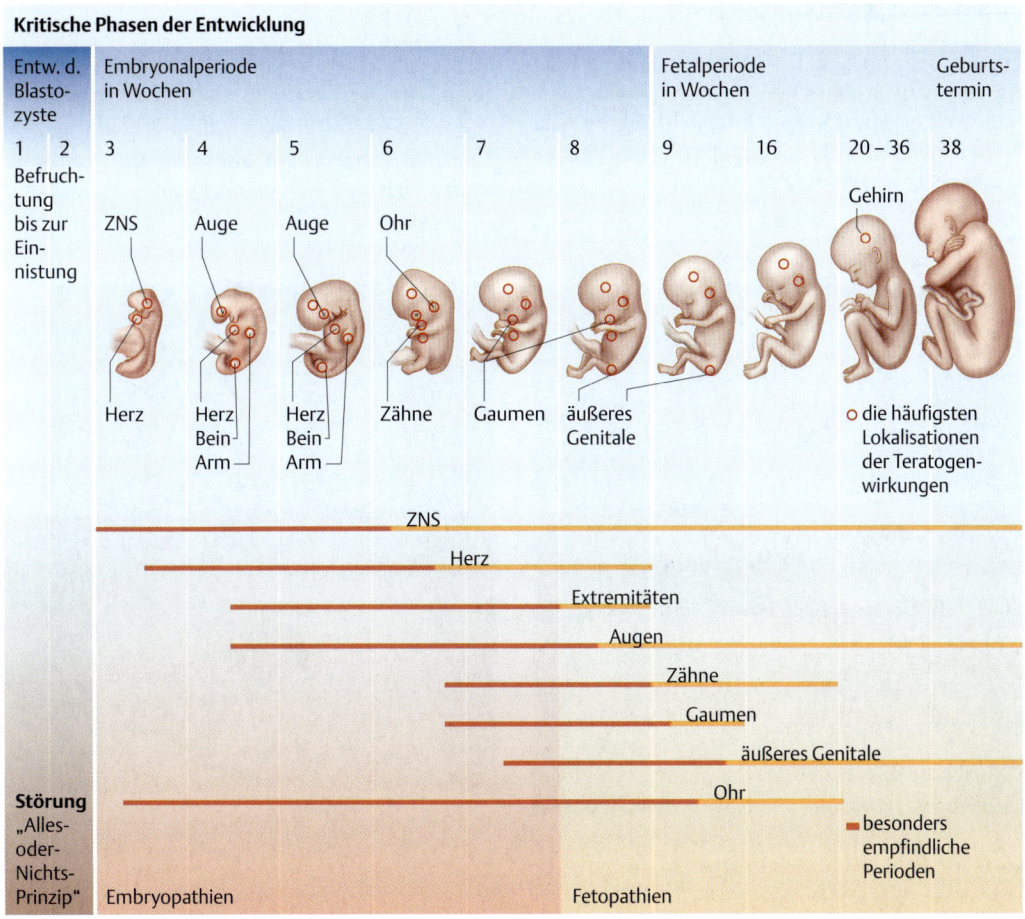

Abb. 2.6 Embryonal- und Fetalentwicklung.

Schädigende Einflüsse

Zahlreiche physikalische, chemische und biologische Einflüsse sowie Erkrankungen der Mutter können die embryofetale Entwicklung beeinträchtigen. Mögliche Folgen sind Wachstumsstörungen, Funktionsstörungen, Fehlbildungen sowie Fruchttod. Exogene Faktoren, die zu Fehlbildungen führen, werden als *teratogene Noxen* bezeichnet.
- Physikalische Noxen sind vor allem Strahlen, z. B. Röntgenstrahlen.
- Wichtige chemische Noxen sind Alkohol, Nikotin sowie Medikamente, z. B. Contergan (**Abb. 2.7**).
- Mütterliche Infektionen können über die Plazenta, d. h. diaplazentar, bei der Geburt oder über die Muttermilch auf das Kind übertragen werden. **Tab. 2.3** fasst die Auswirkungen der wichtigsten pränatalen Infektionskrankheiten zusammen.
- Außerdem: Diabetes mellitus (Kap. 11.1.2) und Blutgruppenunverträglichkeit.

„Alles-oder-Nichts-Prinzip"

Vor der Einnistung gilt das „Alles-oder-Nichts-Prinzip", d. h. dass in den ersten beiden SSW teratogene Noxen entweder zu einem Frühabort führen oder keine bleibenden Schäden hinterlassen und sich die Frucht regelrecht weiterentwickelt.

Embryopathien

Störungen der Organogenese führen entweder zum intrauterinen Fruchttod oder zu Fehlbildungen, die als Embryopathie bezeichnet werden. Deren Lokalisation und deren Ausprägung sind abhängig vom Zeitpunkt der Schädigung sowie von der Art und Intensität der teratogenen Noxe.

Beispiele für Embryopathien:
- Rötelnembryopathie (**Tab. 2.3**);
- Contergan-Embryopathie (**Abb. 2.7**).

Fetopathien

Schädigende Einflüsse im 2. und 3. Trimenon führen zu Fetopathien. Diese sind gekennzeichnet durch:
- Verzögertes Wachstum;
- Gestörte Differenzierung;
- Entzündliche Veränderungen und manchmal auch
- Fehl-, Tot- bzw. Frühgeburt.

Ein Beispiel ist die Fetopathia toxoplasmotica (**Tab. 2.3**).
In einigen Fällen lassen sich Embryopathie und Fetopathie nur schwer voneinander abgrenzen, z. B. embryofetales Alkoholsyndrom (**Abb. 2.8**)

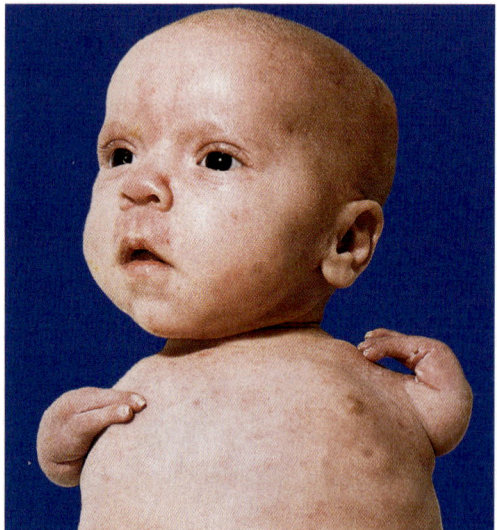

Abb. 2.7 Contergan-Embryopathie: Zwischen 1958 und 1963 hat in den westlichen Industrienationen die Einnahme des zunächst als unbedenklich eingestuften Schlafmittels Contergan während der Schwangerschaft zu Gliedmaßenfehlbildungen geführt (Riede 2004).

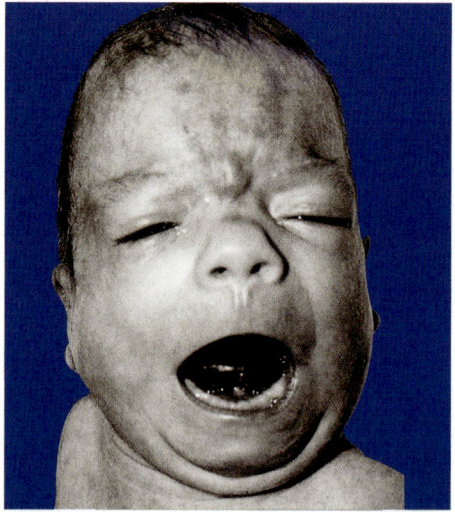

Abb. 2.8 Gesichtsdysmorphie bei embryofetalem Alkoholsyndrom mit schrägen Lidachsen, Hängelidern, verkürztem Nasenrücken, schmalem Lippenrot und kleinem Kinn; die Kinder fallen außerdem durch ein niedriges Geburtsgewicht und im Verlauf durch eine verzögerte geistige und sensomotorische Entwicklung auf (Riede 2004).

Tabelle 2.3 Folgen der wichtigsten pränatalen Infektionen

Erkrankung	Übertragungswege	Folgen	Kapitel
Röteln	Diaplazentar	Rötelnembryopathie (Gregg-Syndrom) mit: • ZNS-Beteiligung • Angeborenen Herzfehlern • Innenohrbeteiligung • Augenbeteiligung	
Zytomegalie	• Diaplazentar • Bei der Geburt • Beim Stillen	• 1. Trimenon: Abort • 2. und 3. Trimenon: Fetopathie mit: – ZNS-Beteiligung – Pneumonie – Leber- und Milzvergrößerung – Anämie – Schwerhörigkeit	14.4.3
Toxoplasmose	Diaplazentar	• Fetopathie mit: – Enzephalitis, intrazerebralen Verkalkungen und Hydrozephalus – Chorioretinitis, d.h. Entzündung der Netz- und Aderhaut – Hepatosplenomegalie, d.h. Vergrößerung von Leber und Milz – Myokarditis – Interstitieller Pneumonie • Evtl. Abort oder Totgeburt	14.8.1
Syphilis	Diaplazentar	• Lues connata mit : – Haut- und Schleimhautveränderungen – Pneumonie – Meningitis und Hydrozephalus – Osteomyelitis und – Taubheit als Frühsymptome. – Spätsymptome wie Sattelnase, Zahn- und Skelettdeformitäten sind selten geworden. • Evtl. Abort oder Totgeburt	14.7.1
Hepatitis B	Bei der Geburt	Chronische Hepatitis B mit Gefahr der Leberzirrhose und eines Leberkarzinoms bei 90% der infizierten Kinder	9.8.1
HIV	• Bei der Geburt • Selten diaplazentar und beim Stillen	• Gedeihstörungen • Lymphknoten-, Leber- und Milzvergrößerung • Neurologische Symptome • Rezidivierende Infektionskrankheiten • AIDS tritt früher auf als beim Erwachsenen	14.7.3

2.3 Infektionskrankheiten

2.3.1 Grundbegriffe der Infektiologie

Infektion und Infektionskrankheit

Während im allgemeinen Sprachgebrauch diese beiden Begriffe oft gleichgesetzt werden, unterscheiden sie sich im medizinischen Sprachgebrauch:
- Der Begriff *Infektion* beschreibt die Übertragung, das Anheften, das Eindringen und die Vermehrung von Mikroorganismen wie Bakterien und Viren im menschlichen Körper.
- Erst wenn Symptome auftreten, spricht man von einer *Infektionskrankheit*.

Ob eine Infektion klinisch stumm oder als manifeste Infektionskrankheit verläuft, hängt von der Abwehrlage des Infizierten und der Pathogenität (Virulenz) des Mikroorganismus ab:
- Keime, die bei jedem erstmals Infizierten eine Infektionskrankheit auslösen, werden als *obligat pathogene* Erreger bezeichnet.
- In unseren Breiten spielen jedoch *fakultativ pathogene* Keime eine größere Rolle, die insbesondere bei älteren oder abwehrgeschwächten Pati-

enten Krankheitszeichen hervorrufen. Eine durch fakultativ pathogene Erreger bedingte Erkrankung wird als *opportunistische Infektionskrankheit* bezeichnet. Wird diese im Krankenhaus erworben, spricht man von einer *nosokomialen Infektionskrankheit*.

Infektionskette

Dieser Begriff beschreibt den Weg des Erregers einer Infektion bzw. einer Infektionskrankheit:
- Infektionsquelle;
- Übertragungsweg;
- Empfänger, der zur Infektionsquelle werden kann.

Infektionsquellen und Übertragungswege

Exogene Infektion
Es gibt belebte und unbelebte Erregerreservoire, die als Infektionsquellen dienen können.
- Belebte Infektionsquellen sind Menschen und Tiere.
- Beispiele für unbelebte Infektionsquellen sind Luft, Wasser, Nahrungsmittel, Geräte und Textilien.

Dabei können die Keime direkt oder indirekt von der Infektionsquelle auf den Empfänger übertragen werden. Die indirekte Übertragung erfolgt beispielsweise über kontaminierte Hände, Zwischenwirte und unbelebte Infektionsquellen wie Klimaanlagen. Die wichtigsten direkten und indirekten Übertragungswege sind in **Tab. 2.4** zusammengefasst.

Endogene Infektion
Endogene Infektionen werden von körpereigenen Keimen hervorgerufen. So können beispielsweise Darmkeime zu Harnwegsinfektionen führen. Eine Tuberkulose (Kap. 14.1.2) und ein Herpes zoster (Gürtelrose; Kap. 14.4.1) sind durch endogene Reinfektion der Keime bedingt.

Eintrittspforten

Bei einer Infektion muss der Keim in den Organismus des Empfängers eindringen. Die wichtigsten Eintrittspforten sind:
- (Kleinste) Verletzungen der Haut bzw. der Schleimhäute;
- Intakte Schleimhaut;
- Insektenstiche, z. B. Borreliose und Malaria.

Schon vor der Geburt können einige Mikroorganismen über die Plazenta (diaplazentar) von der Mutter auf das Kind übertragen werden (**Tab. 2.3**).

Ablauf einer Infektionskrankheit

- Während der *Ansteckungsphase* dringen die Keime in den Organismus ein.
- In der *Inkubationszeit* zwischen Ansteckung und ersten Krankheitszeichen vermehren sich die Erreger. Die meisten Infektionskrankheiten haben

Tabelle 2.4 Direkte und indirekte Übertragswege von Infektionen und Infektionskrankheiten

Übertragung	Übertragungsweg		Beispiele	Kapitel
Direkt	Kontakt- oder Schmierinfektion	Fäkal-oral	Salmonellose Hepatitis A	14.2.2 9.8.1
	Tröpfcheninfektion	Aerogen	Pneumonien Tuberkulose Windpocken	8.9 14.1.2 14.4.1
	Blut	Hämatogen	Hepatitis B u. C HIV	9.8.1 14.7.3
	Wasser und Nahrungsmittel	Alimentär	Salmonellose Hepatitis A	14.2.2 9.8.1
Indirekt	Kontaminierte Hände von medizinischem Personal		Fast alles!	
	Unbelebte Infektionsquellen, z. B. Klimaanlagen, Luftvernebler		Pneumonien	8.9
	Zwischenwirte		Malaria Borreliose Bandwürmer	14.8.2 14.6.1

eine Inkubationszeit von wenigen Tagen bis zu 3 Wochen. Abweichungen sind möglich.

> Bereits in der Inkubationszeit kann von dem Infizierten eine Ansteckungsgefahr ausgehen!

- An die Inkubationszeit schließt sich die *Phase des Krankseins* an. Die Symptomatik ist abhängig von der Art der Infektionskrankheit sowie von der Abwehrlage des Patienten und reicht von einer nur geringfügigen Beeinträchtigung bis hin zu einem lebensbedrohlichen Krankheitsbild.
- Einige Infektionskrankheiten hinterlassen lang andauernde *Immunität*, die den Betroffenen vor einer erneuten Erkrankung durch den gleichen Erreger schützt. Diese Tatsache wird bei aktiven Impfungen genutzt.

Verbreitung einer Infektionskrankheit

Epidemie
Bei einer Epidemie handelt es sich um eine zeitlich und örtlich begrenzte Häufung von Infektionskrankheiten. Zu einer Epidemie kommt es, wenn nur wenige Menschen gegen obligat pathogene Keime immun sind und sich die Erreger rasch von Mensch zu Mensch ausbreiten, z. B. Grippeepidemie.

Pandemie
Man spricht von einer Pandemie, wenn sich das Auftreten einer Infektionskrankheit nicht örtlich begrenzen lässt und sich diese über einen Kontinent oder die ganze Welt ausbreitet.

Endemie
Bei einer Endemie ist der Erreger in einer bestimmten Region weit verbreitet und ständig vorhanden. In dieser Region erkranken insbesondere Kinder und Zugereiste, da ältere Einheimische nach einer durchgemachten Infektion bzw. Infektionskrankheit bereits immun geworden sind.

2.3.2 Mikroorganismen

In diesem Kapitel sollen *Bakterien* und *Viren* ausführlich besprochen und gegenübergestellt werden (**Tab. 2.5**). Abschließend werden die wichtigsten humanpathogenen *Pilze* und *Protozoen* vorgestellt.

Bakterien

Aufbau

Bakterien sind etwa 0,3–2 µm große, einzellige Mikroorganismen. **Abb. 2.9** zeigt den für *Prokaryonten* typischen Grundbauplan. Dieser unterscheidet sich von dem Aufbau eukaryonter Zellen höherer Organismen in folgenden Punkten:

- Die Kernmembran fehlt, sodass die Erbinformation als „nackter" DNA-Faden im Zytoplasma liegt. Das Genom der Bakterienzelle wird als *Kernäquivalent* oder *Nukleoid* bezeichnet (Eukaryont, gr. normaler Zellkern; Prokaryont: stellvertretend für einen Zellkern).
- Zusätzlich zum Nukleoid findet man bei vielen Bakterien ringförmige DNA-Strukturen im Zytoplasma, die als *Plasmide* bezeichnet werden. Plasmide haben große Bedeutung als Träger von Virulenzfaktoren und Resistenzmerkmalen gegen Antibiotika.
- Zellorganellen wie endoplasmatisches Retikulum, Golgi-Apparat und Mitochondrien fehlen. Die für Stoffwechselprozesse erforderlichen Enzyme sind bei Bakterien Bestandteil der Zytoplasmamembran.
- Anders als tierische Zellen besitzen Bakterien außer der Zellmembran eine *komplexe Zellhül-*

Tabelle 2.5 Wichtige Unterscheidungsmerkmale von Bakterien und Viren

Kriterien	Bakterien	Viren
Größe	- 0,3–2 µm - Lichtmikroskopisch sichtbar	- 25–50 nm - Nur elektronenmikroskopisch sichtbar
Aufbau	- Prokaryonten - Stoffwechsel möglich	- Keine Zellstruktur - Kein Stoffwechsel möglich - Notwendigkeit einer Wirtszelle
Diagnostik	- Direkter Erregernachweis - Anzucht auf Nährböden möglich	- Serologie: Indirekter Erregernachweis über gebildete Antikörper - Anzucht nur in Zellkulturen möglich
Therapie	Meist kausale Therapie mit einem Antibiotikum	Meist symptomatische Therapie

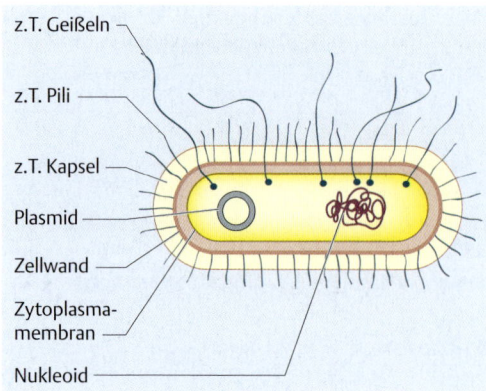

Abb. 2.9 Schematischer Aufbau von Bakterien.

le, die den Mikroorganismen die feste Form und mechanischen Schutz verleiht. Diese Zellhülle ist der Angriffspunkt einiger Antibiotika.
- Einige Bakterien verfügen zusätzlich über:
  - Kapseln, die vor Phagozytose schützen und so einen Virulenzfaktor darstellen;
  - Geißeln, deren schiffsschraubenähnliche Aktion die Bakterien zur Fortbewegung befähigen;
  - Pili, bei denen es sich um kurze, starre Gebilde handelt, die als Haftungsorganellen die Ansiedlung im Wirtsorganismus erleichtern.

Klassifizierung

Bakterien lassen sich vor allem anhand folgender Merkmale in verschiedene Gruppen unterteilen:

- Äußere Form (**Abb. 2.10**);
- Fähigkeit, Sporen zu bilden;
- Sauerstoffbedarf.

Grundformen
- *Kokken* (gr. Kugeln) sind runde bzw. ovale Bakterien mit einem Durchmesser von etwa 1 μm. Je nach Gruppierung unterscheidet man:
  - Diplokokken, die paarweise auftreten;
  - Staphylokokken, bei denen die Kugelbakterien größere Haufen bilden (Kap. 14.3);
  - Streptokokken, bei denen sich die Kugelbakterien kettenförmig aneinander lagern.
- Bei *Stäbchen* ist eine Achse länger als die andere. An ihren Polen können Stäbchen entweder zugespitzt, abgerundet oder fast rechteckig sein.
- *Schraubenförmige Bakterien* gibt es mit unterschiedlich weiten Windungen.

Sporen
Einige Bakterien können bei Nährstoffmangel oder anderen widrigen äußeren Bedingungen Sporen bilden, bei denen es sich um Zellformen mit extrem herabgesetztem Stoffwechsel handelt. Die Sporenbildung beginnt mit Einschnürung der Zellmembran. Der DNA-haltige Teil wird „ausgewrungen", und durch den starken Wasserverlust bleibt eine widerstandsfähige Dauerform des Genoms zurück. Diese ist resistent gegen Austrocknung, starke Hitze, Strahlen und Chemikalien und kann mehrere Jahrzehnte überdauern. Bei günstigen Bedingungen entwickelt sich wieder die vermehrungsfähige Form.

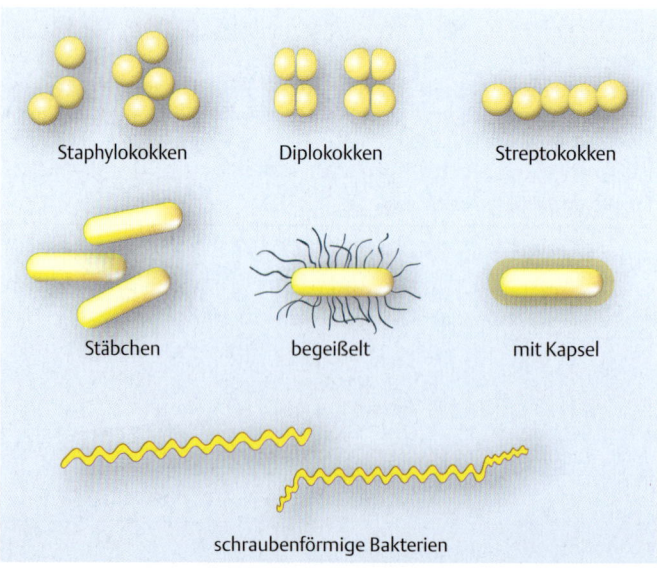

Abb. 2.10 Typische Formen von Bakterien.

Sauerstoffbedarf
- *Aeorobe Bakterien* benötigen Sauerstoff für die Energiegewinnung aus Glukose und anderen Kohlenhydraten.
- *Anaerobe Bakterien* sind sauerstoffunabhängig. Sie gewinnen Energie durch Gärung.

Vermehrung

Bakterien vermehren sich ungeschlechtlich durch Zweiteilung. Aus einer Mutterzelle gehen 2 Tochterzellen hervor, die sich nach einer gewissen Zeit erneut teilen. So entsteht eine Anzahl gleicher Zellen, die sich von einer einzigen Stammzelle herleiten und als Stamm oder Klon bezeichnet werden.

Vermehrungsgeschwindigkeit
Die Vermehrungsgeschwindigkeit ist abhängig von der Zusammensetzung des Kulturmediums und der Bebrütungstemperatur. Die meisten medizinisch relevanten Bakterien haben ein Temperaturoptimum zwischen 36 und 43 °C.

Unter optimalen Voraussetzungen beträgt die Verdopplungszeit zwischen 15 Minuten, z. B. Escherichia coli und Staphylococcus aureus, und 20 Stunden für Tuberkuloseerreger.

Vermehrungsstadien
Gibt man eine kleine Menge von Bakterien in ein Kulturmedium und bebrütet dieses, so ändert sich die Anzahl der Mikroorganismen in typischer Weise (**Abb. 2.11**).
- *Latenzphase:* Zunächst bleibt die Anzahl der Keime trotz günstiger Bedingungen konstant. Um die vorhandenen Nährstoffe verwenden zu können, müssen die Bakterien die notwendigen Enzyme erst synthetisieren.
- *Logarithmische oder exponentielle Phase:* Die Vermehrungsgeschwindigkeit hat ihr Maximum erreicht und verändert sich nicht.
- *Stationäre Phase:* Es kommt zum Wachstumsstillstand, d. h. die Populationsgröße ändert sich nicht. Das Wachstum wird durch Nährstoffmangel und Anhäufung von Stoffwechselprodukten limitiert.
- *Absterbephase:* Die Anzahl der Bakterien verringert sich. Die Ursachen dieses Absterbens sind weitgehend unbekannt.

Der natürliche Krankheitsverlauf spiegelt diese Phasen wider.

Diagnostik

Als Material für die mikrobiologische Untersuchung dienen:
- Körperflüssigkeiten wie Blut, Urin und Liquor;
- Stuhl;
- Vermehrt gebildete Sekrete, z. B. Sputum;
- Abstriche, z. B. Wundabstriche.

Um Verunreinigungen zu vermeiden, muss das Material sorgfältig und hygienisch einwandfrei gewonnen werden. Außerdem muss die geeignete Transport- und Lagerungsform gewählt werden, damit die Keime nicht absterben bzw. sich nicht vermehren, z. B. Zwischenlagerung im Kühl- oder Wärmeschrank.

Untersuchungsverfahren
- Bakterien sind wie Pilze und Protozoen wegen ihrer Größe im gefärbten oder ungefärbten Präparat lichtmikroskopisch sichtbar. Die Betrachtung des *Nativpräparates* unmittelbar nach der Probenentnahme erlaubt eine erste Orientierung über den ursächlichen Krankheitserreger. Oft ist die mikroskopische Betrachtung des Nativpräparates wegen zu geringer Keimzahlen jedoch nicht erfolgreich, sodass zunächst eine Vermehrung in Kulturmedien erfolgen muss.
- Um eine *Bakterienkultur* anzuzüchten, wird das Untersuchungsmaterial auf ein geeignetes Nährmedium aufgetragen und in einem Brutschrank bebrütet. Unter diesen Bedingungen vermehren sich die Keime rasch und bilden auf festen Nährböden mit bloßem Auge sichtbare Kolonien, die dann weiter untersucht werden können.
- Immer größere praktische Bedeutung gewinnt der *Antigennachweis* ohne vorherige Erregeranzüchtung. Für einige Bakterien gibt es bereits Schnell-

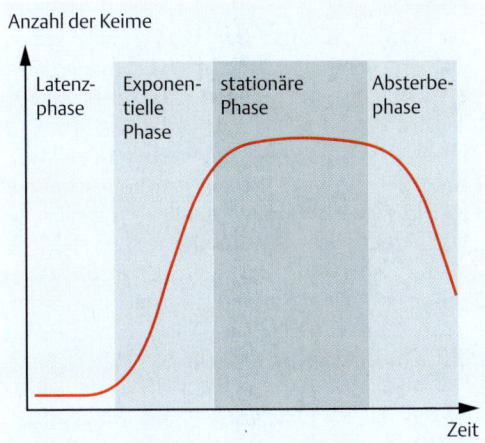

Abb. 2.11 Vermehrungskurve von Bakterien.

tests, mit denen der Keim innerhalb von Minuten nachgewiesen werden kann.

Antibiogramm
Nachdem der Keimnachweis gelungen ist, wird ein Antibiogramm angefertigt. Bei dieser Sensibilitätsprüfung wird getestet, ob der Zusatz bestimmter Antibiotika das Wachstum der Bakterien hemmt. Das Untersuchungsergebnis macht eine gezielte antibiotische Behandlung möglich.

Therapie

Die kausale Therapie einer bakteriellen Infektionskrankheit gelingt durch die Gabe eines Antibiotikums.

Viren

Aufbau

Ein Viruspartikel wird als *Virion* bezeichnet. Es ist zwischen 25 und 250 nm groß und äußerst simpel aufgebaut (**Abb. 2.12**):
- *Nukleinsäure* als Träger der genetischen Information ist immer vorhanden. Viren besitzen entweder DNA oder RNA.
- Die Nukleinsäure ist von einem *Kapsid* umgeben. Die Bausteine dieses Schutzmantels sind die Kapsomeren.
- Eine zusätzliche äußere *Hülle* kommt nur bei einigen Virusarten vor.

Zellorganellen fehlen, sodass Viren keine Zellstruktur aufweisen. Es handelt sich um „vagabundierende Gene", die für Stoffwechselprozesse und Vermehrung Wirtszellen benötigen.

Klassifizierung

Die heute übliche Virussystematik erfolgt nach 4 Einteilungskriterien:
- Nach *Art der Nukleinsäure* werden DNA- von RNA-Viren unterschieden. Die Nukleinsäure kann als Doppelstrang oder als Einzelstrang vorliegen. Meistens liegt Virus-DNA als Doppelstrang vor, während Virus-RNA einsträngig ist.
- Bei elektronenmikroskopischer Betrachtung erkennt man die *Form des Kapsids*, die beispielsweise zylindrisch, kugelig oder ikosaedrisch sein kann. Ein Ikosaeder ist ein 20-Flächner.
- Eine *Hülle* kann fehlen oder vorhanden sein.
- *Enzyme* wie Polymerase können fehlen oder vorhanden sein.

Vermehrung

Die Virusreplikation beruht auf den gleichen Mechanismen, die auch für die Stoffwechselfunktion genutzt werden. Das Viruspartikel schleust seine Erbinformation in den Kern der infizierten Zelle ein und liefert ihr so das vollständige Syntheseprogramm für die zukünftige Virusgeneration. Deren Aufbau übernimmt die Maschinerie der Wirtszelle.

Der Replikationszyklus von Viren lässt sich in folgende Phasen unterteilen (**Abb. 2.13**):
- Bei der *Adsorption* heftet sich das Virion an die Wirtszelle an. Viele Viren weisen eine Organotropie auf, d. h. dass sie nur mit ganz bestimmten Zielzellen Verbindungen eingehen, z. B. Hepatitisviren, die ausschließlich Leberzellen befallen (Kap. 9.8.1). In dieser Phase liegt das Virion noch frei auf der Zelloberfläche und kann durch Antikörper angegriffen werden.
- Bei der *Penetration* dringt das Viruspartikel in die Wirtszelle ein.
- Die *Eklipse* umfasst die Vermehrungsstadien, während derer in der infizierten Zelle keine kompletten infektionstüchtigen Viruspartikel nachweisbar sind. Zunächst legt des Virion sein Kapsid ab (Uncoating). Die freiliegende Nukleinsäure wird in die der Wirtszelle integriert und dient als Virusbauplan, der nun von den Organellen der infizierten Zelle realisiert wird.
- Nach der *Montage* der einzelnen Virusbausteine verlassen komplette infektionstüchtige Viruspartikel die Wirtszelle. Die *Virusfreisetzung* erfolgt durch Ausschleusung oder Lyse der Wirtszelle.

Bei der Virusreplikation kann die Wirtszelle zugrunde gehen. Die Symptomatik der Infektionskrankheit resultiert aus dem Zelluntergang und der Immunantwort des Menschen, z. B. Fieber.

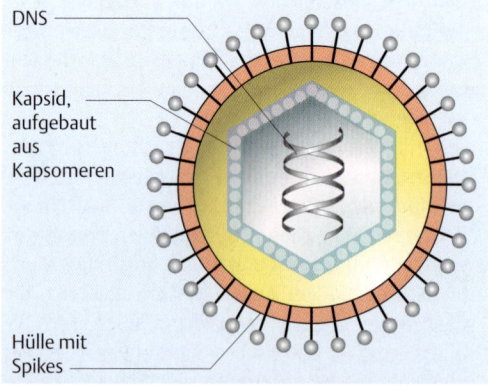

Abb. 2.12 Schematischer Aufbau eines Virions.

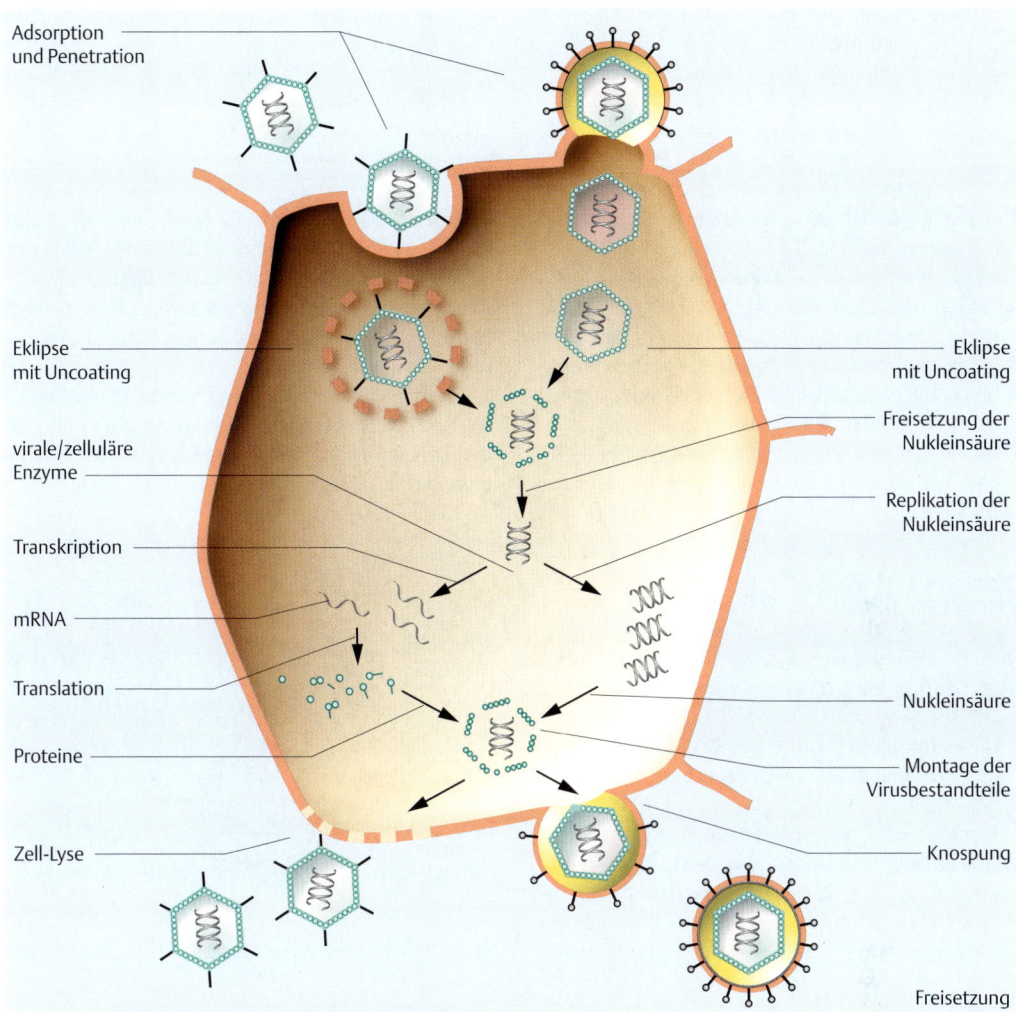

Abb. 2.13 Virusreplikation (2 alternative Wege).

Diagnostik

Der direkte Virusnachweis bereitet diagnostische Schwierigkeiten, denn:
- Viren sind aufgrund ihrer Größe nur elektronenmikroskopisch sichtbar.
- Mangels eigener Stoffwechselleistungen kann man Viren nicht auf Nährböden, sondern nur in Zellkulturen anzüchten.

Serologie
In der Praxis führt man daher den indirekten Nachweis einer Virusinfektion, indem man die gebildeten *Antikörper* bestimmt.

Therapie

Nur für wenige Virusarten stehen Virustatika zur Verfügung, die die Virusvermehrung hemmen. In der Regel werden Viruserkrankungen symptomatisch behandelt.

> Die meisten Viruserkrankungen können nicht antibiotisch behandelt werden!

Pilze

Es gibt mehr als 100.000 Arten, von denen etwa 100 Arten humanpathogen sind. In der Regel ist ihre Pathogenität jedoch gering, sodass es sich um *fakultativ pathogene Erreger* handelt, die nur bei schlechter lokaler oder generalisierter Abwehrlage des Wirtes zu einer Infektionskrankheit führen können. Eine Pilzerkrankung wird als *Mykose* bezeichnet.

Aufbau

Bei Pilzen handelt es sich um Eukaryonten, die als Einzeller oder Mehrzeller vorkommen. Die medizinisch relevanten Einzeller sind etwa 10-mal größer und besser organisiert als Bakterien, jedoch schlechter organisiert als pflanzliche oder tierische Zellen.
- Anders als pflanzliche Zellen besitzen Pilze kein Chlorophyll, sodass sie keine Fotosynthese betreiben können und auf die Zufuhr von kohlenstoffhaltigen Nährsubstraten von außen angewiesen sind.
- Im Gegensatz zu tierischen Zellen besitzen Pilze eine Zellwand, die ihnen die starre Struktur und Unbeweglichkeit verleiht. Die ungeschlechtliche Vermehrung erfolgt durch Sprossung.

Klassifizierung

Die humanpathogenen Pilze werden nach der *D-H-S-Klassifikation* eingeteilt in Dermatophyten, Hefe- und Schimmelpilze.
- *Dermatophyten* verursachen Mykosen der Haut und der Hautanhangsgebilde, d.h. der Haare und der Nägel.
- *Hefepilze* verursachen Mykosen der Haut und der Schleimhaut. Wichtigste Vertreter dieser Gruppe sind die Candida-Spezies, die zu den typischen weißen Belägen auf Schleimhäuten führen können. Diese werden als Soor bezeichnet (**Abb. 2.14a–b**).
- Wichtigster Vertreter der *Schimmelpilze* sind die Aspergillusarten, die bei ausgeprägter Abwehrschwäche innere Organe befallen können, z.B. Aspergilluspneumonie.

Protozoen

Protozoen sind tierische Einzeller, die sich durch Geißeln fortbewegen können (**Abb. 2.15**). Da sie ein gleichmäßig warmes Milieu bevorzugen, findet man sie meist in Äquatornähe als Erreger von Tropenkrankheiten wie der Malaria (Kap. 14.8.2) und der Amöbenruhr (Kap. 14.2.1).

In unseren Breiten spielen nur die Toxoplasmose (Kap. 14.8.1) und die Trichimonose eine Rolle. Bei der Trichimonose handelt es sich um eine Entzündung der Scheide (Vaginitis), die durch Trichomonas vaginalis hervorgerufen wird.

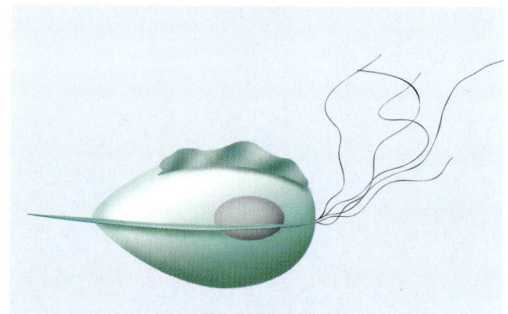

Abb. 2.15 Trichomonas vaginalis.

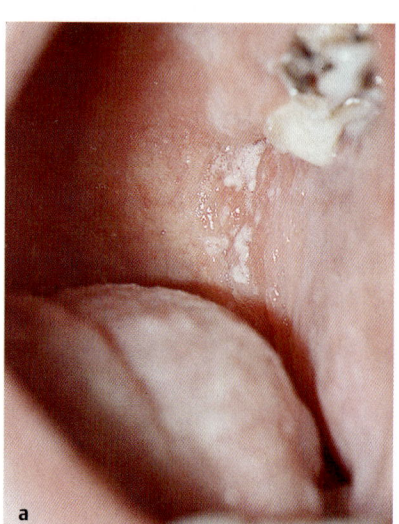

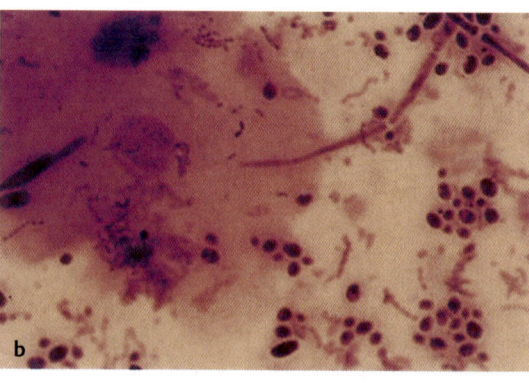

Abb. 2.14a–b Soor (Jung 1998). **a** Weiße, abstreifbare Beläge auf geröteter, schmerzhafter und leicht verletzlicher Mundschleimhaut. **b** Mikroskopische Betrachtung des Mundhöhlenabstrichs nach Gram-Färbung.

2.4 Gestörte Immunreaktionen

Um Schadstoffe abzuwehren, stehen dem Organismus verschiedene *allgemeine Abwehrmaßnahmen* zur Verfügung, z. B.:
- Säureschutzmantel der Haut;
- Schleimhautbarriere des Magen-Darm-Traktes und des Bronchialsystems;
- Bestimmte Eiweiße und Enzyme, z. B. Komplementsystem, C-reaktives Protein;
- Verschiedene Leukozyten- und Lymphozytentypen, die unter anderem als Fresszellen agieren.

Darüber hinaus existiert ein *spezialisiertes Abwehrsystem*, das eigentliche Immunsystem, das ganz gezielt gegen körperfremde, potenziell schädigende Substanzen Antikörper entwickelt. Träger des Immunsystems sind die Lymphozyten, die sich aus Stammzellen im Knochenmark entwickeln und sich noch während der Embryonalzeit in den lymphatischen Organen des Körpers wie Milz, Lymphknoten und Darmwand ansiedeln.

B-Lymphozyten sind in der Lage, spezifische Antikörper gegen körperfremde Substanzen zu bilden. Andere Lymphozyten machen einen Reifungsprozess im Thymusorgan durch und werden daher *T-Lymphozyten* genannt. Sie lernen zwischen körpereigenen und körperfremden Substanzen zu unterscheiden. Körperfremde Stoffe werden als Antigene erkannt, woraufhin eine Abwehrreaktion ausgelöst wird. Je nach ihren Oberflächenmarkern und ihrer Funktion werden T-Lymphozyten unterschieden:
- *T-Helferzellen,* die Fremdsubstanzen erkennen und Informationen an B-Lymphozyten weitergeben, die daraufhin spezifische Antikörper produzieren. T-Helferzellen produzieren Mediatorstoffe, die Zellen der allgemeinen Abwehr aktivieren, z. B. Fresszellen.
- *T-Killerzellen* können fremde Zellen, z. B. nach Transplantationen, oder fremd gewordene Zellen, z. B. virusinfizierte oder entartete Zellen erkennen, angreifen und vernichten.
- *T-Suppressorzellen* sind wichtig, um eine überschießende Aktivität der T-Helferzellen zu unterdrücken.
- *Gedächtniszellen* behalten einen einmal in den Körper gedrungenen Fremdstoff in Erinnerung und können so bei einem späteren Zweitkontakt sofort wieder mit der Bildung von Antikörpern reagieren und die Erkrankung so abwehren. Diesen Mechanismus macht man sich bei Impfungen zunutze, indem abgeschwächte oder abgetötete Erreger unseren Körper zur Abwehrreaktion anregen. Die Gedächtniszellen und die dann vorhandenen Antikörper bieten später einen Schutz gegen die natürliche Infektion mit diesen Krankheitserregern.

Die von den B-Lymphozyten gebildeten *Antikörper* (Immunglobuline, Ig) sind Eiweiße und können anhand ihres Aufbaus unterschieden werden:
- IgM werden als 1. Reaktion auf einen Antigenreiz gebildet.
- IgG werden im 2. Schritt gebildet und bleiben Monate bis Jahre vorhanden.
- IgA werden überwiegend in Schleimhäuten gebildet und bieten dort eine Schutzbarriere, z. B. in Bronchien und im Magen-Darm-Trakt.
- IgE vermitteln allergische Reaktionen.

Antikörper verbinden sich mit dem Fremdstoff (Antigen) zum Antigen-Antikörper-Komplex, wodurch eine Kaskade von Entzündungs- und Zellreaktionen aktiviert wird, mit dem Ziel das Antigen auszuschalten.

Aus dieser notwendigen Reaktion kann eine krankmachende Reaktion entstehen, wenn durch die Entzündungs- und Zellreaktionen gleichzeitig körpereigenes Gewebe geschädigt wird. Folgende fehlgeleitete Immunreaktionen sollen in diesem Kapitel besprochen werden:
- Allergien;
- Autoimmunerkrankungen;
- Immunmangelsyndrome.

2.4.1 Allergien

Bei einer Allergie liegt eine Überempfindlichkeitsreaktion gegenüber körperfremden Substanzen vor. Der Organismus beantwortet den erneuten Kontakt mit einem bereits bekannten Antigen bzw. Allergen mit einer überschießenden Immunreaktion.

Menschen, die zu solchen Überempfindlichkeitsreaktionen an Haut bzw. Schleimhäuten neigen, werden als *Atopiker* bezeichnet. Die atopische Diathese (Veranlagung) ist multifaktoriell, d. h. durch das Zusammenspiel mehrerer Gene und Umweltfaktoren bedingt (Kap. 2.1.3). Etwa 25 % der Bevölkerung in westlichen Industrienationen leiden an mindestens einer Erkrankung des atopischen Formenkreises. Diese sind:
- Rhinitis allergica (Heuschnupfen);
- Urtikaria (Nesselsucht);
- Allergisches Asthma bronchiale (Kap. 8.8);
- Atopische Dermatitis (Neurodermitis).

1949 haben Coombs und Gell 4 immunpathologische Reaktionsformen beschrieben, die dem Verständnis von Überempfindlichkeitsreaktionen dienen sollen.

- Die Typ-I- und Typ-IV-Reaktion erklären allergische Prozesse.
- Die Typ-II- und Typ-III-Reaktion erklären Autoimmunprozesse, bei denen sich die Überempfindlichkeitsreaktion gegen körpereigene Strukturen richtet (Kap. 2.4.2).

Typ-I-Reaktion

Pathomechanismus

Die Typ-I-Reaktion wird auch als IgE-vermittelte Sofortreaktion bezeichnet, die eine genetische Veranlagung voraussetzt und in 3 Phasen abläuft (**Abb. 2.16**).
- *Sensibilisierungsphase:* Das Immunsystem reagiert auf bestimmte Antigene (Allergene), indem es abnorm viele spezifische Immunglobuline (Antikörper) vom Typ IgE produziert. Diese heften sich an die Oberfläche von Mastzellen.
- *2. Allergenexposition:* Bei erneutem Kontakt kann das spezifische Allergen 2 benachbarte IgE-Moleküle überbrücken, sodass die Mastzelle Mediatorstoffe wie Histamin freisetzt.
- *Anaphylaktische Reaktion:* Die freigesetzten Botenstoffe bewirken lokal und systemisch innerhalb von Minuten vor allem eine:
  - Gefäßweitstellung mit gesteigerter Kapillarpermeabilität und damit Ödeme (Kap. 3.3.1);
  - Engstellung der Atemwege.

> Die Typ-I-Reaktion ist eine Sofortreaktion.

Klinische Beispiele

Folgende Krankheitsbilder werden durch die beschriebene Typ-I-Reaktion vermittelt:

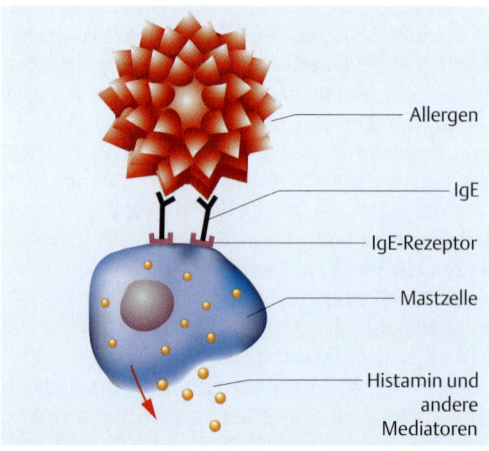

Abb. 2.16 Allergische Typ-I-Reaktion.

- Rhinitis allergica (Heuschnupfen);
- Urtikaria (Nesselsucht), die jedoch auch durch physikalische Reize und andere hervorgerufen werden kann.
- Quincke-Ödem (**Abb. 2.17**);
- Allergisches Asthma bronchiale (Kap. 8.8);
- Anaphylaktischer Schock (Kap. 3.9).

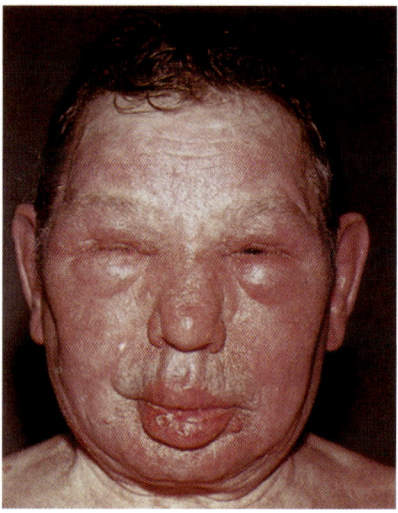

Abb. 2.17 Quincke-Ödem. Gefürchtet ist Luftnot durch Schwellung der Atemwege (Jung 1998).

Diagnostik

Die diagnostische Abklärung basiert auf einer ausführlichen Eigen- und Familienanamnese, die auf eine familiäre Veranlagung, den Beschwerdezeitraum sowie mögliche Allergene hinweisen kann.

Im Anschluss an die Anamnese werden im symptomfreien Intervall Hauttests und Laboruntersuchungen durchgeführt, um das Allergen zu identifizieren:
- Beim *Prick-Test* wird ein Tropfen des Allergenextrakts auf die Innenseite des Unterarms gegeben und die Haut durch den Tropfen hindurch mit einer Lanzette angeritzt. Wenn sich nach 10–20 Minuten eine Quaddel bildet, ist der Prick-Test positiv.
- Beim *Intrakutantest* wird ein wenig Allergenlösung in die Lederhaut injiziert. Dieser Test wird bei Verdacht auf eine Penicillin- oder Insektengiftallergie durchgeführt, bei der ebenfalls eine allergische Sofortreaktion ausgelöst wird.
- Nachdem durch Prick- bzw. Intrakutantest eine Sensibilisierung nachgewiesen wurde, sollen *Provokationstests* direkt am betroffenen Organ zei-

gen, dass dieses Allergen tatsächlich krankheitsauslösend ist, z. B. konjunktivale, nasale oder inhalative Provokation.
- Das *Gesamt-IgE* im Blut ist nur begrenzt aussagefähig, da es noch andere Erkrankungen mit erhöhten IgE-Werten gibt.
- Mit dem *Radio-Allergo-Sorbent-Test* (RAST) lassen sich spezifische IgE-Antikörper gegen zahlreiche Allergene nachweisen. Dieser Test belegt eine Sensibilisierung, deren klinische Bedeutung für den Patienten aber fraglich bleibt.

Therapie

Wenn die nachgewiesenen Allergene aus dem Lebensbereich des Patienten eliminiert werden können, ist dieser ohne weitere Behandlung beschwerdefrei. Sind solche Karenzmaßnahmen nur begrenzt möglich, bleibt die medikamentöse Therapie und gegebenenfalls die Hyposensibilisierung.

Medikamente
- Dinatrium-Cromoglicinsäure (DNCG) stabilisiert die Mastzelle und verhindert so, dass Histamin ausgeschüttet wird.
- Antihistaminika blockieren die Histaminrezeptoren und verhindern die Histaminwirkung.
- Auch Glukokortikosteroide wirken antiallergisch (Kap. 5.4.4).

Hyposensibilisierung
Eine Hyposensiblisierung wird vor allem bei allergischem Asthma bronchiale und bei Heuschnupfen durchgeführt, wenn das ursächliche Allergen nicht vollständig gemieden werden kann. Die Behandlung ist bei 70 % der Pollenallergiker erfolgreich, während nur ca. 50 % der Patienten mit Hausstaubmilben- oder Schimmelpilzallergie profitieren.

Über einen Zeitraum von 3 Jahren wird das ermittelte Allergen in ansteigender Konzentration subkutan injiziert. Dadurch soll die Produktion von IgG-Antikörpern angeregt werden, die bei erneuter Exposition das Allergen abfangen und so die Typ-I-Reaktion verhindern sollen.

Typ-IV-Reaktion

Pathomechanismus

Die Typ-IV-Reaktion wird durch sensibilisierte T-Lymphozyten vermittelt. Bei erneutem Antigenkontakt setzen diese Botenstoffe frei, die als Lymphokine bezeichnet werden und andere Zellen des Immunsystems wie Makrophagen und neutrophile Granulozyten („Mikrophagen") aktivieren (**Abb. 2.18**). Es kommt zu einer entzündlichen Reaktion, durch die Gewebe geschädigt wird. Dieser Schaden manifestiert sich bei der Typ-IV-Reaktion erst nach 24 – 72 Stunden, sodass sie auch als Spätreaktion bezeichnet wird.

▪ *Die Typ-IV-Reaktion ist eine Spätreaktion.*

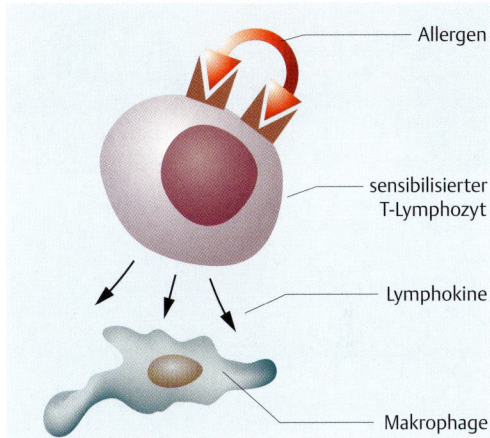

Abb. 2.18 Allergische Typ-IV-Reaktion.

Klinische Beispiele
- Kontaktallergien der Haut (**Abb. 2.19**);
- Tuberkulintest (Kap. 14.1.2);
- Transplantatabstoßung (Kap. 5.3).

Diagnostik von Kontaktallergien
- Ausführliche Anamnese;
- Klinisches Bild;
- Epikutantest: Auf den Rücken werden Teststreifen mit den potenziellen Allergenen geklebt. Nach 24, 48 und 72 Stunden (Spätreaktion!) werden die Hautreaktionen abgelesen (**Abb. 2.20**).

Therapie
- Allergenkarenz soweit möglich;
- Glukokortikosteroide werden im akuten Schub auf die Hautveränderungen aufgetragen.

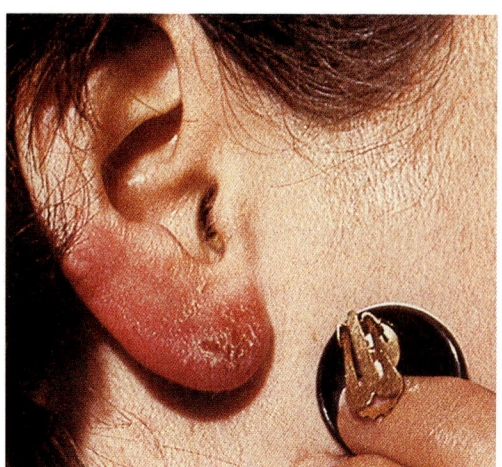

Abb. 2.19 Kontaktallergie der Haut bei einer Patientin mit Nickelallergie (Riede 2004).

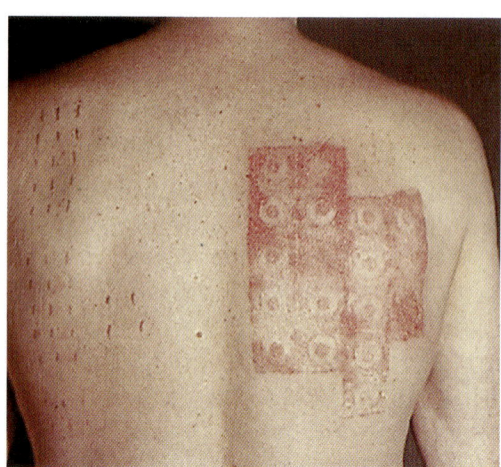

Abb. 2.20 Epikutantest nach 24 Stunden: Zahlreiche positive Reaktionen; eine zusätzliche Testpflasterallergie lässt eine korrekte Ablesung nicht zu (Jung 1998).

2.4.2 Autoimmunerkrankungen

Synonyme

- Autoaggressionskrankheiten;
- Autoimmunopathien.

Übersicht

Das Abwehrsystem ist in der Lage, körpereigene von körperfremden Strukturen zu unterscheiden, wobei sich der Organismus normalerweise nicht gegen sich selbst richtet. Diese Autoimmuntoleranz ist bei Autoimmunerkrankungen aufgehoben: Lymphozyten produzieren Autoantikörper gegen körpereigene Antigene. Es resultiert ein Antigen-Antikörper-Komplex, der eine Entzündungsreaktion und damit eine Zell- bzw. Gewebsschädigung hervorruft. Je nach Autoimmunerkrankung läuft dieser Prozess organspezifisch oder systemisch ab (**Tab. 2.6**).

Tabelle 2.6 Übersicht über wichtige Autoimmunerkrankungen

Gruppe	Beispiele	Kapitel
Systemische Autoimmunerkrankungen	• Systemischer Lupus erythematodes	13.3.1
	• Rheumatoide Arthritis	13.1
	• Progressive systemische Sklerose	13.3.2
	• Dermatomyositis	13.3.3
	• Vaskulitiden	13.4
Organspezifische Autoimmunerkrankungen	• Endokrine Organgewebe:	
	– Typ-I-Diabetes	11.1.2
	– M. Basedow	11.7.3
	– Hashimoto-Thyreoiditis	11.7.4
	– M. Addison	11.8.3
	• Exokrine Organgewebe: Typ-A-Gastritis mit perniziöser Anämie	9.5.1
	• Sonstige:	
	– Immunthrombozytopenie	12.7.1
	– Multiple Sklerose	
	– Myasthenia gravis	

Diagnostik

- Anamnese und Klinik;
- Antikörpernachweis im Blut bzw. Biopsiematerial.

Therapieprinzip

Die Behandlung richtet sich nach dem Krankheitsbild.
- Sind endokrine Organe betroffen, ist bei resultierender Unterfunktion die Hormonsubstitution ausreichend.
- Bei systemischem Befall sowie ZNS-Beteiligung muss das Abwehrsystem medikamentös unterdrückt werden. Nebenwirkungen der Immunsuppression sind eine Infektanfälligkeit und ein erhöhtes Tumorrisiko.
- In seltenen Fällen kann eine Plasmapherese notwendig werden. Bei der Plasmaaustauschtherapie wird das Plasma des Patienten, in dem sich unter anderem die Autoantikörper befinden, durch eine eiweißhaltige Lösung ersetzt. Mit dieser Therapie ist man zurückhaltend, weil auch wichtige Proteine wie regulär gebildete Antikörper und Gerinnungsfaktoren entzogen werden.

2.4.3 Immunmangelsyndrome

Bei Immunmangelsyndromen handelt es sich um Krankheitsbilder, bei denen das unspezifische oder spezifische Immunsystem einen Antigenstimulus nicht oder nur unzureichend beantworten kann.

Ursachen

Leukopenie
Eine Verminderung der Gesamtleukozytenzahl unter 5.000/µl wird als Leukopenie bezeichnet. In der Regel sind davon die neutrophilen Granulozyten betroffen (Kap. 12.1.3), die im Abwehrsystem als Fresszellen fungieren. Ursächlich sind eine Bildungsstörung oder ein gesteigerter Zellumsatz.

Die Bildungsstörung ist auf eine Knochenmarksschädigung zurückzuführen, die beispielsweise bedingt sein kann durch:
- Medikamente, z. B. Zytostatika;
- Chemikalien, z. B. Benzol;
- Strahlen, z. B. bei onkologischer Therapie (Radiatio; Kap. 5.2.2);
- Infiltration des Knochenmarks durch Malignome.

Durch bestimmte Medikamente und Autoimmunprozesse (Kap. 2.4.2) können Leukozyten zugrunde gehen.

B-Zell-Defekte
B-Zell-Defekte können angeboren oder erworben sein und die B-Lymphozyten selber oder deren Produkte, die Immunglobuline (Ig) betreffen.
- Wichtigstes Beispiel für eine angeborene Störung ist der *isolierte IgA-Mangel*, der mit einer Inzidenz von 1:600 auftritt. Da IgA überwiegend in Sekreten der Atemwege und des Magen-Darm-Traktes auftreten und dort eine Schutzbarriere darstellen, leiden die Betroffenen an vermehrten Infektionen des Respirations- und Gastrointestinaltraktes.
- Bei Immunglobulinen handelt es sich um Eiweiße. Daher führt ein *Proteinmangel* durch reduzierte Zufuhr oder erhöhten Verlust, z. B. bei Nierenerkrankungen oder Verbrennungen, zu einer erworbenen Abwehrschwäche. Auch von B-Lymphozyten ausgehende Lymphome können die Ursache eines erworbenen B-Zell-Defektes sein (Plasmozytom, Kap. 12.6.2).

T-Zell-Defekte
Auch T-Zell-Defekte können selten angeboren oder aber erworben sein.
- Ein Beispiel für einen angeborenen T-Zell-Defekt ist das Di-George-Syndrom, bei dem der Thymus nicht angelegt ist, sodass die T-Lymphozyten keine Prägung erfahren.
- Erworbene Störungen sind auf Viruserkrankungen wie die HIV-Infektion (Kap. 14.7.3), Medikamente wie Kortison (Kap. 5.4.4) und andere Immunsuppressiva sowie T-Zell-Lymphome zurückzuführen.

Folgen

Patienten mit einem Immundefekt haben neben einem erhöhten Infektionsrisiko ein erhöhtes Tumorrisiko, da entartete Zellen vom Abwehrsystem nicht erkannt und eliminiert werden.

2.5 Arteriosklerose

Die Arteriosklerose ist im Wesentlichen auf die Lebensweise der Menschen in westlichen Industrienationen zurückzuführen. Sie wird daher gerne als „Zivilisationskrankheit" bezeichnet und stellt mit mehr als 50 % die Haupttodesursache in unseren Breiten dar.

Bei einer Arteriosklerose handelt es sich um eine Verdickung und Verhärtung der Gefäßwand, die die Arterien des Körperkreislaufs, d. h. die Arterien des Hochdrucksystems, betreffen (Kap. 6.1.3). Da die veränderten Gefäße einen Durchmesser von mehr als 2 mm aufweisen, wird die Arteriosklerose auch Makroangiopathie genannt.

Pathogenese

Abb. 2.21a–e zeigt den Aufbau einer Gefäßwand und in vereinfachter Form, wie die Arteriosklerose entsteht.
- Am Anfang des Prozesses wird die Intima geschädigt. Kleinste Endothelverletzungen und lokale Entzündungsprozesse können das auslösende Ereignis sein.
- Infolge des Endotheldefektes wird die Intima porös, und Lipide gelangen in die Gefäßwand.
- Den Fetten folgen Makrophagen, das sind Fresszellen, die die Lipide in der Gefäßwand eliminieren wollen.
- Gleichzeitig stimulieren die Makrophagen die Zellen der Media, die nun Kollagenfasern synthetisieren und durch die Produktion von Bindegewebe zu einer arteriosklerotischen (stabilen) Plaque in der Gefäßwand führen. Diese bedingt, dass die Gefäßwand versteift und das Gefäßlumen eingeengt wird (**Abb. 2.22a–b**).

Risikofaktoren

Das komplexe Geschehen um die Entstehung der Arteriosklerose ist noch immer nicht im Detail geklärt. Sicher ist, dass verschiedene Risikofaktoren eine entscheidende Rolle spielen. Die wichtigsten der bislang bekannten Gefäßrisikofaktoren sind in **Tab. 2.7** aufgeführt.

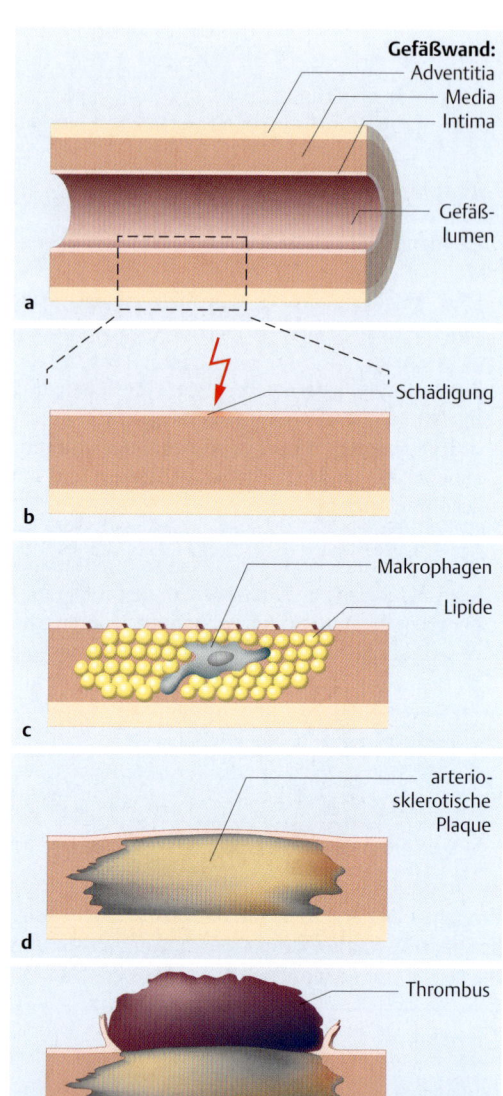

Abb. 2.21a–e Vereinfachte Darstellung der Gefäßwandveränderungen bei Arteriosklerose. **a** Längsschnitt durch ein Gefäß und schematischer Aufbau der Gefäßwand. **b** Intimaschädigung. **c** Lipide gelangen durch die poröse Intima in die Gefäßwand, Makrophagen folgen. **d** Kollagenproduktion und Bildung einer arteriosklerotischen Plaque. **e** Plaqueruptur mit nachfolgender Thrombenbildung.

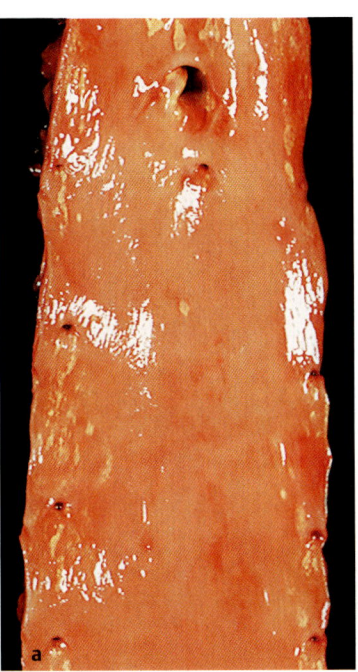 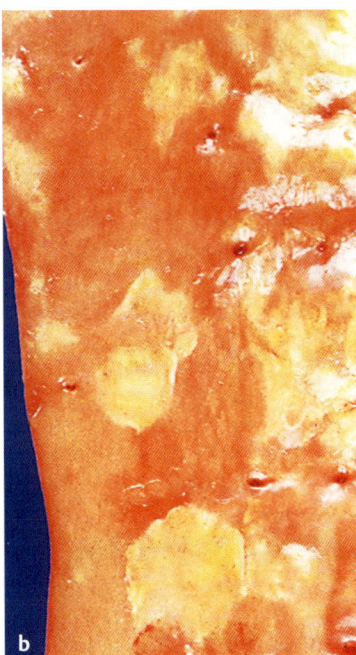

Abb. 2.22a–b Intaktes und arteriosklerotisches Gefäß im Vergleich (Riede 2004). **a** Glatte Intima einer unveränderten Aorta. **b** Aorta mit ausgeprägten arteriosklerotischen Plaques.

Tabelle 2.7 Gefäßrisikofaktoren

Unbeeinflussbare Risikofaktoren	Beeinflussbare Risikofaktoren	Kapitel

- Familiäre Disposition bei genetischer Belastung
- Höheres Lebensalter
- Männliches Geschlecht
	- Risikofaktoren 1. Ordnung:
	  – Bluthochdruck
	  – Diabetes mellitus
	  – Fettstoffwechselstörungen
	  – Zigarettenrauchen
	- Risikofaktoren 2. Ordnung:
	  – Adipositas
	  – Bewegungsmangel
	  – Psychosoziale Risikofaktoren wie negativer Stress und niedriger sozialer Status
	  – Hyperhomozysteinämie
	  – Veränderungen im Gerinnungssystem
		
		6.11.1
		11.1.2
		11.2.2
		
		11.4

Folgen

Tab. 2.8 fasst die möglichen Folgen der Arteriosklerose zusammen.

- Bei der koronaren Herzkrankheit (KHK) handelt es sich um die Manifestation der Arteriosklerose an den Koronararterien.
- Auch die das Hirn versorgenden Gefäße können betroffen sein. Dann sind Schlaganfall und Multiinfarktdemenz mögliche Folgen.
- Die periphere arterielle Verschlusskrankheit (pAVK) ist auf einen arteriosklerotischen Prozess in den Extremitätenarterien zurückzuführen.

Tabelle 2.8 Mögliche Folgen der Arteriosklerose

Krankheitsbild	Kapitel
- Koronare Herzkrankheit (KHK)	6.5.1
- Herzinfarkt	6.5.2
- Schlaganfall	
- Periphere arterielle Verschlusskrankheit (pAVK)	7.3.1
- Akuter Verschluss einer Extremitätenarterie	7.3.2
- Akuter Verschluss einer Darm versorgenden Mesenterialarterie (akutes Abdomen)	3.6.3
- Aortendissektion	7.3.3
- Aortenaneurysma	7.3.3

Fortschreitende Veränderungen in den arteriosklerotischen Gefäßabschnitten können für den Patienten eine akute Bedrohung darstellen.
- So kann es zu einer Plaqueruptur kommen, bei der die Intima über der arteriosklerotischen (instabilen) Plaque aufbricht. Durch den Endothelschaden werden Thrombozyten sowie Gerinnung aktiviert, und es bildet sich ein Thrombus, der das Gefäß verschließt, z. B. beim Herzinfarkt (**Abb. 2.21e**).
- Wenn Teile dieses Thrombus verschleppt werden, kann es auch weiter distal zu einem thrombembolischen Gefäßverschluss kommen.
- Einblutungen in die Plaques und in die Gefäßwand führen zu einer Dissektion.
- Eine Aussackung der veränderten Gefäßwand wird als Aneurysma bezeichnet.

2.6 Tumoren

2.6.1 Übersicht

Der Begriff *Tumor* lässt sich mit Schwellung übersetzen und beschreibt eine Gewebezunahme ungeachtet der Ursache, z. B. Entzündungsreaktion (Kap. 1.4.2).

> *Im engeren Sinne wird mit dem Tumorbegriff eine abnorme Gewebsneubildung bezeichnet, die auf einer autonomen, überschießenden Teilung körpereigener Zellen basiert.*

Diese Gewebsneubildung wird auch als *Neoplasie* bezeichnet. Struktur und Funktion der Geschwulst haben sich unterschiedlich weit vom Ausgangsgewebe entfernt. Ein Tumor wächst auch dann noch weiter, wenn der Auslöser nicht mehr wirksam ist. Anhand des klinischen Verlaufs lässt sich unterscheiden zwischen:
- Gutartigen, d. h. benignen Tumoren;
- Bösartigen, d. h. malignen Tumoren;
- Semimalignen Tumoren.

Benigne Tumoren

Gutartige Tumoren sind in der Regel durch eine bindegewebige Kapsel vom Nachbargewebe abgegrenzt. Da sie langsam und verdrängend wachsen, bleiben sie häufig längere Zeit unbemerkt. Histologisch betrachtet, lassen sie sich manchmal kaum vom Muttergewebe unterscheiden. Benigne Tumoren siedeln sich nicht in anderen Körperregionen ab, d. h. sie bilden keine Metastasen (**Abb. 2.23a**).

> *Benigne Tumoren wachsen expansiv.*

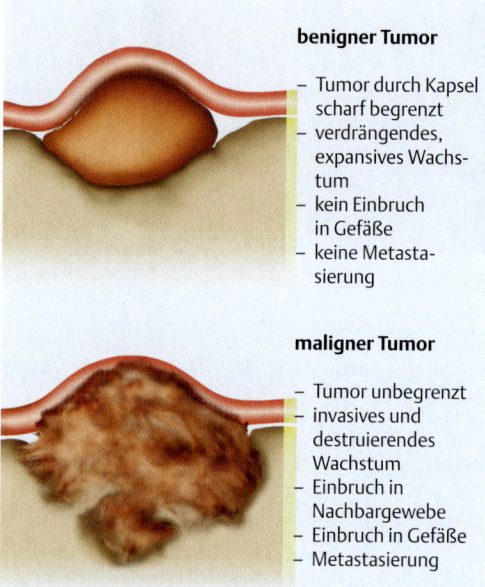

Abb. 2.23a–b Biologisches Verhalten benigner und maligner Tumoren im Vergleich. **a** Benigne Tumoren. **b** Maligne Tumoren.

Maligne Tumoren

Bösartige Tumoren wachsen schnell und dringen aggressiv in Nachbargewebe ein, das durch das invasive Wachstum zerstört wird (**Abb. 2.23b**). Da maligne Tumoren auch in Lymph- bzw. Blutbahnen einbrechen können, kann es zu Fernabsiedlungen kommen. Die unterschiedlichen Metastasierungswege werden in Kapitel 2.6.3 erklärt. Bei der feingeweblichen Untersuchung fällt auf, dass das Tumorgewebe kaum noch Ähnlichkeit mit dem Ausgangsgewebe aufweist.

> *Maligne Tumoren wachsen invasiv, destruierend und sie metastasieren.*

Tabelle 2.9 Wichtige Unterschiede zwischen benignen und malignen Tumoren

Unterschiede		Benigne Tumoren	Maligne Tumoren
Pathologisch-anatomisch	Wachstumsform	Expansiv, verdrängend	• Infiltrierend • Invasiv, destruierend
	Tumorkapsel	Vorhanden	Fehlt
	Mitoserate und Zellgehalt	Niedrig	Hoch
	Zellgröße und -form	Einheitlich	Uneinheitlich
	Kerngröße und -form	Einheitlich	Uneinheitlich
	Gewebetyp	Ausgereift, differenziert	Meist unreif, undifferenziert
	Nekrosen	Selten	Häufig
Klinisch	Alter der Patienten	Bevorzugt Jugendliche und mittleres Lebensalter	Bevorzugt ältere Menschen
	Symptome	Symptomarm	Spät symptomreich
	Verlauf ohne Behandlung	• Langer Verlauf • Nur selten tödlich	• Kurzer Verlauf • Fast immer tödlich
	Metastasen	Fehlen	Häufig
	Rezidive	Selten	Häufig

In **Tab. 2.9** werden benigne und maligne Tumoren gegenübergestellt.

Semimaligne Tumoren

Semimaligne Tumoren wachsen zwar invasiv, destruierend und verhalten sich diesbezüglich wie bösartige Tumoren, metastasieren aber nicht.

> *Semimaligne Tumoren wachsen invasiv, destruierend, aber sie metastasieren nicht.*

2.6.2 Tumornomenklatur

Die Namensgebung gut- und bösartiger Tumoren ist von der Ausgangszelle abhängig. Dabei stellt sich die Frage, ob eine Neubildung epithelialer oder nichtepithelialer Herkunft ist (**Tab. 2.10**).

Epitheliale Tumoren

Epithelgewebe ist Deckgewebe. Es kleidet äußere und innere Körperoberflächen sowie Drüsenausführungsgänge aus.
- Benigne epitheliale Tumoren werden Papillome bzw. Adenome genannt. Letztere gehen von Drüsenepithel aus.
- Maligne epitheliale Tumore heißen Karzinome. Sie machen beim Erwachsenen bis zu 90 % aller Krebserkrankungen aus!

> *Karzinome sind maligne Tumoren, die von Epithelgewebe ausgehen.*

Nichtepitheliale Tumoren

Nichtepitheliale Tumoren stammen beispielsweise von Bindegewebe, Muskelgewebe oder Nervengewebe ab.
- Bei benignen nichtepithelialen Tumoren wird an die Bezeichnung der Herkunftszelle die Namensendung -*om* gehängt (om, gr.: Geschwulst).
- Maligne nichtepitheliale Tumoren heißen Sarkome. Nur etwa 1 % aller bösartigen Neubildungen sind Sarkome.

> *Sarkome sind maligne nichtepitheliale Tumoren.*

2.6.3 Allgemeine Onkologie

Onkos ist das griechische Wort für Geschwulst. Die Onkologie ist die medizinische Disziplin, die sich mit Diagnostik und Therapie *maligner Tumoren* befasst.

Tabelle 2.10 Systematik epithelialer und nichtepithelialer Tumoren (Auswahl)

	Ausgangszelle		Benigner Tumor	Maligner Tumor
Epitheliale Tumoren	Plattenepithel		Papillom	Plattenepithelkarzinom
	Drüsenepithel		Adenom	Adenokarzinom
Nichtepitheliale Tumoren	Binde- und Stützgewebe	Fibrozyt	Fibrom	Fibrosarkom
		Fettzelle	Lipom	Liposarkom
		Chondrozyt	Chondrom	Chondrosarkom
		Osteozyt	Osteom	Osteosarkom
	Muskelgewebe	Quer gestreifte Muskelzelle	Rhabdomyom	Rhabdomyosarkom
		Glatte Muskelzelle	Leiomyom	Leiomyosarkom
	Nervengewebe	Autonome Nervenzelle	Gangliozytom	(Ganglio-) Neuroblastom
		Schwann-Zelle	Neurinom	Neurogenes Sarkom
	Sonstige	Gefäße	Hämangiom Lymphangiom	Angiosarkom
		Melanozyten	Melanozytennävus	Malignes Melanom

Häufigkeit

Erwachsene

Krebs ist nach den Herz-Kreislauf-Erkrankungen die zweithäufigste Todesursache in Deutschland. Das Robert Koch-Institut (RKI) schätzt, dass in Deutschland pro Jahr bei ca. 400.000 Menschen ein maligner Tumor neu diagnostiziert wird und im Jahr 2003 etwa 210.000 Menschen an den Folgen einer Krebserkrankung gestorben sind. Die Tumorstatistik unterscheidet sich bei Männern und Frauen. Die häufigsten Erkrankungen bei Erwachsenen gehen aus **Tab. 2.11** und **Tab. 2.12** hervor.

> *Krebserkrankungen stellen die zweithäufigste Todesursache dar!*

Kinder

Nach Unfällen stellen Krebserkrankungen auch im Kindesalter die zweithäufigste Todesursache dar. In Deutschland erkranken pro Jahr in der Altersgruppe der unter 15-Jährigen etwa 15 von 100.000 Kindern bzw. Jugendlichen. Mit ca. 2.000 Neuerkrankungen sind onkologische Erkrankungen in der Pädiatrie trotz ihres hohen Anteils an den Todesursachen insgesamt relativ selten.

Das Spektrum maligner Erkrankungen bei Kindern unterscheidet sich deutlich von dem Erwachsener, bei denen Karzinome mit einer Häufigkeit bis zu 90 % dominieren. Bei Kindern machen Karzinome, die vom Epithelgewebe der Haut bzw. Schleimhaut ausgehen, nur knapp 10 % aller Krebsarten aus. Sie erkranken vielmehr an:

- Leukämien (etwa 35 %; Kap. 12.5);
- Hirntumoren (etwa 25 %);
- Lymphomen (etwa 10 %; Kap. 12.6);
- Neuroblastomen, die vom sympathischen Nervensystem ausgehen;
- Nephroblastomen, die vom Nierengewebe ausgehen und auch als Wilms-Tumoren bezeichnet werden;
- Knochentumoren, etc.

Ursachen

Zellen integrieren sich strukturell und funktionell in Gewebe und damit in Organe und den Gesamtorganismus. Für diese Zwecke verfügt jede Zelle über zahlreiche Gene mit Kontrollfunktionen:

- Kontrolle des eigenen Genoms;
- Kontrolle des Zellwachstums;
- Kontrolle der Differenzierung;
- Kontrolle der Beziehung zu Nachbarzellen;
- Kontrolle des programmierten Absterbens.

Erst wenn in einer Zelle mehrere solcher Gene verändert sind, ohne wieder repariert worden zu sein,

Tabelle 2.11 Die häufigsten Krebsarten bei Männern (Schätzungen des RKI, 2004)

Rang	Krebsart	Neuerkrankungen pro Jahr	Kapitel
1.	Prostatakarzinom	40.700	–
2.	Kolonkarzinom	32.600	9.6.5
3.	Bronchialkarzinom	31.800	8.10
4.	Harnblasenkarzinom	17.800	–
5.	Magenkarzinom	11.100	9.5.3
6.	Karzinome in Mundhöhle und Rachen	7.700	–
7.	Lymphome	7.000	12.6
8.	Leukämien	5.700	12.5
9.	Pankreaskarzinom	5.800	9.10.2
10.	Malignes Melanom	5.300	–
11.	Hodentumoren	4.200	–
Summe		Ca. 200.000	

Tabelle 2.12 Die häufigsten Krebsarten bei Frauen (Schätzungen des RKI, 2004)

Rang	Krebsart	Neuerkrankungen pro Jahr	Kapitel
1.	Mammakarzinom	47.500	–
2.	Kolonkarzinom	34.200	9.6.5
3.	Bronchialkarzinom	10.400	8.10
4.	Endometriumkarzinom	10.000	–
5.	Magenkarzinom	9.900	9.5.3
6.	Ovarialtumoren	9.700	–
7.	Pankreaskarzinom	7.700	9.10.2
8.	Lymphome	7.500	12.6
9.	Harnblasenkarzinom	7.000	–
10.	Malignes Melanom	6.100	–
11.	Leukämien	5.200	12.5
Summe		Ca. 195.000	

wandelt sich die Zelle Schritt für Schritt in eine Tumorzelle um. Vereinfacht formuliert können alle Faktoren, die die Balance zwischen Mutationsrate und Reparaturkapazität zugunsten der Mutationsrate stören, zur Tumorentstehung führen.

Alter
Viele maligne Tumoren neigen dazu, sich hauptsächlich im höheren Lebensalter zu manifestieren. Die Tumorentstehung beruht auf Summation genetischer Defekte, die erst im höheren Alter einen gewissen Schwellenwert überschreiten.

Ernährung

Inwiefern Ernährungsgewohnheiten für die Krebsentstehung eine Rolle spielen, ist schwierig zu erforschen, da sie sich nicht isoliert von anderen ursächlichen Faktoren betrachten lassen. Inzwischen ist durch zahlreiche Laboruntersuchungen und Bevölkerungsstudien gesichert, dass folgende Ernährungsfaktoren verschiedene Krebserkrankungen begünstigen:
- Überernährung und Übergewicht;
- Übermaß an Fetten, Alkohol, Salz und Kaffee;
- Mangel an Ballaststoffen, Eiweißen, Vitaminen, Mineralstoffen sowie pflanzlichen Farb- und Aromastoffen;
- Natürliche Schadstoffe wie Aflatoxin, dem Gift des Schimmelpilzes Aspergillus flavus, und Schadstoffe, die während der Erzeugung und Verarbeitung gewollt oder ungewollt in Lebensmittel gelangen, z.B. Umweltgifte wie Blei und Cadmium, Rückstände von Düngemitteln (Nitrat) und Lebensmittelzusatzstoffe wie Nitritpökelsalz, das Nitrosamine bilden kann (**Tab. 2.13**).

Chemische Noxen

Chemische Substanzen, die die Krebsentstehung begünstigen, werden *Karzinogene* genannt (**Tab. 2.13**).
- Einige Karzinogene schädigen die Erbinformation der Zelle und wirken damit mutagen.
- Andere Karzinogene setzen die DNA-Reparaturmechanismen der Zelle außer Kraft.

Physikalische Noxen

Strahlen sind die wichtigsten physikalischen Kräfte, die mutagen wirken und so zur Tumorentstehung beitragen können:
- Ionisierende Strahlen wie Röntgenstrahlen und Strahlen, die in der onkologischen Therapie eingesetzt werden (Radiatio; Kap. 5.2.2);
- Ultraviolette Strahlen (UV-Strahlen), die wegen ihrer geringen Eindringtiefe Hauttumoren auslösen.

Erbfaktoren

Man geht heute davon aus, dass etwa 5 % aller Tumorerkrankungen erblich bedingt sind. Während in früheren Jahren eine genetische Ursache wegen familiärer Häufungen nur vermutet werden konnte, gelang es zwischenzeitlich, einige Krebsgene zu identifizieren.

Beispiele:
- Mammakarzinom: 5 % aller Fälle sind auf ein defektes BRCA-1- bzw. BRCA-2-Gen zurückzuführen. Frauen mit einem solchen Gendefekt entwickeln mit einer Wahrscheinlichkeit von 85 % ein Mammakarzinom.
- Kolonkarzinom: Bei Patienten mit familiärer adenomatöser Polyposis (FAP) ist der Dickdarm mit Polypen übersät. FAP wird autosomal-dominant vererbt und stellt eine obligate Präkanzerose dar, d. h. dass die Betroffenen auf jeden Fall ein kolorektales Karzinom entwickeln (Kap. 9.6.5).

Tabelle 2.13 Wichtige bisher bekannte Karzinogene und ihre Folge

Karzinogene	Vorkommen	Resultierende Tumoren
Polyzyklische aromatische Kohlenwasserstoffe, z. B.: - Benzpyren - Benzanthrazen	Teer- und Rußinhaltsstoffe	Tumoren in zahlreichen Organen, z. B. Bronchialkarzinome (Kap. 8.10)
Halonierte Kohlenwasserstoffe, z. B. Vinylchlorid	PVC-verarbeitende Industrie	- Angiosarkome der Leber - Glioblastome
Nitrosamine, die aus Nitraten und Nitrit im Pökelsalz hervorgehen	- Fleisch und Wurst - Düngemittelrückstände	Tumoren des Gastrointestinaltraktes: - Magenkarzinome (Kap. 9.5.3) - Kolonkarzinome (Kap. 9.6.5)
Aromatische Amine, z. B. Anilin	Farbstoffindustrie	Harnblasenkarzinome
Mykotoxine, insbesondere Aflatoxin, dem Gift des Schimmelpilzes Aspergillus flavus	- Getreide - Gewürze - Nüsse	Leberzellkarzinome (Kap. 9.8.4)
Arsen	Früher Verwendung in: - Pflanzenschutzmitteln im Weinbau - Therapie der Psoriasis (Schuppenflechte)	Hauttumoren

Viren

Bestimmte Viren können die Tumorentstehung auslösen, indem sie ihr Genom in das der Wirtszelle einbauen und so mutagen wirken oder zu einer Immunsuppression führen.

Beispiele:
- Die große Gruppe der humanen Papillomaviren (HPV) führt zu Warzen. HPV Typ 16 und 18 rufen gutartige Feigwarzen im Bereich des Genitales (**Abb. 2.24**) sowie Zervixkarzinome (Gebärmutterhalskrebs) hervor.
- Hepatitis-B-Viren spielen eine wichtige Rolle bei der Entstehung des Leberzellkarzinoms (Kap. 9.8.1 u. 9.8.4).
- Das Epstein-Barr-Virus aus der Gruppe der Herpesviren verursacht neben der infektiösen Mononukleose B-Zell-Lymphome bei immunsupprimierten Patienten, z.B. Burkitt-Lymphome, die vor allem in Zentralafrika vorkommen, sowie Karzinome im Nasen-Rachen-Raum, die man insbesondere in Asien findet (Kap. 14.4).
- Andere Herpesviren lösen das Karposi-Sarkom bei AIDS-Patienten aus (Kap. 14.7.3).

Immundefekte

Angeborene und erworbene Immundefekte (Kap. 2.4.3) begünstigen nicht nur Infektionskrankheiten, sondern auch die Entwicklung von Tumoren, da entartete Zellen nicht ausreichend erkannt und eliminiert werden.

Tumorentwicklungsstadien

Krebserkrankungen gehen nicht direkt aus einer gesunden Zelle hervor, sondern entwickeln sich über mehrere Stufen (**Abb. 2.25a–d**).

Präkanzerosen

Bei Präkanzerosen handelt es sich um Gewebsveränderungen, die mit einem statistisch erhöhten Entartungsrisiko behaftet sind. Man unterscheidet:
- Fakultative Präkanzerosen, die nur gelegentlich und nach längerer Zeit in ein Malignom übergehen;
- Obligate Präkanzerosen, die immer und schon nach relativ kurzer Zeit in einen malignen Tumor übergehen.

Metaplasie-Dysplasie-Karzinom-Sequenz

- *Metaplasie:* Bei dauerhafter Belastung wandeln sich die Zellen von Wechselgeweben reversibel in resistentere Zellen um. So vermehren sich beispielsweise bei einer chronischen Bronchitis die Becherzellen in den Atemwegen, deren Oberfläche nun durch eine stärkere Schleimschicht geschützt ist.

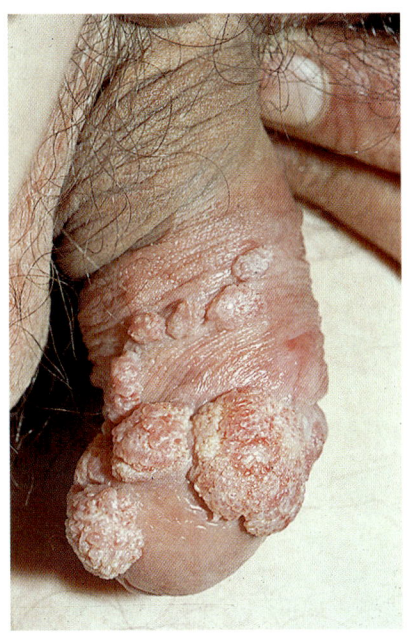

Abb. 2.24 Feigwarzen am männlichen Genitale (Jung 1998).

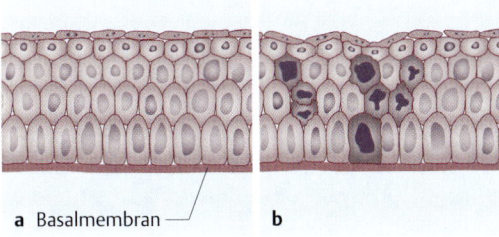
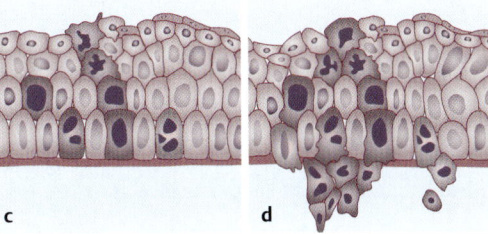

Abb. 2.25a–d Tumorentwicklungsstadien. **a** Normales Plattenepithel. **b** Dysplasie: Zell- und Kernatypien bei erhaltener Zellschichtung. **c** Carcinoma in situ (C.i.s.): Aufgehobene Zellschichtung bei erhaltener Basalmembran. **d** Invasives Karzinom: Tumorzellen haben die Basalmembran durchbrochen.

- *Dysplasie:* Unter einer Dysplasie versteht man eine Gewebsabweichung von der Norm, die mit einer gestörten Differenzierung einhergeht. Sie beruht auf einer noch kontrollierten Zellproliferation, die sich zurückbildet, wenn der Auslöser entfällt. Da sich bei bleibendem Stimulus ein Malignom entwickeln kann, handelt es sich bei einer Dysplasie um eine Präkanzerose.
- *Carcinoma in situ:* Beim Carcinoma in situ (C.i.s.) handelt es sich um eine hochgradig atypische Epithelveränderung, die die Basalmembran noch nicht durchbrochen hat, d.h. noch nicht invasiv wächst.
- *Karzinom:* Kennzeichnend für ein Karzinom ist das invasive Wachstum. Beim Einbruch in Lymph- bzw. Blutbahnen kann es zu einer Metastasierung kommen.

Metastasierung

Maligne Tumoren bilden Tochtergeschwülste, die als Metastasen bezeichnet werden. Neben der lokalen Ausbreitung, bei der der Tumor durch Größenzunahme Nachbarorgane befällt, kann ein Tumor sowohl lymphogen, d.h. auf dem Lymphweg, als auch hämatogen, d.h. auf dem Blutweg, streuen.

Lymphogene Metastasierung
Bei der lymphogenen Metastasierung brechen Tumorzellen, die sich aus der Peripherie eines Tumors losgelöst haben, in die Lymphbahn ein und werden auf dem Lymphweg verschleppt. Der Einbruch in das Lymphgefäß dauert keine 24 Stunden, da die Gefäßwand wegen ihres anatomischen Aufbaus keine nennenswerte Barriere darstellt. Meistens werden die Tumorzellen vom nächsten Lymphknoten abgefangen und setzen hier ihr autonomes Wachstum fort. Von der ersten *Lymphknotenmetastase* aus können entartete Zellen via Lymphbahn zu entfernteren Lymphknotenstationen und schließlich in die Blutbahn gelangen.

> *Lymphogene Metastasierung führt zu Lymphknotenmetastasen.*

Manchmal können sich die Krebszellen wegen günstiger Strömungsverhältnisse bereits in der Lymphbahn vermehren, an dieser entlangwachsen und sie verstopfen. Dieser Prozess wird als *Lymphangiosis carcinomatosa* bezeichnet.

Hämatogene Metastasierung
Tumorzellen wandern über das Lymphsystem oder direkt in kleinste Venen ein. In der Blutbahn werden die meisten Krebszellen innerhalb von 24 Stunden vernichtet. Die Zellen, die nicht zerstört werden, gelangen mit dem Blutstrom an andere Körperstellen, bleiben in feinen Kapillaren stecken, dringen in das Organgewebe ein und können zu Tochtergeschwülsten heranwachsen.

> *Hämatogene Metastasierung führt zu Fernmetastasen.*

Wie sich die entarteten Zellen verteilen, hängt von der Lokalisation des Primärtumors ab (**Abb. 2.26a–d**):
- Beim *Lungentyp* geht die hämatogene Metastasierung von einem primären Lungentumor aus. Über die Lungenvenen und die linke Herzhälfte gelangen die Tumorzellen in die Organe des großen Kreislaufs, vor allem Leber, Knochen, Gehirn und Nebennieren.
- Beim *Lebertyp* gelangt ein Tumor von der Leber über die Venen des großen Kreislaufs und die rechte Herzhälfte in den kleinen Kreislauf. So führen Lebertumoren zunächst zu Lungenmetastasen.
- Die Metastasierungswege beim *Kavatyp* entsprechen denen des Lebertyps. Folglich kommt es bei Primärtumoren im Abflussgebiet der Hohlvenen, z.B. Nieren- und Knochentumoren, ebenfalls als erstes zu Lungenmetastasen.
- Der *Pfortadertyp* gilt für alle Darmtumoren. So wie die Pfortader normalerweise das nährstoffreiche Blut vom Darm zur Leber bringt, werden auch Tumorzellen vom Darm zur Leber verschleppt, die den ersten Metastasierungsort darstellt.

Tumorklassifikation

Therapie und Prognose werden in erster Linie von der Ausbreitung des Tumors, dem Staging, und dessen Differenzierungsgrad, dem Grading, bestimmt.

Staging
Die soliden Tumoren werden international nach dem TNM-System klassifiziert.
- T_{0-4}: Größe und Ausdehnung des Primärtumors; die Tumorstadien wurden für jede Tumorart eigens definiert, z.B. Bronchialkarzinom (Kap. 8.10) und kolorektales Karzinom (Kap. 9.6.5).
- N_{0-4}: Ausmaß des Lymphknotenbefalls (Nodulus), das für jede Tumorart definiert wurde.
- M_{0-1}: Fehlen oder Vorhandensein von Fernmetastasen.

Um die lokale und systemische Ausbreitung eines Tumors, das Staging, bestimmen zu können, werden insbesondere bildgebende Verfahren wie Sono-

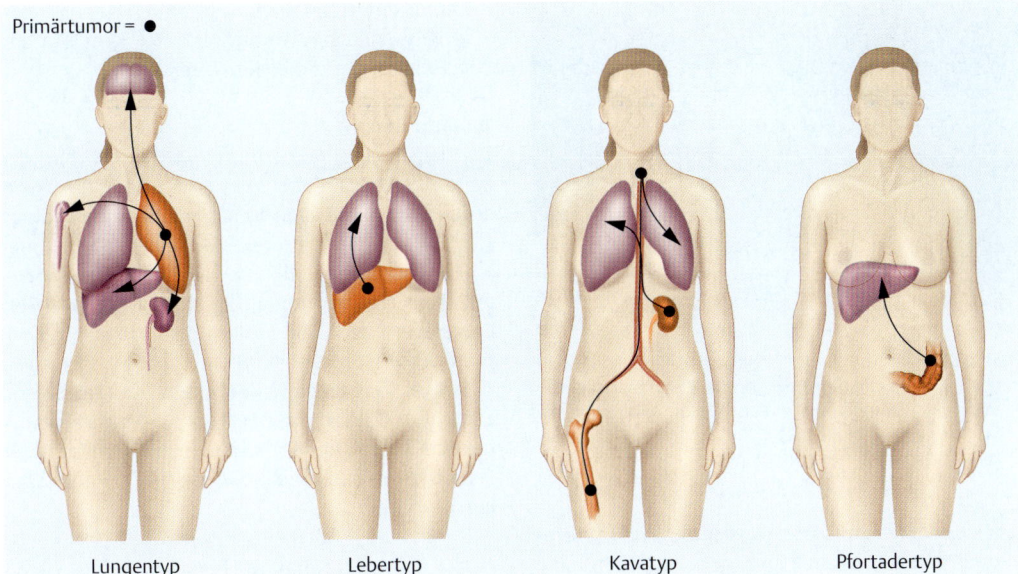

Abb. 2.26a–d Hämatogene Metastasierung.

graphie, Röntgenuntersuchungen, CT und MRT eingesetzt.

Grading
Das Tumorgewebe wird histologisch aufgearbeitet, um den Differenzierungsgrad zu bestimmen. Dieser wird mit G_1 bis G_4 beschrieben. Hochdifferenzierte Tumoren sind dem Ausgangsgewebe sehr ähnlich, und ihr Malignitätsgrad ist meist gering (G_1), während undifferenzierte Tumoren keine Gemeinsamkeit mit dem Herkunftsgewebe aufweisen und in der Regel hochmaligne sind (G_4).

Tumorkomplikationen

Die lokalen und systemischen Auswirkungen des Primärtumors und seiner Metastasen bestimmen das Krankheitsbild.

Lokale Komplikationen
Wichtige lokale Komplikationen sind:
- Funktionsstörung des betroffenen Organs durch invasives destruierendes Tumorwachstum sowie tumorbedingte Durchblutungsstörung, die Gewebsnekrosen bedingt;
- Kompression benachbarter Strukturen und dadurch Rückstau beispielsweise in Gefäßen, Magen-Darm-Trakt, Nieren und ableitenden Harnwegen sowie Infektionen im Stauungsgebiet;
- Invasion in benachbarte Strukturen, die z. B. zu Blutungen, Ergüssen, Perforation von Hohlorganen und Fisteln führen kann; Fisteln sind Verbindungen zwischen zwei Hohlorganen bzw. zwischen Hohlorgan und Körperoberfläche.

Paraneoplastische Syndrome
Etwa 15 % aller Patienten entwickeln pathologische Allgemeinerscheinungen im Zusammenhang mit ihrer Krebserkrankung. Die Ursache dieser Paraneoplasien ist vielfach unklar. Sie können vor, während oder nach einem Tumorleiden klinisch manifest werden.
- *Endokrine Paraneoplasien:* Insbesondere Tumoren, die von endokrin aktivem Gewebe ausgehen, können Hormone oder hormonähnliche Substanzen produzieren. Beispielsweise bilden einige Bronchialkarzinome (Kap. 8.10) das adrenokortikotrope Hormon (ACTH), das wiederum die Kortisonproduktion durch die Nebenniere anregt und so zu einem Cushing-Syndrom führt (Kap. 11.8.2).
- *Neuromuskuläre Paraneoplasien:* Die Zerstörung von Nervenzellen bzw. Muskelfasern ist wahrscheinlich dadurch bedingt, dass der Tumor eine latente Viruserkrankung oder einen Autoimmunprozess aktiviert, z. B. Dermatomyositis (Kap. 13.3.3), die paraneoplastisch bei Bronchial-, Nieren- oder Genitalkarzinomen auftreten kann.
- *Hämatologische Paraneoplasien:* Im Rahmen einer Tumorerkrankung kann es durch Unterdrückung

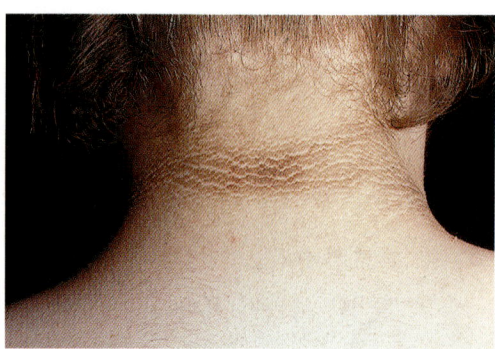

Abb. 2.27 Acanthosis nigricans maligna als Beispiel für eine kutane Paraneoplasie. Der Hautarzt sah die schmutzig-braune Hyperkeratose im Nacken der Patientin als Signal und veranlasste eine weiterführende Diagnostik, bei der sich ein Magenkarzinom herausstellte (Jung 1998).

- *Kutane Paraneoplasien:* Bestimmte Hautveränderungen können Warnhinweise auf Tumoren der inneren Organe darstellen (**Abb. 2.27**).

Tumorkachexie
Die allgemeine Auszehrung und der Kräfteverfall des Krebspatienten werden als Tumorkachexie bezeichnet. Diese kann zum einen dadurch bedingt sein, dass der Tumor direkt die Nahrungsaufnahme oder Nährstoffresorption beeinträchtigt. Zum anderen bremsen Mediatoren den Appetit, steigern den Energieverbrauch und fördern den Abbau von Körpereiweißen (Katabolismus).

Mit verschiedenen Skalen lassen sich die Lebensqualität und Autonomie des onkologischen Patienten einschätzen und im Verlauf beurteilen. **Tab. 2.14** fasst die Skala nach Zubrod und den Karnofsky-Index zusammen.

des Knochenmarks oder Zerstörung von Erythrozyten zu einer Anämie kommen. Umgekehrt sind eine Aktivierung des Knochenmarks und eine daraus resultierende Polyglobulie mit vermehrten Blutzellen möglich. Manchmal gelangen gerinnungsaktive Substanzen in die Blutbahn, die zu einer Thrombose führen können (Kap. 7.4.3).

Tumorpatienten sind als thrombosegefährdet anzusehen!

Diagnostische Aspekte

Histologie

Trotz der großen Fortschritte in den bildgebenden Untersuchungsverfahren ist die exakte Diagnose eines Tumors nur durch die histologische Aufarbeitung des Tumorgewebes möglich.

Tabelle 2.14 Beurteilung der Lebensqualität und der Autonomie des Tumorpatienten

Skala nach Zubrod		Karnofsky-Index	
0	Patient entfaltet normale Aktivität	100 %	Patient ist beschwerdefrei
		90 %	Patient ist zur normalen Aktivität fähig, zeigt geringe Symptome
1	Patient lebt mit erträglichen Tumorsymptomen im häuslichen Bereich	80 %	Mit Anstrengung ist normale Aktivität möglich, mäßige Symptome
		70 %	Patient kann sich selbst versorgen, ist aber unfähig, normale Aktivität zu entfalten
2	Patient leidet unter behindernden Tumormanifestationen, ist aber weniger als die Hälfte des Tages bettlägerig	60 %	Patient benötigt gelegentlich fremde Hilfe
		50 %	Patient benötigt erhebliche Hilfe und häufig medizinische Pflege
3	Patient ist stark behindert und mehr als die Hälfte des Tages bettlägerig, er kann aber aufstehen	40 %	Patient ist behindert und pflegebedürftig
		30 %	Patient ist stark behindert, die stationäre Aufnahme ist angezeigt
4	Patient ist schwer krank und vollständig bettlägerig	20 %	Der Patient ist schwer krank, die stationäre Aufnahme ist unerlässlich
		10 %	Patient ist moribund, die lebensbedrohliche Erkrankung schreitet rasch voran

Tumormarker

Tumormarker sind Proteine, die in Tumorzellen produziert werden und häufig im Blut nachweisbar sind. Da sie in geringen Mengen auch beim Gesunden vorkommen können, sind sie nicht für die Tumordiagnostik geeignet. Sie dienen vielmehr der Verlaufskontrolle: Nachdem ein Malignom diagnostiziert worden ist, wird der spezifische Tumormarker bestimmt. Erhöhte Werte müssen sich nach erfolgreicher Therapie wieder normalisieren. In der Nachsorge wird der Tumormarker regelmäßig wieder bestimmt, und ansteigende Werte geben Anlass, nach einem Tumorrezidiv oder Metastasen zu fahnden.

▎ *Tumormarker zur Verlaufskontrolle.*

Therapie

Der kurative Therapieansatz verfolgt das Ziel, den Patienten zu heilen, während bei der palliativen Therapie nur lindernde Maßnahmen eingesetzt werden, z. B. Schmerztherapie. Grundsätzlich können kurativer und palliativer Ansatz folgendermaßen erreicht werden:
- Operative Maßnahmen;
- Chemotherapie;
- Strahlentherapie;
- Hormontherapie;
- Immuntherapie.

Die einzelnen Maßnahmen werden ausführlich in Kapitel 6.2 und bei den entsprechenden Krankheitsbildern dargestellt.

Prognose

Die Prognose von Patienten mit einer bestimmten Krebserkrankung wird als 5-Jahres-Überlebensrate angegeben, die besagt, wie viel Prozent der Erkrankten nach 5 Jahren noch leben.

▎ *Die 5-Jahres-Überlebensrate ist ein statistisch ermittelter Wert, der nichts aussagt über die Prognose des einzelnen Patienten!*

Früherkennung

Krebs ist grundsätzlich heilbar, wenn er frühzeitig erkannt wird. In der Bundesrepublik Deutschland gewähren die gesetzlichen Krankenkassen daher ihren Mitgliedern Krebsfrüherkennungsuntersuchungen (**Tab. 2.15**).

Tabelle 2.15 Krebsfrüherkennungsuntersuchungen bei Frauen und Männern

Alter	Frauen	Männer
Ab 20. Lebensjahr	Genitale	–
Ab 30. Lebensjahr	Zusätzlich: • Brust • Haut	–
Ab 45. Lebensjahr	Zusätzlich Kolon (Kap. 9.6.5)	• Kolon • Prostata • Äußeres Genitale • Haut

3 Wichtige Leitsymptome

3.1 Veränderte Hautfarbe

3.1.1 Blässe

Die Hautfarbe wird insbesondere durch die Hautdurchblutung und die Pigmentierung bestimmt. Eine blasse Hautfarbe kann durch physiologische und pathologische Ursachen bedingt sein (**Tab. 3.1**).

Tabelle 3.1 Differenzialdiagnosen blasser Haut

Ursachen	Wichtige Beispiele	Kapitel
Physiologische	- Veranlagung - Kälte - Angst	
Pathologische	- Anämie - Arterielle Hypotonie - Schock - Arterielle Durchblutungsstörungen - Gefäßspasmen wie beim Raynaud-Syndrom (**Abb. 3.1**)	12.4 6.11.2 3.9 7.3.1 7.3.2 13.3.1

Tabelle 3.2 Differenzialdiagnosen geröteter Haut

Ursachen	Wichtige Beispiele	Kapitel
Physiologische	- Anstrengung, z. B. Sport - Aufregung - Hitze	
Pathologische	- Fieber - Entzündungen - Arterielle Hypertonie	3.7 1.4.2 6.11.1

Wichtige Begriffe

- *Erythem:* Flächige Rötung, z. B.:
  - Palmarerythem bei Leberzirrhose (Kap. 9.8.2);
  - Schmetterlingserythem bei systemischem Lupus erythematodes (Kap. 13.3.1);
  - Erythema migrans bei der Borreliose (Kap. 14.6.1).
- *Erythrodermie:* Die gesamte Haut ist gerötet.

3.1.3 Zyanose

Definition und Pathomechanismus

Als Zyanose wird die bläulich rote Verfärbung der Haut und der Schleimhaut infolge eines reduzierten Sauerstoffgehaltes des Blutes bezeichnet. Sie entsteht, wenn in den Kapillaren mehr als $1/3$ der Hämoglobinmoleküle nicht mit Sauerstoff beladen sind (**Abb. 3.2**). Am deutlichsten ist eine Zyanose an Kinn, Nasenspitze, Fingern und Zehen (Akrozyanose; **Abb. 3.2**) oder an den Schleimhäuten im Bereich der Lippen, der Zunge und Mundhöhle zu erkennen.

Bei einer Anämie (Kap. 12.4) ist die Zyanoseschwelle herabgesetzt, sodass trotz eines verringerten Sauerstoffgehaltes keine Blaufärbung auftreten muss.

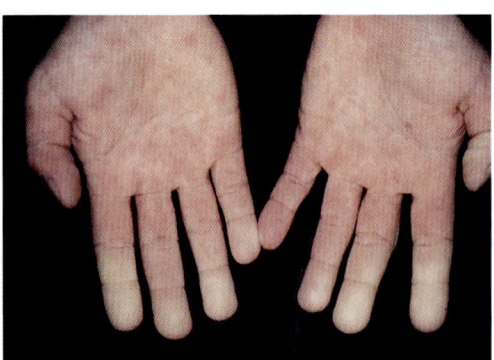

Abb. 3.1 Raynaud-Syndrom. Gefäßspasmen führen zu einer kurzfristigen Minderdurchblutung der Finger. Diese werden zunächst kalt und blass, dann zyanotisch und später infolge der reaktiven Hyperämie rot. Das Raynaud-Syndrom kann Ausdruck einer Kollagenose sein (Kap. 13.3) (Füeßl, Middeke 2005).

3.1.2 Rötung

Eine Hautrötung ist durch Gefäßweitstellung und vermehrte Durchblutung bedingt. Physiologische und pathologische Ursachen können zu einer Rötung führen (**Tab. 3.2**).

Formen und Ursachen

Bei einer zentralen Zyanose ist die Sauerstoffsättigung in der Lunge herabgesetzt, während bei einer peripheren Zyanose dem Blut im Gewebe vermehrt Sauerstoff entzogen wird (**Tab. 3.3**).

Tabelle 3.3 Formen und Ursachen einer Zyanose

Zyanose	Definition	Klinische Unterscheidung		
Zentrale	Verminderte arterielle O_2-Sättigung	Zyanose der Haut und der Schleimhäute	• Lungenerkrankungen • Angeborene Herzfehler mit Rechts-links-Shunt	• 8 • 6.10
Periphere	Erhöhte arteriovenöse O_2-Differenz	Zyanose der Haut	• Erkrankungen mit verlangsamter Blutzirkulation, z. B. Herzinsuffizienz • Erhöhter O_2-Bedarf im Gewebe, z. B. Unterkühlung	6.2.2

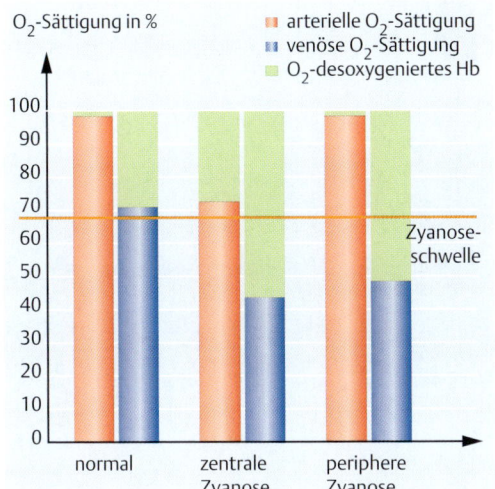

Abb. 3.2 Arterielle und venöse Sauerstoffsättigung bei zentraler und peripherer Zyanose.

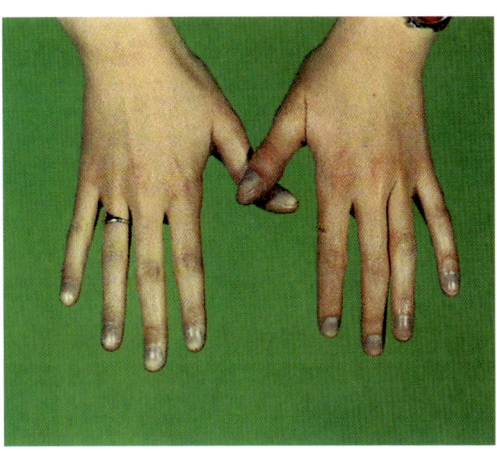

Abb. 3.3 Zyanose und Trommelschlegelfinger bei einem Mädchen mit angeborenem Herzfehler (Kap. 6.10) (Epstein 1994).

3.1.4 Ikterus

Definition und Klinik

Als Ikterus wird die Gelbfärbung von Geweben und Körperflüssigkeiten durch eine erhöhte Bilirubinkonzentration bezeichnet.
- Ab einem Bilirubinwert im Serum von 1,5–2 mg/dl erkennt man die Gelbfärbung der Bindehaut (**Abb. 3.4**). Man spricht von einem „Sklerenikterus", obwohl nicht die Skleren, sondern die Konjunktiven gelb gefärbt sind.
- Ab einer Bilirubinkonzentration von 3 mg/dl färben sich auch die Haut und sämtliche Körperflüssigkeiten gelb.

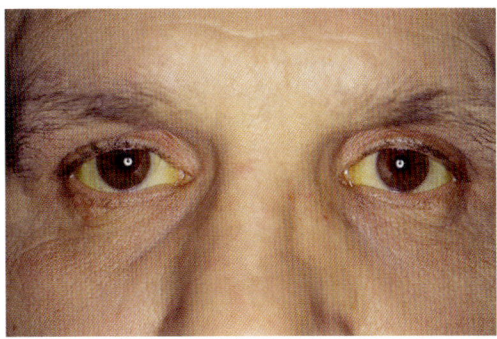

Abb. 3.4 Ikterus (Füeßl, Middeke 2005).

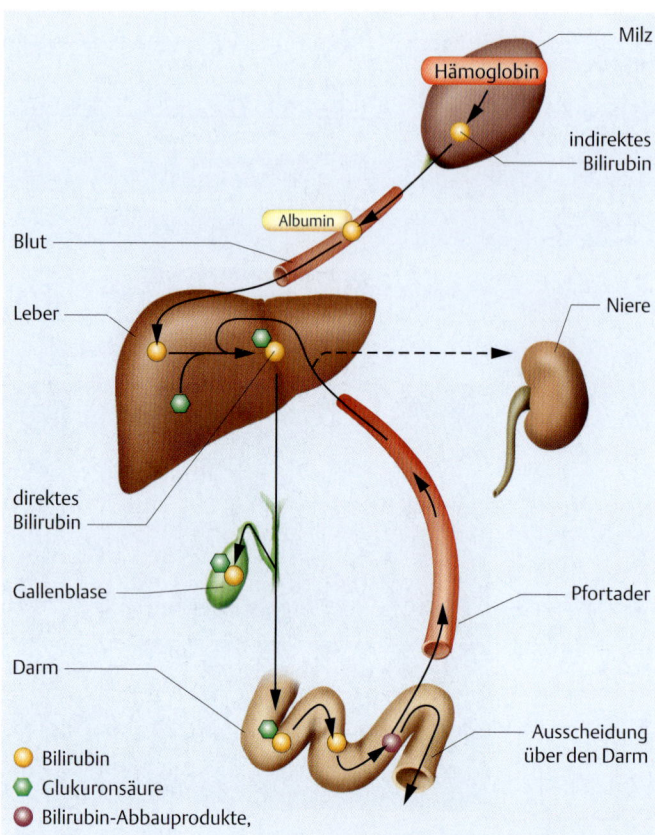

Abb. 3.5 Vereinfachte Darstellung des Bilirubinstoffwechsels.

Physiologische Grundlagen

Bilirubin ist ein Abbauprodukt des Hämoglobins, das aus zugrunde gegangenen Erythrozyten stammt. Beim Hämoglobinabbau werden zunächst die Globinkomponente und das Eisen abgespalten, und über verschiedene Zwischenstufen entsteht das wasserunlösliche, toxische Bilirubin (indirektes Bilirubin).

Im Blut wird es reversibel an Albumin gebunden und gelangt so in die Leber. Hier wird es durch Konjugation mit Glukuronsäure in die wasserlösliche Form überführt (direktes Bilirubin) und mit der Gallenflüssigkeit in den Darm ausgeschieden. Im Darm wird Bilirubin zu Urobilinogen reduziert. 80 % davon werden mit dem Stuhl ausgeschieden, 20 % gelangen nach Rückresorption über den enterohepatischen Kreislauf zurück zur Leber, und ein kleiner Teil wird über die Nieren ausgeschieden (**Abb. 3.5**).

Formen und Ursachen

Nach Lokalisation der Ursache unterscheidet man einen prä-, intra- oder posthepatischen Ikterus (**Tab. 3.4**).

Tabelle 3.4 Formen und Ursachen eines Ikterus

Formen	Wichtige Beispiele	Kapitel	Laborparameter
Prähepatischer Ikterus (hämolytischer Ikterus)	Gesteigerte Hämolyse, z. B.: • Sichelzellanämie • (Auto-) Antikörper • Infektionskrankheiten wie Malaria	12.4	Indirektes Bilirubin ↑
(Intra-) Hepatischer Ikterus	Leberschädigung, z. B.: • Virushepatitis • Leberzirrhose • Akutes Leberversagen	9.8.1 9.8.2 9.8.3	• Indirektes Bilirubin ↑ • Evtl. direktes Bilirubin ↑
Posthepatischer Ikterus (cholestatischer Ikterus)	Gestörter Gallenabfluss (Cholestase), z. B.: • Gallensteine • Gallengangskarzinom • Pankreaskopfkarzinom • Gallengangsfehlbildung	9.9.1 9.9.2 9.10.2	Direktes Bilirubin ↑

3.2 Blutungsneigung

Bei einer Gefäßverletzung kommt es zur Hämostase, einem komplexen Zusammenspiel von:
- Gefäßwand;
- Thrombozyten und
- Gerinnungsfaktoren (Kap. 12.1.4).

Aus Störungen in einem oder mehreren Bereichen resultiert eine krankhaft gesteigerte Blutungsneigung, die als hämorrhagische Diathese bezeichnet wird (**Tab. 3.5**).

> *Eine hämorrhagische Diathese muss auch bei der physiotherapeutischen Behandlung berücksichtigt werden: Gelenke dürfen nur vorsichtig belastet werden! Passive Maßnahmen wie Friktionen sind nur zurückhaltend und mit äußerster Vorsicht anzuwenden!*

Tabelle 3.5 Differenzialdiagnosen einer hämorrhagischen Diathese

Lokalisation der Ursache	Äußeres klinisches Erscheinungsbild	Wichtige Beispiele	Kapitel
Blutgefäße	Punktförmige, petechiale Einblutungen (Purpura; **Abb. 3.6**)	Vaskulopathie, z. B.: • Vaskulitis • M. Osler (**Abb. 3.6**) • Vitamin-C-Mangel (Skorbut)	13.4

Thrombozyten (Blutstillung)	Punktförmige, petechiale Einblutungen (Purpura; **Abb. 3.7**)	• Verringerte Thrombozytenzahl (Thrombozytopenie), z. B.:
		   – Knochenmarkschädigung
		   – Autoimmunprozesse (**Abb. 3.7**)
		   – Vergrößerte Milz (Hypersplenismus)
		• Thrombozytenfunktionsstörung (Thrombozytopathie), z. B.:
		   – Seltene angeborene Störungen
		   – Thrombozytenaggregationshemmer wie Azetylsalizylsäure
		   – Plasmozytom
		   – Chronische Niereninsuffizienz
			12.7.1
			
			12.7.2
			
			5.4.2
			12.6.2
			10.6

Gerinnungssystem	Flächenhafte Blutungen (Ekchymosen; **Abb. 3.8**)	Koagulopathien, z. B.: • Hämophilie (**Abb. 3.8**) • Von-Willebrand-Syndrom • Verbrauchskoagulopathie	13.7.3 13.7.4 13.7.5

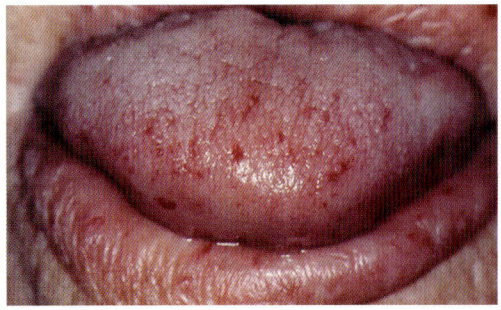

Abb. 3.6 Teleangiektasien (Gefäßerweiterungen) der Zunge bei M. Osler: Beim M. Osler befinden sich meistens im gesamten Magen-Darm-Trakt Teleangiektasien, die chronisch bluten (Füeßl, Middeke 2005).

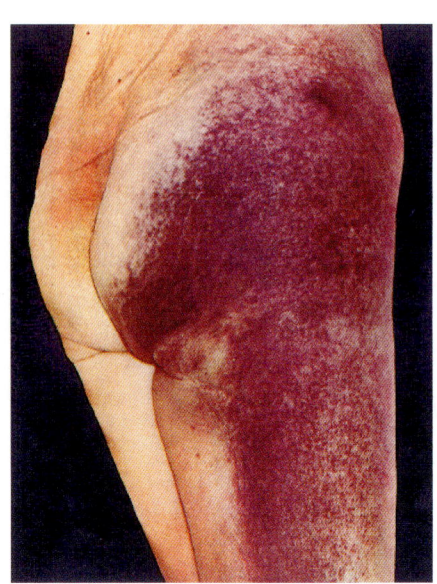

Abb. 3.8 Flächenhafte Blutungen bei Hämophilie (Baenkler 1999).

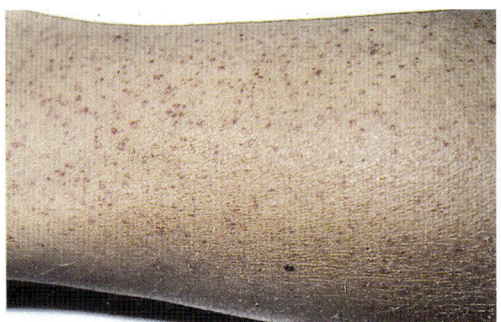

Abb. 3.7 Petechiale Blutungen bei Thrombozytopenie. (Füeßl, Middeke 2005)

3.3 Flüssigkeitsansammlungen

3.3.1 Ödeme

Definition

Bei Ödemen handelt es sich um schmerzlose, nicht gerötete Schwellungen, die durch abnorme Flüssigkeitsansammlungen im Extrazellularraum von Geweben zustande kommen. Druck hinterlässt bei Ödemen der Haut eine Eindellung (**Abb. 3.9a–b**).

Physiologische Grundlagen

Gewebe wird über die Blutkapillaren versorgt. Über deren etwa 8 nm große Poren werden die im Plasma gelösten Stoffe sowie Wasser filtriert. Blutzellen und Proteine werden nicht abgepresst, da sie zu groß sind. Sie bleiben im Gefäß. Triebkraft der Filtration ist der *hydrostatische Druckunterschied* zwischen dem Inneren der Kapillaren und dem Gewe-

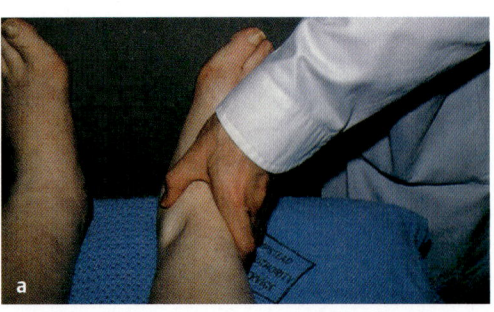
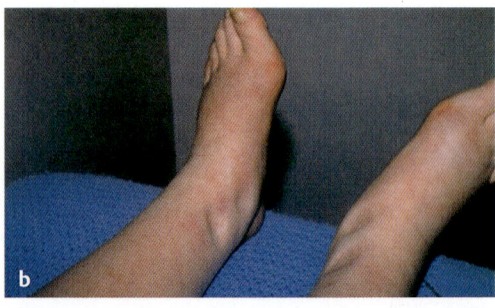

Abb. 3.9a–b Knöchelödeme (Epstein 1994).

be. Am arteriellen Ende der Kapillaren beträgt der durchschnittliche Druck etwa 30 mmHg; zum venösen Ende fällt er auf ca. 15 mmHg ab.

Nur 90 % der filtrierten Flüssigkeitsmenge kehren in die Kapillaren zurück, sie werden resorbiert. Die übrigen 10 % erreichen das venöse System via Lymphbahn. Das Filtrat wird durch Eiweiße in die Blutbahn zurückgeholt, die einen so genannten *onkotischen Druck* aufbauen. Dieser onkotische Druck stellt die treibende Kraft der Rückresorption dar.

- $P_{hydrostatisch} > P_{onkotisch} \rightarrow$ Filtration;
- $P_{onkotisch} > P_{hydrostatisch} \rightarrow$ Resorption;
- Filtration = Resorption + Lymphabfluss.

Pathomechanismus

Zu Ödemen kommt es, wenn mehr Flüssigkeit ins Gewebe gepresst wird als über Resorption und Lymphabfluss ins venöse System zurückgelangt (**Abb. 3.10a–b**).

- Filtration > Resorption + Lymphabfluss → Ödem.

Folgende Faktoren bedingen ein Ungleichgewicht und tragen zur Entstehung von Ödemen bei (**Tab. 3.6**):
- Mit steigendem Blutdruck am venösen Ende der Kapillaren nimmt die Filtration zu und die Rückresorption ab.
- Ein verminderter Lymphabfluss begünstigt Ödeme ebenfalls. Primäre Lymphödeme beruhen auf fehlgebildeten Lymphgefäßen, während sekundäre Lymphödeme auf Tumoren, Entzündungen oder Traumen zurückzuführen oder iatrogen bedingt sind, z. B. nach Operationen, onkologischer Therapie mit Lymphknotenentfernung bzw. Bestrahlung (Kap. 7.5).
- Durch Proteinmangel im Blut (Hypoproteinämie) nehmen der onkotische Druck und damit die Rückresorption ab.
- Bei Entzündungen ist die Durchlässigkeit der Kapillaren sowohl für Flüssigkeit als auch für Proteine erhöht.

3.3.2 Ergüsse

Definition

Eine Flüssigkeitsansammlung in einer anatomisch vorgegebenen Körperhöhle wird als Erguss bezeichnet, z. B.:
- Gelenkerguss;
- Perikarderguss (Kap. 6.9);
- Pleuraerguss (Kap. 8.16.2);
- Aszites („Wasserbauch"; Kap. 9.8.2).

Ursachen

Wie ein Ödem kann ein Erguss bedingt sein durch:
- Venöse Stauung;
- Entzündungen;
- Eiweißmangel.

Außerdem muss jeder Erguss an ein Malignom denken lassen!

Transsudat und Exsudat

Die Analyse der punktierten Flüssigkeit lässt diagnostische Rückschlüsse zu:
- So lassen entzündliche und maligne Prozesse die Gefäße so porös werden, dass große Eiweißmoleküle und Blutzellen die Blutbahn verlassen können (**Tab. 3.7**).
- Außerdem wird das Punktat nach Blut, Mikroorganismen und Tumorzellen untersucht.

Tabelle 3.6 Faktoren, die Ödeme begünstigen

Faktoren	Wichtige Beispiele	Kapitel
Venöser Stau	- CVI - Thrombose - Herzinsuffizienz	7.4.1 7.4.2 6.2.2
Lymphstau	- Lymphgefäßfehlbildungen - Tumorinfiltration - Infektionen, z. B. Erysipel - Trauma und OP - Lymphknotenentfernung - Bestrahlung	 2.6.3 14.3.2 5.2.2

Hypoproteinämie	- Reduzierte Proteinsynthese, z. B.:
	  – Leberzirrhose
	  – Malabsorption
	- Proteinverlust, z. B.:
	  – nephrotisches Syndrom
	  – Verbrennungen
		
		9.8.3
		9.2.3
		
		10.2.5

Erhöhte Kapillarpermeabilität	Entzündungen	1.4.2

Tabelle 3.7 Unterscheidung zwischen Transsudat und Exsudat

Flüssigkeit	Eiweiß- und Zellgehalt	Ursachen
Transsudat	Niedrig	- Stauung - Eiweißmangel
Exsudat	Hoch	- Entzündungen - Malignome

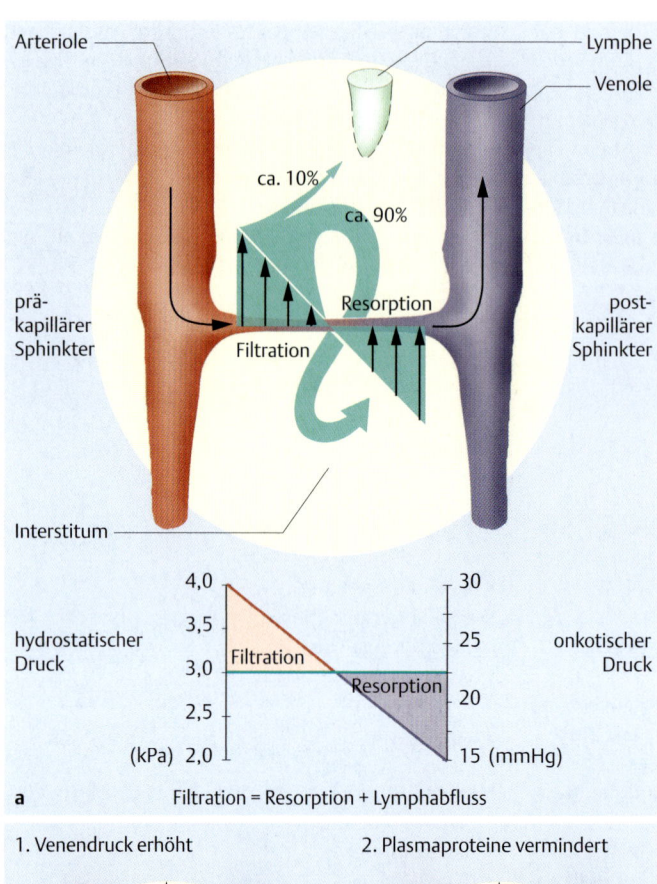
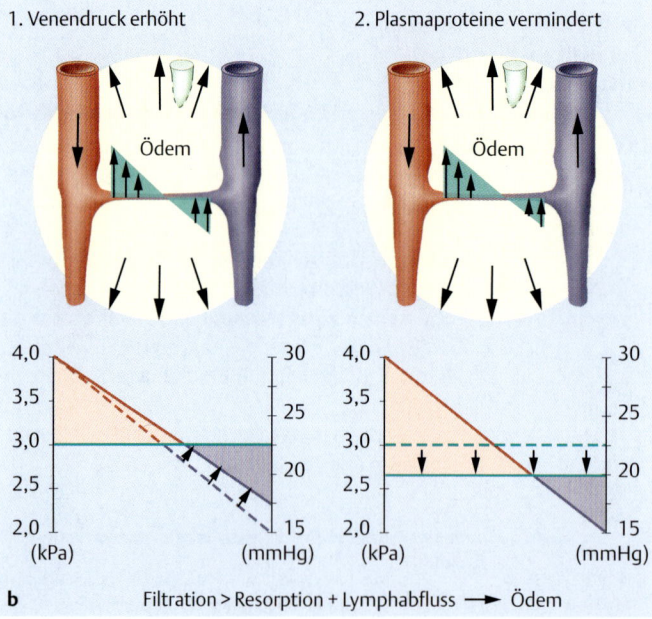

Abb. 3.10a–b Pathomechanismus Ödeme. a Flüssigkeitsaustausch an der Kapillare. b Ödembildung.

3.4 Dyspnoe

Atemnot ist die subjektive Empfindung, nicht genug Luft zu bekommen und daher die Atemtätigkeit steigern zu müssen. In der Regel ist sie Ausdruck eines verringerten Sauerstoffgehalts im Blut (Hypoxämie), für den es zahlreiche Ursachen gibt (**Tab. 3.8**).

Bei Patienten mit chronischer Hypoxämie findet man gelegentlich auch Trommelschlegelfinger und Uhrglasnägel (**Abb. 3.3**, **Abb. 3.11**).

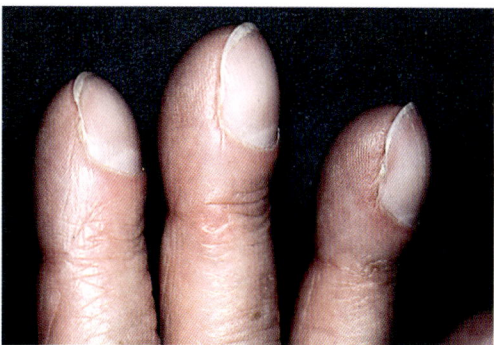

Abb. 3.11 Trommelschlegelfinger und Uhrglasnägel bei einer Patientin mit Bronchialkarzinom (Kap. 8.10) (Füeßl, Middeke 2005).

Tabelle 3.8 Differenzialdiagnosen Dyspnoe

Lokalisation	Wichtige Beispiele	Kapitel
ZNS	• Enzephalitis • Zerebrale Blutung • Zerebrale Raumforderung	
Obere Luftwege	• Fehlbildungen • Rhinitis • Angina tonsillaris • Fremdkörper	
Kehlkopf	• Epiglottitis • Laryngitis • Laryngospasmus • Rekurrensparese • Trauma	
Trachea	• Fehlbildungen • Fremdkörper	
Bronchien	• Akute Bronchitis • Chronische Bronchitis • Mukoviszidose • Bronchiektasen • Fremdkörper	8.6 8.7 8.12.1 8.4.4
Lunge	• Fehlbildungen • Surfactantmangel • Pneumonie • Lungenemphysem • Bronchialkarzinom • Lungenfibrose • Atelektasen • Pneumothorax • Pleuraerguss	8.9 8.7 8.10 8.11 8.4.3 8.16.1 8.16.2
Herz	• Koronare Herzkrankheit • Myokardinfarkt • Herzrhythmusstörungen • Herzklappenfehler • Myokarditis • Kardiomyopathien • Perikarderguss • Angeborene Herzfehler	6.5.1 6.5.2 6.6 6.7.2 6.8.1 6.8.2 6.9 6.10
Blut	• Anämie • Azidose • Intoxikationen	12.4
Nerv und Muskel	• Poliomyelitis • Neuropathien • Myopathien	
Sonstige	• Psychisch • Psychosomatisch	

3.5 Übelkeit und Erbrechen

Erbrechen wird ausgelöst durch eine Reizung des Brechzentrums am Boden des 4. Ventrikels, das in enger Nachbarschaft zu verschiedenen vegetativen Zentren und zum Gleichgewichtszentrum liegt. Durch entsprechend viele Reize kann das Brechzentrum stimuliert werden (**Tab. 3.9**).

Tabelle 3.9 Differenzialdiagnosen Erbrechen

Lokalisation, Ursache	Wichtige Beispiele	Kapitel
Magen-Darm-Trakt	Entzündungen, z. B.:	
	– Akute Gastroenteritis	14.2
	– Appendizitis	9.6.4
	– Pankreatitis	9.10.1
	– Ulkuskrankheit	9.5.2
	– Peritonitis (Bauchfellentzündung)	9.9.1
	Schmerzen, z. B. Gallenkolik	
	Passagehindernisse, z. B.:	
	– Ileus	9.6.6
	– Diabetes mellitus mit autonomer Neuropathie	11.1.2
	Postoperative Darmatonie	
Heftige Schmerzen	Myokardinfarkt	6.5.2
	Nierenkolik	10.8
	Migräne	
	Glaukomanfall („Grüner Star")	
	Hodentorsion	
Stoffwechselentgleisungen	Urämie bei Nierenversagen	10.5
	Diabetische Ketoazidose	11.1.2
Intoxikationen	Alkohol	
	Drogen	
	Lebensmittel	
	Medikamente	
ZNS	Erhöhter Hirndruck, z. B.:	
	Meningitis	
	Enzephalitis	
	Tumoren	
	Blutungen	
Sonstige	Vestibulärer Schwindel	3.12
	Schwangerschaft	
	Exposition mit ionisierenden Strahlen	
	Essstörungen wie:	
	– Anorexia nervosa	
	– Bulimie	

3.6 Schmerzen

3.6.1 Physiologische Grundlagen

> *Schmerzen stellen ein lebensnotwendiges Alarmsignal dar!*

Als Schmerzrezeptoren dienen insbesondere freie Nervenendigungen, die überall in der Haut, den inneren Organen, Muskeln und Gelenken vorkommen und als Nozizeptoren bezeichnet werden. Diese reagieren auf Signalstoffe, die bei Zell- und Gewebsschädigung bzw. Entzündungsreaktionen freigesetzt werden (Kap. 1.4.2).

> *Schmerzrezeptoren adaptieren nicht, da ein andauernder Schaden sonst in Vergessenheit geriete.*

Das Schmerzsignal gelangt über periphere Nerven zunächst zum Rückenmark und kreuzt im jeweiligen Segment auf die Gegenseite. Über den Tractus spinothalamicus im Vorderseitenstrang des Rückenmarks gelangt der Reiz durch den Hirnstamm zum Thalamus, dem „Tor des Bewusstseins". Hier erfolgt die Umschaltung auf das 3. Neuron, das zum sensorischen Teil der Großhirnrinde, zum Gyrus postcentralis, zieht.

Schmerzempfinden

- Das subjektive Schmerzempfinden wird durch verschiedene Faktoren beeinflusst, z. B. soziale und kulturelle Herkunft sowie Erziehung.
- Es gibt keine direkte Beziehung zwischen der empfundenen Schmerzintensität und der Schwere der Erkrankung. Beispielsweise kann ein Patient mit funktionellen Herzbeschwerden heftigste retrosternale Schmerzen haben (Kap. 6.12), während ein Patient mit fortgeschrittenem Magenkarzinom schmerzfrei sein kann (Kap. 9.5.3).

3.6.2 Thoraxschmerzen

Schmerzen im Bereich des Brustkorbs können sowohl thorakale als auch extrathorakale Ursachen haben (**Tab. 3.10**).

3.6 Schmerzen

Tabelle 3.10 Differenzialdiagnosen thorakaler Schmerzen

Lokalisation der Ursachen	Wichtige Beispiele	Kapitel
Kardial	• Koronare Herzkrankheit • Myokardinfarkt • Perikarditis • Hypertensive Krise	6.5.1 6.5.2 6.9 6.11.1
Pulmonal bzw. pleural	• Lungenembolie • Pneumothorax • Pleuritis	8.14 8.16.1 8.16.2
Mediastinal	• Aortendissektion • Ösophagitis • Mediastinitis	7.3.3 9.4.1
Abdominal	• Pankreatitis • Gallenkoliken	9.10.1 9.9.1
Sonstige	• Orthopädische Ursachen • Funktionelle Herzbeschwerden	6.12

3.6.3 Bauchschmerzen

Übersicht

Lokalisation

Abb. 3.12 zeigt die wichtigsten Verdachtsdiagnosen in Abhängigkeit von der Lokalisation der Bauchschmerzen.

> Auch extraabdominelle Krankheiten können Schmerzen im Bereich des Abdomens hervorrufen, z. B. Myokardinfarkt, Pneumonien und Wirbelsäulenerkrankungen.

Charakter

Viszerale Schmerzen
Viszerale Schmerzen entstehen vor allem durch:
- Dehnung von Hohlorganen;
- Spasmen glatter Muskulatur;

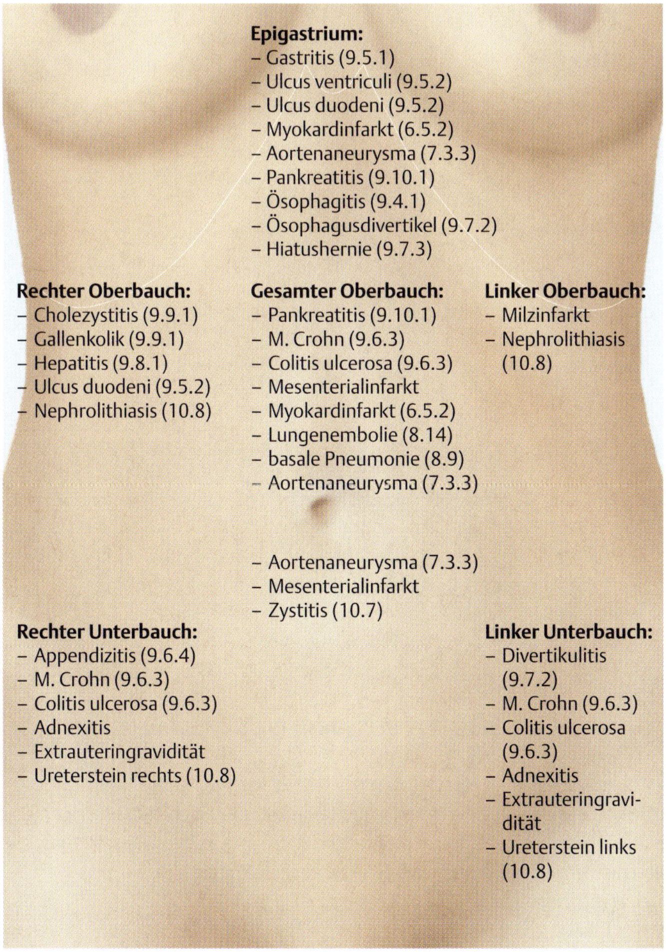

Abb. 3.12 Lokalisation von Bauchschmerzen und mögliche Diagnosen.

Epigastrium:
– Gastritis (9.5.1)
– Ulcus ventriculi (9.5.2)
– Ulcus duodeni (9.5.2)
– Myokardinfarkt (6.5.2)
– Aortenaneurysma (7.3.3)
– Pankreatitis (9.10.1)
– Ösophagitis (9.4.1)
– Ösophagusdivertikel (9.7.2)
– Hiatushernie (9.7.3)

Rechter Oberbauch:
– Cholezystitis (9.9.1)
– Gallenkolik (9.9.1)
– Hepatitis (9.8.1)
– Ulcus duodeni (9.5.2)
– Nephrolithiasis (10.8)

Gesamter Oberbauch:
– Pankreatitis (9.10.1)
– M. Crohn (9.6.3)
– Colitis ulcerosa (9.6.3)
– Mesenterialinfarkt
– Myokardinfarkt (6.5.2)
– Lungenembolie (8.14)
– basale Pneumonie (8.9)
– Aortenaneurysma (7.3.3)

Linker Oberbauch:
– Milzinfarkt
– Nephrolithiasis (10.8)

– Aortenaneurysma (7.3.3)
– Mesenterialinfarkt
– Zystitis (10.7)

Rechter Unterbauch:
– Appendizitis (9.6.4)
– M. Crohn (9.6.3)
– Colitis ulcerosa (9.6.3)
– Adnexitis
– Extrauteringravidität
– Ureterstein rechts (10.8)

Linker Unterbauch:
– Divertikulitis (9.7.2)
– M. Crohn (9.6.3)
– Colitis ulcerosa (9.6.3)
– Adnexitis
– Extrauteringravidität
– Ureterstein links (10.8)

- Durchblutungsstörungen;
- Entzündungen.

Sie werden über viszerale Leitungsbahnen vermittelt, deren Nozizeptoren im Bereich der Organe lokalisiert sind. Sie werden als dumpf, schlecht lokalisierbar und von wechselnder Intensität beschrieben. Durch Bewegung kann sich der Patient Linderung verschaffen.

Somatische Schmerzen

Somatische Schmerzen werden über Nozizeptoren im Bereich des Peritoneums und angrenzender Gewebe vermittelt. Sie setzen akut ein und sind intensiver, scharf, brennend und gut lokalisierbar. Da durch Bewegung somatische Schmerzen verstärkt werden, nehmen die Betroffenen oft eine Schonhaltung ein.

Verlauf

Bauchschmerzen können sich als Dauerschmerzen oder als Koliken in Form periodisch wiederkehrender Schmerzen äußern.

Akutes Abdomen

Leitsymptome

Neben plötzlich einsetzenden Bauchschmerzen hat ein Patient mit einem akuten Abdomen folgende Symptome:
- Reduzierter Allgemeinzustand;
- Abwehrspannung („brettharter Bauch") als Hinweis auf eine Peritonitis (Bauchfellentzündung);
- Veränderte Darmgeräusche;
- Eventuell Fieber, Übelkeit, Erbrechen, Diarrhö (Durchfall) bzw. Obstipation (Verstopfung).

Ursachen

Zahlreiche Ursachen können zum klinischen Bild eines akuten Abdomens führen (**Tab. 3.11**).

Da dem akuten Abdomen oft eine lebensbedrohliche Erkrankung zugrunde liegt, erfordert es umgehend diagnostische Abklärung und therapeutische Konsequenzen!

Tabelle 3.11 Ursachen eines akuten Abdomens

Lokalisation	Wichtige Beispiele	Kapitel
Magen-Darm-Trakt	• Entzündungen, z. B.: – Appendizitis – Pankreatitis • Verschluss eines Hohlorgans, z. B.: – Ileus – Choledocholithiasis • Perforation eines Hohlorgans, z. B.: – Ulcus ventriculi oder duodeni – Trauma • Gastrointestinale Blutungen, z. B.: – Ulcus ventriculi oder duodeni – Trauma • Durchblutungsstörungen, z. B.: – Mesenterialinfarkt – Inkarzerierte Hernie	 9.6.4 9.10.4 9.6.6 9.9.1 9.5.2 9.2.2 9.5.2 9.7.3
Herz und Aorta	• Myokardinfarkt • Rupturiertes Bauchaortenaneurysma	6.5.2 7.3.3
Lunge und Pleura	• Pneumonie • Pleuritis	8.9 8.16.2
Urogenitaltrakt	• Nephro- und Urolithiasis • Adnexitis • Extrauteringravidität • Stilgedrehte Myome • Hodentorsion	10.8
Wirbelsäule	• Wirbelfrakturen • Bandscheibenvorfall	

3.7 Fieber

Physiologische Grundlagen

Die Körpertemperatur wird durch das Wärmeregulationszentrum des Hypothalamus innerhalb physiologischer Grenzen stabil gehalten. Charakteristisch sind physiologische Schwankungen während des Tagesverlaufs mit einem Temperaturminimum am Morgen und einem Maximum am Nachmittag.

Je nach Messmethode ergeben sich unterschiedliche Werte (**Tab. 3.12**).

Nach körperlicher Belastung steigt die Temperatur physiologischerweise an. Auch in der 2. Zyklushälfte ist nach dem Eisprung ein Temperaturanstieg um etwa 0,5 °C zu verzeichnen.

Tabelle 3.12 Normbereiche unterschiedlicher Messmethoden für die Körpertemperatur

Ort der Messung	Temperatur
Axillar (Achsel)	34,7–37,3 °C
Oral (Mund)	35,5–37,5 °C
Aurikulär (Ohr)	35,8–38,0 °C
Rektal (Enddarm)	36,5–38,0 °C

Definition

Von Fieber spricht man, wenn die Körpertemperatur die physiologischen Grenzwerte überschreitet bzw. wenn die rektal oder aurikulär gemessene Temperatur auf über 38 °C erhöht ist:
- Temperaturen bis 38,5 °C gelten als subfebril.
- Temperaturen über 38,5 °C werden als febril bezeichnet.

Je nach Schwankungsbreite der Temperaturen lassen sich 3 verschiedene Verlaufsformen unterscheiden:
- Kontinua mit Tagestemperaturschwankungen bis 1 °C;
- Remittierendes Fieber mit Schwankungen von 1–2 °C;
- Intermittierendes Fieber mit größeren Temperaturschwankungen.

Ursachen

Bei Fieber ist der Temperatursollwert im Wärmeregulationszentrum des Hypothalamus nach oben verschoben. Im Vergleich zu diesem Sollwert ist die Körpertemperatur anfangs zu kalt, es kommt zum Muskelzittern, gegebenenfalls mit Schüttelfrost zwecks Wärmeerzeugung. Später ist der Körper zu warm, es kommt zur Entfieberung mit Schwitzen durch Gefäßerweiterung. Ursachen für die Wärmeregulationsstörung sind:
- Zentrale Prozesse im Gehirn;
- Pyrogene, d. h. Fieber erzeugende Substanzen wie Mediatoren aus aktivierten Leukozyten bei Entzündungen (Kap. 1.4.2), Zerfalls- und Stoffwechselprodukte aus zerstörten Zellen, Bakterien und anderen Erregern.

Zugrunde liegende Erkrankungen und Auslöser für Fieber können vielfältig sein:
- Infektionskrankheiten durch Bakterien, Viren, Pilze und andere Erreger (Kap. 2.3);
- Entzündliche Erkrankungen des rheumatischen Formenkreises wie die rheumatoide Arthritis, Kollagenosen und Vaskulitiden (Kap. 13);
- Andere Autoimmunprozesse (Kap. 2.4.2);
- Leukämien (Kap. 12.5) und Lymphome (Kap. 12.6);
- Andere Tumoren (Kap. 2.6);
- Hyperthyreose (Kap. 11.7.3);
- Medikamente („Drug fever");
- Exsikkose, etc.

3.8 Vergrößerte Lymphknoten

Lymphknotenschwellungen sind sehr häufig, sie können lokalisiert oder generalisiert auftreten und werden durch Inspektion und Palpation festgestellt (**Abb. 3.13**). Jeder tastbare Lymphknoten gilt als vergrößert.

Folgende Lymphknotenregionen sind einer Untersuchung gut zugänglich:
- Vor und hinter den Ohren;
- Vor und hinter dem M. sternocleidomastoideus;
- Im Kieferwinkel;
- Im Nacken;
- Über und unter dem Schlüsselbein;
- In der Achselhöhle;
- In der Ellenbeuge;
- In der Leiste.

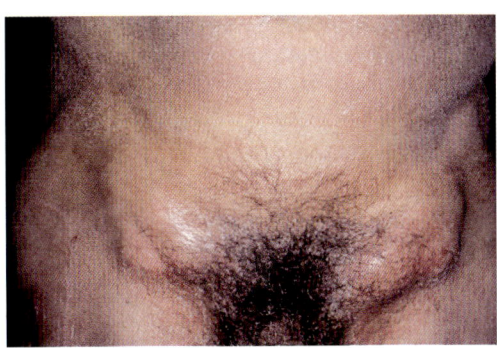

Abb. 3.13 Vergrößerte Leistenlymphknoten bei einem Patienten mit Non-Hodgkin-Lymphom (Kap. 13.6) (Füeßl, Middeke 2005).

Ursachen

Lokalisierte Lymphknotenvergrößerung
- Bei einer akuten Entzündung im Einzugsgebiet des Lymphknotens, z.B. Angina tonsillaris (Mandelentzündung), Erysipel (Kap. 14.3.2) oder Verletzung, sind die vergrößerten Lymphknoten druckschmerzhaft. Eventuell ist eine Lymphangitis mit sichtbarem roten Streifen vorhanden.
- Lymphknotenmetastasen bei malignen Tumoren sind meist nicht druckschmerzhaft und können untereinander und mit der Umgebung verwachsen sein (Kap. 2.6.3).

Generalisierte Lymphknotenvergrößerungen
Bei generalisierter Lymphknotenschwellung finden sich meistens auch eine Milz- und Lebervergrößerung. Ursachen sind:
- Lymphatische Systemerkrankungen infektiöser Genese, z.B. HIV-Lymphadenopathie (Kap. 14.7.3) oder infektiöse Mononukleose (14.4.2);
- Lymphatische Systemerkrankungen maligner Genese, z.B. Lymphome (Kap. 12.6).

3.9 Schock

Der Schock stellt die größte vitale Bedrohung für Notfall- und Intensivpatienten dar! Verschiedene Faktoren können zu einer kritisch verminderten Mikrozirkulation führen, die eine Hypoxie des Gewebes bedingt.

> Definition: Kritische Verminderung der Mikrozirkulation mit Gewebshypoxie.

Pathophysiologie

Abb. 3.14 zeigt den pathophysiologischen Teufelskreis, der an verschiedenen Punkten seinen Anfang nehmen kann, z.B. verringertes Blutvolumen beim Volumenmangelschock.

Infolge der Hypovolämie nimmt das Herzminutenvolumen ab. Kreislaufregulationsmechanismen wie der Pressorezeptoren-Reflex und das Renin-Angiotensin-Aldosteron-System (RAAS; Kap. 6.1.3) halten den Blutdruck erst einmal aufrecht, indem sie zu einer Vasokonstriktion im Magen-Darm-Trakt, in Nieren, Haut und Muskulatur führen. Das zirkulierende Blutvolumen wird zugunsten von Herz und Gehirn umverteilt, die infolge der Zentralisation zunächst noch ausreichend durchblutet werden.

In minder perfundiertem Gewebe aber kommt es zu einer zunehmenden Hypoxie und Azidose, die zu einer autoregulatorischen Gefäßatonie führen. Die Kapillarwand weist eine höhere Durchlässigkeit auf, sodass vermehrt Flüssigkeit in den Extravasalraum austritt und sich der Volumenmangel verstärkt.

Hat sich dieser Teufelskreis einmal geschlossen, schreitet das Geschehen unabhängig von der Ursache kontinuierlich weiter fort.

Schockformen und Ursachen

Aus **Abb. 3.14** gehen auch die 4 wichtigsten Schockformen hervor, die an verschiedenen Stellen in den Teufelskreis münden:
- Ein *Volumenmangelschock* kann die Folge einer ausgeprägten Blutung (hämorrhagischer Schock)

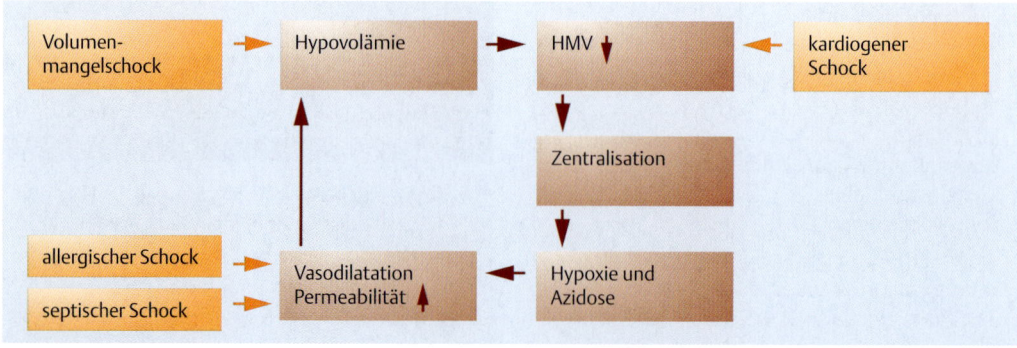

Abb. 3.14 Schockspirale und Schockformen.

oder von Flüssigkeitsverlusten über die Nieren, den Gastrointestinaltrakt bzw. bei großflächigen Verbrennungen sein.
- Bei primärem Pumpversagen des Herzens liegt ein *kardiogener Schock* vor, der durch alle Erkrankungen bedingt sein kann, die zu einer akuten Herzinsuffizienz führen können (Kap. 6.2.2). Die häufigste Ursache ist der Myokardinfarkt (Kap. 6.5.2).
- Dem *allergischen Schock* liegt eine allergische Typ-I-Reaktion zugrunde, bei der Histamin eine Vasodilatation und Permeabilitätssteigerung der Gefäße bedingt (Kap. 2.4.1).
- Beim *septischen Schock* werden Vasodilatation und Permeabilitätssteigerung der Gefäße durch Bakterientoxine bzw. andere Entzündungsmediatoren vermittelt.

Symptome

Die Schocksymptomatik lässt sich durch den Blutdruckabfall, die Zentralisation und die Kreislaufregulationsmechanismen (Kap. 6.1.3) erklären:
- Unruhe, Angst und Verwirrtheit;
- Bewusstseinseintrübung.

- Blässe beim Volumenmangelschock und kardiogenen Schock;
- Kaltschweißigkeit;
- Vitalparameter:
  - Tachypnoe;
  - Tachykardie;
  - Arterielle Hypotonie.
- Verringerte Diurese.

Schockindex

Der Schockindex ist der Quotient aus Herzfrequenz und systolischem Blutdruck. Bei Werten über 1 besteht Schockgefahr.

▌ *Schockindex ≥ 1 → Schockgefahr!*

Komplikationen

Die wichtigsten Komplikationen sind:
- Akutes Nierenversagen (Schockniere, Kap. 10.5);
- Akutes Lungenversagen (Schocklunge, Kap. 8.13);
- Myokardischämie (Kap. 6.5);
- Akutes Leberversagen (Schockleber, Kap. 9.8.3);
- Disseminierte intravasale Gerinnung und Verbrauchskoagulopathie (Kap. 12.5.7).

3.10 Bewusstseinsstörungen

Bei Bewusstseinsstörungen wird unterschieden zwischen:
- Quantitativen Bewusstseinsstörungen, bei denen der Wachheitsgrad abnimmt, und
- Qualitativen Bewusstseinsstörungen mit veränderten Bewusstseinsinhalten.

Quantitative Bewusstseinsstörungen

Stadien

Bei quantitativen Bewusstseinsstörungen oder Vigilanzstörungen kann die zunehmende Eintrübung des Bewusstseins in mehrere Stadien eingeteilt werden.
- *Somnolenz:* Der Patient ist abnorm schläfrig, apathisch, benommen, psychomotorisch verlangsamt, kann aber erweckt werden und ist dann vollständig orientiert.
- *Sopor:* Der Patient befindet sich in einem schlafähnlichen Zustand und kann nur durch starke Reize wie lautes Rufen oder Schmerzreize kurzzeitig zum Bewusstsein gebracht werden.
- *Stupor:* Der Patient ist nicht mehr erweckbar, reagiert aber noch auf starke Schmerzreize.

- *Koma:* Im Koma sind keine Reaktionen mehr auf Umweltreize vorhanden, die Eigen- und Fremdreflexe sind erloschen, vegetative Funktionen sind gestört, Vitalfunktionen wie Atmung und Kreislauf können beeinträchtigt sein.

Glasgow-Koma-Skala

Eine genauere Einstufung der Bewusstseinslage erlaubt die Glasgow-Koma-Skala, die unter anderem auch im Rettungsdienst angewandt wird (**Tab. 3.13**). Die Punktzahl beträgt mindestens 3 und maximal 15. Koma besteht bei 8 oder weniger Punkten.

Ursachen

- Primär zerebrale Schädigungen traumatischer und nichttraumatischer Genese, z.B. Schädel-Hirn-Verletzungen, Tumoren, Blutungen, zerebrales Krampfleiden oder Schlaganfall;
- Sekundär zerebrale Schädigungen, z.B. durch:
  - Hypoglykämie (Kap. 11.1.2);
  - Andere Stoffwechselentgleisungen wie thyreotoxische Krise (Kap. 11.7.3), Myxödemkoma (Kap. 11.7.4) und hypophysäres Koma (Kap. 11.6.3);

Tabelle 3.13 Glasgow-Koma-Skala

Funktion	Beste Reaktion des Patienten	Punkte
Augen öffnen	• Spontan • Auf Ansprechen • Auf Schmerzreiz • Kein Öffnen	4 3 2 1
Verbale Reaktion	• Orientiert • Verwirrt, desorientiert • Worte ohne Zusammenhang • Unverständliche Laute • Keine verbale Reaktion	5 4 3 2 1
Motorische Reaktion (auf Standardbefehle und Schmerzreize)	• Befolgt Aufforderungen • Gezielte Schmerzabwehr • Ungezielte Schmerzabwehr • Beugesynergien • Strecksynergien • Keine motorische Reaktion	6 5 4 3 2 1

– Schock (Kap. 4.9);
– Intoxikationen;
– Hypoxämie.

Abgrenzung

Im Gegensatz zur Synkope (Kap. 3.11) sind die hier besprochenen Vigilanzstörungen in der Regel nicht spontan reversibel. Wichtig ist auch immer die Feststellung, ob Todeszeichen vorliegen (Kap. 1.5.3) und ob Wiederbelebungsmaßnahmen angezeigt sind (Kap. 6.6.3).

Qualitative Bewusstseinsstörungen

Bewusstseinsklarheit ist gekennzeichnet durch normale Orientierungsfähigkeit, realistische Wahrnehmung der eigenen Person und der Umwelt sowie durch adäquates Denken. Störungen können sich beispielsweise manifestieren durch:
- Halluzinationen;
- Auffassungsschwierigkeiten;
- Orientierungsstörungen;
- Verkennung von Personen und Situationen;
- Verminderte Steuerungsfähigkeit.

Qualitative Bewusstseinsstörungen treten häufig bei endogenen und organischen Psychosen auf.
- Das klassische Beispiel für eine endogene Psychose ist die Schizophrenie.
- Beispiele für akute organische Psychosen sind das Delir, z. B. Alkoholentzugsdelir, und das Durchgangssyndrom, das nach Narkosen auftreten kann.
- Bei der Demenz handelt es sich um eine chronische organische Psychose.

3.11 Synkope

Definition und Stellenwert

Die Synkope ist definiert als ein plötzlich einsetzender vorübergehender Bewusstseinsverlust mit Verlust des Muskeltonus und spontaner vollständiger Erholung.
- Bis zu 5 % aller Einweisungen in die Notfallambulanzen erfolgen unter dieser Diagnose.
- Mindestens 3 % aller Menschen erleiden in ihrem Leben eine Synkope.
- Die Prävalenz isolierter Synkopen ist altersabhängig und liegt bei 35–44-Jährigen bei 0,8 % und steigt bei über 75-Jährigen auf 4 %. Etwa 80 % aller Synkopenpatienten sind über 65 Jahre alt.
- 35 % der Patienten haben ein Rezidiv innerhalb von 3 Jahren.

Ursachen

Trotz umfangreicher und teilweise sehr kostenintensiver Untersuchungsmethoden kann eine Ursache lediglich bei knapp 60 % der Patienten nachgewiesen werden (**Tab. 3.14**).

Prognose

- Eine kardiale Synkope geht mit einer 1-Jahres-Mortalität von 18–33 % einher.
- Die Prognose nicht-kardialer Synkopen ist mit einer 1-Jahres-Mortalität von 0–12 % günstiger.

Tabelle 3.14 Differenzialdiagnosen einer Synkope

Ursachen (Häufigkeit)	Wichtige Beispiele	Kapitel
Reflektorische Verminderung des Gefäßwiderstandes (ca. 25 %)	• Orthostatische Hypotonie • Autonome Dysfunktion, z. B. bei Diabetes mellitus • Neurokardiale Synkope • Hustensynkope • Miktionssynkope	6.11.2 11.1.2

Kardial (ca. 20 %)	• Herzrhythmusstörungen:
	  – Bradyarrhythmien
	  – Tachyarrhythmien
	• Ischämie
	• Verlegung des Ausflusstraktes, z. B. bei:
	  – Aortenklappenstenose
	  – hypertrophischer Kardiomyopathie
		6.6
		
		6.5
		
		6.7.2
		6.8.2

Zerebrovaskulär (ca. 10 %)	• Vertebralinsuffizienz • Transiente ischämische Attacke (TIA) • Hirninfarkt	
Sonstige (ca. 5 %)	• Medikamente • Psychiatrische Ursachen	
Unbekannt (ca. 40 %)		

3.12 Schwindel

Definition

Als Schwindel oder Vertigo bezeichnet man Störungen der räumlichen Körperorientierung, wobei der Betroffene nichtvorhandene Bewegungen seines Körpers bzw. der Umgebung wahrnimmt. Schwindel kann mit vegetativen Symptomen wie Übelkeit und Erbrechen einhergehen.

Formen und Ursachen

Systematischer Schwindel
Beim systematischen oder vestibulären Schwindel ist die empfundene Bewegungsrichtung konstant. Er äußert sich als Dreh-, Schwank- oder Liftschwindel und kann sowohl in Ruhe als auch bei Bewegung vorhanden sein. Der systematische Schwindel beruht auf Erkrankungen des Vestibularapparates, z.B.:
- Peripher-vestibulär oder labyrinthär bei Erkrankungen des Innenohres;
- Zentral-vestibulär bei Erkrankungen des ZNS.

Der vestibuläre Schwindel geht häufig mit Ohrgeräuschen, dem so genannten Tinnitus, und unwillkürlichen Augenbewegungen, dem so genannten Nystagmus, einher.

Unsystematischer Schwindel
Beim unsystematischen Schwindel fühlen sich die Patienten taumelig oder benommen. Die empfundene Bewegungsrichtung ist nicht konstant. Ursachen sind vielfältig und lassen sich durch eine genaue Anamnese sowie eine körperliche Untersuchung weiter eingrenzen:
- Kardiovaskulärer Schwindel tritt typischerweise nach dem Aufstehen oder bei Belastung auf. Die Betroffenen bemerken Schwarzwerden oder Flimmern vor den Augen, werden taumelig bis hin zum Kollaps (Synkope, Kap. 3.11). Jeder, der sich nach dem Bücken schnell wieder aufrichtet, kennt diese Form des Schwindels. Ursächlich sind eine arterielle Hypotonie, z.B. bei orthostatischer Dysregulation (Kap. 6.11.2), oder eine Herzinsuffizienz (Kap. 6.2.2).
- Zerebraler Schwindel geht häufig mit neurologischen Symptomen einher und beruht auf einer zerebrovaskulären Minderperfusion oder einer Hirnschädigung, z.B. bei Schlaganfall, Tumor, Enzephalitis oder Multipler Sklerose.
- Andere Ursachen sind Augenerkrankungen, HWS-Erkrankungen und psychosomatische Erkrankungen.

4 Diagnostisches Vorgehen

Um eine Krankheit zu erkennen, müssen zahlreiche Informationen zusammengetragen, dokumentiert und bewertet werden. Die beiden ersten wichtigen Informationsquellen sind Anamnese und körperliche Untersuchung.

Nach dieser Basisdiagnostik entscheidet der Arzt, ob und aus welchem der folgenden Bereiche Zusatzuntersuchungen erforderlich werden:

- Laboruntersuchungen;
- Bildgebende Verfahren;
- Funktionsuntersuchungen;
- Invasive bzw. endoskopische Verfahren.

Im Anschluss an den Informationsprozess kommt der Arzt meistens zu einer Diagnose (diagnosis, gr.: Entscheidung), die Grundlage der Therapieplanung ist.

4.1 Anamnese

Ausgangspunkt der Diagnostik ist die Anamnese (anamnesis, gr.: Erinnerung). Wird die Krankengeschichte im Gespräch mit dem Patienten erhoben, spricht man von Eigenanamnese, ansonsten von Fremdanamnese.

> Die „Ausbeute" der Anamnese ist entscheidend abhängig von der Fragekunst des Arztes und vom Erinnerungsvermögen des Patienten.

Eigenanamnese

Die Anamnese sollte möglichst als Eigenanamnese erhoben werden. Der Arzt befragt den Patienten systematisch und gezielt zu folgenden Punkten:
- Aktuelle Beschwerden;
- Vegetative Anamnese;
- Vorerkrankungen;
- Medikamente und Suchtmittel;
- Sozialanamnese;
- Familienanamnese (**Tab. 4.1**).

Fremdanamnese

Bei der Fremdanamnese geben Dritte, z.B. Eltern, Arbeitskollegen oder Augenzeugen, Auskünfte über den Patienten. Während bei Säuglingen, Kleinkindern und Bewusstlosen nur eine Fremdanamnese möglich ist, kann sie insbesondere bei psychiatrischen Patienten eine sinnvolle Ergänzung zur Eigenanamnese darstellen.

4.2 Körperliche Untersuchung

Bei der körperlichen Untersuchung des Patienten setzt der Arzt alle Sinne und teilweise technische Hilfsmittel ein. **Tab. 4.2** fasst die Beurteilungskriterien der grundlegenden 5 Untersuchungsschritte zusammen:
- Inspektion, bei der der Patient betrachtet wird;
- Palpation, bei der Tastbefunde erhoben werden;
- Auskultation, bei der Herz, Gefäße, Lunge und Darm abgehört werden;
- Perkussion, bei der die Körperoberfläche des Patienten beklopft wird, um aus unterschiedlichen Schallphänomenen Rückschlüsse auf die darunter liegenden Organe zu ziehen;
- Klinische Funktionsprüfung.

4.3 Laboruntersuchungen

Prinzipiell können alle Körperflüssigkeiten des Patienten auf ihre Bestandteile hin untersucht werden. Die wichtigsten Untersuchungsmedien sind:
- Blut;
- Urin;
- Stuhl;
- Liquor cerebrospinalis;
- Krankhafte Körperflüssigkeiten (**Tab. 4.3**).

Tabelle 4.1 Inhalte der Eigenanamnese

Aktuelle Beschwerden	Vegetative Anamnese	Vorerkrankungen	Sozialanamnese	Familienanamnese
Die „7 Ws": - Was ist das Problem? - Wo machen sich die Probleme bemerkbar?- - Wann treten die Beschwerden auf? - Wie fühlen sich die Beschwerden an? - Wodurch werden die Beschwerden ausgelöst, verstärkt oder gemindert? - Seit wann haben Sie diese Beschwerden? - Was wurde bisher gemacht?	- Gewichtsverhalten - Schwitzen - Fieber - Stuhlgewohnheiten - Miktion - Schlaf	- Krankenhausaufenthalte - Schwer wiegende Erkrankungen - Beginn chronischer Erkrankungen - Operationen - Unfälle und Verletzungen - Schwangerschaften und Geburten - Medikamente und Suchtmittel	- Familienstand - Lebensweise - Beruf - Sport und Hobbys	- Erbkrankheiten - Malignome - Stoffwechselerkrankungen, z. B. Diabetes mellitus - Schwer wiegende Infektionskrankheiten

Tabelle 4.2 Zusammenfassung der körperlichen Untersuchung

Inspektion	Palpation	Auskultation	Perkussion	Klinische Funktionsprüfung
- Verhalten - Bewegungsabläufe - Fehlstellungen - Hautfarbe - Schwellungen - etc.	- Hauttemperatur - Pulse (Kap. 7.2.1) - Lymphknoten - Größe und Konsistenz von Organen - Oberflächensensibilität - etc.	- Herz (Kap. 6.3.1) - Gefäße (Kap. 7.2.1) - Lunge (Kap. 8.5.1) - Darmperistaltik	- Lungengrenzen bei Ein- und Ausatmung - Lebergrenzen - Luftgehalt des Darms	- Gelenkbeweglichkeit - Muskelstatus - Blutdruckmessung (Kap. 6.3.1) - Gehstrecke (Kap. 7.3.1) - Lagerungsprobe nach Ratschow (Kap. 7.3.1) - Reflexstatus - etc.

4.4 Bildgebende Verfahren

Pionier der bildgebenden Diagnoseverfahren war Wilhelm Conrad Röntgen. Er entdeckte 1895 hochenergetische elektromagnetische Strahlen, die verschiedene Körpergewebe in unterschiedlichem Maß durchdringen können. Seit der Entdeckung der Röntgenstrahlen hat sich die bildgebende Diagnostik unaufhaltsam weiterentwickelt und ist heute aus der Medizin nicht mehr wegzudenken.

4.4.1 Röntgenverfahren

Grundlagen

Röntgenstrahlen sind unsichtbar und schwärzen Fotoplatten. Im Gegensatz zum Licht haben sie eine kürzere Wellenlänge, ein hohes Durchdringungsvermögen für die meisten Stoffe sowie ein hohes Ionisationsvermögen.

> *Damit wirken sie Frucht schädigend (teratogen; Kap. 2.2) und Krebs erregend (kanzerogen; Kap. 2.6.3)!*

Technisch werden sie in Röntgenröhren erzeugt. Der Patient befindet sich zwischen Röntgenröhre und Röntgenfilm (**Abb. 4.2**). Seine Gewebe absorbieren die Strahlen unterschiedlich stark.
- So haben röntgendichte Gewebe wie Knochen einen hohen Absorptionsanteil, d. h. sie lassen nur wenig Strahlung durch, und der Film wird kaum geschwärzt. Im Negativ erscheint er hell.
- Die luftgefüllte Lunge ist für Strahlen durchlässig und der Film wird geschwärzt.

Tabelle 4.3 Übersicht über die wichtigsten Laboruntersuchungen

Untersuchungsmedium	Materialgewinnung	Wichtige Untersuchung bzw. Fragestellung

Blut	• Punktion einer Vene	• Hämatologische Untersuchungen:
		  – Blutbild (Kap. 12.3.1)
		  – Blutsenkung
		• Klinisch-chemische Untersuchungen:
		  – Elektrolyte
		  – Enzyme
		  – Bluteiweiße
		  – Blutzucker (Kap. 11.1.1)
		  – Blutfette (Kap. 11.2.1)
		  – Gerinnungsparameter (Kap. 12.3.2)
		  – Nierenretentionswerte (Kap. 10.3.1)
		  – Hormone
		• Serologisch-immunologische Untersuchungen:
		  – Blutgruppen
		  – Infektionsnachweis (Kap. 2.3.2)
		  – Allergiediagnostik (Kap. 2.4.1)
		• Blutkultur zur Ermittlung von Keimen und Keimzahl

	• Punktion einer Arterie	• Blutgasanalyse (Kap. 8.5.3)

Urin	• Mittelstrahlurin
	• Einmalkatheterisierung
	• Suprapubische Blasenpunktion (selten)
		• Urinstatus oder orientierender Teststreifen zur Untersuchung auf:
		  – Erythrozyten
		  – Leukozyten
		  – Bakterien
		  – Eiweiß
		  – Glukose
		• Urinsediment zur Untersuchung der festen Bestandteile
		• Urinkultur zur Ermittlung von Keimen und Keimzahl

Stuhl	Stuhlprobe	• Nachweis okkulten Blutes • Stuhlkultur zur Ermittlung von Keimen und Keimzahl • Fettbestimmung bei Verdacht auf Malassimilation (Kap. 9.2.3) • Chymotrypsinbestimmung bei Verdacht auf exokrine Pankreasinsuffizienz (Kap. 9.1.3)

Liquor cerebrospinalis	Lumbalpunktion (**Abb. 4.1a–c**)	• Inspektionsbefund:
		  – Trübung
		  – Blutbeimengung
		• Klinisch-chemische Untersuchungen:
		  – Eiweißgehalt
		  – Zuckergehalt
		• Mikroskopische Untersuchung:
		  – Zellzahl
		  – Bakterien
		• Liquorkultur zur Ermittlung von Keimen und Keimzahl
		• Serologisch-immunologische Untersuchungen

Krankhafte Körperflüssigkeiten, z. B.: • Sputum • Wundsekrete • Ergüsse	• Abstrich • Punktion	Rückschlüsse auf Ursachen der Erkrankung, z. B. durch: • Keimnachweis • Nachweis von Tumorzellen

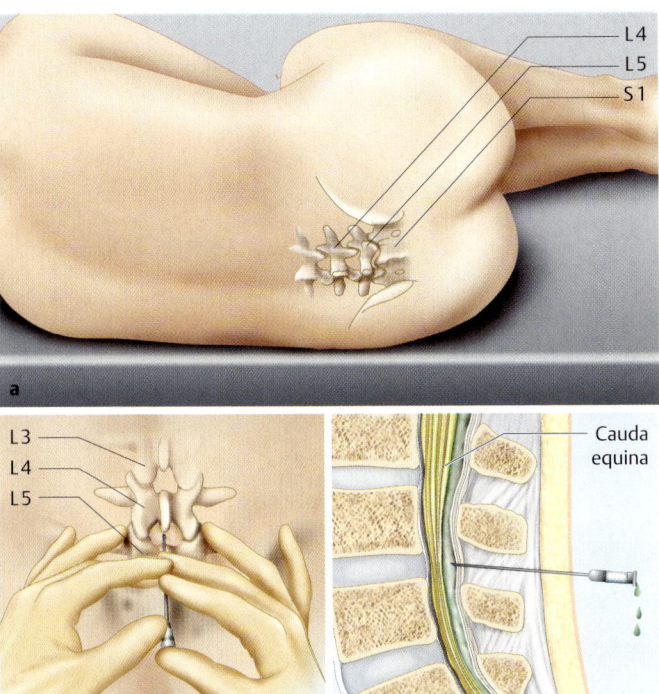

Abb. 4.1a–c Lumbalpunktion.

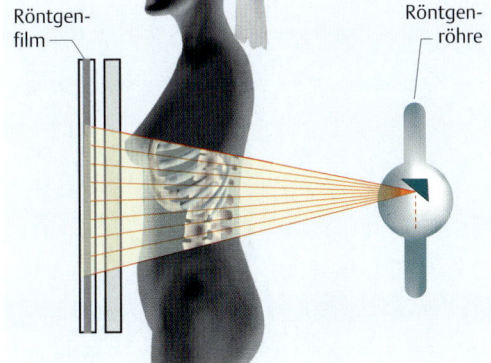

Abb. 4.2 Bildentstehung bei konventionellen Röntgenaufnahmen.

Es werden konventionelle und digitale Röntgenverfahren unterschieden, die jeweils mit und ohne Kontrastmittel durchgeführt werden können.

Konventionelle Röntgenverfahren

Bei den konventionellen Röntgenverfahren wird das entstehende Bild direkt auf einem Röntgenfilm sichtbar gemacht oder auf einem Bildschirm betrachtet, z. B. Röntgenbild des Thorax.

In einigen Fällen reichen die natürlichen Dichteunterschiede der Gewebe nicht zur zuverlässigen Differenzierung der verschiedenen anatomischen Strukturen aus. In solchen Fällen erlauben Röntgenkontrastmittel eine bessere Darstellung (**Tab. 4.4**).

Digitale Röntgenverfahren

Bei der Computertomographie (CT) handelt es sich um ein digitales Röntgenverfahren. Die Absorptionsunterschiede der Gewebe werden mit speziellen Geräten gemessen und in einem Computer weiterverarbeitet, bevor Querschnittsbilder des Körpers auf einem Bildschirm erscheinen (**Abb. 4.3a–c**). Bei bestimmten Fragestellungen ist auch hier die Gabe eines Röntgenkontrastmittels angezeigt.

4.4.2 Sonographie

Die mechanischen Schwingungen des Ultraschalls haben Frequenzen, die oberhalb der menschlichen Hörgrenze liegen.

In der Ultraschalldiagnostik oder Sonographie wird die Tatsache genutzt, dass Gewebe die Schallwellen teilweise reflektieren und teilweise absorbieren. Bei der Untersuchung sendet ein Schall-

4 Diagnostisches Vorgehen

Tabelle 4.4 Übersicht über die wichtigsten Röntgenaufnahmen mit Kontrastmittel

Organsystem	Untersuchung	Gabe des Kontrastmittels	Wichtige Beispiele für Indikationen	Kapitel
Atemwege	Bronchographie	Inhalation	• Fehlbildungen • Bronchiektasen	 8.4.4
Verdauungstrakt	Ösophagographie	Breischluck	• Ösophaguskarzinom • Ösophagusdivertikel	• 9.4.3 • 9.7.2
	Magen-Darm-Passage	Breischluck	• Tumoren • Gastroduodenale Ulkuskrankheit	• 9.5.3 • 9.5.2
	Kolonkontrastaufnahme	Einlauf	• Polypen • Kolonkarzinome • Kolondivertikel	• 9.7.1 • 9.6.5 • 9.7.2
	Cholangiopankreatikographie	Endoskopie (ERCP, Kap. 9.3.2)	• Gallensteine • Gallengangstumoren • Pankreastumoren	• 9.9.1 • 9.9.2 • 9.10.2
Niere und Harnwege	Urographie	Intravenöse Injektion	• Fehlbildungen • Harnsteine • Tumoren	 • 10.8 • 10.9
Gefäße	Angiographie	Intraarterielle Injektion	• Periphere arterielle Verschlusskrankheit • Akuter arterieller Verschluss	• 7.3.1 • 7.3.2
	Koronarangiographie	Linksherzkatheter (Kap. 6.3.4)	• Koronare Herzkrankheit • Myokardinfarkt	• 6.5.1 • 6.5.2
	Phlebographie	Intravenöse Injektion	Thrombose	7.4.3

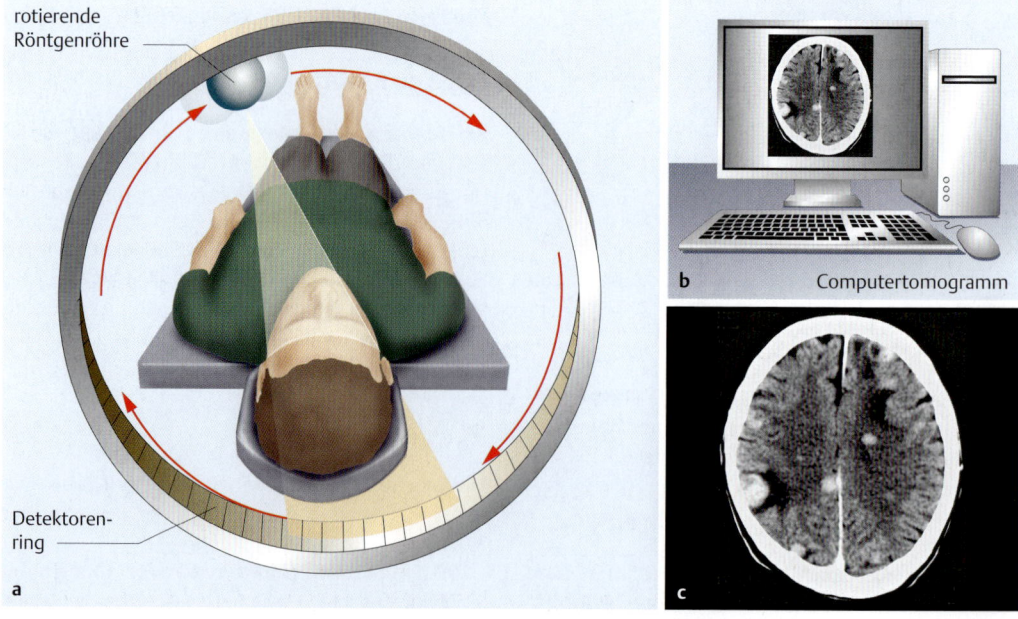

Abb. 4.3a–c Prinzip der Computertomographie: Beispiel zeigt kraniale Computertomographie bei einem Patienten mit Hirnmetastasen.

kopf Ultraschallwellen aus, fängt die reflektierten „Echos" wieder auf und wandelt diese nach dem Echolotprinzip in Bildinformationen um.

Beispiele:
- Durch die Sonographie des Abdomens („Sono-Abdomen") lassen sich von außen insbesondere Leber, Gallenblase, Pankreas, Milz, Nieren, Bauchaorta und Urogenitalorgane beurteilen. Außerdem lassen sich pathologische Flüssigkeitsansammlungen in der Bauchhöhle nachweisen.
- Bei bestimmten Fragestellungen lässt sich der Schallkopf auch in Hohlorgane einführen. Durch eine so genannte Endosonographie lässt sich beispielsweise die Tiefenausdehnung eines Tumors bestimmen.
- Die Echokardiographie ist wichtiger Bestandteil der nichtinvasiven kardiologischen Diagnostik (Kap. 6.3.3).
- Mittels Doppler- und farbkodierter Duplexsonographie lassen sich Blutströmungen darstellen. Sie sind aus der angiologischen Diagnostik nicht mehr wegzudenken (Kap. 7.2.2).
- Die Sonographie geht ohne Strahlenbelastung einher, sodass sie ohne Bedenken in der Schwangerschaft eingesetzt werden kann, um die Entwicklung des Feten zu beurteilen (**Abb. 4.4**).

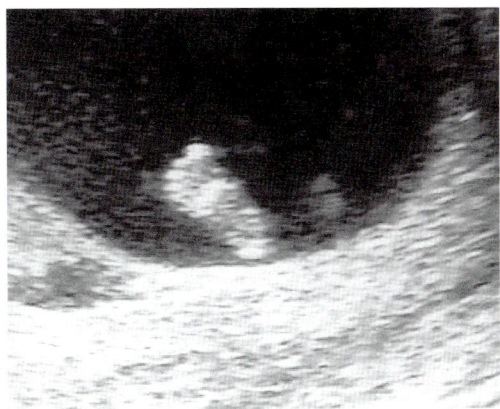

Abb. 4.4 Sonographie. Taminas Fuß in der 13. Schwangerschaftswoche.

▎ *Bei der Sonographie gibt es keine Strahlenbelastung.*

4.4.3 Kernspintomographie

Die Kernspintomographie wird auch als Magnetresonanztomographie (MRT) bezeichnet. Es handelt sich um ein Schnittbildverfahren, das anders als die Computertomographie ohne ionisierende Strahlung auskommt.

▎ *Bei der MRT gibt es keine Strahlenbelastung.*

Der Patient wird einem starken Magnetfeld ausgesetzt, in dem sich die Atomkerne (Protonen) der Gewebe ausrichten. Diese Ausrichtung wird durch kurze Hochfrequenzimpulse gestört. Bei der Rückkehr in ihre Ausgangsposition senden nun die Atomkerne elektromagnetische Wellen aus, die durch spezielle Sensoren aufgefangen und in Bildinformationen umgewandelt werden.

Gesunde und pathologisch veränderte Gewebe unterscheiden sich hinsichtlich ihrer Protonendichte, sodass sich krankhafte Prozesse wie Hirntumoren durch die MRT nachweisen lassen.

4.4.4 Szintigraphie

Die Szintigraphie ist ein nuklearmedizinisches Untersuchungsverfahren, bei dem Patienten Radionuklide verabreicht werden. Das sind radioaktive, instabile Isotope eines chemischen Elements, die sich im untersuchten Organ bzw. Gewebe anreichern. Dort wandeln sie sich in stabile Isotope des Elements um und senden dabei Strahlen aus, die mit speziellen Geräten registriert werden. So lassen sich Rückschlüsse auf die Stoffwechselaktivität der untersuchten Struktur ziehen.

Beispiele:
- Schilddrüsenszintigraphie (Kap. 11.7, **Abb. 4.5**);
- Skelettszintigraphie, beispielsweise um Knochenmetastasen nachzuweisen.

4.5 Funktionsuntersuchungen

Manchmal kann es erforderlich sein, mit technischen Hilfsmitteln die spezifischen Leistungen eines Organs oder eines Organsystems zu überprüfen. Neben klinischen Funktionsprüfungen (Kap. 4.2) kommen folgende Verfahren infrage:
- Messungen elektrischer Phänomene (**Abb. 4.6**);
- Lungenfunktionsprüfung (Kap. 8.5.2);

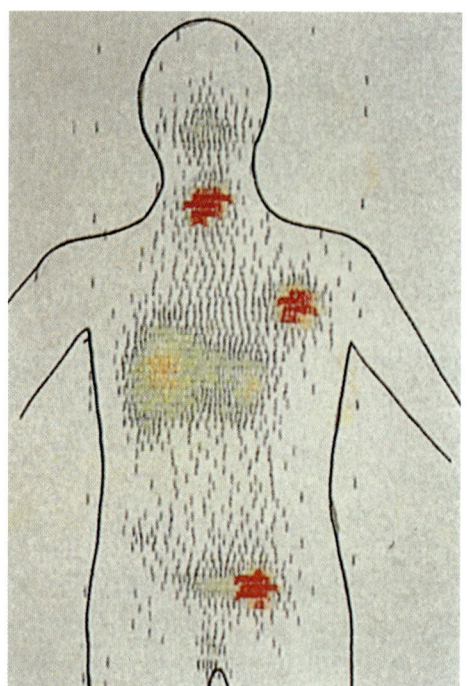

Abb. 4.5 Ganzkörperszintigramm mit ¹³¹Jod bei metastasiertem Schilddrüsenkarzinom. Radionuklidanreicherung in Resten der operativ entfernten Schilddrüse sowie in Metastasen im Bereich der Lunge und des knöchernen Beckens (Gerlach 2000).

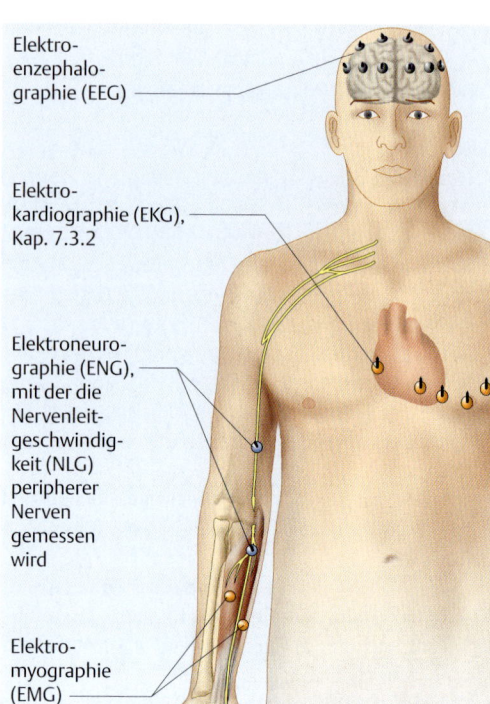

Abb. 4.6 Messung elektrischer Phänomene.

- Ergometrie (Kap. 6.3.2);
- Funktionsdiagnostik mittels bildgebender Verfahren, z. B. Schilddrüsenszintigraphie;
- Funktionsdiagnostik mittels Laboruntersuchungen, z. B. Hormonwerte.

4.6 Endoskopische Verfahren

Bei einer Endoskopie werden spezielle Instrumente in Hohlorgane oder Körperhöhlen eingebracht. Diese Endoskope verfügen über optische Systeme mit Lichtquellen, die eine direkte Betrachtung verschiedener Organe zulassen (**Tab. 4.5**). Bei suspekten Befunden werden mit einer Biopsiezange Gewebeproben entnommen, die anschließend histologisch aufgearbeitet werden, z. B. Tumordiagnostik.

Bei bestimmten Fragestellungen lassen sich endoskopische und bildgebende Verfahren kombinieren, z. B. endoskopisch-retrograde Cholangiopankreatikographie (ERCP, Kap. 9.3.2), bei der Duodenoskopie und Kontrastmittelröntgen kombiniert werden. Manchmal wird aus einer diagnostischen Endoskopie ein therapeutischer Eingriff, wenn beispielsweise Kolonpolypen im Rahmen einer Koloskopie abgetragen werden (Kap. 9.7.1).

Laparoskopie

Eine Laparoskopie oder Bauchspiegelung stellt eine Sonderform der endoskopischen Betrachtung dar. In Narkose wird über eine spezielle Kanüle Gas in die freie Bauchhöhle eingebracht. Nachdem der Bauch „aufgepumpt" ist, werden über mehrere kleine Bauchschnitte Lichtquelle, Videokamera und gegebenenfalls Instrumente eingeführt (**Abb. 4.7a–b**).

Diagnostische Laparoskopie

Die diagnostische (explorative) Laparoskopie ist angezeigt bei onkologischen Fragestellungen und zur Abklärung unklarer Abdominalbeschwerden, z. B.:

Tabelle 4.5 Übersicht über die wichtigsten endoskopischen Verfahren

Organsystem	Untersuchung	Gespiegeltes Organ
Respirationstrakt	Bronchoskopie (Kap. 8.5.5)	Atemwege
	Mediastinoskopie	Mittelfellraum
	Thorakoskopie	Lunge und Pleura
Verdauungstrakt	Ösophagoskopie	Speiseröhre
	Gastroskopie	Magen
	Duodenoskopie	Zwölffingerdarm
	Koloskopie	Dickdarm
	Sigmoidoskopie	S-förmiger Teil des Dickdarms
	Rektoskopie	Mastdarm
	Proktoskopie	Analnaher Darmabschnitt
Urogenitaltrakt	Zystoskopie	Harnblase
	Ureteroskopie	Harnleiter
	Pyeloskopie	Nierenbecken
	Hysteroskopie	Gebärmutter
Gelenke	Arthroskopie	Gelenkhöhle

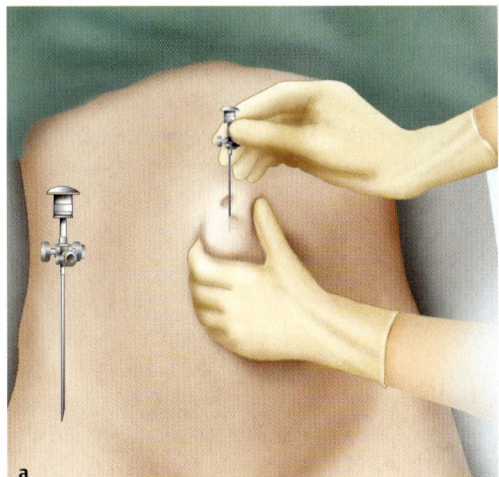 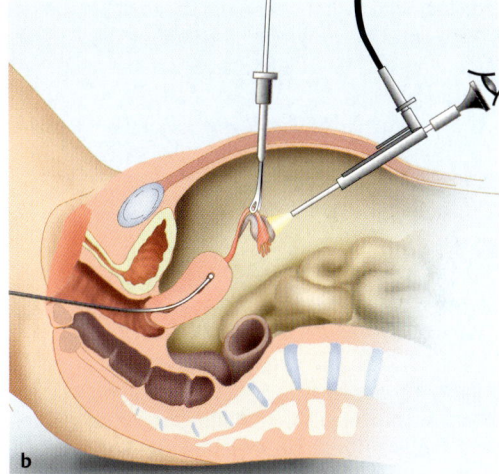

Abb. 4.7a–b Beispiel für therapeutische Laparoskopie. **a** Einbringen der Kanüle, über die Gas in die Bauchhöhle gelangt. **b** Durchtrennung der Eileiter.

- Histologiegewinnung;
- Tumor-Staging;
- Therapiekontrolle.

Therapeutische Laparoskopie

In der minimal invasiven Chirurgie (MIC) können bereits zahlreiche Operationen endoskopisch durchgeführt werden, z. B.:

- Endoskopische Appendektomie (Entfernung des Wurmfortsatzes);
- Endoskopische Cholezystektomie (Entfernung der Gallenblase).

5 Therapieprinzipien

5.1 Übersicht

Voraussetzung

> *Voraussetzung jeder sinnvollen Therapie ist die gesicherte Diagnose oder zumindest eine begründete Verdachtsdiagnose! Das gilt sowohl für ärztliche als auch für physiotherapeutische Maßnahmen!*

Vorgehen

Indikation

Zunächst muss entschieden werden, ob eine Behandlung angezeigt ist. Eine *Indikation* liegt vor, wenn therapeutische Maßnahmen notwendig sind.
- Bei einer *absoluten Indikation* ist die Behandlung unbedingt erforderlich, z. B. Therapie eines Herzinfarktes (Kap. 6.5.2). Eine *vitale Indikation* ist eine Sonderform, bei der das Leben des Patienten gefährdet ist und therapeutische Maßnahmen auch ohne die vorherige Einwilligung des Patienten eingeleitet werden müssen, z. B. bewusstloser Patient.
- Eine *relative Indikation* liegt vor, wenn der Patient nur bedingt gefährdet ist bzw. der Behandlungserfolg nicht gesichert ist.

Zielsetzung

Kurative Therapie
Ziel jeder Behandlung ist es, Krankheiten zu heilen.

Palliative Therapie
Es gibt auch heute noch Krankheiten, deren Verlauf nicht wesentlich zu beeinflussen ist. Dann sollen durch eine palliative Therapie:
- Die Beschwerden des Patienten gelindert werden;
- Die Lebensqualität verbessert werden;
- Die verbleibende Lebenszeit verlängert werden.

Die Palliativmaßnahmen sind wichtiger Bestandteil der onkologischen Therapie (Kap. 5.2).

Wahl der Maßnahmen

Kontraindikationen
Bei der Wahl der geeigneten Therapieform müssen mögliche Nebenwirkungen, Behandlungsdauer und für den Patienten resultierende Einschränkungen berücksichtigt werden. Daraus können sich Kontraindikationen (Gegenanzeigen) für bestimmte Maßnahmen ergeben.
- Liegen *absolute Kontraindikationen* vor, darf die Therapie nicht durchgeführt werden.
- Bei *relativen Kontraindikationen* ist besondere Vorsicht geboten.

Kausale und symptomatische Therapie
- Idealerweise werden durch eine *kausale* Therapie die Krankheitsursachen beseitigt.
- *Symptomatische* Maßnahmen wie Schmerzmedikamente beheben dagegen nur die Krankheitszeichen und sollten möglichst als sinnvolle Ergänzung einer kausalen Therapie eingesetzt werden.

Konservative und operative Therapie
- Bei einer *nichtinvasiven oder konservativen Therapie* bleibt die körperliche Unversehrtheit des Patienten erhalten.
- Davon abzugrenzen ist die *invasive oder operative Therapie*. **Abb. 5.1** zeigt die Zugangswege für verschiedene operative Eingriffe.

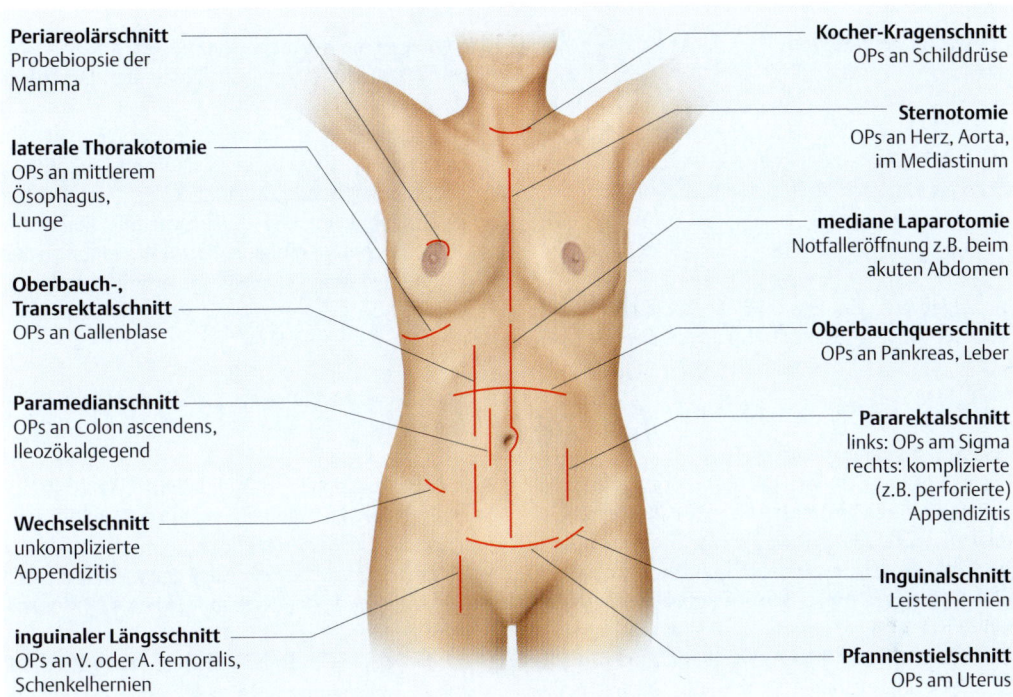

Abb. 5.1 Operative Zugangswege.

5.2 Onkologische Therapie

Die Therapie bösartiger Erkrankungen kann kurativ oder palliativ sein:
- Die kurative Therapie verfolgt das Ziel, den Patienten zu heilen. Voraussetzung ist, dass der Tumor in einem frühen Stadium diagnostiziert wurde.
- Die palliative Therapie wird eingesetzt, wenn keine Heilungsaussichten bestehen. Durch die Palliativbehandlung sollen das Tumorleiden gelindert und die Lebensqualität des Patienten verbessert werden, z. B. Schmerztherapie.

Grundsätzlich können beide Ansätze mit folgenden lokalen bzw. systemischen Maßnahmen, die je nach Tumor isoliert oder kombiniert eingesetzt werden, erreicht werden:
- Lokale Maßnahmen:
  - Operation;
  - Strahlentherapie, die Radiatio.
- Systemische Maßnahmen:
  - Chemotherapie;
  - Hormontherapie;
  - Immuntherapie.

5.2.1 Operation

Durch die operative Therapie werden der Primärtumor mit ausreichendem Sicherheitsabstand zum Nachbargewebe sowie die regionären Lymphknoten entfernt. Manchmal kann man auch bei solitären Metastasen die operative Behandlung in Erwägung ziehen.

5.2.2 Radiatio

Die Strahlentherapie ist ein wichtiges Standbein der Onkologie. Als eigenständige Disziplin ist die Strahlentherapie ein relativ junges Fach; erst seit Ende der 80er Jahre gibt es den Facharzt für Strahlentherapie, den Radioonkologen.

Ionisierende Strahlen

In der Strahlentherapie werden ionisierende Strahlen eingesetzt. Diese sind so energiereich, dass sie die Elektronenzahl anderer Moleküle verändern können. Bestrahltes Gewebe reagiert mit:

- DNA-Schäden;
- Gestörter Zellfunktion;
- Zelltod.

Die Wirkung ionisierender Strahlen wird genutzt, um strahlensensible Tumorzellen abzutöten, sie rufen aber auch eine Reihe unerwünschter Nebenwirkungen an gesundem Gewebe hervor.

Bestrahlungstechniken

Im Gegensatz zur systemischen Chemotherapie handelt es sich bei der Radiatio um eine lokale Maßnahme, die nur im Bereich des Bestrahlungsfeldes wirkt.

Perkutane Strahlentherapie

Hierbei wird der Tumor von außen durch die intakte Haut hindurch bestrahlt. Um gesundes Gewebe zu schonen, wird die zur Tumorvernichtung erforderliche Strahlendosis in vielen kleinen Dosen und zeitlich versetzt appliziert. Das gesunde Gewebe erholt sich besser als das Tumorgewebe und wird weniger geschädigt. Diesen Effekt erzielt man auch, wenn man den Tumor in einer Sitzung aus unterschiedlichen Richtungen bestrahlt.

Kontaktbestrahlung

Bei dieser Form der Radiatio werden Strahlenquelle und Tumor in direkten Kontakt zueinander gebracht. So können radioaktive Substanzen in Körperhöhlen gelegt werden, oder Gewebe werden mit radioaktivem Material gespickt. In beiden Fällen ist die Reichweite der Strahlung nur gering, sodass gesundes Gewebe geschont wird.

Nebenwirkungen

Grundsätzlich unterscheidet man akute Nebenwirkungen, die bereits in den Wochen der Strahlentherapie auftreten, von Spätreaktionen, die Monate bis Jahre nach der Radiatio auftreten können.

Akute Nebenwirkungen
- Zu einem „Strahlenkater" mit Allgemeinsymptomen wie Übelkeit oder Abgeschlagenheit kommt es hauptsächlich, wenn große Areale im Bauchbereich bestrahlt werden.
- Haut- und Schleimhautreizungen sowie Haarausfall bei Bestrahlung des Schädels sind möglich. Hautpflege (s. u.) und Bestrahlungstechnik machen „Verbrennungen" zu einer seltenen Nebenwirkung.
- Durch die Bestrahlung von Knochengewebe kann die Blutbildung unterdrückt werden.

Spätreaktionen
Die wichtigsten möglichen Spätfolgen sind:
- Unfruchtbarkeit bei Bestrahlung der Eierstöcke bzw. Hoden;
- Fibrosierung, d. h. bindegewebiger Umbau von bestrahltem Gewebe, z. B. Lungenfibrose nach Radiatio bei Brustkrebs (Kap. 8.11);
- Zweitneoplasie: Die Wahrscheinlichkeit, 10–30 Jahre später infolge der Radiatio einen neuen Tumor zu entwickeln, liegt im Promillebereich.

Hautpflege

> *Auch für die physiotherapeutische Behandlung können sich Konsequenzen aus der Radiatio ergeben!*

Bei der perkutanen Bestrahlung bedarf das bestrahlte Hautareal, das mit einem wasserfesten Stift markiert ist, der besonderen Pflege:
- Ob und wie intensiv die Haut gewaschen werden darf, muss mit dem behandelnden Arzt besprochen werden.
- Da die Haut sehr empfindlich ist, darf sie ab der ersten Bestrahlung bis 3 Wochen nach Ende der Behandlung nicht mechanisch beansprucht werden! Zu meiden sind beispielsweise Bürsten, Frottieren, Massagen, Wärme- und Kälteanwendungen, lokale Anwendung von Alkohol, z. B. in Deos, etc.

5.2.3 Chemotherapie

In der Chemotherapie werden Zellgifte eingesetzt. Es handelt sich um Zytostatika, die vor allem sich teilende Zellen in unterschiedlichen Entwicklungsphasen angreifen. Tumorzellen vermehren sich ungehemmt und meist schneller als gesunde Zellen und werden im Idealfall stärker geschädigt. Die Medikamente werden häufig kombiniert als Polychemotherapie eingesetzt.

Zielsetzungen

- Kurativ oder palliativ (s. o.);
- Neoadjuvante Chemotherapie: Präoperative Chemotherapie, um den Tumor zu verkleinern, ein *Downstaging* zu erzielen und so die Operabilität zu verbessern.
- Adjuvante Chemotherapie: Chemotherapie nach beispielsweise operativer Lokaltherapie, um bei klinischer Tumorfreiheit Rezidive oder Metastasen zu verhindern. Mit der adjuvanten Chemotherapie wird ein kurativer Ansatz verfolgt.

Phasen

Die Therapiephasen umfassen die:
- Induktionstherapie, mit der eine komplette Remission und damit Symptomfreiheit erreicht werden soll;
- Konsolidierungstherapie, um die Remission zu stabilisieren;
- Erhaltungstherapie, mit der Rezidivfreiheit und damit eine Heilung erzielt werden soll.

Nebenwirkungen

Zytostatika schädigen nicht nur die Tumorzellen, sondern immer auch gesunde Zellen. Am stärksten betroffen sind Gewebe mit schnellem Zellwachstum, dazu gehören insbesondere:
- Blut bildendes Knochenmark;
- Lymphatisches Gewebe;
- Darm- und Mundschleimhaut;
- Samen bildendes Gewebe des Hodens.

> Besonders gravierend sind die Auswirkungen auf das Knochenmark, deren Folgen für Patienten unter Chemotherapie lebensgefährlich sein können. Schwere Infektionen, Anämie und Blutungen treten als Folge der verminderten Leuko-, Erythro- und Thrombozytopoese auf. Die Patienten müssen durch Keimabschirmung und sorgfältige Hygiene vor Infektionen geschützt werden (Umkehrisolation) bzw. bei Fieber sofort untersucht und mittels Antibiotika behandelt werden.

Häufige allgemeine Nebenwirkungen der Zytostatika sind
- Übelkeit und Erbrechen, denen man mittlerweile medikamentös gut vorbeugen kann;
- Mundschleimhaut- und Darmschleimhautentzündungen, die zu Durchfällen führen;
- Reversibler Haarausfall.

Langfristige Nebenwirkungen sind die:
- Toxische Wirkung auf die Keimdrüsen;
- Karzinogene Wirkung.

Bestimmte Medikamente haben außerdem organspezifische Nebenwirkungen und können Herz, Lunge, Nieren, Leber, ZNS und periphere Nerven und andere schädigen.

5.2.4 Hormontherapie

Hormone sind Botenstoffe, die das Wachstum von gesundem Gewebe, aber auch von Tumorgewebe fördern können. Klinisch relevante Beispiele für

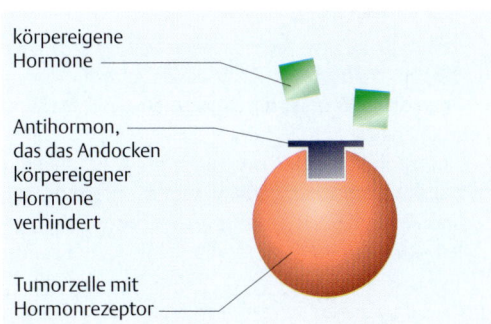

Abb. 5.2 Wirkmechanismus der Hormontherapie.

Tumoren, die möglicherweise Hormonrezeptoren aufweisen, sind das:
- Mammakarzinom, das östrogen- bzw. gestagenabhängig wachsen kann;
- Endometriumkarzinom, das von der Gebärmutterschleimhaut ausgeht und ebenfalls durch Östrogene bzw. Gestagene beeinflusst sein kann;
- Prostatakarzinom, das eventuell unter Einfluss von Androgenen wächst.

Bei der Aufarbeitung des Gewebes der genannten Tumoren wird der Pathologe nach Hormonrezeptoren fahnden. Der Nachweis von Hormonrezeptoren gilt als günstiger Prognosefaktor, da nun neben anderen Maßnahmen die Hormontherapie eingesetzt werden kann.
- In der Regel werden die Hormonrezeptoren der Tumorzellen durch ein Antihormon blockiert, sodass das körpereigene Hormon nicht mehr andocken kann (**Abb. 5.2**). Vereinzelte Tumorzellen können sich nicht mehr teilen und werden vom Immunsystem eliminiert, bevor Metastasen entstehen können. Beispiel ist die Antiöstrogenbehandlung beim Mammakarzinom.
- Außerdem kann die Hormonsynthese blockiert werden, z. B. Aromatasehemmer beim Mammakarzinom.
- Die ablative Hormontherapie, bei der die Hormon bildende Drüse entfernt wird, spielt heute nur noch eine untergeordnete Rolle, z. B. Entfernung der Eierstöcke beim Mammakarzinom.

Die Hormontherapie ist nicht mit so vielen Nebenwirkungen behaftet wie die Chemotherapie. Die genannten Beispiele jedoch versetzen die Patientinnen in vorzeitige Wechseljahre.

5.2.5 Immuntherapie

Große Hoffnungen ruhen auf der Immuntherapie, die sich z. T. noch im experimentellen Stadium befindet.
- Durch die immunstimulierende Therapie mit Interleukinen I und II bzw. Alpha-Interferon soll das körpereigene Abwehrsystem aktiviert werden, das einzelne Tumorzellen eliminieren soll.
- Gentechnisch hergestellte Antikörper sollen ganz gezielt Tumorzellen markieren, die dann vom Immunsystem vernichtet werden. Dieses Verfahren entspricht einer passiven Impfung.

5.3 Organtransplantationen

Unter Transplantation (transplantare, lat.: verpflanzen; TX) versteht man die Übertragung von Zellen, Geweben oder Organen auf ein anderes Individuum oder eine andere Körperstelle zu therapeutischen Zwecken. In der Regel ist hierfür ein operativer Eingriff erforderlich, der von speziell geschulten Chirurgen durchgeführt wird. Ausnahmen sind die Übertragung, d. h. Transfusion von Blut- oder Knochenmarkzellen, die intravenös erfolgen kann (Kap. 12.5). Die Indikationsstellung zur Transplantation sowie die Vorbereitung und Nachsorge der Patienten fallen meist in das Fachgebiet der Internisten.

In Deutschland schafft das Transplantationsgesetz vom 1.12.1997 die rechtlichen Rahmenbedingungen. Die Anzahl der Organtransplantationen ist seit Anfang der 90er Jahre relativ konstant. Sie ist noch immer durch die Spendebereitschaft in der Bevölkerung limitiert, die weit unter dem Bedarf liegt (**Tab. 5.1**). Um eine gerechte und geordnete Zuteilung von Fremdorganen zu ermöglichen, wurden regionale und überregionale Koordinationszentren eingerichtet, z. B. Eurotransplant in den Niederlanden.

Historischer Rückblick

Schon früh haben Menschen versucht, Organtransplantationen vorzunehmen, doch erst zu Beginn des 20. Jahrhunderts schufen gefäßchirurgische und operationstechnische Fortschritte die Voraussetzungen für eine erfolgreiche Transplantation.

- 1902 führte der Chirurg Emmerich Ullmann in Wien die 1. gelungene Nierentransplantation bei einem Hund durch.
- 1933 wagte der ukrainische Chirurg Voronoy die 1. Nierentransplantation bei einem Menschen, die jedoch an der nicht zu beeinflussenden Gewebeunverträglichkeit scheiterte.
- 1954 gelang Joseph Murray in Bosten die 1. erfolgreiche Nierentransplantation zwischen eineiigen Zwillingsbrüdern.
- Ab 1962 gelangen große pharmakologische Fortschritte auf dem Gebiet der immunsuppressiven Therapie. 1980 wurde Ciclosporin A (CSA) entwickelt, das der Transplantationsmedizin zu einem Durchbruch verholfen hat.
- 1967 führte Christiaan Barnard in Kapstadt die 1. erfolgreiche Herztransplantation durch. Im selben Jahr gelang Thomas Starzel die 1. Lebertransplantation.
- 1985 wurde in den USA erstmals eine Lunge transplantiert.
- 1988 gelang Rudolf Pichelmayr in Hannover die 1. Teillebertransplantation, d. h. er hat eine Spenderleber auf 2 Empfänger übertragen.

Verfahren

Heute werden üblicherweise folgende Organe übertragen:
- Hornhaut;
- Herz (Kap. 6.4.3);
- Lunge;

Tabelle 5.1 Organtransplantationen in Deutschland im Jahr 2003 (Eurotransplant)

Organ	Niere	Niere und Pankreas	Pankreas	Herz	Herz und Lunge	Lunge	Leber
Transplantiert (Leichenspenden)	2.111	173	25	374	20	192	772
Warteliste	9.479	117	28	473	37	397	1.266

Tabelle 5.2 Übersicht über gebräuchliche Begriffe in der Transplantationsmedizin

Merkmal	Begriffe	Definitionen	Beispiele
Ausmaß der genetischen Übereinstimmung von Spender und Empfänger	• Autogene TX • Autologe TX	Spender und Empfänger sind identisch	Hauttransplantation
	• Syngene TX • Isologe TX	Spender und Empfänger sind genetisch identisch	Transplantation zwischen eineiigen Zwillingen
	• Allogene TX • Homologe TX	Spender und Empfänger gehören derselben Spezies an	Übliches Transplantationsverfahren von Mensch zu Mensch
	• Xenogene TX • Heterologe TX	Spender und Empfänger gehören verschiedenen Spezies an	Schwein zu Mensch, auf wenige Indikationen beschränkt, z. B. Herzklappenersatz
Übereinstimmung von Explantations- und Transplantationsort	Isotope TX	Örtliche und gewebliche Übereinstimmung	(Eher theoretischer Begriff)
	Orthotope TX	Örtliche Übereinstimmung	Herztransplantation
	Heterotope TX	Keine örtliche Übereinstimmung	Nierentransplantation

- Niere (Kap. 10.4.2);
- Leber;
- Gefäße;
- Darm;
- Endokrine Organe wie Pankreas und Nebenschilddrüse;
- Knochenmark und Stammzellen (Kap. 12.5).

Tab. 5.2 fasst die in der Transplantationsmedizin üblichen Begriffe zusammen.

Empfänger

Indikationen und Kontraindikationen einer Transplantation sind für jedes Organ festgelegt, z. B. HTX (Kap. 6.4.3). Generell stellen akute Infektionskrankheiten und Malignome Kontraindikationen dar, da sie unter der immunsuppressiven Therapie „explodieren" würden.

Außerdem fordert man von einem potenziellen Empfänger ein hohes Maß an Kooperationsbereitschaft sowie die Einsicht in die Notwendigkeit einer lebenslangen Nachbetreuung und Immunsuppression.

Spender

Die Organentnahme beim Spender ist prinzipiell in 2 Situationen denkbar:
- Lebendspende;
- Leichenspende.

Lebendspende

Eine Lebendspende kommt infrage bei einer:
- Nierentransplantation;
- Teiltransplantation der Leber;
- Knochenmark- oder Stammzelltransplantation.

Bei einer Verwandtenlebendspende wird unter Verwandten 1. und 2. Grades nach geeigneten Spendern mit entsprechenden Gewebsmerkmalen gesucht. Die Gewebsmerkmale werden als Histokompatibilitätsantigene bezeichnet (s. u.). Das Transplantationsgesetz von 1997 erlaubt eine Lebendspende auch durch „andere Personen, die dem Spender in besonderer persönlicher Verbundenheit offenkundig nahe stehen" (Nichtverwandtenlebendspende).

Voraussetzung für die Lebendspende ist, dass dem Spender kein wesentlicher Schaden durch die Organentnahme entsteht. Diese Voraussetzung ist nur bei einwandfrei funktionierendem Restorgan gegeben. Außerdem dürfen keine Risikofaktoren vorliegen, die eine spätere Organschädigung wahrscheinlich machen, z. B. arterielle Hypertonie (Kap. 6.11.1) und Diabetes mellitus (Kap. 11.1.2). Verglichen mit der Leichenspende spielt die Lebendspende in Deutschland noch eine untergeordnete Rolle.

Leichenspende

Voraussetzung für eine Organentnahme bei einem Verstorbenen ist:
- Die Feststellung des Hirntodes nach genauen Kriterien durch 2 erfahrene, voneinander unabhängige Ärzte, die nichts mit der Transplantation zu tun haben (Kap. 1.5.3).
- Die schriftliche Einwilligung, die der Spender vor seinem Tode beispielsweise durch einen Organspenderausweis ausgesprochen hat. Da in der Pra-

xis ein solches Dokument häufig fehlt, muss die Einwilligung oder Ablehnung durch einen nahen Angehörigen erfolgen.

Kontraindikationen
Nicht als Organspender infrage kommen:
- Patienten mit Infektionskrankheiten wie Tuberkulose oder HIV;
- Patienten mit Malignomen;
- Patienten mit bekannten Vorerkrankungen der zu transplantierenden Organe.

Risiken von Transplantationen

Übersicht

- In der Regel handelt es sich um einen großen operativen Eingriff, der mit den üblichen Operations- und Narkoserisiken behaftet ist, z. B. Blutungs- und Infektionsgefahr.
- Trotz umfangreicher Organtestungen besteht ein Restrisiko, dass mit dem Transplantat Krankheitserreger wie Zytomegalieviren, HI-Viren oder Hepatitis-Viren sowie Tumorzellen übertragen werden.
- Der Transplantatempfänger ist von Abstoßungsreaktionen bedroht.
- Die erforderliche Immunsuppression führt zu einer dauerhaft erhöhten Infektgefährdung des Patienten und steigert das langfristige Malignomrisiko des Patienten. Die immunsuppressiven Medikamente haben außerdem spezifische Nebenwirkungen.
- Körperliche und psychische Probleme erfordern eine komplexe, fachübergreifende Betreuung von Transplantierten.

Transplantatabstoßung

Der Erfolg einer Transplantation ist wesentlich durch die Immunantwort des Empfängers bestimmt.
- Bei autogener Transplantation, z. B. Hautübertragung von einer Körperstelle auf eine andere desselben Individuums, sowie bei syngener Transplantation gibt es keine Abstoßungsreaktionen.
- Immunreaktionen gegen das Transplantat treten auf, wenn Spender- und Empfängergewebe ein unterschiedliches Antigenmuster aufweisen, also bei allogener oder xenogener Transplantation.

Histokompatibilitätsantigene

Bei den Histokompatibilitätsantigenen handelt es sich um genetisch festgelegte Gewebsmerkmale.

Die Histokompatibilitätsantigene des Spendergewebes kommen beim Empfänger nicht vor und werden als fremd erkannt. Es resultiert eine Immunreaktion mit Bildung spezifisch sensibilisierter T-Lymphozyten, die sich gegen das Transplantat richten. Die zelluläre Immunantwort entspricht der allergischen Typ-IV-Reaktion (Kap. 2.4.1). Außerdem werden von B-Lymphozyten spezifische Antikörper gebildet, die sich gegen das Fremdgewebe richten.

Um die Abstoßungsreaktionen zu vermeiden bzw. gering zu halten, wird die Gewebsverträglichkeit von Spender und Empfänger vor einer Transplantation auf größtmögliche Übereinstimmung geprüft. Zusätzlich wird die Immunreaktion nach einer Fremdtransplantation durch eine lebenslange, medikamentöse Immunsuppression gehemmt. Lediglich die Übertragung der Hornhaut des Auges ist kaum mit Abstoßungsreaktionen behaftet, da sich in der vorderen Augenkammer wenig Blut- und Lymphgefäße befinden.

5.4 Physiotherapeutisch relevante Medikamente

5.4.1 Applikationsformen

Wie ein Arzneimittel verabreicht wird, ist davon abhängig:
- Welche Eigenschaften des Medikament hat, z. B. Resorptionsfähigkeit;
- Wann und wie lange das Medikament wirken soll;
- Ob das Medikament lokal oder systemisch wirken soll;
- In welchem Zustand sich der Patient befindet.

Lokale Applikationsformen

Zur lokalen Anwendung wird das Medikament auf die Haut oder Schleimhaut aufgetragen, z. B. Mundschleimhaut, Gehörgang, Bindehaut des Auges, Nasenschleimhaut und Vaginalschleimhaut. Auch bei der Inhalationstherapie wird ein Wirkstoff lokal appliziert.

In Abhängigkeit vom Wirkstoff kann ein Teil resorbiert werden und damit auch systemisch wirken.

Systemische Applikationsformen

Enterale Applikationsformen
Bei der enteralen Applikation gelangt ein Medikament über die Schleimhaut des Magen-Darm-Traktes in den Organismus. Es gibt verschiedene Möglichkeiten der enteralen Applikation:
- Bei der *oralen* Gabe schluckt der Patient das Medikament.
- Bei der *sublingualen* Gabe wird ein Medikament unter die Zunge gelegt und über die Mundschleimhaut resorbiert.
- Bei der *rektalen* Gabe wird beispielsweise ein Zäpfchen in den Enddarm eingeführt und über die Darmschleimhaut resorbiert.

Parenterale Applikationsformen
Bei der parenteralen Applikation wird ein Medikament unter Umgehung des Magen-Darm-Traktes verabreicht. Infrage kommen verschiedene Injektionsarten (**Abb. 5.3**):
- Intrakutan (i.c.), d.h. in die Oberhaut;
- Subkutan (s.c.), d.h. in die Unterhaut;
- Intramuskulär (i.m.), d.h. in einen Muskel;
- Intravenös (i.v.), d.h. in eine Vene;
- Intraarteriell (i.a.), d.h. in eine Arterie;
- Intraartikulär, d.h. in ein Gelenk;
- Intrathekal, d.h. in den Liquorraum.

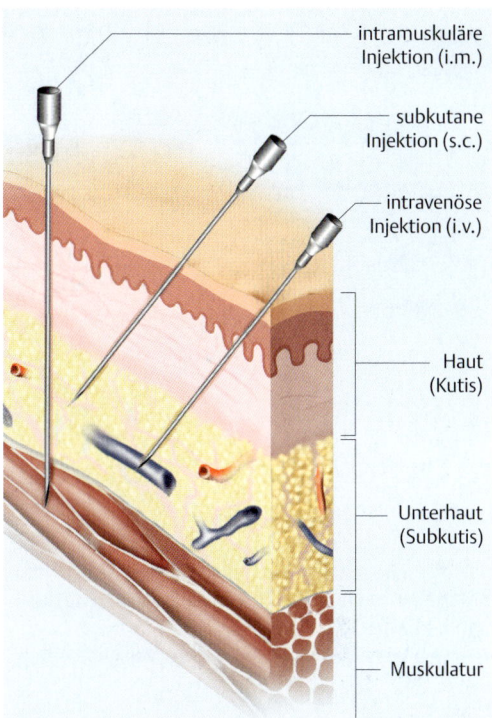

Abb. 5.3 Häufige Injektionsarten.

Infusion
Bei einer Infusion werden größere, in der Regel arzneimittelhaltige Flüssigkeitsmengen langsam, meist tropfenweise über einen der folgenden venösen Zugänge appliziert:
- Peripherer venöser Zugang, insbesondere Venenverweilkanüle wie die Braunüle oder Venüle;
- Zentraler Venenkatheter (ZVK), der vor allem bei Langzeitinfusionen, bei Infusionen von Gefäßwand reizenden Medikamenten und zur Messung des zentralen Venendrucks meist über die V. jugularis interna oder V. subclavia in die obere Hohlvene gelegt wird.

Um eine exakte Einflussrate zu gewährleisten, werden Infusionspumpen, z.B. Infusomat (**Abb. 5.4**), oder Infusionsspritzenpumpen, z.B. Perfusor (**Abb. 5.5**), eingesetzt.

> *Wenn bei der physiotherapeutischen Behandlung Infusionssysteme stören, dürfen sie nur durch das Pflegepersonal oder den Arzt entfernt werden.*

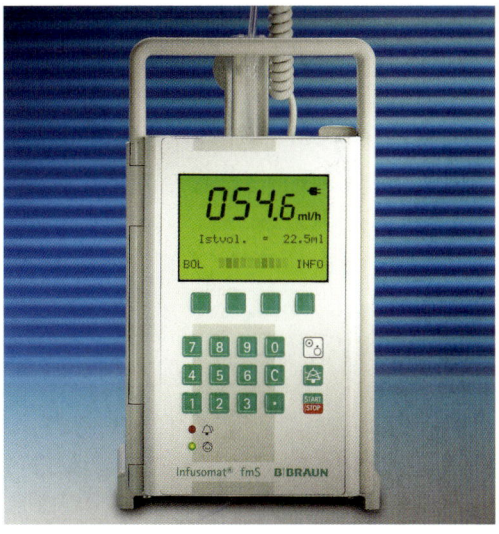

Abb. 5.4 Elektrische Infusionspumpe (Kellnhauser 2004).

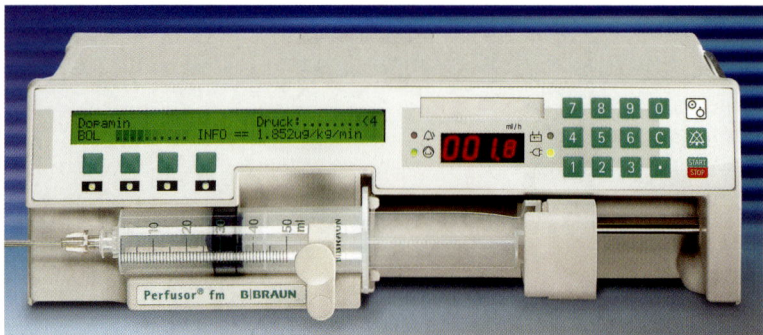

Abb. 5.5 Elektrische Spritzenpumpe (Kellnhauser 2004).

5.4.2 Medikamente mit Einfluss auf die Hämostase

Physiologische Grundlagen

Die physiologischen Grundlagen der Blutstillung, der Gerinnung und der Fibrinolyse werden ausführlich in Kapitel 12.1.4 erklärt.

Wirkmechanismen und typische Indikationen

Folgende Wirkstoffgruppen nehmen Einfluss auf die Hämostase:

- *Thrombozytenaggregationshemmer:* Wirkstoffe aus dieser Gruppe wie Azetylsalizylsäure verändern die Thrombozyten so, dass es zu einer verminderten Aggregation kommt. Damit werden insbesondere Thromben in der arteriellen Strombahn verhindert.
- *Heparin:* Heparin wirkt gerinnungshemmend, indem es Antithrombin III (AT III) aktiviert. AT III ist ein natürlicher Hemmstoff der Blutgerinnung, der den vorletzten Schritt der Gerinnungskaskade blockiert. Da Heparin einem Magensäureangriff nicht standhalten würde, muss es subkutan oder intravenös verabreicht werden (**Abb. 5.6**).

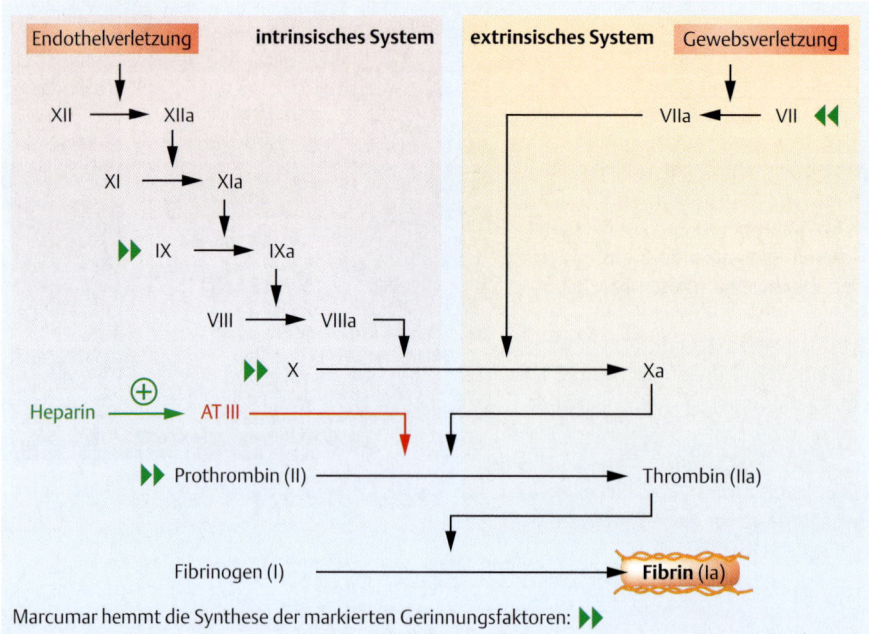

Abb. 5.6 Medikamente mit Einfluss auf die Gerinnung.

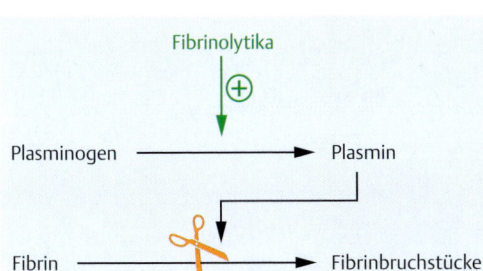

Abb. 5.7 Fibrinolytika.

- *Kumarinderivate:* Kumarinderivate hemmen in der Leber die Synthese der Gerinnungsfaktoren, die mithilfe von Vitamin K gebildet werden (Faktor II, VII, IX und X). Im Gegensatz zu Heparin können Kumarinderivate oral verabreicht werden. Einer Überdosierung und dem damit verbundenen Blutungsrisiko wird mit der Gabe von Vitamin K begegnet (**Abb. 5.6**).
- *Fibrinolytika:* Fibrinolytika können Blutgerinnsel über die Aktivierung von Plasminogen ganz oder teilweise wieder auflösen (**Abb. 5.7**).

Wichtige Vertreter dieser Gruppen sind zusammen mit den typischen Indikationen in **Tab. 5.3** zusammengefasst.

Nebenwirkungen

> *Medikamente, die die Blutstillung und Gerinnung beeinflussen, müssen wegen der erhöhten Blutungsgefahr auch bei der physiotherapeutischen Behandlung berücksichtigt werden: Gelenke dürfen nur vorsichtig belastet werden! Passive Maßnahmen wie Friktionen sind nur zurückhaltend anzuwenden!*

5.4.3 Medikamente mit Einfluss auf das vegetative Nervensystem

Physiologische Grundlagen

Das vegetative Nervensystem (VNS) kontrolliert zusammen mit dem endokrinen System das innere Milieu des Körpers. Seine beiden Anteile stimmen die Funktionen der verschiedenen Organsysteme auf die unterschiedlichen Bedürfnisse des Organismus ab.
- Der *Sympathikus* ist der Teil des VNS, der den Organismus auf „Angriff oder Flucht" vorbereitet (**Abb. 5.8**).
- Der *Parasympathikus* reguliert bei körperlicher Ruhe Energieaufnahme und -speicherung (**Abb. 5.9**).

Wirkmechanismen und typische Indikationen

Bei Erkrankungen wird häufig versucht, mithilfe von Medikamenten, die die Funktion des VNS beeinflussen, steuernd auf die Organfunktionen einzuwirken, sodass sie sich normalisieren.
- Dabei ahmen *Sympathomimetika* bzw. *Parasympathomimetika* die jeweiligen Wirkungen nach.
- *Sympatholytika* bzw. *Parasympatholytika* heben die entsprechenden Wirkungen auf.

Sympathomimetika
- Sympathomimetika oder Katecholamine wie Adrenalin und Noradrenalin kommen wegen ihrer Kreislaufwirkung in der Intensiv- und Notfallmedizin zum Einsatz, z. B. bei arterieller Hypo-

Tabelle 5.3 Medikamente mit Einfluss auf die Hämostase und deren Indikation

Wirkstoffe	Typische Indikationen
Thrombozytenaggregationshemmer wie: • Azetylsalizylsäure, z. B. Aspirin, ASS-Ratiopharm • Clopidogrel, z. B. Plavix, Iscover	Prophylaxe und Therapie arterieller Thromben, z. B. bei: • Koronarer Herzkrankheit (KHK; Kap. 6.5.1) • Myokardinfarkt (Kap. 6.5.2) • Stentimplantation (Gefäßstütze) • Ischämischem Hirninfarkt
Heparin	Prophylaxe und Therapie venöser Thromben bei: • Thrombose (Kap. 7.4.3) • Lungenembolie (Kap. 8.14)
Kumarinderivate wie • Phenprocoumon, z. B. Marcumar • Warfarin	• Prophylaxe venöser Thromben • Emboliprophylaxe bei Vorhofflimmern (Kap. 6.6.2) • Emboliprophylaxe bei künstlichen Herzklappen (Kap. 6.7.2)
Fibrinolytika wie: • Urokinase • Streptokinase • Gewebsplasminogen-Aktivatoren	Akuter Gefäßverschluss durch Thrombus oder Embolus, z. B.: • Myokardinfarkt (Kap. 6.5.2) • Thrombose (Kap. 7.4.3) • Lungenembolie (Kap. 8.14) • Embolischer Hirninfarkt

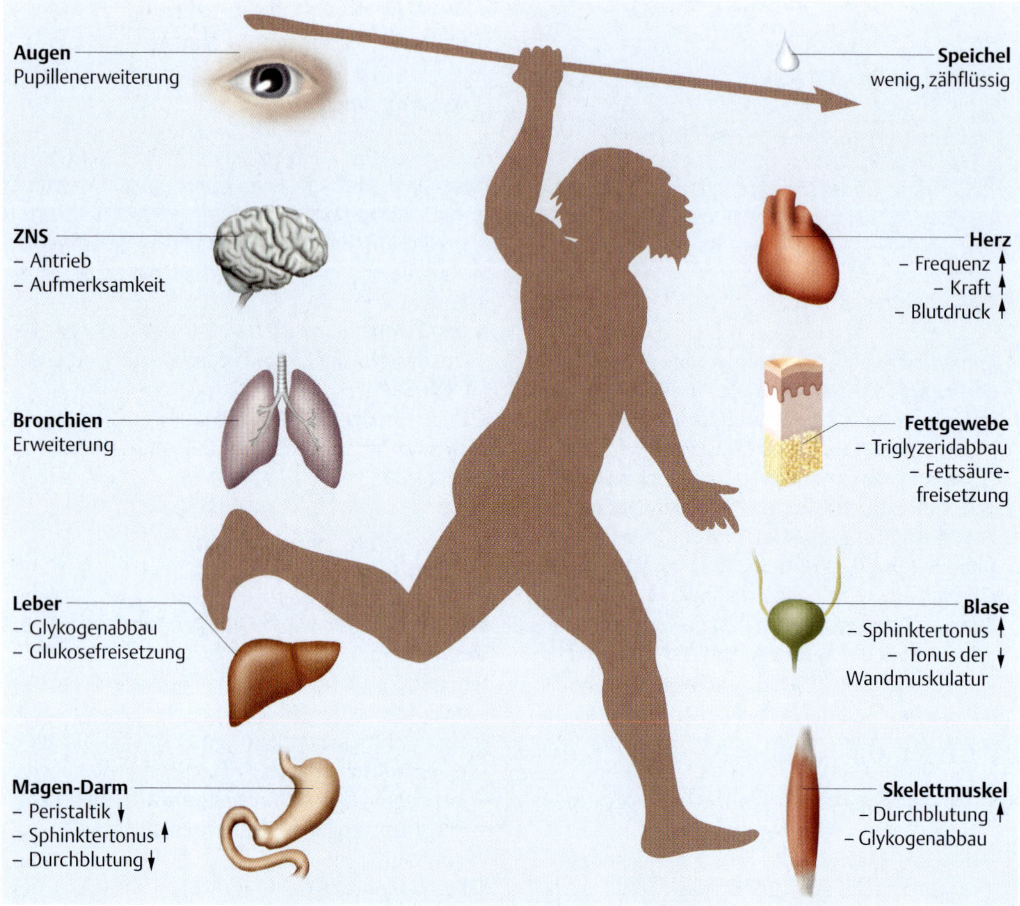

5 Therapieprinzipien

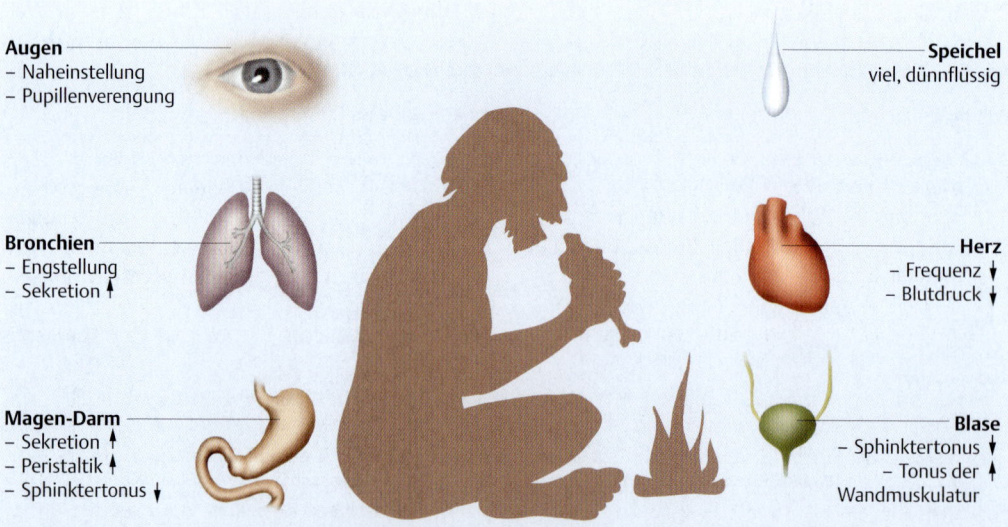

Abb. 5.8 Wirkung des Sympathikus (nach einer Idee von Heinz Lüllmann, Klaus Mohr und Albrecht Ziegler).

Abb. 5.9 Wirkung des Parasympathikus (nach einer Idee von Heinz Lüllmann, Klaus Mohr und Albrecht Ziegler).

tonie (Kap. 6.11.2), im Schock (Kap. 3.9) und bei der Reanimation (Kap. 6.6.3).
- Inhalativ applizierte Sympathomimetika wirken bronchodilatatorisch und sind daher Therapiebestandteil bei obstruktiven Atemwegserkrankungen, z. B. COPD (Kap. 8.7) und Asthma bronchiale (Kap. 8.8).
- In der Geburtshilfe werden Sympathomimetika zur Wehenhemmung (Tokolyse) eingesetzt, da sie auf glatte Muskulatur und damit auch auf den Uterus erschlaffend wirken.

Sympatholytika

Der Sympathikus vermittelt seine Wirkung über verschiedene Rezeptoren, die durch Sympatholytika blockiert werden können:
- Alpha-Rezeptorenblocker (Alphablocker) wirken Gefäß erweiternd und senken damit den Blutdruck.
- Beta-Rezeptorenblocker (Betablocker) heben die Sympathikuswirkung insbesondere am Herzen auf. Herzfrequenz, Erregbarkeit, Kontraktilität und Sauerstoffbedarf des Myokards nehmen ab. Wichtige Indikationen von Betablockern sind die:
  - Arterielle Hypertonie (Kap. 6.11.1);
  - Koronare Herzkrankheit (Kap. 6.5.1);
  - Chronische Herzinsuffizienz (Kap. 6.4.1);
  - Verschiedene Herzrhythmusstörungen (Kap. 6.6).

Unerwünschte Wirkungen von Betablockern sind durch einen erhöhten Tonus der glatten Muskulatur bedingt, z. B. Bronchokonstriktion, periphere Vasokonstriktion mit Durchblutungsstörungen und Uteruskontraktion mit vorzeitigen Wehen.

> Bei der physiotherapeutischen Behandlung ist zu beachten, dass der Herzfrequenzanstieg unter Belastung geringer ausfällt und der Belastungspuls nicht als Belastungszeichen dienen kann.

Parasympathomimetika
- Die systemische Gabe von Parasympathomimetika erfolgt beispielsweise zur Behandlung einer Darmatonie (paralytischer Ileus, Kap. 9.6.6).
- Augentropfen mit diesem Wirkstoff sollen bei einem Glaukom (grüner Star) den Augeninnendruck senken.

Parasympatholytika

Parasympatholytika wie Atropin heben die Wirkung des Parasympathikus auf. Sie werden genutzt als:
- Spasmolytikum;
- Bronchodilatator;

- Mydriatikum, d. h. um vor einer augenärztlichen Untersuchung die Pupillen weit zu stellen.

5.4.4 Glukokortikoide

Physiologische Grundlagen

Bei natürlich vorkommenden Glukokortikoiden handelt es sich um Hormone der Nebennierenrinde, die nach ihrem Effekt auf den Kohlenhydratstoffwechsel benannt sind. Ihre Hauptaufgabe ist es, Glukose und Fettsäuren als Energieträger bereitzustellen, sodass sie in Stresssituationen vermehrt ausgeschüttet werden (**Tab. 5.4**). Wichtigster Vertreter ist das Kortisol.

Wirkmechanismen und typische Indikationen

Pharmakologische Anwendung finden Glukokortikoide insbesondere wegen ihrer Effekte auf das Immunsystem. Sie wirken:
- Antientzündlich;
- Antiallergisch;
- Immunsuppressiv;
- Außerdem antiproliferativ (**Tab. 5.4**).

Typische Indikationen für Glukokortikoide sind beispielsweise:
- Autoimmunerkrankungen (Kap. 2.4.2) wie Erkrankungen des rheumatischen Formenkreises (Kap. 13);
- Allergische Reaktionen (Kap. 2.4.1);
- Asthma bronchiale (Kap. 8.8);
- Organtransplantationen;
- Substitutionstherapie bei Nebennierenrindeninsuffizienz (Kap. 11.8.3).

Nebenwirkungen

Bei Langzeittherapie mit Glukokortikoiden kann es in Abhängigkeit von der Dosis zum exogenen Cushing-Syndrom kommen. Dabei sind die meisten Nebenwirkungen auf die Stoffwechselwirkungen zurückzuführen.
- Steroid-Diabetes infolge der Glukosebereitstellung (Kap. 11.1.2);
- Folgen des Proteinabbaus:
  - Pergamenthaut;
  - Einblutungen infolge einer Kapillarfragilität;
  - Bindegewebsschwäche und Einrisse der Dermis, die zu den typischen roten Streifen führt;
  - Wundheilungsstörungen;
  - Muskelatrophie;

Tabelle 5.4 Wirkung von Glukokortikoiden

Wirkort	Wirkung	Mechanismen
Kohlenhydrat-, Fett- und Aminosäurestoffwechsel (Alarmreaktion!)	Glukosebereitstellung	• Glukoneogenese durch katabole Wirkung, d. h. Proteinabbau in: – Muskeln – Knochen – Haut – Lymphgewebe • Fettumverteilung
Herz-Kreislauf (Alarmreaktion!)	Erhöhung des Blutdrucks	• Wirkungsverstärkung von Adrenalin • Vasokonstriktion • Natrium- und Wasserretention durch die Nieren
Nieren	Senken der Diurese	In höherer Dosierung wirkt es wie Aldosteron, d. h. es kommt zu Natrium- und Wasserretention
Immunsystem	• Antientzündlich • Antiallergisch • Immunsuppressiv	In höherer Dosierung hemmt es die: • Lymphozytenbildung • Antikörperbildung (Proteine) • Phagozytose • Histaminfreisetzung
Magen	Erhöhung der Magensaftproduktion	
Gehirn		In höherer Dosierung kommt es zu: • Wirkung auf den Hypothalamus • Psychischen Veränderungen

– Osteoporose, die auch durch eine verminderte Kalziumresorption im Darm und erhöhte Kalziumausscheidung durch die Nieren begünstigt wird (Kap. 11.5.2);
– Selten aseptische Knochennekrose.
• Umverteilung der Depotfette mit Vollmondgesicht, Stiernacken und Stammfettsucht (Kap. 11.8.2).

Weitere Folgen des Hyperkortisolismus sind:
• Sekundäre arterielle Hypertonie (Kap. 6.11.1);
• Neigung zu Ödemen;
• Infektanfälligkeit;
• Magengeschwüre (Ulcus ventriculi, Kap. 9.5.2);
• Psychische Veränderungen wie Depressionen;
• Libidoverlust und Impotenz bei Männern und Zyklusstörungen bei Frauen.

> Bei der physiotherapeutischen Behandlung sind vor allem Osteoporoserisiko, Pergamenthaut, fragile Gefäße und arterielle Hypertonie zu beachten!

Cushing-Schwellendosis

Die genannten unerwünschten Wirkungen treten nur bei einer Langzeittherapie mit unphysiologisch hohen Dosen auf. Bei synthetischen Glukokortikoiden, die eine höhere Wirksamkeit als Kortisol aufweisen, stellen sich schon bei geringerer Dosierung Nebenwirkungen ein (**Tab. 5.5**).

Tabelle 5.5 Cushing-Schwellendosis verschiedener Glukokortikoide

Wirkstoff	Potenz	Schwellendosis
Kortisol	1	30 mg/d
Prednisolon, z. B. Decortin	4	7,5 mg/d
Methylprednisolon, z. B. Urbason	5	6 mg/d
Triamcinolon, z. B. Volon	5	6 mg/d
Paramethason, z. B. Monocortin	10	3 mg/d
Betamethason, z. B. Betnesol	30	1 mg/d
Dexamethason, z. B. Fortecortin	30	1 mg/d

Glossar zur Allgemeinen Krankheitslehre

Abszess: Eiteransammlung in einem durch Gewebeeinschmelzung entstandenen, abgeschlossenen Gewebshohlraum

Adenom: Gutartiger Tumor, der von Drüsengewebe ausgeht

Adjuvant: Helfend, förderlich, unterstützend

Aerob: Mit Sauerstoff

Aktinisch: Durch Strahlen bewirkt

Akut: Plötzlich auftretend

Allogene Transplantation: Spender und Empfänger gehören derselben Spezies an

Amniozentese: Fruchtwasseruntersuchung

Anaerob: Ohne Sauerstoff

Anamnese: Erinnerung; Vorgeschichte von Patienten

Antibiogramm: Austestung der Wirksamkeit bestimmter Antibiotika gegen Bakterien

Applikation: Anwendung

Aszites: Flüssigkeitsansammlung in der Bauchhöhle

Ätiologie: Lehre von den Ursachen, die Krankheiten zugrunde liegen

Atopie: Oberbegriff für anlagebedingte allergische Erkrankungen

Atrophie: Verkleinerung der Zellen mit Organ- und Gewebeverminderung

Auskultation: Abhören mit dem Stethoskop

Autogene Transplantation: Spender und Empfänger sind identisch

Autologe Transplantation: Spender und Empfänger sind identisch

Autosomen: Alle Chromosomen, die keine Geschlechtschromosomen sind (Chromosomen 1-22)

Benigne: Gutartig

Carcinoma in situ: Noch nicht invasiv wachsendes Karzinom

Chromosomenaberration: Fehlerhafter Chromosomensatz

Chronisch: Über längere Zeit verlaufend

Diaplazentar: Über die Plazentaschranke hinweg

Diploider Chromosomensatz: Zweifacher Chromosomensatz

Disposition: Veranlagung

Disseminiert: Ausgesät, verbreitet

Dysplasie: Fehlbildung oder -entwicklung eines Gewebes oder Organs

Dyspnoe: Luftnot

Ekchymose: Flächenhafte Blutung

Embryo: Ungeborenes bis zum Ende des 3. Schwangerschaftsmonats

Embryopathie: Vorgeburtliche Erkrankung durch Schädigung im 1. Trimenon der Schwangerschaft

Empyem: Eiteransammlung in einem anatomisch vorgegebenen Hohlraum

Endemie: Dauerverseuchung innerhalb eines geographischen Gebiets

Endogen: Im Körper selbst entstanden

Endoskopie: Betrachtung von Hohlorgan mittels optischer Systeme

Epidemie: Zeitlich und örtlich begrenzte Häufung von Infektionskrankheiten

Epidemiologie: Lehre über die Verbreitung von Krankheiten

Erguss: Flüssigkeitsansammlung in einer anatomisch vorgegebenen Körperhöhle

Erythem: Rötung

Erythrodermie: Rötung der gesamten Haut

Eukaryonten: Ein- oder mehrzelliger Organismus mit echtem Zellkern und Zellorganellen

Exogen: Außerhalb des Körpers entstanden

Exsikkose: Austrocknung; Abnahme des Körperwassers

Exsudat: Durch Entzündung bedingter Austritt von Flüssigkeit und Zellen aus Blut- und Lymphgefäßen

Fetopathie: Vorgeburtliche Erkrankung durch Schädigung im 2. und 3. Trimenon der Schwangerschaft

Fetus: Ungeborenes vom Beginn des 4. Schwangerschaftsmonats bis zur Geburt

Fibrose: Gewebsersatz durch funktionsloses Bindegewebe

Gonosomen: Geschlechtschromosomen

Grading: Bestimmen des Differenzierungsgrades eines Tumors

Hämatogen: Auf dem Blutweg

Hämorrhagie: Blutungsneigung

Hämostase: Blutstillung und Blutgerinnung

Haploider Chromosomensatz: Einfacher Chromosomensatz

Heterologe Transplantation: Spender und Empfänger gehören verschiedenen Spezies an

Heterotop: An verschiedenen Orten

Heterozygot: Mischerbig

Histokompatibilität: Gewebsverträglichkeit

Homologe Transplantation: Spender und Empfänger gehören derselben Spezies an

Homozygot: Reinerbig

Hyperplasie: Organvergrößerung durch Zellvermehrung

Hypertrophie: Organ- bzw. Zellvergrößerung

Hypoxämie: Verminderter Sauerstoffgehalt im arteriellen Blut

Hypoxie: Verminderter Sauerstoffgehalt in Körpergeweben

i.m.: Abkürzung für intramuskulär, in den Muskel

i.v.: Abkürzung für intravenös, in die Vene

Iatrogen: Durch den Arzt verursacht

Ikterus: Gelbfärbung von Haut, Geweben, Körperflüssigkeiten

Immunglobuline: Antikörper

Immunität: Fähigkeit, Krankheitserreger zu erkennen und zu bekämpfen

Indikation: Allgemein anerkannter Grund für eine bestimmte Therapie oder Maßnahme

Infarkt: Nekrose infolge Sauerstoffmangel

Infektion: Übertragung, Haftenbleiben und Eindringen von Mikroorganismen in einen Organismus sowie Vermehrung in ihm

Inkubationszeit: Zeit zwischen Ansteckung bis zum Auftreten der ersten Krankheitserscheinungen

Inzidenz: Anzahl der Neurerkrankungen an einer bestimmten Krankheit in einem bestimmten Zeitraum

Ischämie: Sauerstoffmangel durch mangelnde arterielle Durchblutung eines Gewebes

Isologe Transplantation: Spender und Empfänger sind genetisch identisch

Kachexie: Auszehrung

Karzinogen: Krebserregend

Karzinom: Bösartiger Tumor, der von Epithelgewebe ausgeht

Kausal: Ursächlich

Koagulopathie: Angeborene oder erworbene Blutgerinnungsstörung

Kokken: Kugelbakterien

Koma: Bewusstlosigkeit

Konduktorin: Überträgerin eines genetischen Merkmals

Konservative Therapie: Nicht operative Behandlung

Kontamination: Verunreinigung

Kontraindikation: Umstände, die die Anwendung einer diagnostischen oder therapeutischen Maßnahme verbieten

Kurativ: Heilend

Laparoskopie: Bauchspiegelung

Letalität: Prozentuales Verhältnis der an einer bestimmten Krankheit gestorbenen Patienten bezogen auf das gesamte Patientenkollektiv

Leukozytopenie: Verminderung der weißen Blutkörperchen

Leukozytose: Vermehrung der weißen Blutkörperchen

Lymphogen: Auf dem Lymphweg

Makroangiopathie: Erkrankung der großen Arterien

Maligne: Bösartig

Meiose: Reifeteilung

Metaplasie: Gewebsumwandlung eines differenzierten Gewebes in ein anderes differenziertes Gewebe

Monogen: Durch ein einzelnes Gen bedingt

Monosomie: Chromosomenanomalie mit Fehlen eines Chromosoms

Morbidität: Anzahl der Personen, die an einer bestimmten Krankheit leiden

Mortalität: Sterblichkeitsrate an einer bestimmten Erkrankung

Nekrose: Absterben von Zellen oder Geweben im lebenden Organismus

Neoplasie: Gewebsneubildung

Nosokomial: Im Krankenhaus erworben

Noxe: Schadstoff, krankheitserregende Ursache

Ödem: Abnorme Flüssigkeitsansammlung in Geweben

Onkologie: Lehre von den malignen Tumoren

Organogenese: Organentwicklung

Orthotop: Örtliche Übereinstimmung

Palliativ: Lindernd

Palpation: Erheben von Tastbefunden

Pandemie: Ausbreitung einer Infektionskrankheit über örtliche Grenzen hinaus, d.h. über Länder und Kontinente

Papillom: Gutartiger Tumor, der von Epithelgewebe ausgeht

Paraneoplasie: Pathologische Allgemeinerscheinung im Zusammenhang mit einer Krebserkrankung

Pathogenese: Krankheitsentstehung

Perkussion: Beklopfen der Körperoberfläche und Beurteilen der Schallphänomene

Petechie: Punktförmige Hauteinblutung

Phlegmone: Eitrige Entzündung, die sich diffus im Bindegewebe ausbreitet

Plasmide: Extrachromosomale, ringförmige Erbinformation

Präkanzerose: Gewebsveränderungen, die mit einem statistisch erhöhten Entartungsrisiko behaftet sind

Prävalenz: Häufigkeit der untersuchten Krankheit zu einem bestimmten Zeitpunkt oder innerhalb einer bestimmten Zeitperiode

Progredienz: Fortschreiten einer Erkrankung

Prokaryonten: Einzeller ohne abgegrenzten Zellkern

Protozoen: Tierische Einzeller, Urtierchen

Pyrogen: Fieber erzeugende Substanz

Radiatio: Bestrahlung

Regeneration: Heilung, Wiederherstellung

Resistenz: Widerstandskraft

Rezidiv: Rückfall

s. c.: Abkürzung für subcutan, unter die Haut

Salutogenese: Lehre der Gesundheitserhaltung und Genesung

Sarkom: Bösartiger Tumor, der nicht von Epithelgewebe ausgeht

Serologie: Lehre von den Immuneigenschaften des Serums

Somnolenz: Schläfrigkeit

Sonographie: Ultraschall

Sopor: Schlafähnlicher Zustand, aus dem der Patient durch äußere Reize nicht mehr voll erweckbar ist

Sporen: 1.: Beständige Dauerformen von Bakterien
2.: Sexuelle Vermehrungsformen von Pilzen

Staging: Bestimmen der lokalen und systemischen Tumorausbreitung

Stupor: Erstarrung; Zustand ohne erkennbare psychische oder körperliche Aktivität bei wachem Bewusstsein

Symptom: Krankheitszeichen

Synkope: Plötzlich einsetzender vorübergehender Bewusstseinsverlust mit Verlust des Muskeltonus und spontaner vollständiger Erholung

Teratogen: Fruchtschädigend

Thrombozytopathie: Erkrankung der Blutplättchen

Thrombozytopenie: Verminderung der Blutplättchen

Thrombozytose: Vermehrung der Blutplättchen

Trigger: Auslöser

Trimenon: 3 Monate (der Schwangerschaft)

Trisomie: Chromosomenanomalie mit einem überzähligen Chromosom

Tumor: Schwellung, Gewebsneubildung

TX: Abkürzung für Transplantation

Vertigo: Schwindel

Xenogene Transplantation: Spender und Empfänger gehören verschiedenen Spezies an

Zyanose: Blaufärbung von Haut und Schleimhäuten

Übungsfragen zur Allgemeinen Krankheitslehre

> *Wiederholen und vertiefen Sie die Inhalte und bereiten Sie sich auf das Examen vor. (Die Seitenzahlen in Klammern nennen Ihnen die Fundstellen für die Antworten.)*

Welche Faktoren können eine Entzündungsreaktion auslösen? (Seite 4)

Nennen Sie bitte lokale und systemische Entzündungszeichen. (Seite 5)

Welche Laborparameter weisen auf eine Entzündung hin? (Seite 5)

Wie kommt es zu einer numerischen Chromosomenaberration? (Seite 11)

Bitte erklären Sie den autosomal-dominanten Erbgang. (Seite 13)

Bitte erklären Sie den autosomal-rezessiven Erbgang. (Seite 13)

Bitte erklären Sie den gonosomal-rezessiven Erbgang. (Seite 14)

Wodurch zeichnen Sich multifaktoriell bedingte Erkrankungen aus? (Seite 15)

Worin unterscheiden sich Embryopathien und Fetopathien? (Seite 17)

Wie sind Bakterien aufgebaut? (Seite 20)

Wie sind Viren aufgebaut? (Seite 23)

Wie vermehren sich Viren? (Seite 23)

Welche humanpathogenen Pilze kennen Sie? (Seite 25)

Was ist ein Atopiker? (Seite 26)

Bitte beschreiben Sie die allergische Typ-I-Reaktion. (Seite 27)

Was soll durch eine Hyposensibilisierung erreicht werden? (Seite 28)

Bitte beschreiben Sie die allergische Typ-IV-Reaktion. (Seite 28)

Was ist eine Autoimmunerkrankung? Bitte nennen Sie wichtige klinische Beispiele. (Seite 29)

Bitte nennen Sie die Gefäßrisikofaktoren. (Seite 32)

Was sind mögliche Folgen der Arteriosklerose? (Seite 32)

Worin unterscheiden sich benigne und maligne Tumoren? (Seite 34)

Was ist ein Karzinom? (Seite 34)

Was ist ein Sarkom? (Seite 34)

Bitte nennen Sie die drei häufigsten Malignome bei Männern, Frauen und Kindern. (Seite 35)

Welche Faktoren können das Wachstum maligner Tumoren bedingen? (Seite 35)

Was ist eine Präkanzerose? (Seite 38)

Was ist ein Carcinoma in situ? (Seite 39)

Welche Metastasierungswege kennen Sie? (Seite 39)

Bitte nennen Sie paraneoplastische Syndrome. (Seite 40)

Was sind Tumormarker? (Seite 42)

Bitte unterscheiden Sie zwischen zentraler und peripherer Zyanose und nennen Sie wichtige Beispiele. (Seite 45)

Wie kommt es zu einem Ikterus? (Seite 46)

Welche Faktoren begünstigen eine Blutungsneigung? (Seite 47)

Wie kommt es zu Ödemen? (Seite 49)

Was ist ein Erguss? Bitte unterscheiden Sie zwischen Exsudat und Transsudat. (Seite 50)

Welche Differenzialdiagnosen muss man bei einem Patienten mit Dyspnoe in Erwägung ziehen? (Seite 52)

Bitte nennen Sie die Differenzialdiagnosen thorakaler Schmerzen. (Seite 53)

Welche Ursachen können ein akutes Abdomen bedingen? (Seite 55)

Wodurch kann Fieber bedingt sein? (Seite 55)

Bitte erklären Sie die Schockspirale und nennen Sie die wichtigsten Schockformen. (Seite 57)

Bitte beschreiben Sie die Schocksymptomatik. (Seite 58)

Bitte nennen Sie die Stadien quantitativer Bewusstseinsstörungen. (Seite 58)

Wodurch kann eine Synkope bedingt sein? (Seite 59)

An welche Differenzialdiagnosen muss man bei einem Patienten mit Schwindel denken? (Seite 60)

Welche Aspekte müssen in der Eigenanamnese berücksichtigt werden? (Seite 61)

Nennen Sie bitte die wichtigsten bildgebenden Verfahren. (Seite 62)

Welche Organe können endoskopisch beurteilt werden? (Seite 67)

Bitte unterscheiden Sie zwischen kurativer und palliativer Therapie, zwischen kausaler und symptomatischer Therapie sowie zwischen konservativer und operativer Therapie. (Seite 69)

Welche Maßnahmen werden in der onkologischen Therapie eingesetzt? (Seite 70)

Mit welchen Risiken ist eine Organtransplantation behaftet? (Seite 73)

Welche Medikamente beeinflussen Blutstillung und Gerinnung? Welche Konsequenzen ergeben sich für die physiotherapeutische Behandlung? (Seite 77)

Wie wirken Sympathomimetika und Sympatholytika? (Seite 78)

Wie wirken Parasympathomimetika und Parasympatholytika? (Seite 80)

Wann sind Glukokortikoide angezeigt? (Seite 80)

Mit welchen Symptomen geht das Cushing-Syndrom einher? Welche Folgen müssen Sie bei der physiotherapeutischen Behandlung berücksichtigen? (Seite 80)

II Innere Medizin

6	Kardiologie	92
7	Angiologie	131
8	Pulmologie	148
9	Gastroenterologie	182
10	Nephrologie	216
11	Stoffwechselerkrankungen und Endokrinologie	229
12	Hämatologie	259
13	Rheumatologie	274
14	Infektiologie	287

Teil II Innere Medizin

In diesem Teil des Lehrbuches werden die anatomischen und physiologischen Grundlagen der Organsysteme beschrieben. Es werden die Ursachen von Störungen und deren Leitsymptome geschildert. Neben der Diagnostik und Therapie der Erkrankungen wird auch sehr genau auf spezielle Krankheitsformen eingegangen.

Sämtliche Organsysteme aus dem Bereich der Inneren Medizin finden Berücksichtigung:

- Kardiologie
- Angiologie
- Pneumologie
- Gastroenterologie
- Nephrologie
- Stoffwechsel und Endokrinologie
- Hämatologie

Außerdem erhalten Sie spezielle Informationen zur Infektologie und den verschiedenen Formen der Rheumatologie.

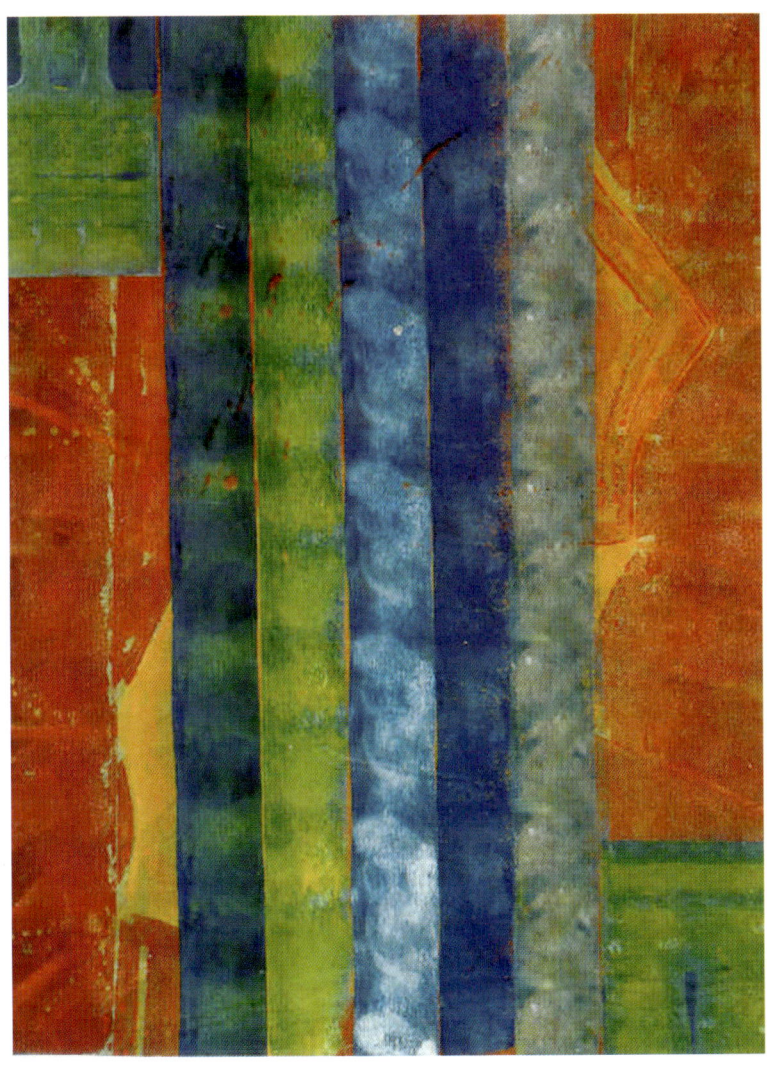

6 Kardiologie

6.1 Physiologische Grundlagen

6.1.1 Erregungsbildung und -leitung

Spezialisierte Myokardzellen sind für die Erregungsbildung und Erregungsleitung im Herzen verantwortlich (**Abb. 6.1**). Der Sinusrhythmus stellt den physiologischen Grundrhythmus dar. Die Zellen des Sinusknotens können autonom, d. h. ohne Nervenimpuls, ein Aktionspotenzial hervorbringen. Dieses breitet sich über die Myokardzellen der Vorhöfe aus und gelangt zum Atrioventrikularknoten (AV-Knoten). Über das HIS-Bündel, die Tawara-Schenkel und die Purkinje-Fasern wird schließlich das Ventrikelmyokard erregt.

Grundsätzlich kann jede der genannten Strukturen Aktionspotenziale hervorbringen (**Tab. 6.1**). Da der Sinusknoten mit 60–80 Schlägen/min die höchste Eigenfrequenz hat, steht er an der Spitze der Hierarchie und bestimmt die Herzfrequenz. Nur wenn er im Krankheitsfall ausfällt, wird das Myokard durch den nächsten intakten Schrittmacher mit entsprechend geringerer Frequenz erregt.

Um die Herzfrequenz an die Erfordernisse des Organismus anzupassen, wird der Sinusknoten durch das vegetative Nervensystem beeinflusst:
- Unter Sympathikuseinfluss wie bei körperlicher Belastung steigt die Herzfrequenz.
- Der N. vagus übernimmt die parasympathische Kontrolle und vermindert die Herzfrequenz; dies ist z. B. während des Schlafes oder bei Sportlern in Ruhe der Fall.

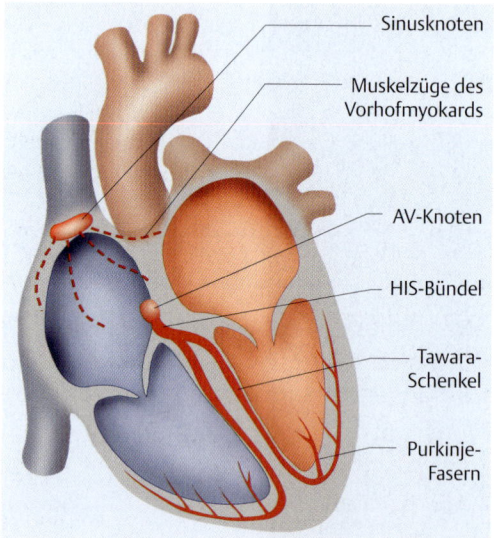

Abb. 6.1 Erregungsbildungs- und -leitungssystem.

6.1.2 Mechanische Herzaktion

Nach dem elektrischen Impuls kontrahiert das Myokard. Die mechanische Herzaktion lässt sich unterteilen in (**Abb. 6.2a–b**):
- Systole, bestehend aus Anspannungs- und Austreibungsphase;
- Diastole, bestehend aus Erschlaffungs- und Füllungsphase.

Die verwendeten Begriffe beziehen sich auf die Kammeraktion.

Systole

Am Anfang der Systole sind alle Herzklappen geschlossen. Das Ventrikelmyokard kontrahiert und die Ventilebene senkt sich (**Abb. 6.2a–b**). In der Anspannungsphase steigt der Druck in beiden Kammern. Sobald der Kammerdruck höher ist als der Druck in der Aorta bzw. im Truncus pulmonalis, öffnen sich die Taschenklappen und die Austreibungsphase beginnt. Von den etwa 120 ml Blut, die sich zu Beginn der Systole in jeder Kammer befinden, werden etwa 80 ml ausgeworfen. Der Begriff *Ejektionsfraktion* (EF) beschreibt den prozentualen Anteil des Schlagvolumens an der enddiastolischen Füllung.

▌ *Normwert der EF: 60–75 %.*

Tabelle 6.1 Physiologische Schrittmacher des Herzens

Schrittmacher	Anatomische Strukturen	Eigenfrequenz
Primär	Sinusknoten	60–80/min
Sekundär	AV-Knoten	40–60/min
Tertiär	• His-Bündel • Tawara-Schenkel • Purkinje-Fasern • Ventrikelmyokard	20–40/min

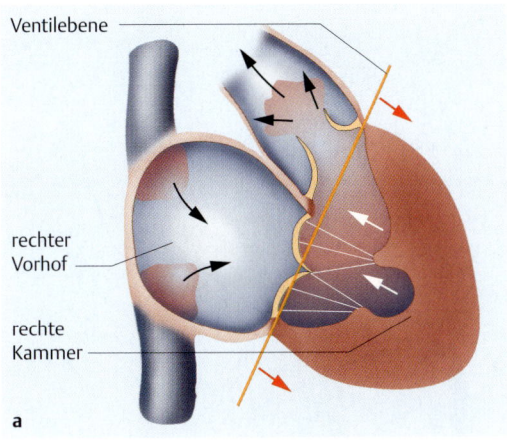
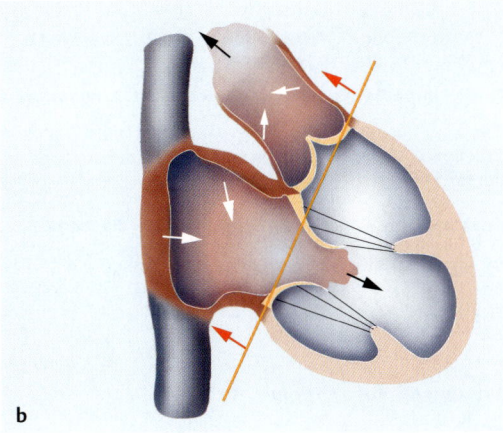

Abb. 6.2a–b Das Herz als Druck-Saug-Pumpe (Ventilebenenmechanismus). **a** Systole. **b** Diastole.

Da am Ende der Austreibungsphase der Kammerdruck unter den Druck in Aorta bzw. Truncus pulmonalis sinkt, schließen sich die Taschenklappen wieder und die Systole ist beendet.

Während sich die Ventilebene senkt und in den Kammern Druck aufgebaut wird, verringert sich der Druck in den Vorhöfen. Der resultierende Sog ermöglicht die Vorhoffüllung und damit den venösen Rückstrom.

Diastole

Das Ventrikelmyokard erschlafft, die Ventilebene hebt sich wieder, und der Druck in den Ventrikeln sinkt, während der Druck in den Vorhöfen bis über den Kammerdruck steigt. Dann öffnen sich die Segelklappen, und damit geht die Erschlaffungsphase in die Füllungsphase über. Die Ventrikel werden im Wesentlichen durch den beschriebenen Ventilebenenmechanismus gefüllt. Die Vorhofkontraktion bewirkt nur etwa 20 % der Kammerfüllung.

Herzminutenvolumen

Das Herzminutenvolumen (HMV) errechnet sich aus Schlagvolumen mal Herzfrequenz und beträgt in Ruhe etwa 5 l/min. Im Wesentlichen sorgen 3 Mechanismen dafür, dass es bei körperlicher Belastung auf 25–30 l/min ansteigen kann:
- Frank-Starling-Mechanismus;
- Vegetatives Nervensystem (VNS) über den Sympathikus;
- Myokardhypertrophie.

Frank-Starling-Mechanismus

In gewissen Grenzen arbeitet das Herz, das aus quer gestreifter Muskulatur besteht, als eine sich selbst regulierende Pumpe. Wenn der venöse Rückstrom und damit die enddiastolische Füllung zunehmen, überlappen sich die Aktin- und Myosinfilamente optimal, die folgende Kontraktion ist kräftiger und das Schlagvolumen nimmt bedarfsgerecht zu.

Bei krankhafter Dilatation werden die Aktin- und Myosinfilamente so weit auseinander geschoben, dass sie kaum noch ineinander greifen und sich die Kontraktionskraft verringert.

Sympathikus

Der Sympathikus ist der Teil des VNS, der den Organismus auf „Angriff oder Flucht" vorbereitet. Er steigert das HMV, indem er:
- Die Herzfrequenz erhöht, so genannte positiv-chronotrope Wirkung;
- Die Überleitungszeit des AV-Knotens verkürzt, so genannte positiv-bathmotrope Wirkung;
- Die Kontraktilität verstärkt, so genannte positiv-inotrope Wirkung.

Ein Herzfrequenzanstieg ist jedoch nicht uneingeschränkt sinnvoll, da er nur auf Kosten der Diastole möglich ist (**Tab. 6.2**).
- Damit haben die Kammern weniger Zeit, sich zu füllen, wodurch sich auch das Schlagvolumen verringert.
- In der Systole werden die Blutgefäße, die in das Myokard eingebettet sind, komprimiert, sodass die Myokarddurchblutung vor allem in der Diasto-

le stattfindet. Folglich wird das Myokard schlechter durchblutet, wenn sich die Diastole verkürzt.

> Faustregel: Maximale Herzfrequenz = 220 - Lebensalter!

Tabelle 6.2 Dauer von Systole und Diastole bei Anstieg der Herzfrequenz

Herzfrequenz	Dauer der Systole	Dauer der Diastole
70/min	0,28 s	0,58 s
150/min	0,25 s	0,15 s

Myokardhypertrophie

Der Frank-Starling-Mechanismus und der Sympathikus können das HMV kurzfristig erhöhen. Wenn das Myokard dauerhaft mehr beansprucht wird, z. B. bei Sportlern, reagiert es wie jeder Muskel mit einer Hypertrophie.

Wird infolge einer Myokardhypertrophie das kritische Herzgewicht von 500 g überschritten, drohen relative Minderdurchblutung und Herzrhythmusstörungen.

6.1.3 Kreislauf

Der Kreislauf lässt sich nach anatomischen Gesichtspunkten in den Körper- und Lungenkreislauf bzw. den großen und kleinen Kreislauf und nach den herrschenden Druckverhältnissen in ein Hoch- und Niederdrucksystem unterteilen (**Abb. 6.3**, **Tab. 6.3**).

Niederdrucksystem und venöser Rückstrom

Die Venen des Körperkreislaufs gehören zum Niederdrucksystem. Trotz des geringen Drucks garantieren folgende Faktoren eine ausreichende Strömungsgeschwindigkeit und damit den venösen Rückstrom (**Abb. 6.4a–b**):

- Venenklappen haben Ventilfunktion, sie richten den Blutstrom herzwärts und verhindern, dass das Blut in die Peripherie zurückfließt.
- Venen werden komprimiert, wenn benachbarte Muskeln kontrahieren, so genannte Muskelpumpe (**Abb. 6.4a**).
- Venen werden durch die Pulswelle benachbarter Arterien komprimiert, so genannte arteriovenöse Einheit (**Abb. 6.4b**).
- Durch den Ventilebenenmechanismus sinkt während der Systole der Druck in den Vorhöfen, die so das Blut aus den Venen ansaugen (**Abb. 6.2a–b**).

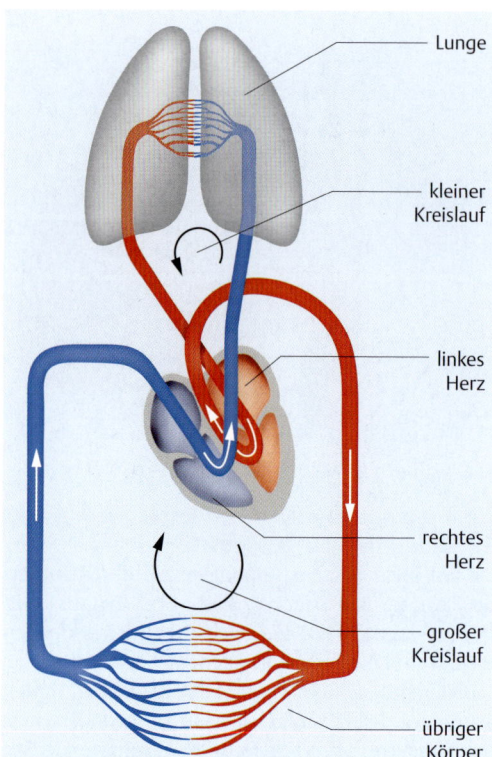

Abb. 6.3 Körper- und Lungenkreislauf.

Tabelle 6.3 Einteilung des Kreislaufs in ein Hoch- und Niederdrucksystem

System und zugehörige Strukturen	Druck
Hochdrucksystem: • Linker Ventrikel • Arterien des großen Kreislaufs	80–120 mmHg
Niederdrucksystem: • Venen des großen Kreislaufs • Rechtes Herz • Kleiner Kreislauf • Linker Vorhof	5–20 mmHg

- Bei der Atmung wechseln permanent intraabdominaler bzw. intrathorakaler Druckanstieg bzw. Druckabfall, die sich auf die Venen übertragen.

Hochdrucksystem und Blutdruckregulation

Der in den Arterien des Körperkreislaufs herrschende Druck wird als Blutdruck bezeichnet. **Abb. 6.5** zeigt den Druckverlauf in der Aorta in Abhängigkeit von der Herzaktion.

6.1 Physiologische Grundlagen

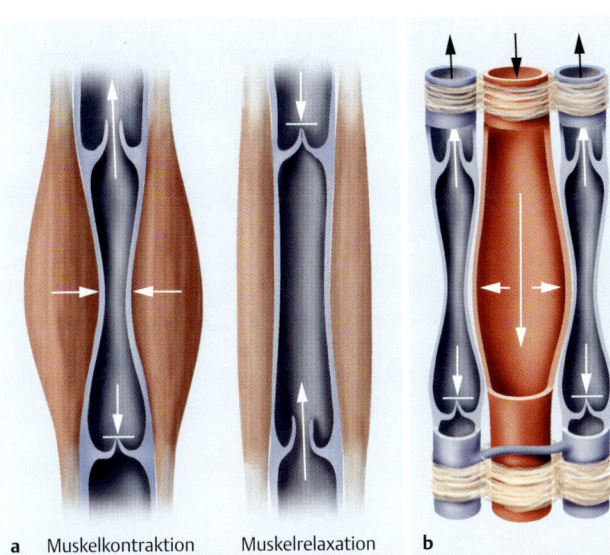

Abb. 6.4a–b Venöser Rückstrom. **a** Muskelpumpe. **b** Arteriovenöse Kopplung.

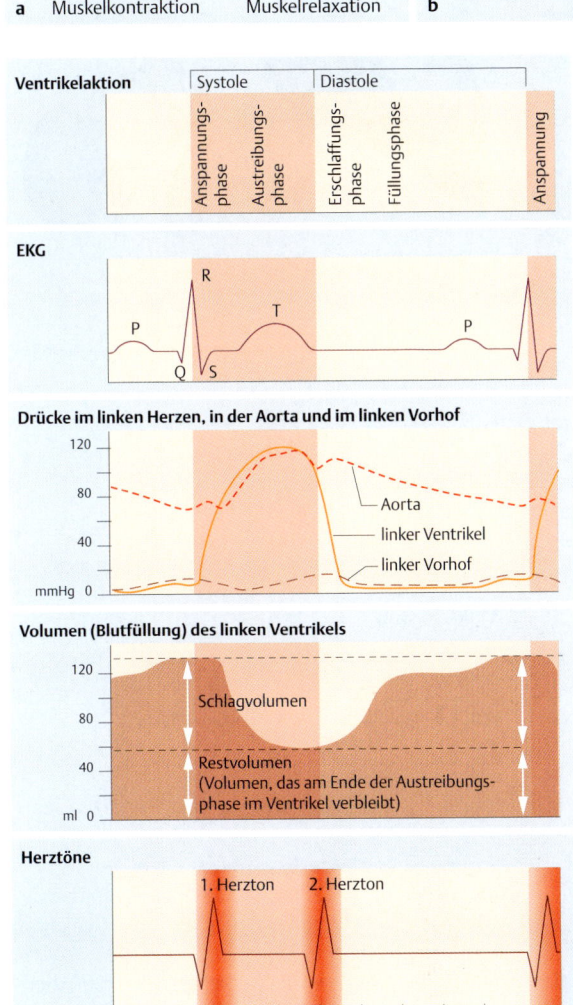

Abb. 6.5 Zeitlicher Zusammenhang zwischen EKG und mechanischer Herzaktion.

- Das Druckmaximum beträgt etwa 120 mmHg. Da dieser Druck herrscht, wenn sich das Herz in der Systole befindet, wird er als *systolischer Blutdruck* bezeichnet.
- Das Druckminimum beträgt etwa 80 mmHg. Da dieser Druck herrscht, wenn sich das Herz in der Diastole befindet, wird er als *diastolischer Blutdruck* bezeichnet.

Dem italienischen Arzt Scipione Riva-Rocci ist das indirekte, unblutige Verfahren der Blutdruckmessung mittels Oberarmmanschette zu verdanken. Ihm zu Ehren wird der gemessene Wert folgendermaßen dokumentiert:

- RR 120/80 mmHg.

Verschiedene Mechanismen halten den Blutdruck und damit die Organdurchblutung aufrecht. Von diesen Mechanismen werden hier der Pressorezeptorenreflex und das Renin-Angiotensin-Aldosteron-System erklärt.

Pressorezeptorenreflex

Im Aortenbogen und in der A. carotis befinden sich Rezeptoren, die den Blutdruck messen. Diese Pressorezeptoren geben ihre Messergebnisse an das Kreislaufzentrum in der Medulla oblongata weiter. Dieses reagiert auf einen Blutdruckabfall, indem es den Sympathikus aktiviert und den Parasympathikus hemmt. Der Blutdruck steigt wieder. Umgekehrt wird bei einem Blutdruckanstieg der Parasympathikus aktiviert und der Sympathikus gehemmt, wodurch der Blutdruck wieder abfällt.

Pressorezeptoren adaptieren, d. h. dass sie einen dauerhaft hohen Druck als neuen Normwert akzeptieren.

Renin-Angiotensin-Aldosteron-System

Für die Funktion der Nieren ist es wichtig, dass sie mit einem bestimmten Druck durchblutet werden. Die Nieren (lat. ren) reagieren auf einen Blutdruckabfall, indem sie Renin ausschütten, das Angiotensinogen in Angiotensin I verwandelt. Angiotensin I wird durch das *Angiotensin Converting Enzyme* (ACE) in das wirksame Angiotensin II überführt, das neben einer Vasokonstriktion eine Aldosteronfreisetzung aus der Nebennierenrinde bewirkt.

Aldosteron vermittelt ein Durstgefühl und senkt die Diurese, indem es in den Nieren die Rückresorption von Natrium und damit die Wasserrückresorption erhöht. Durch vermehrte Flüssigkeitsaufnahme und verringerte Flüssigkeitsabgabe kommt es zu einem erhöhten Blutvolumen, das gemeinsam mit der Vasokonstriktion einen Blutdruckanstieg bewirkt. Das Renin-Angiotensin-Aldosteron-System (RAAS) ist in **Abb. 6.6** zusammengefasst.

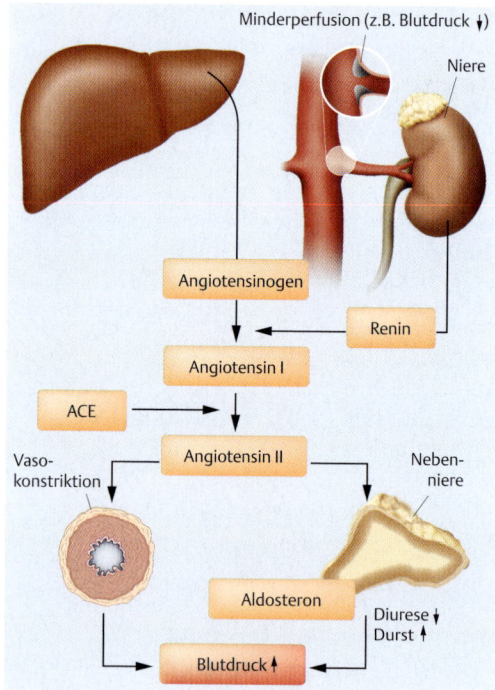

Abb. 6.6 Renin-Angiotensin-Aldosteron-System.

6.2 Kardiologische Leitsymptome

6.2.1 Übersicht

Wichtige kardiologische Leitsymptome sind:
- Zeichen der Herzinsuffizienz;
- Thoraxschmerzen, insbesondere retrosternale Schmerzen;
- Synkope;
- Herzrasen, -stolpern, -klopfen.

Nachdem im allgemeinen Teil die Differenzialdiagnosen thorakaler Schmerzen und Synkopen besprochen wurden, sollen im speziellen Teil die Symptome erklärt werden, die bei herzinsuffizienten Patienten auftreten können.

6.2.2 Leitsyndrom Herzinsuffizienz

Definition und Stellenwert

Sämtliche Herzerkrankungen können die Pumpfunktion so beeinträchtigen, dass das Herz nicht mehr in der Lage ist, die Gewebe mit ausreichend Blut und Sauerstoff zu versorgen, um den Gewebestoffwechsel unter Belastung oder bei fortgeschrittener Erkrankung in Ruhe sicherzustellen. Die resultierenden Symptome werden unter dem Begriff *Herzinsuffizienz* zusammengefasst.

Die Herzinsuffizienz ist eines der häufigsten internistischen Syndrome und betrifft 1–2 % der Bevölkerung. Die Häufigkeit nimmt wie die jeweils zugrunde liegenden Erkrankungen mit dem Alter zu. Die Prävalenz steigt von unter 1 % bei 45–55-Jährigen auf ca. 10 % bei 80-Jährigen.

Einteilung und Ursachen

Die ursächlichen Herzerkrankungen lassen sich nach ihrer unmittelbaren Auswirkung in 4 Gruppen einteilen (**Tab. 6.4**):
- Bei den meisten Erkrankungen ist der linke Ventrikel zu schwach, um das Herzzeitvolumen bedarfsgerecht zu steigern. Hier liegt eine *systolische Funktionsstörung* vor.
- Seltener ist eine *isolierte diastolische Funktionsstörung*, bei der die ventrikuläre Erschlaffung und die Kammerfüllung beeinträchtigt sind. Das Blut staut sich vor dem Herzen zurück.
- Einige Erkrankungen erhöhen den Widerstand im großen bzw. kleinen Kreislauf, den der linke bzw. rechte Ventrikel überwinden muss, und führen so zu einer *erhöhten Nachlast*.
- Eine *erhöhte Vorlast* ist gleichzusetzen mit einem erhöhten Volumenangebot, das vom Herzen bewältigt werden muss.

Nach zeitlichem Verlauf wird zwischen akuter und chronischer Herzinsuffizienz unterschieden:
- Eine *akute Herzinsuffizienz* tritt innerhalb von Minuten bis Stunden auf in Form eines kardiogenen Schocks durch abrupten Abfall des Herzminutenvolumens, z. B. bei einem ausgedehnten Myokardinfarkt, oder in Form eines kardiogenen Lungenödems durch Rückwärtsversagen des linken Ventrikels.
- Von einer *chronischen Herzinsuffizienz* wird gesprochen, wenn die zugrunde liegende Erkrankung und die Symptome über mindestens 6 Monate andauern. Hauptursachen der chronischen Herzinsuffizienz sind die arterielle Hypertonie und die KHK.

Symptome und Kompensationsmechanismen

Zum besseren Verständnis der Symptomatik wird häufig zwischen den Zeichen der Links- und der Rechtsherzinsuffizienz unterschieden, wobei oft nur ein geringer Zusammenhang zwischen Beschwerden und dem Grad der ventrikulären Funktionseinschränkung besteht.

Tabelle 6.4 Ursachen einer Herzinsuffizienz

Ursächliche Erkrankungen	*Unmittelbare Auswirkungen*
- Koronare Herzkrankheit (KHK) - Myokardinfarkt - Herzrhythmusstörungen - Myokarditis - Dilatative Kardiomyopathie	Systolische Funktionsstörung
- Linksventrikuläre Hypertrophie, v. a. bei arterieller Hypertonie - Hypertrophe und restriktive Kardiomyopathie - Perikarditis und Herzbeuteltamponade	Diastolische Funktionsstörung
- Stenosen der Taschenklappen - Arterielle Hypertonie - Pulmonale Hypertonie	Erhöhte Nachlast
- Klappeninsuffizienz - Stenosen der Segelklappen - Angeborene Herzfehler mit Links-rechts-Shunt - Überwässerung	Erhöhte Vorlast

Symptome der Linksherzinsuffizienz

Ein pumpschwacher linker Ventrikel ist einerseits nicht in der Lage, ausreichend Blut in den Körperkreislauf zu befördern, so genanntes Vorwärtsversagen, andererseits staut sich Blut in den Lungenkreislauf zurück und es kommt zum Rückwärtsversagen. Folgende Symptome resultieren aus dem *Vorwärtsversagen:*

- Die körperliche Leistungsfähigkeit ist herabgesetzt. Schwäche, Erschöpfung und Müdigkeit sind häufig erste Symptome.
- Schlafstörungen, Verwirrtheit und Synkopen treten als Folge einer zerebralen Minderdurchblutung auf.
- Arterielle Hypotonie und Schock (Kap. 3.9) sind Ausdruck eines schweren Pumpversagens.

Beim *Rückwärtsversagen* des linken Ventrikels staut sich das Blut in den Lungenkreislauf zurück und ein Lungenödem entwickelt sich (Kap. 6.4.2, **Abb. 6.15**). Mögliche Folgen sind:

- Dyspnoe, die zunächst nur bei stärkerer Belastung, später auch bei geringerer Belastung oder sogar in Ruhe auftritt;
- Orthopnoe, d. h. lageabhängige, insbesondere bei flachem Liegen auftretende Luftnot;
- Reiz- oder Stauungshusten, der trocken sein oder mit schaumigem Auswurf und Blutbeimengungen einhergehen kann;
- Paroxysmale nächtliche Dyspnoe, d. h. Luftnot- und Hustenanfälle, die den Patienten aus dem Schlaf reißen;
- Zentrale Zyanose, da das Blut nur unzureichend mit Sauerstoff angereichert wird (Kap. 3.1.3).

Symptome der Rechtsherzinsuffizienz

Abb. 6.7 zeigt Ödeme, die damit verbundene Gewichtszunahme sowie gestaute Halsvenen als sichtbare Zeichen der Rechtsherzinsuffizienz. Sie sind dadurch bedingt, dass sich das Blut vor dem insuffizienten rechten Ventrikel in den Körperkreislauf zurückstaut.

Anfangs bilden sich Ödeme symmetrisch im Bereich der Füße, der Knöchel sowie prätibial, später können sie generalisieren, so genannte Anasarka. Da sich die Flüssigkeit der Schwerkraft folgend vor allem in tief liegenden Körperabschnitten ansammelt, findet man Ödeme bei bettlägerigen Patienten eher an Kreuzbein, Flanken, Oberschenkel und Genitale. Tagsüber nehmen Flüssigkeitseinlagerungen zu, nachts werden sie ausgeschwemmt. Nächtliches Wasserlassen wird als Nykturie bezeichnet.

Der venöse Rückstau beeinträchtigt auch die Funktion vieler Organe, es kommt zu:

- Pleuraergüssen;
- Stauungsleber bis hin zur Leberzirrhose;
- Stauungsgastritis mit Völlegefühl und Appetitlosigkeit;
- Stauungsnieren mit Nykturie und Proteinurie.

Globale Herzinsuffizienz

Eine isolierte Rechtsherzinsuffizienz ist selten. Meist ist sie Folge einer Linksherzinsuffizienz mit pulmonalem Flüssigkeitsrückstau, der den rechten Ventrikel sekundär belastet. Man spricht dann auch von einer globalen oder biventrikulären Herzinsuffizienz.

„Kompensatorischer Teufelskreis"

Durch physiologische Kompensationsmechanismen, die in Kapitel 6.1.3 vorgestellt wurden, kann initial das Herzzeitvolumen noch erhöht und eine ausreichende Organdurchblutung sichergestellt werden. Langfristig tragen sie jedoch dazu bei, dass sich die Herzinsuffizienz verschlechtert (**Abb. 6.8**).

- Der aktivierte Sympathikus erhöht die Herzfrequenz sowie die Kontraktionskraft des Myokards und bewirkt eine Vasokonstriktion. Langfristig wirken sich aber ein erhöhter myokardialer Sauerstoffbedarf und eine verkürzte Diastole sowie die erhöhte Nachlast nachteilig aus.
- Da das Herzminutenvolumen und damit die Nierendurchblutung abnehmen, wird das RAAS aktiviert. Das Angiotensin stellt die Gefäße eng und erhöht so die Nachlast, während durch das Aldosteron das Volumenangebot und die Vorlast zunehmen.

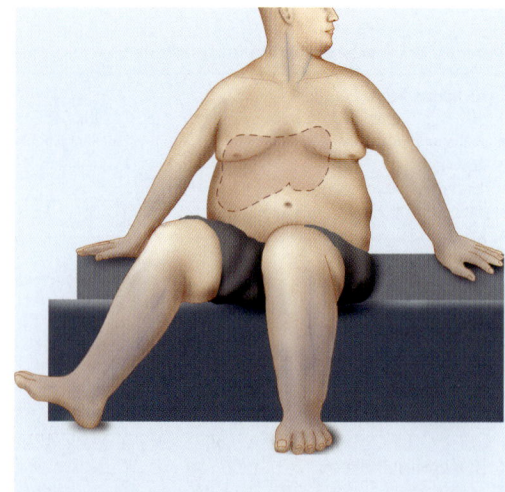

Abb. 6.7 Patient mit Rechtsherzinsuffizienz. Auffällig sind gestaute Halsvenen, periphere Ödeme und Akrozyanose.

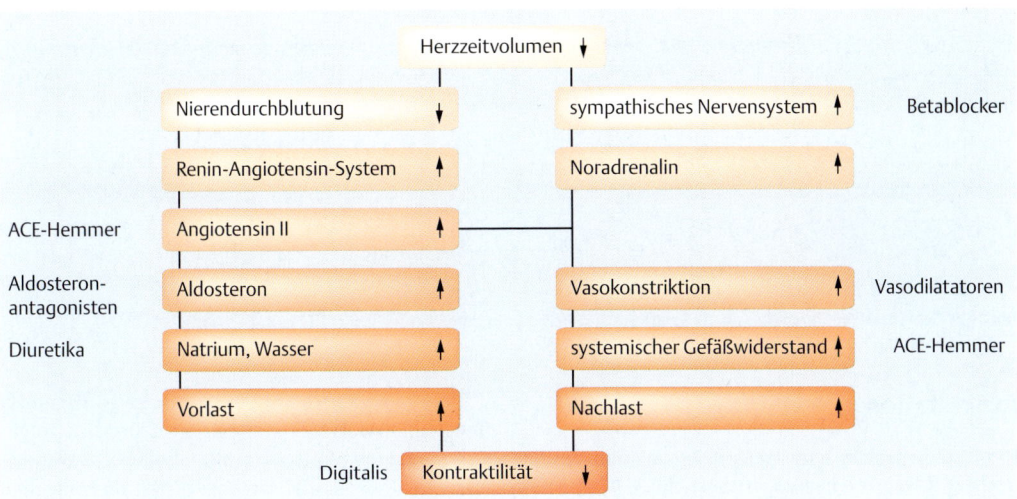

Abb. 6.8 Kompensatorischer Teufelskreis und medikamentöse Therapie bei chronischer Herzinsuffizienz.

Klinische Schweregrade

Nach der Klassifikation der *New York Heart Association* (NYHA) wird die Herzinsuffizienz in die Stadien I–IV eingeteilt (**Tab. 6.5**).

Tabelle 6.5 Klinische Schweregrade der chronischen Herzinsuffizienz nach der revidierten NYHA-Klassifikation

Stadium	Funktionelle Klassifizierung
I	Herzerkrankung ohne körperliche Einschränkung
II	Herzerkrankung mit leichter Einschränkung der körperlichen Leistungsfähigkeit bei alltäglicher Belastung
III	Herzerkrankung mit höhergradiger Einschränkung der körperlichen Leistungsfähigkeit bei geringer Belastung
IV	Herzerkrankung mit Beschwerden bei allen Aktivitäten und in Ruhe

Krankheitsverlauf und Prognose

Die Herzinsuffizienz ist in der Regel ein voranschreitender Prozess, selbst wenn keine neue oder zusätzliche Myokardschädigung auftritt. Das Krankheitsbild kann sich jederzeit plötzlich verschlechtern, d.h. akut dekompensieren und zu Komplikationen führen, z.B. zum kardialen Lungenödem oder einem kardiogenen Schock (Kap. 3.9). Die Patienten sind zudem anfälliger gegenüber lebensbedrohlichen Herzrhythmusstörungen sowie thrombotischer und thrombembolischer Ereignisse.

Die Prognose verschlechtert sich mit zunehmendem NYHA-Stadium. So versterben etwa 10% der Patienten im NYHA-Stadium I innerhalb von 2 Jahren. Im gleichen Zeitraum versterben ca. 40% aller Patienten im NYHA-Stadium IV.

Selten kann sich eine Herzinsuffizienz auch bessern, z.B. nach einer Myokarditis oder nach Beseitigung einer eindeutigen Ursache, z.B. einer tachykarden Herzrhythmusstörung oder eines Herzklappenfehlers durch einen Klappenersatz.

6.3 Kardiologische Diagnostik

6.3.1 Anamnese und körperliche Untersuchung

Anamnese und körperlicher Untersuchungsbefund führen meist zur richtigen Verdachtsdiagnose. Die Inspektion, Palpation der Herzregion und der Pulse sowie die Perkussion und Auskultation mit dem Stethoskop geben wichtige Informationen über den Zustand des Herz-Kreislauf-Systems.

Wesentlicher Bestandteil der Untersuchung herzkranker Patienten ist auch die Blutdruckmessung. Weiterführende technische Untersuchungen helfen, die Diagnose zu sichern, den Schweregrad der Herzerkrankung zu objektivieren und die richtige Therapieentscheidung zu treffen.

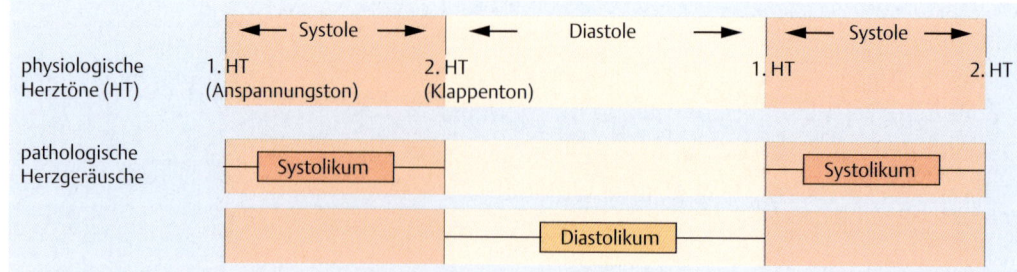

Abb. 6.9 Schematische Darstellung von Herztönen und Herzgeräuschen.

Auskultation

Durch die mechanische Herzaktion werden der 1. und der 2. Herzton hervorgerufen (**Abb. 6.9**).
- Der 1. Herzton wird auch als *Anspannungston* bezeichnet, da er zu Beginn der Ventrikelkontraktion entsteht. Er weist akustisch auf den Anfang der Systole hin.
- Der 2. Herzton kommt zustande, wenn sich die Taschenklappen schließen. Er heißt daher auch *Klappenton*. Mit dem Schluss der Taschenklappen endet die Systole.

Pathologische Herzgeräusche weisen vor allem auf Klappenfehler hin. Nach dem Zeitpunkt des Auftretens wird unterschieden zwischen:
- Systolikum, d.h. einem Strömungsgeräusch, das zwischen dem 1. und 2. Herzton zu hören ist;
- Diastolikum, d.h. einem Strömungsgeräusch, das zwischen dem 2. und 1. Herzton zu hören ist.

Beispiele:
- Bei einer Mitralklappeninsuffizienz schließt die Mitralklappe nicht richtig und in der Systole strömt Blut durch die undichte Klappe zurück in den Vorhof. Es kommt zu einem Systolikum.
- Bei einer Mitralklappenstenose öffnet die Mitralklappe nicht richtig und beeinträchtigt die Füllung. Strömungsgeräusche treten folglich während der Diastole auf, es kommt zu einem Diastolikum.

Blutdruckmessung

Der in den Arterien des Körperkreislaufs herrschende Druck kann direkt und indirekt gemessen werden. Die direkte, blutige Methode der Blutdruckmessung ist nur in Ausnahmefällen, z.B. auf Intensivstationen, angezeigt. Bewährt hat sich das unblutige Verfahren nach Riva-Rocci (RR; Kap. 6.1.3), bei dem indirekt über eine Oberarmmanschette auf den Druck in den Arterien geschlossen wird.

Dabei wird die Manschette etwa 30 mmHg über den erwarteten systolischen Blutdruck aufgepumpt. Da die Manschette nun die Arterie komprimiert, ist kein Radialispuls zu tasten und mit dem Stethoskop in der Ellenbeuge über der A. brachialis kein Geräusch zu hören. Der Manschettendruck wird langsam abgelassen. Wenn er unter den systolischen Blutdruck fällt, kommt es in der Arterie zu einer pulssynchronen Strömung. Diese ist als so genanntes *Korotkow-Geräusch* in der Ellenbeuge hörbar. Wenn der Manschettendruck unter den diastolischen Blutdruck fällt, ist eine kontinuierliche Strömung in der Arterie möglich und das Korotkow-Geräusch verschwindet.

Durch die 24-Stunden-Blutdruckmessung kann die tatsächliche Blutdrucksituation am besten erfasst werden. Dabei wird über eine dauerhaft angelegte Oberarmmanschette in bestimmten Intervallen der Blutdruck gemessen. Ein tragbares Speichermedium registriert die Messergebnisse, die mittels Computer ausgewertet werden.

Normwerte:
- Tagesmittelwert unter 135/85 mmHg.
- Nachtmittelwert unter 120/75 mmHg.
- Die Häufigkeit von Werten über 140/90 mmHg liegt tagsüber unter 25% und nachts unter 20%.
- Der nächtliche Blutdruckabfall beträgt systolisch und diastolisch über 10 mmHg.

6.3.2 Elektrokardiogramm

Bei vielen kardiologischen Fragestellungen ist es sinnvoll, ein Elektrokardiogramm (EKG) abzuleiten. Hier werden die elektrischen Ströme abgebildet, die während der Erregungsbildung und -leitung im Herzen entstehen. **Abb. 6.10** zeigt die Grundableitung des EKG und aus **Tab. 6.6** geht die Lesart hervor.

Ein EKG kann abgeleitet werden als:
- Ruhe-EKG;
- Belastungs-EKG;

6.3 Kardiologische Diagnostik

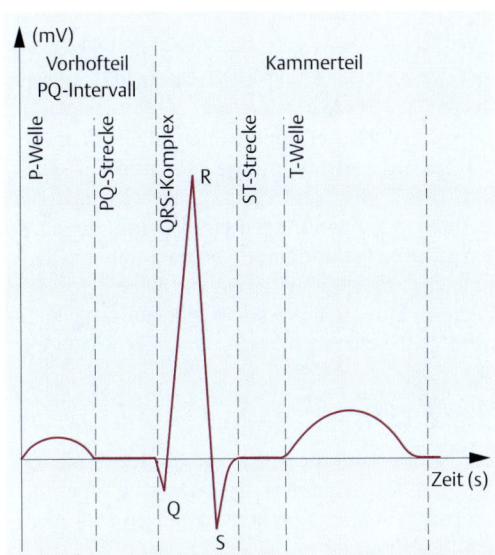

Abb. 6.10 EKG: Lage der Elektroden.

Tabelle 6.6 Grundableitung des EKG

EKG	Bedeutung und ggf. Anmerkung
P-Welle	Depolarisation der Vorhöfe
PQ-Strecke	• Überleitungszeit, d. h. die vom AV-Knoten benötigte Zeit, um die Erregung von den Vorhöfen an die Kammern weiterzugeben • Isoelektrisch, d. h. keine Spannung ablesbar, weil sich alle Vorhofzellen auf einem Erregungsniveau befinden
QRS-Komplex	Depolarisation der Kammern
ST-Strecke	Isoelektrisch, d. h. keine Spannung ablesbar, weil sich alle Kammerzellen auf einem Erregungsniveau befinden
T-Welle	Repolarisation der Kammern

- Langzeit-EKG;
- Monitor-EKG.

Ruhe-EKG

Das Standard-EKG wird in Ruhe abgeleitet und umfasst 12 Ableitungen (**Abb. 6.11a–b**), um möglichst viele Informationen zu erhalten:

- Standard-Extremitätenableitungen nach Einthoven (I, II, III);
- Extremitätenableitungen nach Goldberger (aVR: rechter Arm, aVL: linker Arm, aVF: Fuß);
- Brustwandableitungen nach Wilson (V_1-V_6).

Das Ruhe-EKG dient insbesondere dazu, Herzrhythmus- und Erregungsausbreitungsstörungen zu erfassen sowie einen Herzinfarkt zu erkennen und

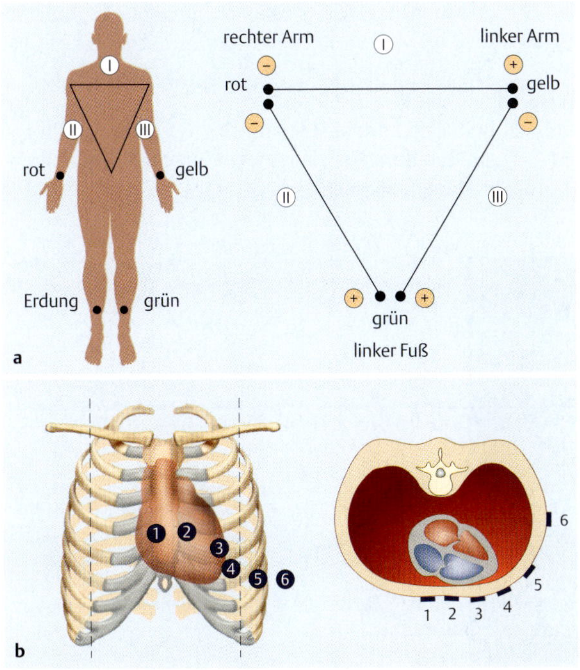

Abb. 6.11a–b EKG: Grundableitung.

in seinem Verlauf zu beurteilen. EKG-Veränderungen treten zudem bei Myokardhypertrophie, koronarer Herzerkrankung, Myokarditis, Elektrolytstörungen und vielen anderen Krankheitsbildern auf.

Belastungs-EKG

Die Untersuchung erfolgt unter kontinuierlicher EKG-Aufzeichnung sowie engmaschiger Blutdruckmessung in Anwesenheit eines Arztes. Dabei wird der Patient unter standardisierten Bedingungen stufenweise höher belastet, um so mindestens 85% der altersabhängigen maximalen Herzfrequenz zu erzielen. Die Belastung erfolgt meistens in Form einer Fahrradergometrie in halb liegender Position, kann jedoch auch mittels Laufband, Handkurbel oder Kletterstufe durchgeführt werden.

Sie dient neben der Ermittlung der allgemeinen Leistungsfähigkeit vor allem dem Nachweis einer Myokardischämie. Wenn relevante Koronarstenosen vorliegen, kann unter Belastung dem Herzmuskel nicht mehr genügend Sauerstoff angeboten werden. Als Ausdruck dessen können Beschwerden wie Angina pectoris oder Luftnot sowie EKG-Veränderungen auftreten.

Die Ergometrie ist z. B. angezeigt:
- Als Vorsorgeuntersuchung bei Patienten mit kardiovaskulären Risikofaktoren;
- Bei klinischem Verdacht auf koronare Herzkrankheit;
- Zur Beurteilung der Leistungsfähigkeit nach Myokardinfarkt;
- Zur Beurteilung des Blutdruckverhaltens unter Belastung. Der Blutdruck sollte bei 100 Watt Werte von 200/100 mmHg nicht übersteigen, sonst liegt eine Belastungshypertonie bei normotonen Ruhewerten vor.

Langzeit-EKG

Im Langzeit- oder Holter-EKG wird ein EKG kontinuierlich über 24–48 Stunden registriert. Hierfür werden die elektrischen Signale über auf die Brustwand aufgeklebte Elektroden abgeleitet und auf einem tragbaren Speichermedium aufgezeichnet. Diese Untersuchung hilft, gelegentlich auftretende, so genannte intermittierende Herzrhythmusstörungen zu erfassen. Die Aufzeichnung kann durch spezielle Geräte auf mehrere Wochen bis Monate ausgedehnt werden, so genannte Ereignis- oder Eventrekorder.

Monitor-EKG

Der Patient wird an einen Monitor angeschlossen, um den Herzrhythmus beispielsweise auf einer Intensivstation oder im Rettungswagen kontinuierlich zu überwachen.

6.3.3 Nichtinvasive bildgebende Verfahren

Echokardiographie

Die Echokardiographie (Echo) ist eine Ultraschalluntersuchung, mit der die Strukturen des Herzens sowie ihre Funktionsweise im bewegten Bild dargestellt werden können (**Abb. 6.12**). Mithilfe der Doppler- bzw. Farbdoppler-Echokardiographie werden Blutflüsse und Blutflussrichtungen beurteilt.

Transthorakale Echokardiographie (TTE)

Bei der Standarduntersuchung wird der Schallkopf auf den Brustkorb aufgesetzt, um so folgende Informationen zu erlangen:

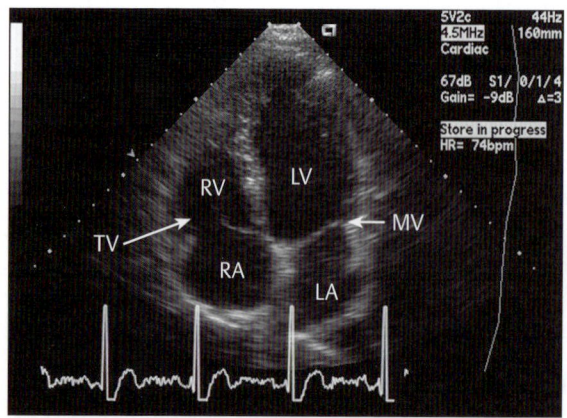

Abb. 6.12 Echokardiographie: Vierkammerblick (MV: Mitralklappe, TV: Trikuspidalklappe) (Flachskampf 2004).

- Größe und Funktion von Vorhöfen und Ventrikeln;
- Morphologie und Funktion der Herzklappen;
- Myokardwandstärken.

Die Stressechokardiographie ist ein spezielles Verfahren zur Ischämiediagnostik. Unter fahrradergometrischer Belastung oder kontinuierlicher Infusion des Stresshormons Dobutamin wird beobachtet, wie die einzelnen Myokardabschnitte kontrahieren. Ist ein Bereich distal einer Koronarstenose unzureichend durchblutet, bewegt sich dieser Wandabschnitt unter Belastung nur unzureichend.

Transösophageale Echokardiographie (TEE)

Bestimmte Fragestellungen lassen sich durch die transösophageale Echokardiographie besser beantworten. Hierbei wird eine Ultraschallsonde in der Speiseröhre hinter dem Herzen platziert. So lassen sich insbesondere der linke Vorhof, die Herzklappen und die Aorta ascendens genauer darstellen und beispielsweise:

- Vorhofthromben bei Vorhofflimmern (**Abb. 6.13**),
- Klappenvegetationen bei Endokarditis und
- Aortendissektionen

sicherer diagnostizieren. Dieses Verfahren ist jedoch für den Patienten unangenehmer. Damit er die Sonde schlucken und tolerieren kann, sind eine Lokalanästhesie des Rachens mittels Spray und gelegentlich auch eine Sedierung notwendig.

Röntgen-Thorax

Die Röntgenaufnahme des Thorax dient der Akut- und Verlaufsdiagnostik von kardialen und pulmonalen Erkrankungen. Die Aufnahmen erfolgen möglichst in 2 Ebenen mittels posterior-anteriorem sowie seitlichem Strahlengang (**Abb. 6.14a–b**) und liefern in der kardiologischen Diagnostik folgende Informationen:
- Herzkontur und Herzgröße sind verändert, wenn einzelne Herzabschnitte vergrößert oder belastet sind.
- Eine vermehrte Lungengefäßzeichnung tritt auf, wenn sich das Blut bei einer Linksherzinsuffizienz in den kleinen Kreislauf zurückstaut.
- Beim Lungenödem finden sich diffuse, fleckförmige Strukturen in der gesamten Lunge (**Abb. 6.15**).
- Ein vorhandener Pleuraerguss stellt sich beim stehenden Patienten zunächst im Bereich der Zwerchfellwinkel dar.

Nuklearmedizinische Verfahren

Bei der nuklearmedizinischen Diagnostik werden radioaktiv markierte Substanzen in den Körper injiziert und anschließend deren Verteilung durch eine spezielle Kamera dargestellt. Die Myokardszintigraphie beispielsweise dient der Ischämiediagnostik bei bekannter oder vermuteter stabiler Koronarerkrankung und liefert Aussagen zur Vitalität und zur Perfusion des Herzmuskels. Die Untersuchung erfolgt, ähnlich wie die Stressechokardiographie, in Ruhe sowie bei Belastung.

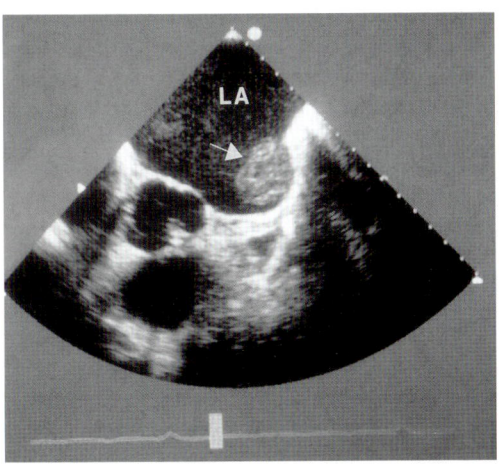

Abb. 6.13 Echokardiographie: Vorhofthromben bei Vorhofflimmern (Baenkler 1999).

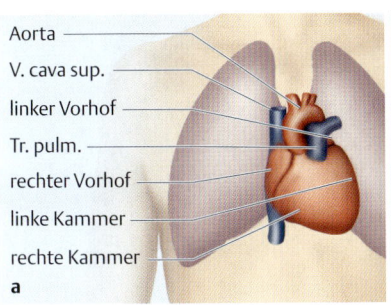

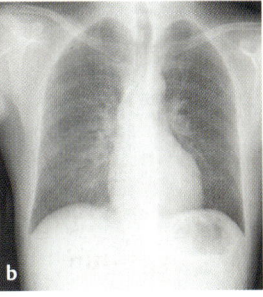

Abb. 6.14a–b Posterior-anteriore Aufnahme des Thorax: Herzform und -lage eines Normalbefunds.

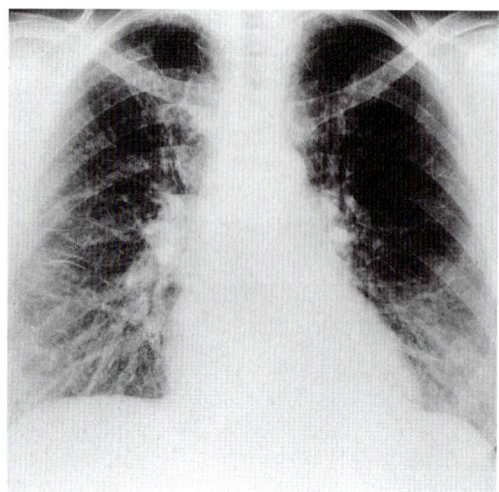

Abb. 6.15 Anterior-posteriore Röntgenaufnahme eines akuten Lungenödems (Baenkler 1999).

Schnittbildverfahren

Die kardiale Magnetresonanztomographie (MRT) erzeugt mittels Magnetfeldern Bilder in beliebig einstellbaren Ebenen. Die Morphologie und Funktion des Herzens lassen sich dreidimensional und ohne Strahlenbelastung darstellen. Die Methode wird z. B. bei der Diagnostik von Myokarderkrankungen und angeborenen Herzfehlern eingesetzt.

Zunehmend wird die kardiale MRT auch angewandt, um funktionelle Einflüsse zu untersuchen, z. B. ob Myokardabschnitte noch vital oder bereits Narbe sind, ob sie in Ruhe oder unter Belastung perfundiert werden.

Die Computertomographie (CT) findet in der kardialen Standarddiagnostik noch keine Anwendung. Ob die Darstellung von Koronarverkalkungen mittels CT prognostische Aussagekraft hat, wird derzeit untersucht. Bei einer CT ist der Patient wie bei einer Linksherzkatheteruntersuchung Röntgenstrahlung ausgesetzt.

6.3.4 Herzkatheteruntersuchung

Linksherzkatheteruntersuchung

Abb. 6.16 zeigt das Prinzip der Linksherzkatheteruntersuchung: Über eine gut zugängliche große Arterie, meist die A. femoralis in der Leiste oder seltener die A. brachialis in der Ellenbeuge, wird nach örtlicher Betäubung eine Führungsschleuse eingebracht. Hierüber wird unter Röntgenkontrolle eine Sonde via Aorta vor das Herz und weiter in die jeweiligen Abgänge der Herzkranzgefäße vorgeschoben. Durch ein Röntgenkontrastmittel können die Aorta sowie die Koronararterien dargestellt werden. Die Untersuchungen heißen:

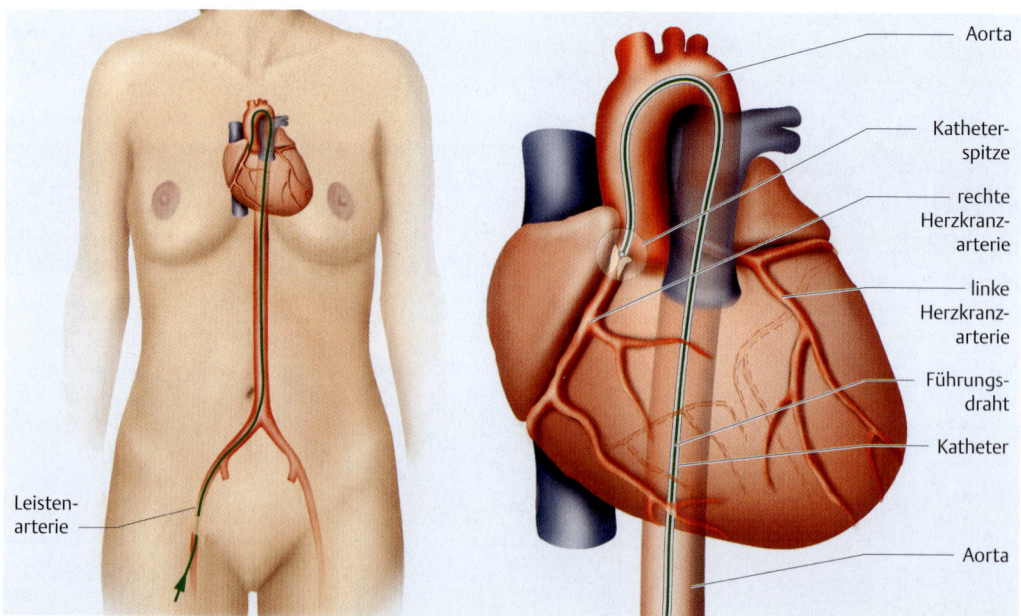

Abb. 6.16 Linksherzkatheteruntersuchung

- Aortographie;
- Koronarangiographie.

Wenn Gefäßengstellen oder gar ein Verschluss vorliegen, füllt sich das Gefäß nur verzögert bzw. gar nicht mehr mit Kontrastmittel. Vorhandene Stenosen werden lokalisierbar und können gegebenenfalls in derselben Sitzung aufgedehnt werden (Kap. 6.5.1).

Bei der Ventrikulographie wird der Katheter durch die Aortenklappe in den linken Ventrikel geschoben, und nach Kontrastmittelgabe können die Wandbewegungen des Myokards sowie die Pumpfunktion beurteilt werden.

Während einer Linksherzkatheteruntersuchung werden zudem Drücke gemessen, die in der Aorta oder im linken Ventrikel herrschen. So kann beispielsweise das Ausmaß einer Aortenklappenstenose beurteilt werden, denn der Druckunterschied zwischen Ventrikel und Aorta nimmt mit steigendem Stenosegrad zu.

Nachsorge

> Nachdem die Leistenarterie punktiert worden ist, drohen insbesondere Blutungskomplikationen! Um diese zu vermeiden, wird ein Druckverband angelegt. Es sollte:
> - Das Bein gestreckt bleiben;
> - Mindestens 4 Stunden Bettruhe eingehalten werden (individuelle Anordnungen beachten!);
> - Schwere körperliche Aktivität für 7 Tage gemieden werden!

Rechtsherzkatheteruntersuchung

Um mit einem Katheter in das rechte Herz zu gelangen, wird eine gut zugängliche große Vene punktiert, z. B. die V. femoralis in der Leiste oder die V. jugularis interna am Hals bzw. die V. subclavia im Bereich des Schlüsselbeins. Der Katheter wird mit dem Blutstrom zum Herzen vorgeschoben und wird daher auch Einschwemmkatheter genannt. Er kann je nach Fragestellung im rechten Vorhof, der rechten Kammer oder der Pulmonalarterie platziert werden. Hierüber werden Drücke gemessen und das Herzminutenvolumen errechnet.

- Der Rechtsherzkatheter wird eingesetzt, um z. B. die Auswirkungen von bestimmten angeborenen oder erworbenen Herz- und Herzklappenfehlern auf den Kreislauf zu beurteilen.
- In der Intensivmedizin hilft der Einschwemmkatheter bei instabilen Patienten, den Kreislauf zu überwachen und die Therapie zu steuern.
- Über einen Rechtsherzkatheter kann auch eine Myokardbiopsie aus dem rechten Ventrikel entnommen werden, um diese histologisch zu untersuchen. Dies kann sinnvoll sein bei unklaren Herzmuskelerkrankungen sowie bei Herztransplantierten, um Organabstoßungen zu erkennen.

> Nach Punktion einer Vene ist ein Druckverband sowie eine körperliche Schonung in der Regel für ca. 3 Stunden ausreichend.

Elektrophysiologische Untersuchung (EPU)

Bei einer elektrophysiologischen Untersuchung werden über die V. femoralis Elektrodenkatheter in das rechte Herz eingebracht und elektrische Signale registriert. Üblicherweise wird unter Röntgenkontrolle jeweils ein Katheter im rechten Vorhof, im Bereich des HIS-Bündels sowie im rechten Ventrikel positioniert. So können die im Herzen ablaufenden elektrischen Erregungsbildungs- und -leitungsvorgänge erfasst werden.

Über die Katheter, die mit einem Computer verbunden sind, kann das Herz auch elektrisch stimuliert werden, um bestimmte Herzrhythmusstörungen auszulösen und ihren Ursprung sowie ihren Erregungsverlauf im Herzen zu lokalisieren. Verschiedene Herzrhythmusstörungen können durch diesen Eingriff behoben werden, indem hierfür verantwortliche Strukturen z. B. durch Strom verödet oder zerstört werden, so genannte Hochfrequenzablationsbehandlung.

6.4 Therapieprinzipien

6.4.1 Therapie der chronischen Herzinsuffizienz

Kausale Therapie

Primär müssen die der Herzinsuffizienz zugrunde liegenden Erkrankungen behandelt werden. Die kausalen Therapiemöglichkeiten werden bei den jeweiligen Krankheitsbildern besprochen.

Symptomatische Therapie

Die symptomatische Therapie, die in **Tab. 6.7** zusammengefasst ist, beinhaltet Allgemeinmaßnahmen sowie die medikamentöse Therapie.

Allgemeinmaßnahmen
- Eine Gewichtsnormalisierung hilft, den Patienten bei körperlicher Aktivität nicht zusätzlich zu belasten.
- Die Flüssigkeitszufuhr sollte auf 1,5–2 Liter pro Tag beschränkt werden.
- Eine begrenzte Salzzufuhr kann die Flüssigkeitseinlagerung hinauszögern bzw. vermindern.
- Nikotinkarenz sowie möglichst Verzicht auf Alkoholkonsum vermeiden zusätzliche schädigende Einflüsse auf das Myokard.
- Bei stabiler chronischer Herzinsuffizienz verbessert regelmäßige körperliche Aktivität die Belastbarkeit sowie das Wohlbefinden. Sinnvoll sind dynamische Belastungsformen wie Gehen oder Radfahren.
- Strenge körperliche Schonung und Bettruhe sind nur bei chronischer Herzinsuffizienz im NYHA-Stadium IV erforderlich.
- Tägliche Gewichtskontrollen helfen, Flüssigkeitseinlagerungen frühzeitig zu erkennen.

Medikamente

Durch die medikamentöse Behandlung sollen vor allem die oben beschriebenen Kompensationsmechanismen unterbrochen werden, die langfristig die Herzinsuffizienz verschlechtern würden (**Abb. 6.8**).
- ACE-Hemmer unterbrechen das RAAS.
- Betablocker hemmen den Sympathikuseinfluss und erhöhen so nachweislich die Lebenserwartung.
- Durch Diuretika wird vermehrt Urin produziert, Flüssigkeit ausgeschieden und die Vorlast gesenkt.
- Spironolacton reduziert die Aldosteronausschüttung und -wirkung und ergänzt damit die ACE-Hemmer.
- Herzglykoside wirken kontraktionssteigernd und senken die Herzfrequenz.

6.4.2 Therapie der akuten Herzinsuffizienz

Die Therapie der akuten Herzinsuffizienz oder akut dekompensierten chronischen Herzinsuffizienz besteht in erster Linie darin, die zugrunde liegende Erkrankung zu behandeln bzw. auslösende Faktoren zu beseitigen.

Im Falle eines kardialen Lungenödems oder eines kardiogenen Schocks sind die oben beschriebenen, auf Dauer schädlichen Kompensationsmechanismen lebensnotwendig, um wichtige Kreislauffunktionen in der Akutsituation aufrechtzuerhalten bzw. zu stabilisieren. Patienten mit Lungenödem ringen nach Luft und sollten als Erstmaßnahme Sauerstoff via Gesichtsmaske erhalten und aufrecht gesetzt werden, sodass die Beine herabhängen. **Abb. 6.17** zeigt die Herzbettlage, bei der durch „Blutpooling" der venöse Rückstrom zum Herzen vermindert und damit die Vorlast gesenkt wird.

> *Erstmaßnahmen beim Lungenödem:*
> - *Sauerstoffgabe;*
> - *Herzbettlage.*

Tabelle 6.7 Symptomatische Therapie der chronischen Herzinsuffizienz

Allgemeinmaßnahmen	Medikamentöse Therapie
Gewichtsnormalisierung	ACE-Hemmer
Begrenzte Flüssigkeitszufuhr	Betablocker
Begrenzte Salzzufuhr	Diuretika
Nikotinkarenz	Spironolacton
Alkoholverzicht	Herzglykoside
Regelmäßige körperliche Aktivität	
Bettruhe nur im NYHA-Stadium IV	
Tägliche Gewichtskontrollen	

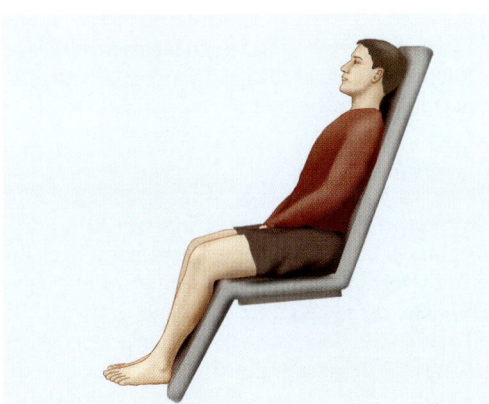

Abb. 6.17 Herzbettlage.

Die weitere Therapie der akuten Herzinsuffizienz erfolgt durch den Notarzt bzw. auf einer Intensivstation unter kontinuierlicher Überwachung der Kreislaufparameter Rhythmus, Blutdruck, Atmung, Sauerstoffsättigung sowie dem Befinden und dem Wachheitsgrad des Patienten. Medikamente wie Nitroglyzerin und schnell wirkende Diuretika (z. B. Furosemid) verstärken die Vorlastsenkung. Morphin kann dem Patienten die Angst nehmen und entlastet den kleinen Kreislauf.

Bei kardiogenem Schock, d. h. instabilen Kreislaufverhältnissen mit Blutdruckabfall, Herzrhythmusstörungen oder weiterer Zustandsverschlechterung mit unzureichender Sauerstoffsättigung, werden in der Regel eine maschinelle Beatmung und medikamentöse Kreislaufunterstützung mit Katecholaminen erforderlich.

6.4.3 Herztransplantation (HTX)

Historisches

1967 transplantierte Christian Barnard im Groote-Schuur-Krankenhaus in Kapstadt das erste Herz. Der anfänglichen Euphorie folgte recht bald die Ernüchterung, da die meisten Patienten innerhalb eines Jahres nach dem großen Eingriff verstarben.

1980 wurde Ciclosporin A (CSA) entwickelt. Erst dieses Immunsuppressivum hat der Transplantationsmedizin zu einem Durchbruch verholfen. Seitdem sind weltweit etwa 50.000 Herzen transplantiert worden, und die Patienten profitieren von einer durchschnittlichen Lebensverlängerung um 10 Jahre.

Indikationen und Kontraindikationen

Bei einer terminalen, konservativ nicht mehr zu beeinflussenden Herzinsuffizienz im NYHA-Stadium IV muss über eine HTX nachgedacht werden. Die meisten Patienten leiden an Kardiomyopathien (Kap. 6.8.2) bzw. einer KHK (Kap. 6.5.1).

Bei der Entscheidung über die Aufnahme auf die Warteliste für eine HTX muss überlegt werden, ob die individuelle medizinische Gesamtsituation des Patienten einen Transplantationserfolg erwarten lässt. So gelten die in **Tab. 6.8** aufgeführten Kontraindikationen.

Überbrückende Verfahren

Um die Wartezeit bis zur Transplantation zu überbrücken, werden unter anderem folgende mechanische Unterstützungssysteme, so genannte *Assist devices*, eingesetzt:
- Komplett implantierbare Linksventrikelpumpe (Left ventricular assist system oder device);
- Extrakorporale Blutpumpen, die nur auf Intensivstationen eingesetzt werden.

Folgen der Denervation und Komplikationen

Bei der Transplantation kann die vegetative Innervation des Herzens nicht wiederhergestellt werden. Während der parasympathische Einfluss über den N. vagus völlig fehlt, kann der Sympathikus seinen Einfluss noch über das Nebennierenhormon Adrenalin entfalten, das auf dem Blutweg zum Herzen gelangt

Tabelle 6.8 Kontraindikationen einer Herztransplantation

Absolute Kontraindikationen	Relative Kontraindikationen
Schwere pulmonale Hypertonie	Alter > 65 Jahre
Aktive Infektionskrankheiten	Einschränkungen der Lungenfunktion
Malignome	Insulinpflichtiger Diabetes mellitus
Aktives Ulkusleiden	Epilepsie
Schwere Leberfunktionsstörungen	Malignomanamnese
Signifikante periphere arterielle Verschlusskrankheit und zerebrale Durchblutungsstörungen, die keiner Therapie zugänglich sind	
Inadäquates psychosoziales Umfeld	

und an den Beta-Rezeptoren ansetzt. Physiotherapeutisch relevante Folgen der Denervation und des überwiegenden Sympathikuseinflusses sind:

- *Hohe Ruhefrequenz;*
- *Langsamerer Frequenzanstieg bei körperlicher Belastung;*
- *Fehlende Schmerzvermittlung, daher keine Angina-pectoris-Beschwerden!*

Gefürchtet sind neben den OP-Komplikationen Abstoßungsreaktionen und die Nebenwirkungen der immunsuppressiven Therapie. Bei den Abstoßungsreaktionen ist zwischen der akuten und der chronischen Abstoßung zu unterscheiden:
- Die akute Abstoßung richtet sich vor allem gegen das Myokard und lässt sich durch hoch dosierte Kortisongaben gut beeinflussen.
- Die chronische Abstoßung richtet sich insbesondere gegen die Endstrecken der Koronargefäße.

Die Transplantat-Vaskulopathie stellt die Haupttodesursache im Langzeitverlauf nach HTX dar. Infolge operativer Denervation fehlen Angina-pectoris-Beschwerden!

Prognose

Die meisten Patienten kehren in den NYHA-I-Status zurück, 90% der Patienten sind nach 1–2 Jahren postoperativ in ihren Aktivitäten nicht eingeschränkt. Derzeit betragen:
- 1-Jahres-Überlebensrate über 80%;
- 5-Jahres-Überlebensrate 70%.

Die Haupttodesursachen variieren im postoperativen Verlauf:
- Akute Transplantatabstoßung im 1. Monat;
- Infektionen im 1. Jahr;
- Später Transplantat-Vaskulopathie als Ausdruck der chronischen Abstoßung.

6.5 Ischämische Herzerkrankungen

6.5.1 Koronare Herzkrankheit

Die Manifestation der Arteriosklerose an den Herzkranzarterien wird als koronare Herzkrankheit (KHK) bezeichnet. Der Pathomechanismus der Arteriosklerose geht aus Kapitel 2.5 hervor. Etwa 20% der Männer und bis zu 10% der Frauen im mittleren Lebensalter leiden an einer KHK, die die häufigste Todesursache in den Industrieländern darstellt.

Einteilung

Nach Anzahl der betroffenen Herzkranzarterien, die in **Abb. 6.18** dargestellt sind, spricht man von 1-, 2-

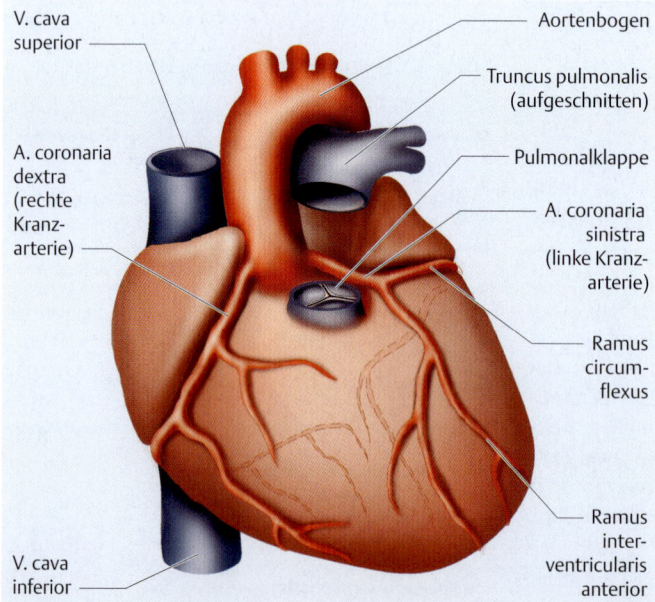

Abb. 6.18 Herzkranzarterien.

oder 3-Gefäßerkrankungen. In Abhängigkeit vom Ausmaß der Stenose unterscheidet man 4 Schweregrade (**Abb. 6.19**; **Tab. 6.9**).

Tabelle 6.9 Schweregrade der KHK

Grad	Querschnitts-minderung	Anmerkung
I	25–49 %	Koronarsklerose, jedoch keine relevante Stenose
II	50–74 %	Signifikante Stenose
III	75–99 %	Kritische Stenose: Sind keine Kollateralgefäße vorhanden, ist die Koronarreserve erschöpft, und es resultiert eine belastungsabhängige Angina pectoris
IV	100 %	

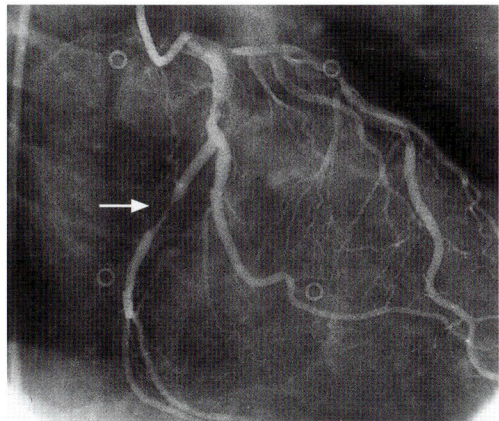

Abb. 6.19 Koronarangiographie: Stenose im Bereich des R. circumflexus (Pfeil) (Baenkler 1999).

Manifestation

Die Erstmanifestation der KHK erfolgt bei:
- 40 % der Patienten als Angina pectoris;
- 40 % der Patienten als Herzinfarkt;
- 20 % erleiden einen plötzlichen Herztod.

Neben den Zeichen der Herzinsuffizienz (Kap. 6.2.2) tritt der *Angina-pectoris-Anfall* als Leitsymptom der KHK auf. Dabei handelt es sich um retrosternale Schmerzen infolge reversibler Myokardischämie, die in folgende Regionen ausstrahlen können (**Abb. 6.20a–b**):
- Linker, aber auch rechter Arm;
- Unterkiefer;
- Oberbauch;
- Zwischen die Schulterblätter.

Verlaufsformen der Angina pectoris

Stabile Angina pectoris
Eine stabile Angina pectoris ist regelmäßig durch bestimmte Belastungen auslösbar und spricht gut auf Nitroglyzerinpräparate an. Faktoren, die zu einem Missverhältnis zwischen myokardialem Sauerstoffangebot und -bedarf führen und so einen Angina-pectoris-Anfall auslösen können, sind in **Tab. 6.10** zusammengestellt.

Instabile Angina pectoris
Wenn Schwere, Dauer und Häufigkeit der Schmerzanfälle zunehmen und sich diese immer weniger durch Nitropräparate beeinflussen lassen, liegt eine instabile Angina pectoris vor. Da das Infarktrisiko bei 20 % liegt, wird sie auch als *Präinfarktsyndrom* bezeichnet. Jede Erstangina wird wie eine instabile Angina pectoris behandelt.

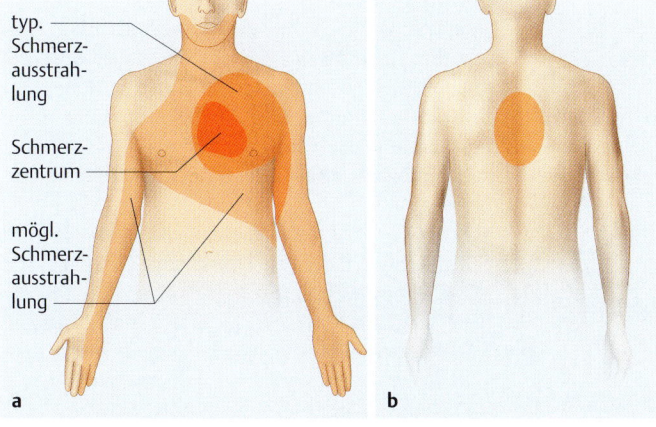

Abb. 6.20a–b Mögliche Ausstrahlung von Angina-pectoris-Beschwerden.

Tabelle 6.10 Mögliche Ursachen eines Angina-pectoris-Anfalls

Myokardiales O_2-Angebot verringernde Faktoren	Myokardialen O_2-Bedarf erhöhende Faktoren
Intraluminale Verengung der Koronarien, z. B. durch: • Arteriosklerose • Thromben, v. a. bei Plaqueruptur • Koronarspasmen	Vermehrte Herzarbeit, z. B. bei: • Linksherzinsuffizienz • Körperlicher Arbeit • Fieber • Hyperthyreose
Extraluminale Verengung, d. h. Kompression von außen, z. B. durch erhöhte Wandspannung des Ventrikels	Myokardhypertrophie, z. B. infolge: • Arterieller Hypertonie • Klappenstenosen
Verminderter Perfusionsdruck, z. B. bei Blutdruckabfall	
Verkürzte Diastole bei zunehmender Herzfrequenz	
Extrakardiale Ursachen, z. B.: • Respiratorische Insuffizienz • Anämie	

Prinzmetallangina
Diese Sonderform der Angina pectoris wird durch Koronarspasmen verursacht.

Diagnostik

- Diagnostisch wegweisend sind Ruhe- und Belastungs-EKG.
- Ergänzende nichtinvasive Verfahren sind Stressechokardiographie, Myokardszintigraphie und Kardio-MRT.
- Die definitive Diagnose liefert die Koronarangiographie als invasives Verfahren.

Therapie

Stabile Angina pectoris

Minimieren der Gefäßrisikofaktoren
Den Patienten wird empfohlen:
- Das Körpergewicht zu normalisieren;
- Sich ausgewogen zu ernähren;
- Das Rauchen einzustellen;
- Sich regelmäßig zu bewegen;
- Entspannungstechniken zu erlernen und anzuwenden.

Durch eine veränderte Lebensweise lassen sich auch:
- Arterielle Hypertonie;
- Diabetes mellitus Typ 2 und
- Fettstoffwechselstörungen

günstig beeinflussen.

Medikamentöse Therapie
- Azetylsalizylsäure (ASS) ist ein Thrombozytenaggregationshemmer.
- Betablocker senken den myokardialen Sauerstoffbedarf.
- Nitrate, Molsidomin und Kalziumantagonisten wirken gefäßerweiternd.
- Statine reduzieren die Cholesterinsynthese und schützen zusätzlich das Gefäßendothel.

Revaskularisierende Maßnahmen
Katheterverfahren
Im Rahmen der Herzkatheteruntersuchung kann über einen Ballonkatheter das verengte Gefäß aufgedehnt werden. Die Ballondilatation wird auch als *perkutane transluminale coronare Angioplastie* (PTCA; **Abb. 6.21a**) bezeichnet. Indem gleichzeitig eine Gefäßstütze, ein so genannter Stent, eingebracht wird, kann die Restenoserate verringert werden (**Abb. 6.21b**).

Operative Verfahren
Hauptindikationen für die Bypassoperation stellen die Hauptstammstenose, die 3-Gefäßerkrankung sowie die gescheiterte PTCA dar. Neben der Brustkorberöffnung über eine Sternotomie ist in bestimmten Fällen auch ein minimal invasives Vorgehen möglich. **Abb. 6.22a–b** zeigt die üblichen Verfahren:
- Beim aortokoronaren Venenbypass (ACVB) wird die Stenose in der Regel durch eine oberfläche Beinvene überbrückt.
- Bessere Langzeitergebnisse erzielt man durch den RIMA- bzw. LIMA-Bypass, bei dem die rechte bzw. linke Brustwandarterie, die A. mammaria interna, jenseits der Stenose eingenäht wird.

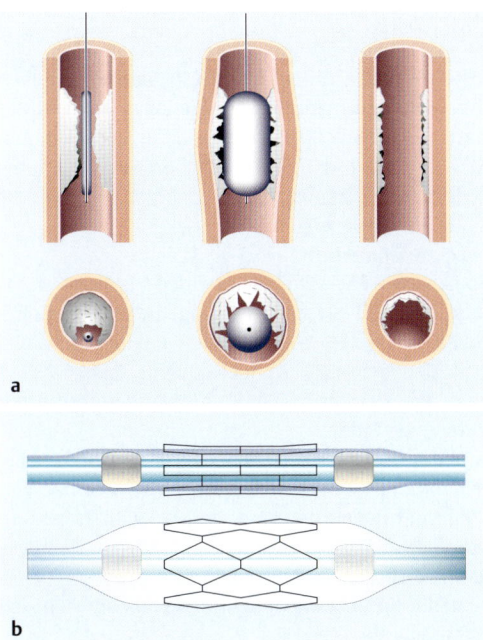

- Nitroglyzerin;
- Betablockern

nicht innerhalb von 24 Stunden beschwerdefrei werden oder deren Troponin-T-Wert ansteigt, sollten einer Koronarangiographie zugeführt werden!

Prognose

Die Prognose ist vor allem abhängig von fortbestehenden Gefäßrisikofaktoren, Ausmaß der Myokardischämie, Funktion des linken Ventrikels sowie Lokalisation, Zahl und Stenosegrad der betroffenen Gefäße. Die schlechteste Prognose haben Patienten mit relevanter Hauptstammstenose, wenn sie ausschließlich medikamentös behandelt werden: Innerhalb eines Jahres sterben etwa 30 % der Patienten mit einer Hauptstammstenose über 70 %.

6.5.2 Herzinfarkt

In Deutschland erleiden jährlich 300 von 100.000 Einwohnern einen Herzinfarkt (Myokardinfarkt) und mehr als 100.000 Menschen sterben an den Folgen. Es handelt sich um die häufigste Todesursache in den westlichen Industrienationen.

Ein Myokardinfarkt beschreibt eine umschriebene Nekrose des Herzmuskels, die in der Regel auf dem Boden einer KHK entsteht. An der Stelle, an der eine arteriosklerotische Plaque aufbricht, bildet sich ein Gefäß verschließender Thrombus (Kap. 2.5). Das dahinter liegende Gewebe wird nicht mehr durchblutet und geht zugrunde, wenn nicht innerhalb kurzer Zeit die Reperfusion gelingt. Bei 40 % der Patienten ist der Infarkt die Erstmanifestation der KHK.

Abb. 6.21a–b a Prinzip der Ballondilatation (PTCA). **b** Stent vor und nach der Entfaltung im Gefäß.

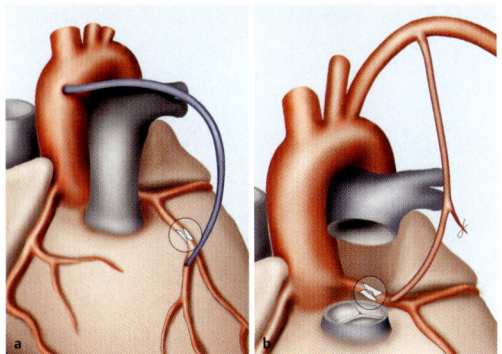

Abb. 6.22a–b Bypassformen. **a** Aortokoronarer Venenbypass. **b** Arteria-mammaria-Bypass.

Wenn bei terminaler Herzinsuffizienz, d. h. im NYHA-Stadium IV, keine kausale Therapie möglich ist und die symptomatischen Maßnahmen ausgeschöpft sind, muss bei jungen Patienten auch über eine Herztransplantation nachgedacht werden.

Instabile Angina pectoris
Die Therapie der instabilen Angina pectoris gleicht der des Myokardinfarktes (Kap. 6.5.2) und erfolgt unter Intensivbedingungen. Patienten, die unter der medikamentösen Therapie mit:
- Heparin;
- Thrombozytenaggregationshemmern wie ASS;

Symptome

Leitsymptom sind starke, lang anhaltende Angina-pectoris-Beschwerden, die sich kaum durch Nitroglyzerin beeinflussen lassen. Typisch sind retrosternale Schmerzen, die häufig in den linken Arm ausstrahlen. Diagnostische Schwierigkeiten können atypische Schmerzlokalisationen bereiten (**Abb. 6.20a–b**):
- Schmerzen, die in den rechten Arm ausstrahlen, können als „Schulter-Arm-Syndrom" fehlgedeutet werden.
- Unterkieferschmerzen werden irrtümlich für „Zahnschmerzen" gehalten.
- Oberbauchschmerzen, die bei einem Hinterwandinfarkt auftreten können, werden fälschlicherweise auf „Magenbeschwerden" zurückgeführt.

- Schmerzen zwischen den Schulterblättern werden möglicherweise als „Rückenschmerzen" oder „Rippenblockierungen" verkannt.

> *Atypische Schmerzausstrahlungen können zu Fehldiagnosen führen!*

15–20 % aller Myokardinfarkte verlaufen ohne Schmerzen. Zu „stummen Infarkten" neigen insbesondere alte Menschen sowie Diabetiker infolge der autonomen Neuropathie.

> *Auch „stumme Infarkte" sind möglich!*

Weitere Symptome sind:
- (Todes-)Angst;
- Vegetative Begleitsymptome wie Schwitzen, Übelkeit und Erbrechen;
- Durch Komplikationen bedingte Symptome.

Komplikationen

Zu den typischen Frühkomplikationen, die innerhalb der ersten 48 Stunden auftreten, zählen Herzrhythmusstörungen (Kap. 6.6). Diese reichen vom relativ seltenen Vorhofflimmern über AV-Blockierungen, ventrikuläre Extrasystolen und Kammertachykardien bis hin zu Kammerflimmern, das unbehandelt mit dem Leben nicht vereinbar ist und die häufigste Todesursache bei Infarktpatienten darstellt.

Etwa 30 % der Patienten entwickeln infolge Pumpversagens eine Linksherzinsuffizienz unterschiedlichen Ausmaßes. In 10 % der Fälle kommt es zum kardiogenen Schock (Kap. 3.9).

Aus ausgedehnten Gewebsdefekten resultieren möglicherweise:
- Herzwandruptur mit Herzbeuteltamponade;
- Ventrikelseptumruptur;
- Papillarmuskelnekrose mit Mitralklappeninsuffizienz.

Als wichtigste Spätkomplikation entwickeln 10 % der Infarktpatienten ein Herzwandaneurysma. Die sackartig ausgeweitete Herzwand kann Linksherzinsuffizienz, Rhythmusstörungen oder Thrombenbildung begünstigen. Thromben können embolische Komplikationen verursachen.

Diagnostik

Erste Hinweise auf ein Infarktereignis liefert neben der typischen Symptomatik die Anamnese, in der nach Gefäßrisikofaktoren und einer vorbekannten KHK gefragt wird. Im Wesentlichen basiert die weiterführende Diagnostik auf:
- EKG-Veränderungen;
- Laborparametern.

Spezifisches EKG-Zeichen für einen frischen Herzinfarkt ist die ST-Strecken-Hebung, die jedoch in charakteristischer Form nur bei 60 % der Patienten innerhalb der ersten 24 Stunden auftritt. **Abb. 6.23a–d** zeigt, wie sich das EKG typischerweise im zeitlichen Verlauf verändert.

Wenn Herzmuskelzellen zugrunde gehen, werden deren „Inhaltsstoffe" im Blut nachweisbar. Von klinischer Bedeutung sind die kardialen Troponine sowie das Enzym Kreatinkinase (CK) bzw. die myokardspezifische CK-MB (**Tab. 6.11**).

In der Koronarangiographie werden die Stenosen sichtbar.

Tabelle 6.11 Verlauf wichtiger Laborparameter bei Myokardinfarkt

Parameter	Anstieg (Stunden)	Maximum (Stunden)	Normalisierung (Tage)
Troponin	3	20	7–14
CK-MB	4–8	12–18	2–3

Therapie

Um die Infarktgröße und damit die Komplikationen zu limitieren, muss mit der Behandlung so früh wie möglich begonnen werden. Einige Allgemeinmaßnahmen leitet bereits der Notarzt ein, der den Patienten in die Klinik begleitet. Eine Reperfusion muss innerhalb von 3 bis spätestens 12 Stunden nach dem Beginn der Symptomatik erfolgen.

Allgemeinmaßnahmen

In der Frühphase wird der Patient auf einer Intensivstation betreut. Er hat strenge Bettruhe, wird psychisch abgeschirmt und erhält über eine Nasenson-

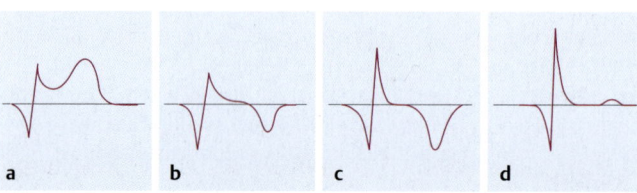

Abb. 6.23a–d EKG-Veränderungen bei Myokardinfarkt. **a** Initialstadium (1. Minute bis ca. 6. Stunde). **b** Akuter Infarkt (1. Tag bis zu 10 Tagen). **c** Zwischenstadium (2. Woche bis zu 2 Monaten). **d** Endstadium (4.–6. Woche bis mehrere Jahre).

de Sauerstoff. Um Frühkomplikationen zu erfassen, werden die Kreislauffunktionen Herzrhythmus und Blutdruck sowie die Atmung mittels Monitor kontinuierlich überwacht.

Medikamentöse Therapie
- Azetylsalizylsäure (ASS) und Heparin verhindern, dass sich der Gefäßthrombus vergrößert.
- Betablocker senken den myokardialen Sauerstoffbedarf und reduzieren die Häufigkeit von bedrohlichen Herzrhythmusstörungen.
- Nitroglyzerin lindert Angina-pectoris-Beschwerden und entlastet das Herz, indem es die Koronararterien sowie die zu- und abführenden Gefäße erweitert.
- ACE-Hemmer bremsen strukturelle Umbauvorgänge des Myokards und entlasten das Herz.
- Morphinpräparate reduzieren die Schmerzen und wirken angstlösend.

Reperfusionstherapie
Idealerweise wird die betroffene Koronararterie mittels Akut-PTCA und Stent innerhalb eines möglichst kurzen Zeitraums wieder eröffnet (**Abb. 6.21a–b**). Dieses Verfahren ist an personelle und apparative Voraussetzungen gebunden, führt aber zu besseren Ergebnissen als die alternative thrombolytische Therapie.

Wenn kein Herzkatheterlabor zur Verfügung steht bzw. der Zeitverlust bis zur PTCA mehr als 90 Minuten beträgt, ist die sofortige systemische Thrombolyse (Fibrinolyse oder Lysetherapie) angezeigt. An die Lysetherapie sollten sich innerhalb der nächsten 24 Stunden eine Koronarangiographie und PTCA anschließen.

Langzeittherapie nach Myokardinfarkt
Die Langzeittherapie nach einem Myokardinfarkt wird auch *Sekundärprävention* genannt. Durch Allgemeinmaßnahmen, die bei der Therapie der KHK (Kap. 6.5.1) beschrieben wurden, sollen Gefäßrisikofaktoren minimiert werden.

Die Standardmedikation umfasst:
- ASS lebenslang;
- Clopidogrel bei ASS-Allergie oder nach Stentimplantation für einen begrenzten Zeitraum;
- Betablocker lebenslang;
- ACE-Hemmer bei eingeschränkter Ventrikelfunktion bzw. Herzinsuffizienz lebenslang;
- Statine.

Rehabilitation
Die Rehabilitation erfolgt in 3 Phasen:
- Frühmobilisation;
- Frührehabilitation;
- Spätrehabilitation und Nachsorgephase.

Bei akutem Myokardinfarkt ist eine Intensivüberwachung von mindestens 24–48 Stunden notwendig. Bei unkompliziertem Verlauf kann der Physiotherapeut ab dem 2. Behandlungstag mit der Frühmobilisation beginnen. Die individuell dem klinischen Verlauf angepasste Frühmobilisation zielt darauf ab, körperliche und psychische Folgen einer nicht indizierten Immobilisation zu vermeiden. Eine Alltagsbelastbarkeit leichten Grades ist bei Niedrigrisiko-Patienten bereits innerhalb von einer Woche, bei Hochrisiko-Patienten überwiegend innerhalb von 3 Wochen erreichbar.

An die akute Krankheitsphase schließt sich eine Anschlussheilbehandlung, die so genannte Frührehabilitation, in Rehabilitationskliniken über meist 3 Wochen an.

Idealerweise folgt eine Spätrehabilitation und Nachsorgephase mit lebenslanger, kontinuierlicher Betreuung in Herzgruppen am Wohnort.

Die Bewegungstherapie ist eine weltweit akzeptierte, unter ärztlicher Kontrolle und geschulter Übungsanleitung risikoarme Therapiemaßnahme bei koronarer Herzkrankheit, die die psychophysische Belastbarkeit in Alltag, Beruf und Freizeit steigern, koronare Risikofaktoren senken und die Herzfunktion direkt und indirekt verbessern kann.

Prognose

Etwa 50% der Patienten überleben das Infarktereignis nicht, dabei stellt Kammerflimmern die Haupttodesursache dar:
- 30% aller Patienten versterben, bevor sie die Klinik erreichen.
- 10–20% aller Patienten versterben in der Klinik.
- Innerhalb von 2 Jahren erleiden weitere 5–10% einen plötzlichen Herztod, d.h. sie versterben an malignen Rhythmusstörungen.

Fallbeispiel: Herr M., 53 Jahre, wacht in den frühen Morgenstunden wegen heftiger retrosternaler Schmerzen auf, die in den linken Arm und den Unterkiefer ausstrahlen. Seine Frau informiert den Notarzt, der einen blassen, kaltschweißigen Patienten mit folgenden Vitalparametern vorfindet:
- Herzfrequenz 104/min;
- Blutdruck 125/85 mmHg;
- Atemfrequenz 24/min.

Die Sauerstoffsättigung ist mit 96% noch im Normbereich. Auskultatorisch gibt es keinen Hinweis auf eine Herzinsuffizienz. Während die EKG-Elektroden angelegt werden, erhebt der Notarzt die Anamnese. Herr M.

gibt an, Medikamente gegen Bluthochdruck zu nehmen; andere Vorerkrankungen sind nicht bekannt. Er raucht seit ca. 30 Jahren 20 Zigaretten am Tag.

Das EKG zeigt einen tachykarden Sinusrhythmus und ST-Stecken-Hebungen, die die Verdachtsdiagnose eines akuten Myokardinfarkts bestätigen.

Der Patient erhält über eine Nasensonde Sauerstoff und über einen venösen Zugang ASS, Heparin, Betablocker und Morphin. Der Notarzt begleitet ihn im Rettungswagen unter Monitorkontrolle in die Klinik. Unterwegs tritt Kammerflimmern auf, und der Patient wird reanimationspflichtig. Die Defibrillation ist erfolgreich.

In der Klinik wird die Diagnose eines frischen Vorderwandinfarktes anhand eines 12-Kanal-EKG gestellt. Nach Blutentnahme wird der Patient mit anhaltenden Schmerzen ins Herzkatheterlabor gebracht. Die Koronarangiographie zeigt einen RIVA-Verschluss, der mittels Stent-PTCA rekanalisiert werden kann. Jetzt wird der Patient beschwerdefrei und zur weiteren Kontrolle und Therapie auf die Intensivstation verlegt.

6.6 Herzrhythmusstörungen

6.6.1 Übersicht

Sobald der Herzrhythmus vom normfrequenten Sinusrhythmus abweicht, liegt eine Herzrhythmusstörung vor. Die klinische Bedeutung reicht von harmlosen Normvarianten bis zum plötzlichen Herztod, dem in Deutschland jährlich etwa 90.000 Menschen erliegen.

Ursachen

Der in Kapitel 6.1.1 geschilderte Erregungsablauf ist vor allem von intaktem Myokard, ausreichend Sauerstoff sowie physiologischen Elektrolytkonzentrationen abhängig und entsprechend störanfällig. Wichtige arrhythmogene Faktoren sind:
- Sauerstoffmangel durch kardiale Ursachen, z.B. KHK, sowie extrakardiale Ursachen, z.B. Lungenerkrankungen und Anämie;
- Veränderte Myokardstruktur, z.B. Hypertrophie, Infarktnarbe, Myokarditis und Kardiomyopathie;
- Gestörter Elektrolyt- und Wasserhaushalt;
- Medikamente, die den Elektrolythaushalt oder Ionenkanäle beeinflussen wie Digitalis, Diuretika, Antiepileptika, Psychopharmaka, bestimmte Antibiotika und paradoxerweise auch Antiarrhythmika;
- Angeborene Veränderungen der myokardialen Ionenkanäle, z.B. kongenitale Long-QT-Syndrom;
- Genussmittel und Drogen, die Beta-1-Rezeptoren stimulieren, z.B. Koffein, Kokain, Amphetamine;
- Fieber;
- Hyperthyreose (Schilddrüsenüberfunktion);
- Körperliche und seelische Belastungen.

Einteilung der Herzrhythmusstörungen

Herzrhythmusstörungen werden nach ihrer Frequenz in bradykarde und tachykarde Rhythmusstörungen eingeteilt:

- Bradykardie, d.h. weniger als 60 Schläge/min;
- Tachykardie, d.h. mehr als 100 Schläge/min;
- Arrhythmie, d.h. unregelmäßiger Herzschlag;
- Tachyarrhythmie, also unregelmäßiger, zu schneller Herzschlag;
- Bradyarrhythmie, also unregelmäßiger, zu langsamer Herzschlag;
- Extrasystolie, bei der Herzschläge außerhalb des Grundrhythmus auftreten.

Bei den tachykarden Rhythmusstörungen unterscheidet man je nach Ursprung zwischen supraventrikulären, d.h. vom Vorhof ausgehenden, und ventrikulären Herzrhythmusstörungen (**Tab. 6.12**).

Symptome

Wie sich die Erkrankung klinisch auswirkt, ist insbesondere von der Art der Herzrhythmusstörung und der resultierenden Kammerfrequenz sowie von den Kompensationsmöglichkeiten, also insbesondere von der Grunderkrankung des Patienten abhän-

Tabelle 6.12 Einteilung der Herzrhythmusstörungen

Tachykarde Rhythmusstörungen	Bradykarde Rhythmusstörungen
Supraventrikuläre Rhythmusstörungen: - Sinustachykardie - Supraventrikuläre Extrasystolie - Vorhofflattern und -flimmern - Vorhoftachykardie - Reentry-Tachykardien	Sinusknotenerkrankung
Ventrikuläre Rhythmusstörungen: - Ventrikuläre Extrasystolie - Ventrikuläre Tachykardien - Kammerflattern und -flimmern	AV-Blockierungen
	Karotissinussyndrom
	Asystolie

gig. Einige Patienten sind asymptomatisch, andere bemerken subjektive Beschwerden wie Herzklopfen, so genannte Palpitationen, Herzrasen oder Herzstolpern.

Eine Herzrhythmusstörung kann sich aber auch durch nichtkardiale Symptome bemerkbar machen: Häufig fällt zunächst unbemerktes Vorhofflimmern (S. 117) durch ein thrombembolisches Ereignis wie einen Schlaganfall auf. Bedrohlich sind Herzrhythmusstörungen darüber hinaus immer, wenn der Kreislauf nicht mehr ausreichend mit Sauerstoff versorgt wird. Dann können folgende Zeichen auftreten:
- Schwindel;
- Seh- und Sprechstörungen;
- Plötzliche Bewusstseinsverluste, so genannte Synkopen;
- Angina-pectoris-Beschwerden;
- Zeichen der Herzinsuffizienz.

> *Kammerflimmern und Asystolie sind mit dem Leben nicht vereinbar, da das Herz funktionell still steht (S. 118).*

Diagnostik

Am Anfang steht eine ausführliche Anamnese mit Fragen nach Häufigkeit und Dauer der Arrhythmie, Symptomen sowie möglichen Auslösern und Vorerkrankungen. Bei kreislaufstabilen Patienten wird die klinische Untersuchung mit Auszählen des Pulses über mindestens 1 Minute und Blutdruckmessung ergänzt durch eine weiterführende apparative Diagnostik:
- Ruhe-EKG, um eine aktuell vorhandene Rhythmusstörung zu erfassen;
- Belastungs-EKG, wenn Rhythmusstörungen in Belastungssituationen auftreten;
- Langzeit-EKG bzw. Ereignisrekorder, um eventuell selten auftretende Rhythmusstörungen zu erfassen;
- Gegebenenfalls invasive elektrophysiologische Untersuchung, um Rhythmusstörungen gezielt zu provozieren;
- Monitor-EKG, um Patienten in unklaren oder lebensbedrohlichen Situationen zu überwachen.

Therapieprinzipien

Wenn eine Herzrhythmusstörung klinisch relevant ist, muss sie behandelt werden. Zunächst müssen ursächliche Erkrankungen behandelt bzw. Auslöser eliminiert werden. Wenn die kausale Therapie nicht ausreichend ist oder wenn bei akut lebensbedrohlichen Arrhythmien ein sofortiges Eingreifen erforderlich ist, kommen medikamentöse und nichtmedikamentöse Behandlungsmaßnahmen in Betracht. Hierzu zählen die elektrotherapeutischen Maßnahmen:
- Katheterablation;
- Schrittmachertherapie;
- Kardioversion und Defibrillation.

Medikamentöse Therapie
Vereinfacht formuliert, wirken Antiarrhythmika, indem sie am Myokard verschiedene Ionenkanäle oder Beta-Rezeptoren blockieren. Damit sind sie antiarrhythmisch, manchmal aber auch proarrhythmisch! Die Indikation muss deshalb streng gestellt werden. Häufig eingesetzte und relativ gut verträgliche Medikamentengruppen sind Betablocker sowie Kalziumantagonisten vom Verapamil-Typ.

Katheterablation
Im Rahmen einer elektrophysiologischen Untersuchung (Kap. 6.3.4) können kardiale Strukturen des Erregungssystems, die tachykarde Arrhythmien auslösen bzw. unterhalten, geortet und dann gezielt verödet werden durch:
- Hochfrequenzablation, d.h. Zerstörung durch Strom;
- Kryoablation, d.h. Zerstörung durch Kälte.

Die Erfolgsraten liegen bei über 90 %.

Schrittmachertherapie
Ein Herzschrittmacher kann bei bradykarden Herzrhythmusstörungen angezeigt sein. Er kann permanent oder passager eingesetzt werden.

Ein passagerer Einsatz erfolgt notfallmäßig durch den Notarzt oder auf einer Intensivstation mittels:
- Transkutaner Stimulation mit Flächenelektroden, die auf die Haut aufgeklebt werden;
- Transvenöser Stimulation, bei der Elektroden vorübergehend über die V. jugularis interna oder die V. subclavia in die rechtsseitigen Herzhöhlen eingebracht werden;
- Epikardialer Stimulation, die häufig im Rahmen von herzchirurgischen Eingriffen Anwendung findet. Hier werden Elektroden von außen direkt in den Herzmuskel eingebracht und durch die Haut nach außen geführt, von wo aus sie nach einigen Tagen einfach wieder entfernt werden können.

Bei anhaltender Schrittmacherabhängigkeit wird ein permanentes Schrittmachersystem implantiert. Dieses Gerät besteht aus einem Aggregat mit Batterie und Minicomputer und wird meist rechts subkutan auf dem M. pectoralis major implantiert (**Abb. 6.24**). Über transvenös in die rechtsseitigen Herzhöhlen eingebrachte Elektroden wird der Eigenrhythmus des Patienten registriert und bei Bedarf das Herz sti-

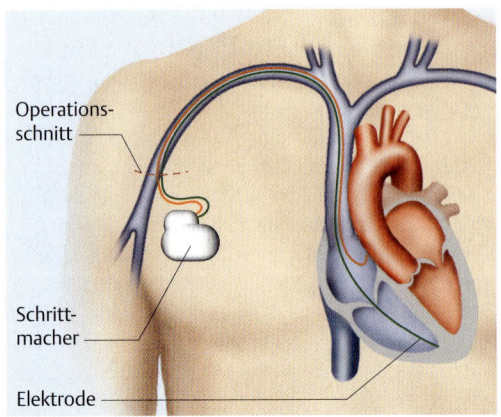

Abb. 6.24 Auf der rechten Thoraxseite subkutan implantierter Herzschrittmacher mit Elektrode im rechten Ventrikel und rechten Vorhof.

muliert. Nach der Anzahl der transvenös eingesetzten Elektroden und der somit möglichen Funktionsformen werden folgende Systeme unterschieden:
- „Einkammer"-System mit einer isolierten Sonde im rechten Vorhof, z.B. angezeigt beim Syndrom des kranken Sinusknotens (S. 117);
- „Einkammer"-System mit einer isolierten Sonde im rechten Ventrikel, z.B. bei chronischem Vorhofflimmern und sehr langsamer Überleitung (S. 117);
- „Zweikammer"-System mit jeweils einer Sonde im rechten Vorhof und im rechten Ventrikel, die die Aktivitäten von Vorhöfen und Kammern aufeinander abstimmen können und so die physiologischen Erregungsabläufe imitieren, z.B. bei höhergradigen AV-Blockierungen (S. 117);
- Seltenere und komplexere Systeme, so genannte „Dreikammer"- oder biventrikuläre Schrittmachersysteme mit einer zusätzlichen Sonde, die über den Koronarvenensinus auch den linken Ventrikel stimulieren können.

Defibrillation und Kardioversion
Bei der externen Defibrillation oder Elektrokardioversion wird dem Patienten über zwei auf den Brustkorb aufgesetzte Elektroden ein Gleichstromstoß verabreicht, um die elektrischen Aktivitäten des Myokards zu synchronisieren und den normalen Sinusrhythmus wiederherzustellen.
- Die *Defibrillation* ist eine Notfallmaßnahme bei Patienten, die infolge Kammerflimmerns einen plötzlichen Herztod erleiden und wiederbelebt werden müssen. Der Stromstoß wird wahllos während der ohnehin chaotischen Herzaktionen abgegeben.
- Die *elektrische Kardioversion* unterscheidet sich von der Defibrillation durch eine synchronisierte, d.h. zeitlich auf das EKG abgestimmte Stromabgabe. Sie ist erforderlich, um bei Patienten mit Vorhofflimmern oder mit Kammertachykardien einen Sinusrhythmus wiederherzustellen. Eine wahllose Stromabgabe könnte bei noch vorhandener geordneter Ventrikelaktivität zum lebensbedrohlichen Kammerflimmern führen. Eine Elektrokardioversion wird unter Monitorüberwachung in einer Kurznarkose durchgeführt.

> *Während einer externen Defibrillation oder Kardioversion darf niemand den Patienten oder das Patientenbett berühren!*

Patienten, die bereits einen plötzlichen Herztod überlebt haben oder die durch ventrikuläre Herzrhythmusstörungen vital gefährdet sind, erhalten als Therapie der Wahl einen *implantierbaren Kardioverter-Defibrillator* (ICD), um sie vor dem plötzlichen Herztod zu schützen. Dieses Gerät ist prinzipiell ähnlich aufgebaut wie ein Schrittmacher und wird ähnlich implantiert, jedoch wird ein ICD in der Regel linkspektoral eingesetzt. Der ICD hat als „eingebauter Notarzt" die Aufgabe, den Herzrhythmus kontinuierlich zu überwachen und bei bedrohlichen Arrhythmien automatisch einzugreifen. Bei zu langsamem Rhythmus kann der ICD durch die immer vorhandene Schrittmacherfunktion den Pulsschlag erhöhen. Kontaktpersonen sind durch einen ICD-Schock nicht gefährdet.

> *Folgende Aspekte sollten Physiotherapeuten bei SM- und ICD-Trägern beachten:*
> *Keine ruckartige und übermäßige Abduktion im Schultergelenk, um die Sonden nicht zu dislozieren!*
> *Keine direkten mechanischen Kräfte auf die Aggregate!*
> *Elektrotherapie nur nach Rücksprache mit dem behandelnden Arzt!*
> *ICD-Träger sind meistens schwer herzkranke, d.h. herzinsuffiziente Patienten.*

6.6.2 Ausgewählte Herzrhythmusstörungen

Abb. 6.25a–f zeigt EKG-Veränderungen einiger Herzrhythmusstörungen, die hier ausführlicher besprochen werden:
- Sinusknotenerkrankungen;
- AV-Blockierungen;
- Vorhofflimmern;
- Andere supraventrikuläre Tachykardien;

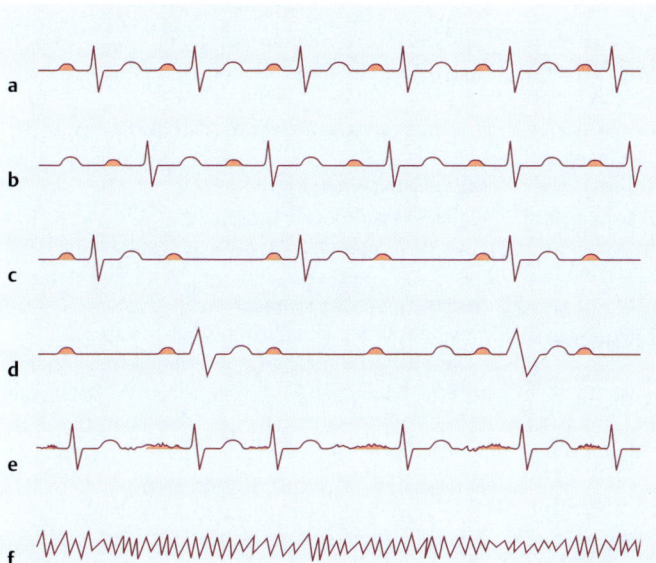

Abb. 6.25a EKG-Veränderungen bei Herzrhythmusstörungen. a Normales EKG. b AV-Block 1. Grades. c AV-Block 2. Grades. d AV-Block 3. Grades. e Vorhofflimmern. f Kammerflimmern.

- Ventrikuläre Tachykardien und Kammerflimmern.

Sinusknotenerkrankungen

Das Syndrom des kranken Sinusknotens wird auch als *Sick Sinus Syndrome* (SSS) bezeichnet. Dazu zählen anhaltende Sinusbradykardien und sinuatriale Blockierungen, bei denen die Erregungsleitung vom Sinusknoten auf die Vorhofmuskulatur verzögert ist oder nicht stattfindet, so genannter Sinusarrest. Symptomatischen Patienten wird ein Schrittmacher implantiert.

Atrioventrikuläre Leitungsstörungen

Bei den AV-Blockierungen kann zwischen 3 Schweregraden unterschieden werden.
- Beim AV-Block 1. Grades wird die Erregung nur verzögert von den Vorhöfen an die Kammern weitergeleitet. Es handelt sich meist um einen Zufallsbefund, im EKG ist die PQ-Strecke verlängert.
- Auch beim AV-Block 2. Grades ist die Überleitung verzögert und fällt teilweise ganz aus. Gelangt von 2 Impulsen des Sinusknotens nur einer zu den Kammern, spricht man von einem 2:1-Block. Wenn ein Patient Beschwerden wie Schwindel oder Synkopen hat, ist eine Schrittmachertherapie angezeigt.
- Beim AV-Block 3. Grades wird die Vorhoferregung nicht an die Kammern weitergeleitet. Die Kammern werden mit geringerer Frequenz von den sekundären oder tertiären Schrittmachern erregt (**Tab. 6.1**). Es kann zu Schwindel bzw. Synkopen kommen, die als *Adams-Stokes-Anfälle* bezeichnet werden. Beim AV-Block 3. Grades liegt eine Schrittmacherindikation vor.

Vorhofflimmern

Beim Vorhofflimmern gibt es 350–600 Vorhoferregungen pro Minute. Nicht jede Vorhoferregung wird an die Kammern weitergeleitet, da der AV-Knoten als Frequenzsieb fungiert. Die Kammerfrequenz ist abhängig von der Anzahl der Überleitungen, wobei langsame und schnelle Überleitungen möglich sind. 20% der Kammerfüllung sind von einer regelrechten Vorhofkontraktion und 80% sind vom Ventilebenenmechanismus abhängig, sodass sich Vorhofflimmern normalerweise nur geringfügig auf Füllung und Auswurf auswirkt. Bei bestehender Herzinsuffizienz kann Vorhofflimmern jedoch die Symptomatik verstärken.

> *Wenn es keine geordnete Vorhofkontraktion gibt, können sich vor allem im linken Vorhof Thromben bilden (**Abb. 6.13**), von denen thrombembolische Komplikationen wie Hirninfarkt und akuter Verschluss einer Extremitätenarterie (Kap. 7.3.2) ausgehen können. Deswegen müssen Patienten mit anhaltendem Vorhofflimmern antikoaguliert werden!*

Supraventrikuläre Tachykardien

Bei bestimmten Anomalien des Erregungsleitungssystems kann es zu abrupt beginnenden Tachykardien kommen. Die hierfür verantwortlichen zusätzlich vorhandenen Leitungsbahnen lassen beispielsweise Kreiserregungen zwischen Vorhof und Kammern zu, so genannte Reentry-Tachykardien, und können durch Katheterablation unterbrochen werden.

Ventrikuläre Tachykardien und Kammerflimmern

Zwischen ventrikulären Tachykardien (VT) mit einer Frequenz über 100/min, Kammerflattern und -flimmern sind fließende Übergänge möglich. Beim Kammerflimmern „zappeln" die einzelnen Myokardzellen ungeordnet mit einer Erregungsfrequenz weit über 300/min vor sich hin.

> Infolge des Chaos ist keine effektive Ventrikelkontraktion möglich, sodass Kammerflimmern funktionell einem Herzstillstand gleichkommt.

In der Regel sind es schwer herzkranke Patienten, die einen plötzlichen Herztod infolge ventrikulärer Rhythmusstörungen erleiden. Wenn ein Patient erfolgreich defibrilliert und wiederbelebt werden kann, erhält er als Sekundärprophylaxe einen ICD.

Fallbeispiel: Frau D.-K., 69 Jahre, stürzt bei leichter Hausarbeit und ist nicht in der Lage, ohne Hilfe wieder aufzustehen. Sie kann den linken Arm und das linke Bein nicht mehr bewegen. Der vom Ehemann sofort verständigte Rettungsdienst bringt die Patientin in die Klinik.

Anamnestisch erwähnt sie einen medikamentös behandelten Bluthochdruck sowie gelegentliches Herzstolpern. Bisher war sie im Alltag immer selbstständig und aktiv.

Der Untersuchungsbefund ergibt eine linksseitige Hemiparese und einen erhöhten Blutdruck von 190/100 mmHg. Die zerebrale Bildgebung zeigt einen embolischen Verschluss der A. cerebri media. Als Ursache für das Ereignis findet sich im EKG Vorhofflimmern, das bislang nicht diagnostiziert war.

Das Gerinnsel kann durch eine Thrombolyse erfolgreich aufgelöst werden, und die neurologische Symptomatik bildet sich komplett zurück. Im Verlauf erfolgt eine Dauerantikoagulation mit Marcumar, um weiteren Thrombembolien vorzubeugen.

6.6.3 Herz-Kreislauf-Stillstand

Ursachen

▪ In mehr als 90 % der Fälle sind die Ursachen kardial!

Kardiale Ursachen
- Ca. 90 % Kammerflimmern;
- Ca. 10 % Asystolie, der tatsächliche Herzstillstand.

Extrakardiale Ursachen
- Schock unterschiedlicher Genese (Kap. 3.9);
- Respiratorische Ursachen wie Aspiration und zentrale Atemstörung;
- Endstadium verschiedener Erkrankungen.

Symptome und Komplikationen

Tab. 6.13 fasst die Anzeichen des Herz-Kreislauf-Stillstands zusammen.

Tabelle 6.13 Zeichen des Herz-Kreislauf-Stillstands in der Reihenfolge ihres Auftretens

Zeitpunkt	Symptome	Überprüfen und beachten!
Sofort	Pulslosigkeit	Karotispuls tasten
Nach 10–15 Sek.	Bewusstlosigkeit	▪ Ansprechen ▪ Schulter schütteln
Nach 30–60 Sek.	Atemstillstand	▪ Atembewegung beobachten ▪ Ausatemluft spüren
Nach 2 Min.	Weite reaktionslose Pupillen	Auch nach Medikamenten möglich!

Bereits nach 3 Minuten können irreversible Hirnschäden bis zum Hirntod auftreten (Kap. 1.5.3)!

Reanimation

Sofortmaßnahmen, zu denen jeder verpflichtet ist:
- Notruf;
- Mund und Rachen reinigen, Kopf überstrecken, Kinn vorziehen;
- 2 initiale Atemspenden (Mund zu Nase, Mund zu Mund oder über Maske);
- Herzdruckmassage und Beatmung im Verhältnis 15:2 (unabhängig von der Helferzahl; **Abb. 6.26a–c**).

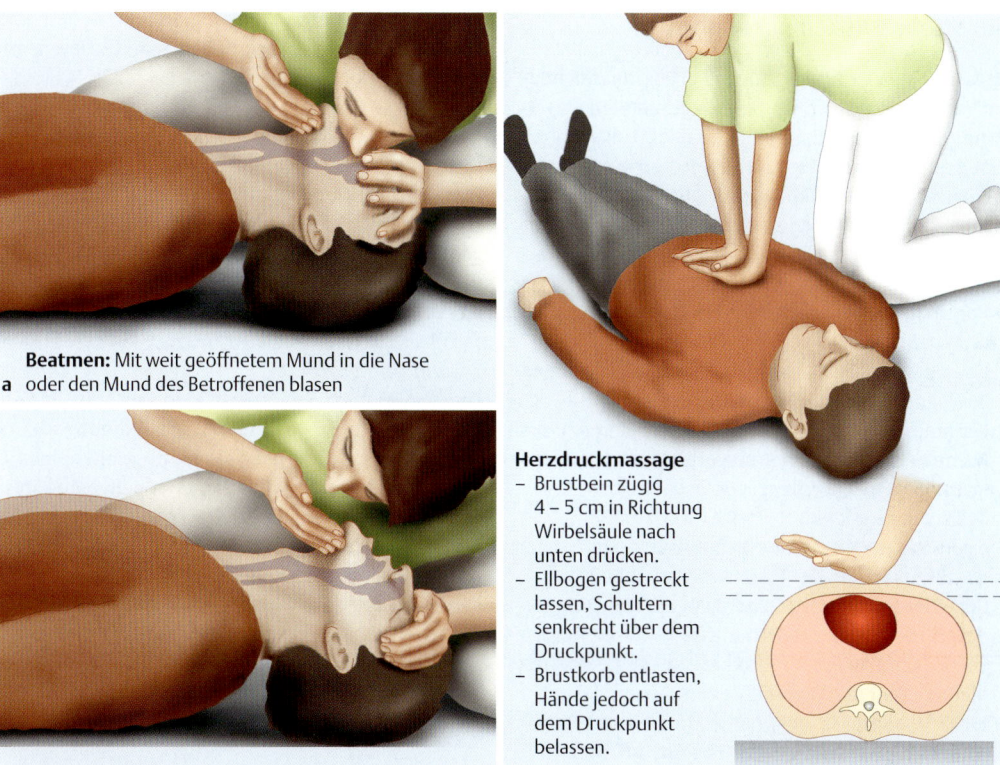

Abb. 6.26a–c Sofortmaßnahmen. a Atemspende. b Beobachten der Atmung. c Positionieren der Hände bei der Herzdruckmassage.

Die Weiterbehandlung erfolgt durch geschultes Rettungspersonal, während die Basismaßnahmen fortgesetzt werden:
- Defibrillation bei Kammerflimmern;
- Medikamente wie Adrenalin.

ABC-Regel:
- A: Atemwege freimachen;
- B: Beatmen;
- C: Circulation, d. h. Herzdruckmassage,
- D: Drugs, d. h. Medikamente;
- E: Elektrotherapie.

6.7 Erkrankungen des Endokards

6.7.1 Endokarditis

Einer Entzündung des Endokards und damit des Klappenapparates können infektiöse und nichtinfektiöse Ursachen, z. B. Autoimmunprozesse beim rheumatischen Fieber, zugrunde liegen.

gegen den Erreger, sondern auch gegen körpereigene Strukturen richten.

Streptokokkenzweiterkrankung oder Poststreptokokkenerkrankung!

Rheumatisches Fieber

Das rheumatische Fieber stellt eine gefährliche Spätkomplikation nach einer Streptokokkeninfektion des Rachenraums dar. Sie wird dadurch verursacht, dass sich die gebildeten Antikörper nicht nur

Während das rheumatische Fieber in den westlichen Ländern durch den konsequenten Einsatz von Antibiotika sehr selten geworden ist, stellt es in den Entwicklungsländern heute noch die wichtigste Ursache für Herzerkrankungen im Kindes- und Jugendalter dar.

Symptome und Komplikationen

Etwa 1–3 Wochen nach einer Pharyngitis (Rachenentzündung), Tonsillitis (Gaumenmandelentzündung) oder nach Scharlach (Kap. 14.3.3) kommt es durch eine abnorme Immunreaktion zu einer Streptokokkenzweiterkrankung, von der Herz, Gelenke, ZNS und Haut betroffen sind. Die Symptome umfassen:
- Allgemeinsymptome wie Fieber und Arthralgien;
- Polyarthritis mit wechselndem Befall der großen Gelenke;
- Chorea minor mit unkontrollierten ausfahrenden Bewegungen sowie Sprechstörungen;
- Girlandenförmige Hautrötungen im Bereich des Rumpfes, die als Erythema marginatum oder anulare bezeichnet werden;
- Subkutane Knötchen.

Die gefürchtete Karditis bestimmt die Prognose. Sie kann alle Schichten der Herzwand betreffen:
- Bei einer Endokarditis sind auch die Herzklappen betroffen. Durch entzündliche Veränderungen vorwiegend an Aorten- und Mitralklappe können bleibende Herzklappenfehler entstehen.
- Eine Myokarditis begünstigt Herzrhythmusstörungen und kann zu einer Herzinsuffizienz führen.
- Eine Perikarditis kann einen Perikarderguss und eventuell thorakale Schmerzen verursachen.

Diagnostik und Therapie

Die Diagnose kann anhand der klinischen Symptome in Verbindung mit Hinweisen auf einen vorangegangenen Streptokokkeninfekt gestellt und durch Laborwerte wie den Nachweis von Entzündungsparametern und streptokokkenspezifischen Antikörpern gestützt werden.

Therapiemaßnahmen während des stationären Aufenthaltes umfassen:
- Bettruhe;
- Antibiotische Therapie mit Penizillin zur Bekämpfung noch vorhandener Streptokokken über 10–14 Tage;
- Antientzündliche Therapie mit Azetylsalizylsäure und gegebenenfalls Kortikosteroiden bei schwerer Herzbeteiligung.

Prognose

Das Ausmaß der kardialen Beteiligung bestimmt die Prognose, denn Gelenk-, ZNS- und Hautbefall heilen vollständig aus. Etwa 50 % der Patienten mit akutem rheumatischen Fieber entwickeln eine chronische rheumatische Herzerkrankung. Im Verlauf von Jahren kann sich ein Klappenfehler manifestieren, z. B. eine Mitralstenose.

Prävention

Primärprävention
Um einem rheumatischen Fieber primär vorzubeugen, muss eine nachgewiesene Streptokokkeninfektion sofort und konsequent mit Penicillin behandelt werden.

Sekundärprävention
Die Dauer der Sekundärprävention mit Penicillin hängt vom Ausmaß der Herzbeteiligung ab und beträgt ca. 10 Jahre über die akute Krankheitsphase hinaus. Bei chronischen Herzklappenveränderungen ist ab dann eine gezielte Endokarditisprophylaxe bei diagnostischen und operativen Eingriffen erforderlich, die im Rahmen der infektiösen Endokarditis vorgestellt wird.

Infektiöse Endokarditis

Ursachen

Wenn Keime, insbesondere Bakterien oder Pilze, in die Blutbahn geschwemmt werden (Bakteriämie), können diese vorgeschädigtes Endokard besiedeln und eine infektiöse Endokarditis verursachen. Häufige Erreger sind:
- Streptokokken (60 %);
- Staphylokokken (20 %);
- Selten andere Bakterien oder Pilze.

Risikopatienten sind:
- Patienten mit angeborenem Herzfehler;
- Patienten mit erworbenem Klappenfehler;
- Patienten nach rheumatischem Fieber;
- Patienten mit künstlichen Herzklappen.

Symptome und Komplikationen

Folgende klinische Zeichen können auf eine infektiöse Endokarditis hinweisen:
- Fieber und Schüttelfrost;
- Allgemeinsymptome wie Schwäche, Appetitverlust, Gewichtsverlust, Schweißneigung und Gelenkschmerzen;
- Hautveränderungen wie punktförmige Einblutungen, so genannte Petechien, und linsengroße schmerzhafte rötliche Knötchen vor allem an Fingern und Zehen.

Die am meisten gefürchteten Komplikationen sind:

- Septische Embolien, die zu neurologischen Ausfällen führen können;
- Herzklappenfehler.

Diagnostik, Therapie und Prognose

Diagnostisch wegweisend sind:
- Herzgeräusch;
- Nachweis von Klappenvegetationen mittels Echo, genauer TEE;
- Erregernachweis in Blutkulturen.

Trotz intensiver antibiotischer Therapie über 4–6 Wochen versterben fast 30 % der Patienten.

Endokarditisprophylaxe

> Wegen der ernsten Prognose erhalten alle Risikopatienten einen Patientenausweis, den sie bei jedem Arztbesuch vorlegen müssen. Bei diagnostischen bzw. therapeutischen Eingriffen, bei denen es zu einer Bakteriämie kommen kann, müssen Risikopatienten antibiotisch abgeschirmt werden. Die Endokarditisprophylaxe kann beispielsweise bei banalen zahnärztlichen Eingriffen wie der Zahnsteinentfernung lebensrettend sein.

6.7.2 Herzklappenfehler

Ursachen

Herzklappenfehler können angeboren oder aber im Rahmen einer infektiösen oder nichtinfektiösen Endokarditis erworben sein. Außerdem gehen sie häufig auf degenerative Veränderungen zurück.

Formen

Grundsätzlich können alle Herzklappen einen Klappenfehler aufweisen, meistens sind jedoch die Klappen der linken Herzhälfte, also die Aorten- und Mitralklappe, betroffen. Unterschieden wird zwischen einer Klappenstenose und einer Klappeninsuffizienz.
- Wenn sich die Klappe nicht richtig öffnet, liegt eine *Klappenstenose* vor. Die vorgeschaltete Herzhöhle versucht, das Passagehindernis zu überwinden, indem sie hypertrophiert. Das Blut staut sich vor der zu engen Klappe zurück. Der häufigste erworbene Klappenfehler ist die Aortenklappenstenose (Aortenstenose), die eine Hypertrophie des linken Ventrikels und einen Rückstau verursacht. Folglich wird weniger Blut in den Körperkreislauf gepumpt.
- Bei einer *Klappeninsuffizienz* schließt die Klappe nicht korrekt und Blut kann in den vorgeschalteten Kreislaufabschnitt zurückfließen. Da dieser durch das Pendelblut mehr belastet ist, weitet er sich kompensatorisch aus. Bei einer Aorteninsuffizienz pendelt Blut während der Diastole von der Aorta in den linken Ventrikel zurück. Dieser reagiert mit einer Dilatation.

> Klappenstenose → Druckbelastung → Hypertrophie!
> Klappeninsuffizienz → Volumenbelastung → Dilatation!

Symptome und Komplikationen

- Zeichen des verringerten Auswurfs, z. B. Synkopen bei Aortenstenose;
- Zeichen der Herzinsuffizienz;
- Herzrhythmusstörungen infolge veränderter Myokardstruktur und deren Folgen, z. B. Thrombembolien bei Vorhofflimmern (Kap. 6.6.2).

Diagnostik

Diagnostisch wegweisend sind neben der Anamnese Auskultationsbefund und Echokardiographie:
- Auskultatorisch lassen sich Strömungsgeräusche erfassen, die entstehen, wenn das Blut durch eine zu enge Klappe gepresst wird bzw. durch eine undichte Klappe zurückfließt.
- Mittels Echokardiographie lassen sich Klappenfehler und hämodynamische Auswirkungen darstellen.

Weitere diagnostische Maßnahmen:
- EKG, um Herzrhythmusstörungen und Hypertrophiezeichen zu erfassen;
- Röntgen-Thorax, um gegebenenfalls veränderte Herzsilhouette und Stauungszeichen zu sehen;
- Herzkatheteruntersuchung bei unklarem echokardiographischen Befund und um KHK auszuschließen.

Therapie

Neben konservativen, symptomatischen Maßnahmen wie:
- Therapie der Herzinsuffizienz;
- Therapie der Herzrhythmusstörungen und deren Folgen und
- Endokarditisprophylaxe

muss rechtzeitig die Indikation für einen operativen Eingriff gestellt werden. Die erkrankte Klappe wird rekonstruiert bzw. durch eine Prothese ersetzt. Infrage kommen mechanische Klappen oder Bioprothesen (**Abb. 6.27a–b**).

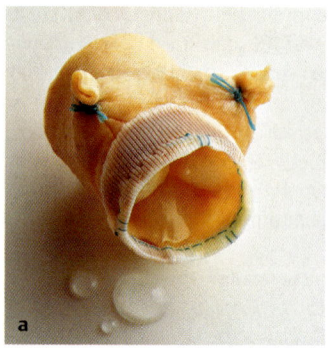 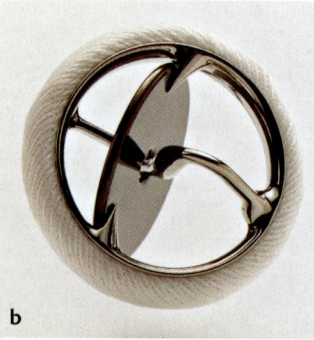

Abb. 6.27a–b Herzklappen: a Biologische Herzklappe vom Schwein. b Mechanische Kippscheibenprothese (Fa. Medtronic) (Gerlach 2000).

- An Bioprothesen (**Abb. 6.27a**), die aus tierischem oder menschlichem Gewebe hergestellt werden, bilden sich seltener Thromben, und Marcumar kann nach 3 Monaten abgesetzt werden. Leider ist die Haltbarkeit mit durchschnittlich 10 Jahren begrenzt, sodass Bioprothesen nur bei Patienten über 75 Jahren eingesetzt werden.
- Mechanische Klappenprothesen (**Abb. 6.27b**) halten länger als Bioprothesen. Da sich jedoch an der Fremdoberfläche Thromben bilden können, müssen die Patienten lebenslang Marcumar einnehmen. Einige Patienten stört, dass man das Klicken der Kunstklappe mit „bloßem Ohr" hören kann.

Fallbeispiel: Eine 78-jährige Frau wird nach einer Synkope mit Verletzungsfolge (Schädel- und Rippenprellung, Hämatome) stationär aufgenommen. Die Patientin kann sich nicht an das Ereignis erinnern, sie berichtet jedoch über häufige Schwindelepisoden. Im Allgemeinen fühle sie sich ihrem Alter entsprechend gut, versorge sich selbst, körperliche Belastungen vermeide sie jedoch seit Jahren. Bis auf gynäkologische Erkrankungen mit Operationen sind keine Vorerkrankungen bekannt.
Die körperliche Untersuchung zeigt eine schlanke Frau in gutem Allgemeinzustand, der Blutdruck ist mit 110/80 mmHg normal. Auskultatorisch fällt ein lautes Systolikum über dem Aortenklappenareal mit Fortleitung in beide Karotiden auf. Der 2. Herzton (Aortenklappenschluss) ist hier nicht mehr hörbar.
Im EKG sind Hinweise für eine linksventrikuläre Hypertrophie sichtbar. Echokardiographisch bestätigt sich eine schwer degenerativ veränderte Aortenklappe mit hochgradiger Stenose. Mittels Koronarangiographie wird eine relevante koronare Herzerkrankung ausgeschlossen.
Die Patientin wird in die herzchirurgische Abteilung verlegt, wo sie am offenen Herzen operiert wird und einen biologischen Klappenersatz in Aortenposition erhält. Nach komplikationslosem Verlauf kann die Patientin nach Hause entlassen werden. Treppensteigen ist jetzt wieder ohne Beschwerden möglich. Eine orale Antikoagulation ist aufgrund der Bioprothese nicht erforderlich.

6.8 Erkrankungen des Myokards

6.8.1 Myokarditis

Definition und Ursachen

Bei einer Myokarditis handelt es sich um eine entzündliche Herzmuskelerkrankung infektiöser oder nichtinfektiöser Genese.

50 % aller Myokarditiden sind durch Viren wie Coxsackie-, Influenza- und Adenoviren bedingt. Man geht davon aus, dass es bei mindestens 1 % aller Infektionen mit kardiotropen Viren zu einer Myokardbeteiligung kommt. Streptokokken und Staphylokokken können wie die Erreger der Diphtherie und Borreliose eine bakterielle Myokarditis verursachen. Pilz- und Protozoeninfektionen sind selten.

Nichtinfektiöse Ursachen sind:
- Erkrankungen des rheumatischen Formenkreises, z. B. rheumatoide Arthritis und Kollagenosen;
- Radiatio des Mediastinums;
- Bestimmte Medikamente;
- Idiopathisch.

Symptome

Die Manifestation einer Myokarditis reicht vom asymptomatischen bzw. milden Verlauf bis hin zum tödlichen Ausgang. Folgende Symptome sind möglich:
- Zeichen der Herzinsuffizienz;
- Herzrhythmusstörungen;

- Zeichen einer Endo- bzw. Perikardbeteiligung, z. B. Thoraxschmerzen bei Perikarditis.

Diagnostik

- EKG;
- Anstieg von CK-MB und Troponin;
- Echo zeigt Kontraktilitätsminderungen;
- Eventuell Herzkatheteruntersuchung, um koronar-ischämische Ursache auszuschließen und eventuell rechtsventrikuläre Biopsie zu entnehmen.

Therapie

Wenn möglich, wird eine kausale Behandlung durchgeführt. Beispiele hierfür sind die antibiotische Therapie bei bakterieller Myokarditis und die immunsuppressive Therapie bei Autoimmunprozessen. In vielen Fällen stehen jedoch nur symptomatische Maßnahmen zur Verfügung:
- Körperliche Schonung;
- Behandlung der Komplikationen wie Therapie auftretender Herzrhythmusstörungen;
- Eventuell mechanischer Herzersatz, um das Herz bei terminaler Herzinsuffizienz zu entlasten;
- HTX als Ultima Ratio.

> Körperliche Schonung bei Myokarditis!

Prognose

In mehr als 80% der Fälle heilt die Myokarditis aus, oder es bleiben harmlose Herzrhythmusstörungen wie Extrasystolen zurück. 15% chronifizieren und entwickeln eine dilatative Kardiomyopathie (S. 124). Etwa 5% der Patienten versterben.

6.8.2 Kardiomyopathien

Einteilung

WHO-Klassifikation
Als Kardiomyopathien werden alle Erkrankungen des Herzmuskels bezeichnet, die mit einer kardialen Funktionsstörung einhergehen. Nach der WHO-Klassifikation werden die Kardiomyopathien in 5 Gruppen eingeteilt (**Abb. 6.28a–d**):
- Dilatative Kardiomyopathien (DCM; **Abb. 6.28a**);
- Hypertrophische Kardiomyopathien (HCM; **Abb. 6.28b–c**);
- Restriktive Kardiomyopathien (RCM; **Abb. 6.28d**);
- Arrhythmogene rechtsventrikuläre Kardiomyopathie (ARVC);
- Unklassifizierte Kardiomyopathien.

Primäre und spezifische Kardiomyopathien
Nach der Ätiologie muss man zwischen primären und sekundären Kardiomyopathien unterscheiden. Primäre Kardiomyopathien sind genetisch bedingt oder es ist keine Ursache bekannt. Geht eine kardiale oder systemische Erkrankung voraus, liegt eine sekundäre (spezifische) Kardiomyopathie vor. Die spezifischen Myokarderkrankungen imitieren morphologisch die klassischen Kardiomyopathien, meistens die DCM, und können verursacht werden durch z. B.:
- Myokarditis;
- Ischämie;
- Herzklappenfehler;
- Arterielle Hypertonie;
- Alkohol und Medikamente;
- Neuromuskuläre Erkrankungen.

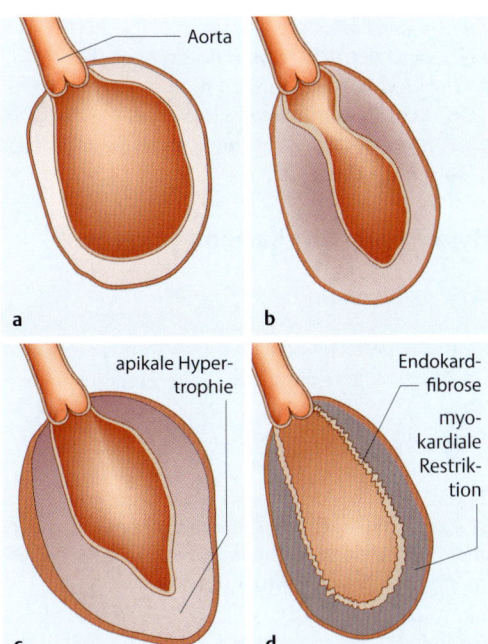

Abb. 6.28a–d Kardiomyopathien (CM). **a** Dilatative Kardiomyopathie (DCM). **b** Hypertrophisch-obstruktive Kardiomyopathie (HOCM). **c** Hypertrophisch-nichtobstruktive Kardiomyopathie (HNCM). **d** Restriktive Kardiomyopathie.

Dilatative Kardiomyopathie

Folgen

Das stark erweiterte Herz ist vor allem in der systolischen Funktion beeinträchtigt. Die Patienten zeigen Symptome der Herzinsuffizienz. Außerdem begünstigt die Dilatation schwere Herzrhythmusstörungen, z. B. Kammerflimmern, und die Entstehung von Thromben, von denen arterielle und pulmonale Embolien ausgehen können. Pro Jahr erliegen etwa 10 % der Patienten den Folgen der DCM.

Diagnostik

Bildgebende Verfahren stellen das vergrößerte und eingeschränkt bewegliche Herz dar. Eventuell kann durch eine Myokardbiopsie die Diagnose gesichert werden. Nach ursächlichen Erkrankungen ist zu fahnden.

Therapie

Neben der Behandlung der zugrunde liegenden Erkrankung sind folgende symptomatische Maßnahmen erforderlich:
- Therapie der Herzinsuffizienz, HTX als Ultima Ratio (Kap. 6.4.3);
- Therapie der Herzrhythmusstörungen (Kap. 6.6);
- Orale Antikoagulation (z. B. Marcumar) bei begleitendem Vorhofflimmern bzw. sehr schlechter ventrikulärer Funktion, um zu verhindern, dass Thromben entstehen.

Hypertrophische Kardiomyopathie

Weitere Einteilung und Folgen

Da das hypertrophierte Myokard weniger dehnbar ist, ist vor allem die diastolische Funktion beeinträchtigt. In einigen Fällen ist außerdem die Ausflussbahn des linken Ventrikels eingeengt, sodass unterschieden wird zwischen:
- Hypertrophischer nichtobstruktiver Kardiomyopathie (HNCM; 75 %);
- Hypertrophischer obstruktiver Kardiomyopathie (HOCM; 25 %).

Vielfach verläuft eine HCM unbemerkt. Wenn Symptome auftreten, sind es meist:
- Dyspnoe;
- Angina-pectoris-Beschwerden, falls das hypertrophierte Myokard die Koronararterien komprimiert bzw. die Versorgung des stark verdickten Myokards nicht ausreicht;
- Herzrhythmusstörungen;
- Schwindel und Synkopen.

Jährlich sterben etwa 4 % an den Folgen der Erkrankung.

Diagnostik und Therapie

Diagnostisches Vorgehen und Therapieprinzipien sind denen der DCM vergleichbar. Besonderheiten bei der HOCM:
- Betablocker sind die Therapie der Wahl.
- Substanzen, die die Kontraktionskraft verstärken, sind kontraindiziert.
- Gegebenenfalls muss die Ausflussbahn interventionell erweitert werden, z. B. durch operative Myotomie oder Septumreduktion durch kathetergestützte Alkoholinjektion, d. h. Auslösen eines Herzinfarktes im Bereich des Septums.

Restriktive Kardiomyopathie

Eine RCM, bei der Endokard und Myokard fibrosieren und stark eingeschränkt beweglich sind, ist äußerst selten.

6.9 Perikarditis

Bei einer Perikarditis handelt es sich um eine Herzbeutelentzündung. Wenn das Myokard auch betroffen ist, liegt eine Perimyokarditis vor.

Ursachen

- Mikroorganismen, vor allem Viren wie Coxsackie- und Adenoviren;
- Immunologische Prozesse, z. B. beim rheumatischen Fieber (Kap. 6.7.1) und Postmyokardinfarktsyndrom (Dressler-Syndrom);
- Invasives Tumorwachstum, z. B. bei Mamma- und Bronchialkarzinom oder bei Leukämie;
- Operation bzw. Trauma;
- Harnpflichtige Substanzen bei Nierenversagen;
- Strahlentherapie.

Symptome und Komplikationen

Der Patient hat stechende retrosternale Schmerzen, die im Liegen, bei tiefer Inspiration und beim Husten zunehmen. Wenn sich ein Perikarderguss entwickelt, klingen die Schmerzen ab. Prall gefüllte Halsvenen weisen auf folgende Komplikationen hin:
- Herzbeuteltamponade, durch die der venöse Rückstrom unmöglich wird;
- Konstriktive Perikarditis als Spätkomplikation durch einen narbig geschrumpften Herzbeutel, der vor allem die Ventrikelfüllung behindert und häufig durch einen herzchirurgischen Eingriff beseitigt werden muss.

Diagnostik

Diagnostisch wegweisend sind:
- Schmerzanamnese;
- Perikardreiben bei Auskultation, das bei Erguss jedoch leiser wird bzw. verschwindet;
- EKG-Veränderungen;
- Echokardiographie, um Erguss nachzuweisen.

Therapieprinzipien

- Therapie der Grunderkrankung;
- Körperliche Schonung;
- Antientzündliche Therapie durch nichtsteroidale Antiphlogistika, gegebenenfalls Kortison;
- Therapie der Komplikationen.

6.10 Angeborene Herzfehler im Erwachsenenalter

Etwa 1 % aller lebend geborenen Kinder hat eine angeborene Fehlbildung des Herzens, ein Vitium cordis. Aufgrund der therapeutischen, insbesondere kardiochirurgischen Behandlungsmöglichkeiten erreichen inzwischen über 80 % der Betroffenen das Erwachsenenalter. In der Erwachsenenmedizin sind dann z. B. Patienten anzutreffen, die an Folgen oder Komplikationen ihrer angeborenen Fehlbildungen leiden, wenn diese im Kindesalter nicht oder nur teilkorrigiert werden konnten. Andere können komplett asymptomatisch sein, wenn eine vollständige Korrektur frühzeitig möglich war. Manche angeborenen Vitien werden erst im Erwachsenenalter diagnostiziert, wenn sie bis dahin keine Beschwerden verursacht haben.

Angeborene Herzerkrankungen können durch exogene und endogene Einflüsse entstehen. Einflüsse wie Alkohol, Medikamente, Strahlen und bestimmte Infektionskrankheiten wie Röteln stören in der Embryonalphase die Herzentwicklung. Auch Chromosomenanomalien wie die Trisomie 21 oder das Turner-Syndrom gehen mit Herzfehlbildungen einher.

Aus **Tab. 6.14** und **Abb. 6.29a–f** geht die Einteilung der wichtigsten angeborenen Herzfehler in drei Gruppen hervor.

Herzfehler mit Links-rechts-Shunt

Hier fließt Blut durch eine Kurzschlussverbindung vom arteriellen zum venösen System. Kurzschluss-

Tabelle 6.14 Übersicht über die wichtigsten angeborenen Herzfehler

Mechanismus	Krankheitsbilder	Häufigkeit	Zyanose	Lebenserwartung ohne Korrektur
Herzfehler mit Links-rechts-Shunt	Ventrikelseptumdefekt (VSD)	30 %	Nicht primär	20–40 J.
	Vorhofseptumdefekt (ASD)	10 %		40 J.
	Persistierender Ductus arteriosus Botalli	10 %		30 J.
Herzfehler ohne Shunt	Pulmonalstenose	7 %	Nicht primär	20–30 J.
	Aortenstenose	6 %		20 J.
	Aortenisthmusstenose	7 %		35 J.
Herzfehler mit Rechts-links-Shunt	Fallot-Tetralogie	6 %	Primär	10 J.
	Transposition der großen Arterien	4 %		< 1 J.

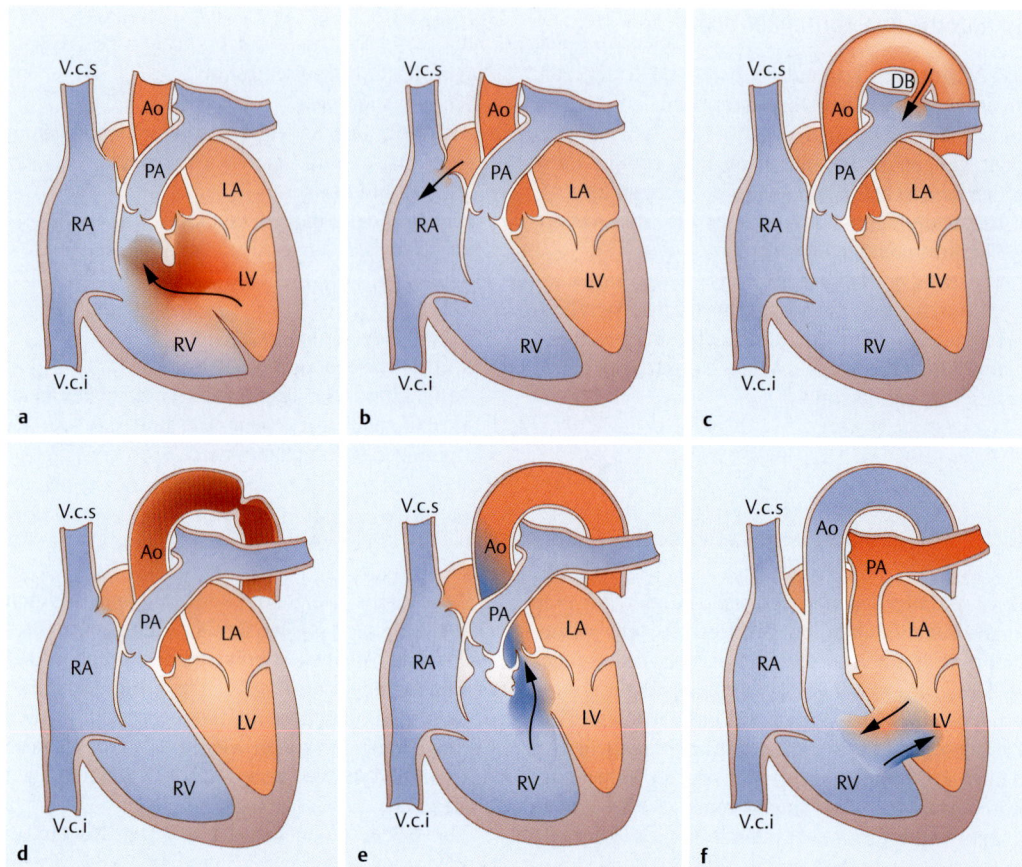

Abb. 6.29a–f Häufige angeborene Herzfehler. **a** Ventrikelseptumdefekt. **b** Vorhofseptumdefekt. **c** Persistierender Ductus arteriosus Botalli. **d** Aortenisthmusstenose. **e** Fallot-Tetralogie. **f** Transposition der großen Arterien.

verbindungen können auf Vorhof- oder Ventrikelebene lokalisiert sein. Bei einem persistierenden Ductus arteriosus Botalli gelangt Blut von der Aorta in die Pulmonalarterie. Ein Links-rechts-Shunt führt zu einer Volumenbelastung der Lungenstrombahn und des linken Herzens. Im Verlauf kommt es zu einer Druckbelastung des rechten Ventrikels mit rechtsventrikulärer Hypertrophie, Rechtsherzinsuffizienz sowie *pulmonaler Hypertonie*.

Vom *Eisenmenger-Syndrom* spricht man, wenn die erhöhten Drücke im kleinen Kreislauf bzw. im rechten Ventrikel die des linken Ventrikels übersteigen und somit zu einem Shunt in beide Richtungen bzw. zu einer Shuntumkehr führen. Der resultierende Rechts-links-Shunt geht mit einer zentralen Zyanose einher, weil ein Teil des Blutes ohne Sauerstoffanreicherung in den Körperkreislauf gelangt. Eine operative Korrektur eines Herzfehlers mit Links-rechts-Shunt sollte erfolgen, bevor es zu einer pulmonalen Hypertonie kommt.

Herzfehler ohne Shunt

Vitien wie die Aorten- oder Aortenisthmusstenose gehen mit einer Obstruktion der linksventrikulären, die Pulmonalstenose mit einer Behinderung der rechtsventrikulären Ausstrombahn einher und führen über eine Druckbelastung zu Hypertrophie und später Dilatation des entsprechenden Ventrikels. Als Spätfolge tritt eine Herzinsuffizienz ein. Diagnostik und Therapie der angeborenen Klappenstenosen entsprechen den erworbenen (Kap. 6.7.2).

Die Aortenisthmusstenose beschreibt eine Stenose der Aorta descendens im Bereich des Abgangs der linken A. subclavia. Es gibt zwei Varianten. Bei der Form, die häufig erst im Erwachsenenalter diagnostiziert wird, liegt die Engstelle distal des Subklavia-Abgangs. Folge ist eine Blutdruckdifferenz zwischen oberer und unterer Extremität. Eine Hypertonie der oberen Körperhälfte führt z. B. zu Kopfschmerz, Nasenbluten, Druckbelastung des linken Ventrikels mit den typischen kardialen Hypertoniefolgeschäden (Kap. 6.11.1). Der Druck in der unteren Körperhälfte ist hingegen vermindert, die Femoralis- und Fußpulse sind stark abgeschwächt oder fehlen.

Herzfehler mit Rechts-links-Shunt

Bei den komplexen Vitien mit Rechts-links-Shunt besteht eine Kurzschlussverbindung zwischen pulmonalem und systemischem Kreislauf. Sauerstoffarmes Blut gelangt nur noch zum Teil durch die Lungenstrombahn, der andere Teil wird direkt dem sauerstoffreichen Blut des Körperkreislaufs beigemischt. Dies führt zu einer verminderten Sauerstoffsättigung des arteriellen Blutes und zu einer zentralen Zyanose („blue babies"). Als Ausdruck des chronischen Sauerstoffmangels finden sich Uhrglasnägel, Trommelschlegelfinger und -zehen, körperliche Minderentwicklung, hypoxämische Anfälle, Synkopen. Pulmonale Hypertonie, Herzinsuffizienz, Thrombembolien, Endokarditiden sind typische Komplikationen dieser Vitien.

Der häufigste Herzfehler aus dieser Gruppe ist die *Fallot-Tetralogie*, die aus 4 wesentlichen Komponenten besteht:

- Pulmonalstenose, die die Lungendurchblutung einschränkt und das Ausmaß der Symptomatik bestimmt;
- Ventrikelseptumdefekt;
- Eine über dem Ventrikelseptumdefekt „reitende Aorta", sodass linker und rechter Ventrikel Blut in den Körperkreislauf pumpen;
- Rechtsherzhypertrophie infolge der Pulmonalstenose.

Um Symptome und Komplikationen des chronischen Sauerstoffmangels zu vermeiden, sollte eine Korrekturoperation frühestmöglich erfolgen.

Bei der *Transposition der großen Gefäße* ist der Lungenkreislauf vollständig vom Körperkreislauf getrennt, denn die Aorta entspringt dem rechten und der Truncus pulmonalis dem linken Ventrikel. Das Neugeborene ist nur lebensfähig, wenn die beiden Kreisläufe durch einen zusätzlichen Septumdefekt oder einen offenen Ductus arteriosus verbunden sind. Eine operative Korrektur durch Umstellung der großen Arterien auf die zugehörigen Ventrikel erfolgt in den ersten Lebenstagen.

6.11 Kreislauferkrankungen

6.11.1 Arterielle Hypertonie

Definition und Stellenwert

Laut WHO liegt eine arterielle Hypertonie vor, wenn in Ruhe wiederholt systolische Werte über 140 mmHg und diastolische Werte über 90 mmHg gemessen werden. Die WHO-Definition und die Stadieneinteilung gehen aus **Tab. 6.15** hervor.

20 % der Menschen in den westlichen Industrienationen haben einen zu hohen Blutdruck, der in den meisten Fällen auf eine bewegungsarme und ernährungsreiche Lebensweise zurückzuführen ist und wie Adipositas, Diabetes mellitus Typ 2, Fettstoffwechselstörungen und Gicht zum metabolischen Syndrom (Wohlstandssyndrom, Kap. 11.4) zählt.

Der Stellenwert dieser Erkrankung geht aus dem World Health Report 2002 hervor. Demzufolge steht jeder 8. Todesfall im Zusammenhang mit einer arteriellen Hypertonie, die damit zur dritthäufigsten Todesursache weltweit geworden ist.

Formen und Ursachen

Bei der arteriellen Hypertonie ist die essenzielle bzw. primäre Hypertonie von der sekundären zu unterscheiden, bei der der Bluthochdruck Folge einer Grunderkrankung ist.

Essenzielle bzw. primäre Hypertonie
Bei etwa 90 % der Patienten kann keine den Bluthochdruck bedingende Grunderkrankung gefunden werden. Man geht von einer multifaktoriellen Erkrankung aus, die unter anderem begünstigt wird durch:

Tabelle 6.15 WHO-Definition und Stadieneinteilung der arteriellen Hypertonie

WHO-Definition	Systolischer Blutdruck (mmHg)	Diastolischer Blutdruck (mmHg)
Optimal	< 120	< 80
Normal	< 130	< 85
Hochnormal	130–139	85–89
Hypertonie:		
Stadium I	140–159	90–99
Stadium II	160–179	100–109
Stadium III	> 180	> 110

- Familiäre Disposition;
- Lebensweise;
- Konstitution.

Sekundäre Hypertonie
Bei ca. 8 % der Patienten ist die arterielle Hypertonie Folge einer Nierenerkrankung, bei jeweils 1 % ist sie bedingt durch eine hormonelle Störung bzw. durch eine Aortenisthmusstenose (**Abb. 6.29d**; Kap. 6.10).

Renale Hypertonie
Pathophysiologischer Hintergrund ist das RAAS (Kap. 6.1.3), das normalerweise bei Blutdruckabfall, aber auch bei Nierenerkrankungen aktiviert wird.

Endokrine Hypertonie
- Beim Phäochromozytom handelt es sich um einen meist im Nebennierenmark lokalisierten Tumor, der autonom die Stresshormone Adrenalin bzw. Noradrenalin produziert.
- Bei einem Cushing-Syndrom ist die arterielle Hypertonie durch Glukokortikosteroide bedingt (Kap. 11.8.2).
- Bei einem Conn-Syndrom wird zu viel Aldosteron sezerniert, das den Blutdruck erhöht, indem es die Natriumresorption fördert und die Diurese hemmt (Kap. 11.8.2).

Symptome

▎ *Bluthochdruck tut leider nicht weh!*

So sind Hypertoniker häufig beschwerdefrei und fallen erst durch komplikationsbedingte Symptome auf. Folgende Hinweise sollten jedoch an eine arterielle Hypertonie denken lassen:
- Kopfschmerzen, die typischerweise frühmorgendlich und im Bereich des Hinterkopfes auftreten;
- Schwindel, Ohrensausen;
- Nervosität;
- Nasenbluten.

Komplikationen

50–60 % der Hypertoniker entwickeln vorzeitig eine Arteriosklerose mit den entsprechenden Folgeerkrankungen (**Abb. 6.30**; Kap. 2.5). Die arterielle Hypertonie gilt deswegen als Gefäßrisikofaktor 1. Ordnung. Das Ausmaß der Gefäßveränderungen lässt sich am Augenhintergrund ablesen, so genannter *Fundus hypertonicus*.

Häufig sind kardiovaskuläre Komplikationen, an denen ²/₃ aller Hypertoniker versterben:

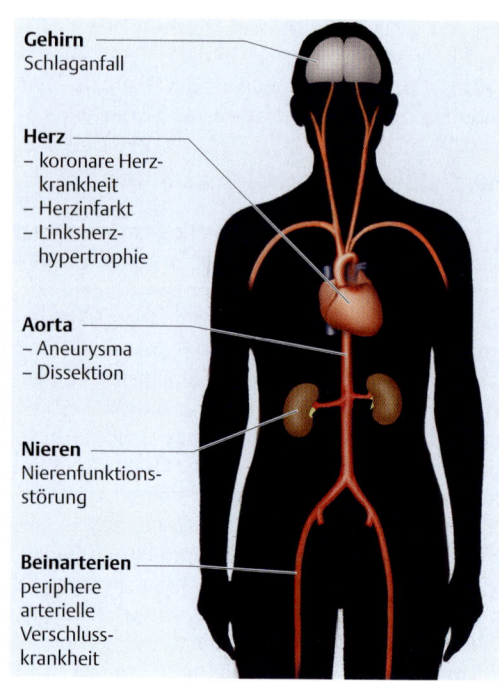

Abb. 6.30 Folgeerkrankungen der arteriellen Hypertonie.

- Koronare Herzkrankheit (KHK; Kap. 6.5.1) als kardiale Manifestation der Arteriosklerose;
- Linksherzhypertrophie, die vor allem durch die chronische Druckbelastung hervorgerufen wird;
- Herzinsuffizienz (Kap. 6.2.2);
- Bauchaortenaneurysma und Aortendissektion (Kap. 7.3.3).

Eine weitere gefürchtete Komplikation ist der Apoplex. Schlaganfälle führen bei 15 % der Patienten zum Tode und sind bedingt durch:
- Hirninfarkte als Folge der Arteriosklerose;
- Hypertensive Massenblutungen, die im Rahmen einer Hochdruckkrise vorkommen können.

Außerdem führt ein langjähriger Bluthochdruck zu einer chronischen Niereninsuffizienz. So haben ca. 25 % der dialysepflichtigen Patienten eine hypertensive Nephropathie, durch die das RAAS aktiviert und die arterielle Hypertonie fixiert werden.

Bei Werten über 230/130 mmHg spricht man von einer *hypertensiven Krise*. Der Patient ist akut bedroht durch:
- Hirnblutungen;
- Linksherzdekompensation;
- Aortendissektion.

Diagnostik

Haben wiederholte Blutdruckmessungen sowie die 24-Stunden-Blutdruckmessung (Kap. 6.3.1) gezeigt, dass tatsächlich eine arterielle Hypertonie vorliegt, müssen durch weiterführende Diagnostik folgende Fragen beantwortet werden:
- Welche Ursachen liegen der Hypertonie zugrunde?
- Gibt es weitere Gefäßrisikofaktoren?
- Gibt es bereits Folgeerkrankungen?

Therapie

Eine kausale Therapie ist möglich, wenn eine Hypertonie begünstigende Grunderkrankung behoben werden kann, z.B. operative Entfernung Hormon bildender Tumoren.

In der Regel bleibt jedoch nur die symptomatische Behandlung aus Basistherapie und medikamentöser Therapie.

Basistherapie
Durch eine veränderte Lebensweise lassen sich nicht nur bis zu 25% der leichten Hypertonien regulieren, sondern es werden auch andere Gefäßrisikofaktoren minimiert. Den Patienten wird empfohlen:
- Das Körpergewicht zu normalisieren;
- Sich ausgewogen zu ernähren;
- Das Rauchen einzustellen;
- Den Kaffee- und Alkoholkonsum einzuschränken;
- Sich regelmäßig zu bewegen;
- Entspannungstechniken zu erlernen und anzuwenden.

Medikamentöse Therapie
- Diuretika;
- ACE-Hemmer oder Angiotensin II-Antagonisten;
- Betablocker;
- Kalziumantagonisten.

In der Regel müssen Zweier- oder Dreierkombinationen verordnet werden, um normotone Werte zu erzielen.

Weiterer wichtiger Bestandteil der symptomatischen Therapie ist die Behandlung der Folgeerkrankungen, die zusammen mit den jeweiligen Krankheitsbildern vorgestellt wird.

6.11.2 Arterielle Hypotonie

Eine arterielle Hypotonie liegt vor, wenn wiederholt verminderte Blutdruckwerte gemessen werden. Als untere Norm gelten systolische Druckwerte von 100 mmHg. Im Unterschied zur arteriellen Hypertonie führt die Hypotonie nicht zu kardiovaskulären Folgeschäden. Krankheitswert erlangt die Hypotonie nur, wenn sie zu Beschwerden führt.

Formen und Ursachen

Wie bei der arteriellen Hypertonie ist auch hier die essenzielle bzw. primäre Hypotonie von der symptomatischen bzw. sekundären Hypotonie zu unterscheiden, die als Folge verschiedener Grunderkrankungen oder als Medikamentennebenwirkung auftritt. Mögliche Ursachen für eine sekundäre Hypotonie sind:
- Kardiovaskuläre Erkrankungen, z.B. Herzinsuffizienz, Aortenstenose, Rhythmusstörungen, Lungenembolie, Varikosis;
- Hypovolämie, z.B. bei Blutung, Verbrennung, Diarrhö;
- Endokrine Ursachen, z.B. Hypothyreose, M. Addison, Hypophyseninsuffizienz;
- Neurogene Ursachen, z.B. diabetische Neuropathie, alkoholische Neuropathie, Lues-Spätstadium, Morbus Parkinson, Hirninfarkte;
- Medikamente, z.B. Antihypertensiva, Sympatholytika.

Symptome und klinische Einteilung

Klinisch lassen sich die Hypotonieformen entsprechend ihrer Symptome einteilen:
- Asymptomatische chronische Hypotonie;
- Chronische Hypotonie mit multiplen Symptomen;
- Orthostatische Dysregulation.

Asymptomatische chronische Hypotonie
Diese Form der Hypotonie besitzt keinen Krankheitswert und ist nicht behandlungsbedürftig. Sie wird als konstitutionell bedingte Normvariante der Kreislaufregulation angesehen und ist auch bei trainierten Ausdauer- und Leistungssportlern häufig zu beobachten, wenn der Kreislauf sich in Ruhe in einer parasympathikotonen Schonstellung befindet.

Chronische Hypotonie mit multiplen Symptomen
Bei chronisch oder phasenweise vermindertem Blutdruck können verschiedene subjektive Beschwerden auftreten, die teilweise Folge einer mangelhaften Organdurchblutung sind, teilweise aber auch unspezifische Befindlichkeitsstörungen darstellen:
- Rasche Ermüdbarkeit;
- Konzentrationsmangel;

- Schlafstörung;
- Reizbarkeit;
- Schwindel;
- Ohrensausen, Augenflimmern;
- Kälteempfindlichkeit;
- Inappetenz, Völlegefühl;
- Atemnot, Erstickungsgefühl;
- Stiche in der Herzgegend.

Oftmals ist die Abgrenzung zu psychovegetativen Befindlichkeitsstörungen schwierig.

Orthostatische Dysregulation
Bei dieser Form kommt es beim Wechsel der Körperlage, insbesondere beim Aufstehen oder beim Bücken, durch verminderten venösen Rückstrom zum Herzen zu plötzlichem Blutdruckabfall und entsprechenden Symptomen wie Schwindelgefühl, Leeregefühl im Kopf, Augenflimmern und Gangunsicherheit sowie Kollapsgefühl bis hin zu Synkopen. Orthostatische Hypotonien sind häufig bei älteren Menschen und bei Patienten mit Störungen des autonomen Nervensystems, z. B. bei diabetischer autonomer Neuropathie und Morbus Parkinson.

Diagnostik und Therapie

Die Diagnosestellung erfolgt, wenn wiederholt verminderte Blutdruckwerte gemessen werden und diese mit subjektiven Beschwerden einhergehen. Orthostasestörungen werden mithilfe des Schellong-Tests erkannt, bei dem Puls- und Blutdruck nach 5–10 Minuten Liegen sowie 1 Minute nach Aufstehen und nach 3, 7 und 10 Minuten im freien Stand erfasst werden.

Therapeutisch steht bei den sekundären Hypotonien die Behandlung der Grunderkrankung im Vordergrund. Für die symptomatische Therapie sind Allgemeinmaßnahmen von großer Bedeutung:
- Flüssigkeitszufuhr, vermehrte Kochsalzzufuhr;
- Kreislauftraining durch Sport;
- Massagen, Hydrotherapie wie Kneipp-Anwendungen;
- Langsames Aufstehen nach Bettruhe;
- Kompressionsstrumpf(hosen);
- Überkreuzen der Beine im Stehen.

Bei manchen Patienten mit orthostatischer Dysregulation können zusätzlich Gefäß tonisierende Medikamente angezeigt sein.

6.12 Funktionelle Herzbeschwerden

Es handelt sich um ein relativ häufiges psychosomatisches Krankheitsbild, an dem vor allem Menschen unter 40 Jahren leiden. Bei ca. 15 % der Patienten, die wegen vermeintlicher Herzbeschwerden einen Arzt aufsuchen, lässt sich kein objektivierbarer Organbefund erheben. Synonyme Bezeichnungen sind Herzneurose, Herzphobie und Herzangstsyndrom.

Symptome

Die Patienten beschäftigen sich andauernd mit dem Gedanken, an einer Herzerkrankung zu leiden. Sie unterhalten eine enge Beziehung zu ihrem Arzt und klagen über folgende Symptome:
- Thorakale Schmerzen, die nicht belastungsabhängig sind und auch in die Arme ausstrahlen können;
- „Herzanfälle" mit Tachykardie, (Todes-)Angst, Ohnmachtsgefühl, Schwitzen, Zittern;
- Eventuell Hyperventilation.

Diagnostik und Therapie

Das diagnostische Basisprogramm umfasst die körperliche Untersuchung, EKG, Belastungs-EKG, Röntgen-Thorax, Laborscreening einschließlich Schilddrüsenwerte, eventuell Echokardiographie und Langzeit-EKG. Nachdem durch diese Maßnahmen eine Organdiagnose ausgeschlossen worden ist, muss der Patient über die Harmlosigkeit der Beschwerden informiert werden. Mögliche Behandlungsansätze sind Entspannungstechniken neben körperlichem Training sowie psychosomatische Therapie, die jedoch nur bei etwa 50 % der Patienten erfolgreich sind.

7 Angiologie

7.1 Angiologische Leitsymptome

In **Tab. 7.1** sind die wichtigsten Leitsymptome bei arteriellen und venösen Durchblutungsstörungen gegenübergestellt.

Tabelle 7.1 Wichtige Symptome bei arteriellen und venösen Durchblutungsstörungen

Symptome	Durchblutungsstörung	
	Arteriell	Venös
Schmerzen	Besserung bei Tieflagerung	Besserung bei Hochlagerung
Blässe (Kap. 3.1.1)	Ja	Nein
Zyanose (Kap. 3.1.3)	Nein	Ja
Ödeme (Kap. 3.2.1)	Nein	Ja

7.2 Angiologische Diagnostik

7.2.1 Körperliche Untersuchung

Inspektion

Bereits bei der Inspektion können sich Hinweise auf eine arterielle bzw. venöse Durchblutungsstörung ergeben, z. B.:
- Blasse oder livide Hautfarbe;
- Rotbraune Hyper- oder Hypopigmentierungen (CVI-Stadium II; Kap. 7.4.4);
- Umfangdifferenz infolge Schwellung oder Muskelatrophie;
- Trophische Störungen wie spärliche oder fehlende Behaarung und gestörtes Nagelwachstum;
- Nekrose bzw. Gangrän.

Palpation

Getastet werden können:
- Hauttemperatur, insbesondere Seitendifferenz:
  - Kalte Extremität als möglicher Hinweis auf eine arterielle Durchblutungsstörung;
  - Überwärmung als möglicher Hinweis auf eine venöse Durchblutungsstörung bzw. Entzündung.
- Pulse.

Pulsstatus
Abb. 7.1a–c zeigt neben den Arterienpulsen, die getastet werden können, die Palpationstechniken. Wenn mehr als 90 % eines arteriellen Gefäßes verschlossen sind, ist distal der Stenose kein Puls mehr palpabel.

Auskultation

Sind mehr als 60 % des Lumens einer Arterie verlegt, wird bei der Auskultation ein Stenosegeräusch hörbar.

7.2.2 Bildgebende Verfahren

Sonographie

Sonographisch lassen sich Gefäße und morphologische Veränderungen wie Verkalkungen, Stenosen, Thromben oder Aneurysmen direkt darstellen.
- Bei der Doppler-Sonographie wird die Blutströmung in ein akustisches Signal übersetzt. Sie wird vor allem eingesetzt, um Drücke zu messen.
- Mittels farbkodierter Duplexsonographie lässt sich die Blutströmung farblich sichtbar machen. Sie ist aus der angiologischen Diagnostik nicht mehr wegzudenken, da mit ihr Gefäßstenosen und Verschlüsse sowie Rückfluss des Blutes bei Venenklappeninsuffizienzen nichtinvasiv nachgewiesen werden können.

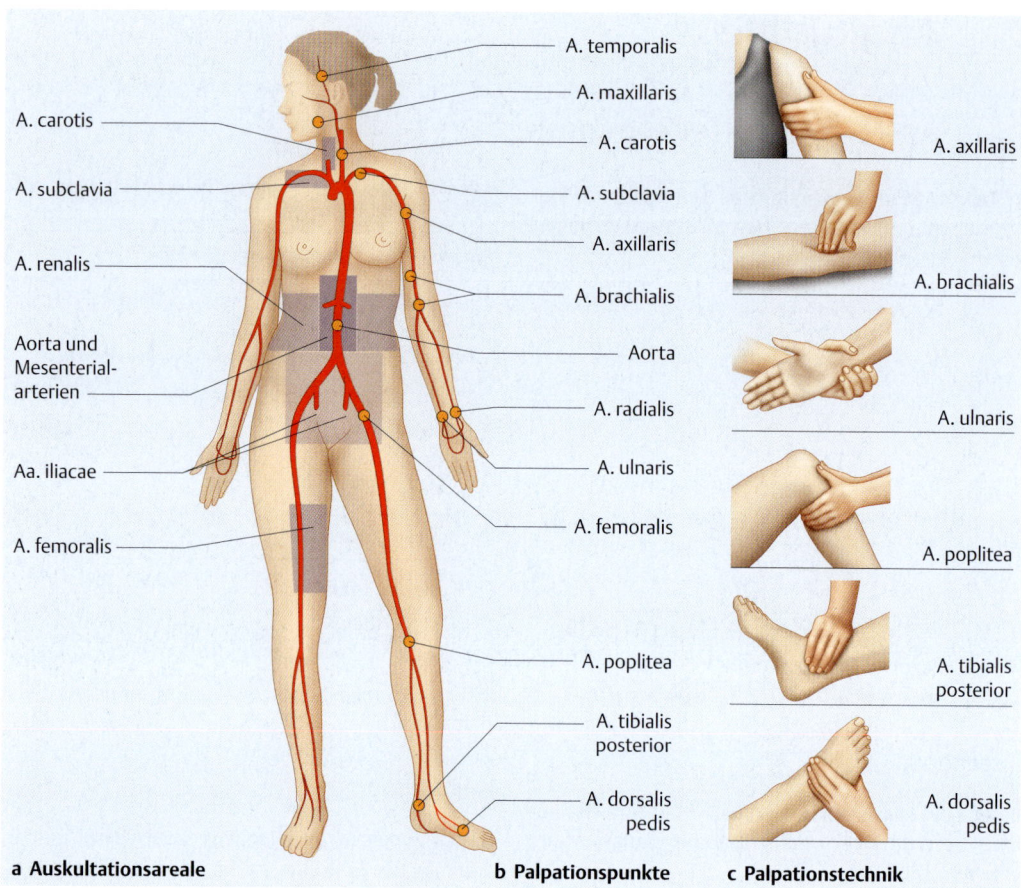

Abb. 7.1a–c Auskultationsareale und Palpation der peripheren Arterienpulse. **a** Auskultationsareale. **b** Palpationspunkte. **c** Palpationstechnik.

Radiologische Verfahren

Indem ein Kontrastmittel in die Blutbahn eingebracht wird, lassen sich auch Gefäße radiologisch darstellen:

- Phlebographie, um venöse Durchblutungsstörungen nachzuweisen, vor allem Thrombosen;
- Angiographie, um arterielle Durchblutungsstörungen nachzuweisen (**Abb. 7.2a–b**);
- Angio-CT und Angio-MRT als Schnittbildverfahren.

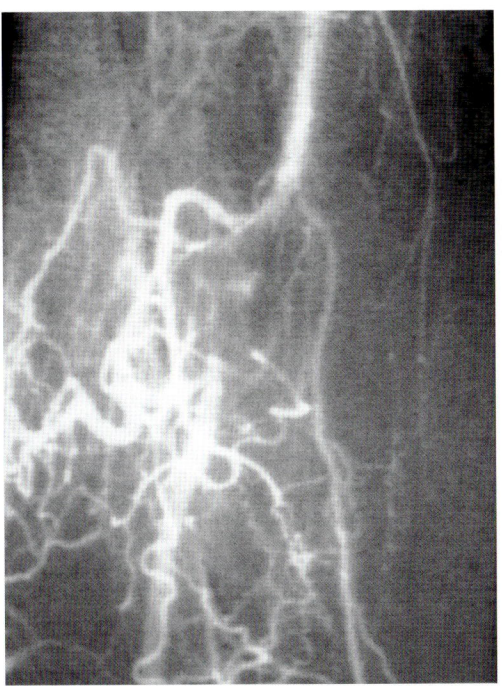
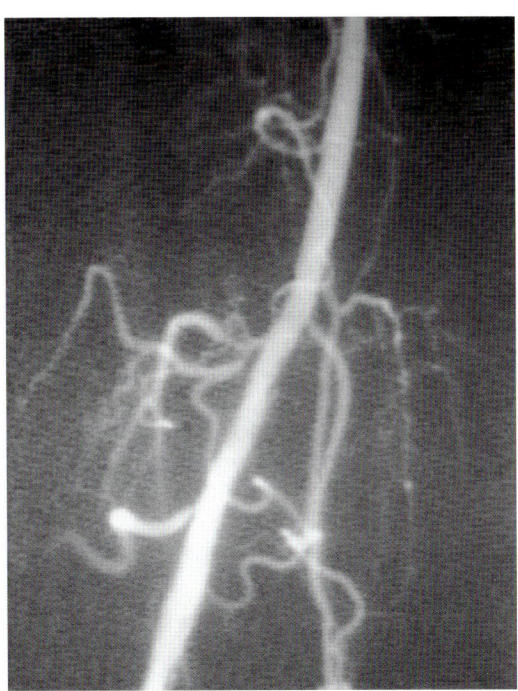

Abb. 7.2a–b Angiographie bei pAVK (Baenkler 1999). **a** 2,5 cm langer Verschluss der A. femoralis mit zahlreichen Kollateralgefäßen. **b** Kontrollangiographie nach erfolgreicher PTA.

7.3 Erkrankungen der Arterien

In diesem Kapitel werden folgende Krankheitsbilder vorgestellt:
- Periphere arterielle Verschlusskrankheit (pAVK);
- Akuter Verschluss einer Extremitätenarterie;
- Aneurysmen.

7.3.1 Periphere arterielle Verschlusskrankheit

Synonyme und Häufigkeit

Synonyme Bezeichnungen für die periphere arterielle Verschlusskrankheit (pAVK) sind:
- Chronische Verschlusskrankheit der Extremitätenarterien;
- Schaufensterkrankheit;
- Raucherbein.

Bei etwa 11 % der männlichen Bevölkerung lässt sich eine pAVK nachweisen; Männer sind bis zu 5-mal häufiger betroffen als Frauen.

Ursachen

In 95 % der Fälle ist die pAVK durch die Arteriosklerose bedingt, deren Pathomechanismus einschließlich der Gefäßrisikofaktoren ausführlich in Kapitel 2.5 besprochen wurde. Seltenere Ursachen sind Entzündungen und rezidivierende Thrombembolien.

Symptome und Diagnostik

Leitsymptom ist der belastungsabhängige Schmerz. Beispielsweise beim Gehen kann der Sauerstoffbedarf der Muskulatur nicht mehr gedeckt werden und es kommt zu ischämiebedingten, distal von der Stenose auftretenden Schmerzen, die den Patienten zum Stehenbleiben zwingen. Wenn der Muskel wieder ausreichend durchblutet ist, lässt der Schmerz nach, und der Patient kann weitergehen („Schaufensterkrankheit"). Die mögliche Gehstrecke bestimmt den Schweregrad. In fortgeschrittenen Stadien hat der Patient bereits Ruhebeschwerden, oder die Durchblutung ist so schlecht, dass Gewebe zugrunde geht.

Aus **Tab. 7.2** gehen die klinischen Stadien nach Fontaine-Ratschow hervor, die vor allem vom Ste-

Tabelle 7.2 Klinische Stadien nach Fontaine-Ratschow

Stadium	Definition
I	Beschwerdefreiheit (75 % der Patienten)
II	Claudicatio intermittens („Schaufensterkrankheit") • IIa: Gehstrecke über 200 m • IIb: Gehstrecke unter 200 m
III	Ruheschmerzen
IV	Nekrose, Gangrän

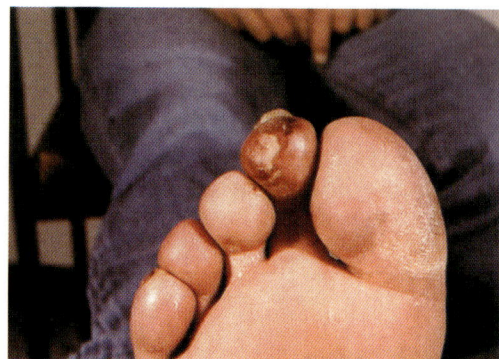

Abb. 7.3 pAVK im Stadium IV: Nekrose am 2. Zeh. (Baenkler 1999)

nosegrad, der Blutviskosität und der Ausprägung der Kollateralkreisläufe abhängen. Dabei handelt es sich um Umgehungskreisläufe. Blutgefäße, die neben einem Hauptgefäß das gleiche Versorgungsgebiet erreichen, können sich an die Erfordernisse anpassen, wenn sie dauernd beansprucht werden (**Abb. 7.2a**).

Bereits nach einer gewissenhaften Anamnese und körperlichen Untersuchung kann man den Verdacht auf eine pAVK und deren Lokalisation äußern (**Tab. 7.3**).

Anamnese
- Schmerzanamnese;
- Frage nach Gefäßrisikofaktoren;
- Frage nach weiteren kardiovaskulären Erkrankungen wie KHK.

Körperliche Untersuchung
Folgende Veränderungen können bereits bei der Inspektion der betroffenen Extremität auffallen:
- Blässe oder zyanotisch-marmorierte Haut;
- Spärliche oder fehlende Behaarung;

Tabelle 7.3 Einteilung nach Lokalisation bei Einetagenerkrankungen

Typ (Häufigkeit)	Betroffene Gefäße	Fehlende Pulse	Schmerzen
Beckentyp (30 %)	• Bauchaorta • A. iliaca	Ab Leiste abwärts	• Hüfte • OS
Oberschenkeltyp (50 %)	• A. femoralis • A. poplitea	Ab Kniekehle abwärts	Wade
Peripherer Typ (20 %)	• A. tibialis posterior • A. tibialis anterior • A. peronaea • A. dorsalis pedis	Fußpulse	Fußsohle

- Gestörtes Nagelwachstum;
- Eventuell Nekrose bzw. Gangrän (**Abb. 7.3**);
- Eventuell Muskelatrophie.

Palpatorisch ermittelt man:
- Temperaturdifferenz: Die betroffene Seite ist kälter.
- Pulsstatus: Wenn mehr als 90 % des Gefäßes verschlossen sind, sind distal der Stenose keine Pulse mehr zu tasten (**Tab. 7.3; Abb. 7.1a–c**).

Bei der Auskultation ist ein Stenosegeräusch hörbar, wenn mehr als 60 % des Lumens verlegt sind.

Funktionsprüfungen
Folgende Untersuchungen dienen sowohl der Diagnostik als auch der Verlaufsbeobachtung, sodass mit ihnen der Behandlungserfolg dokumentiert werden kann:
- Dopplerdruckmessung;
- Ermitteln der Gehstrecke;
- Lagerungsprobe nach Ratschow.

Bei der Dopplerdruckmessung wird mittels spezieller Sonde der Blutdruck am Knöchel bzw. auf dem Fußrücken gemessen ($P_{Knöchel}$) und zu dem am Oberarm gemessenen Druck (P_{OA}) in Relation gesetzt. Wegen des hydrostatischen Drucks ist der Knöcheldruck beim Gesunden auch im Liegen höher als der Druck am Oberarm und die Werte werden folgendermaßen interpretiert:
- $P_{Knöchel}/P_{OA} > 1$: Normwert;
- $P_{Knöchel}/P_{OA} < 1$: Asymptomatische pAVK;
- $P_{Knöchel}/P_{OA} < 0{,}8$: Symptomatische pAVK;
- $P_{Knöchel}/P_{OA} < 0{,}5$: Nekrosegefahr.

Häufig ist es Aufgabe der Physiotherapeuten, die Gehstrecke zu ermitteln und die Lagerungsprobe nach Ratschow durchzuführen (**Abb. 7.4**).

Bei der Lagerungsprobe hebt der Patient die Beine senkrecht hoch und bewegt die Füße, bis der Ischämieschmerz auftritt. Dann setzt sich der Patient

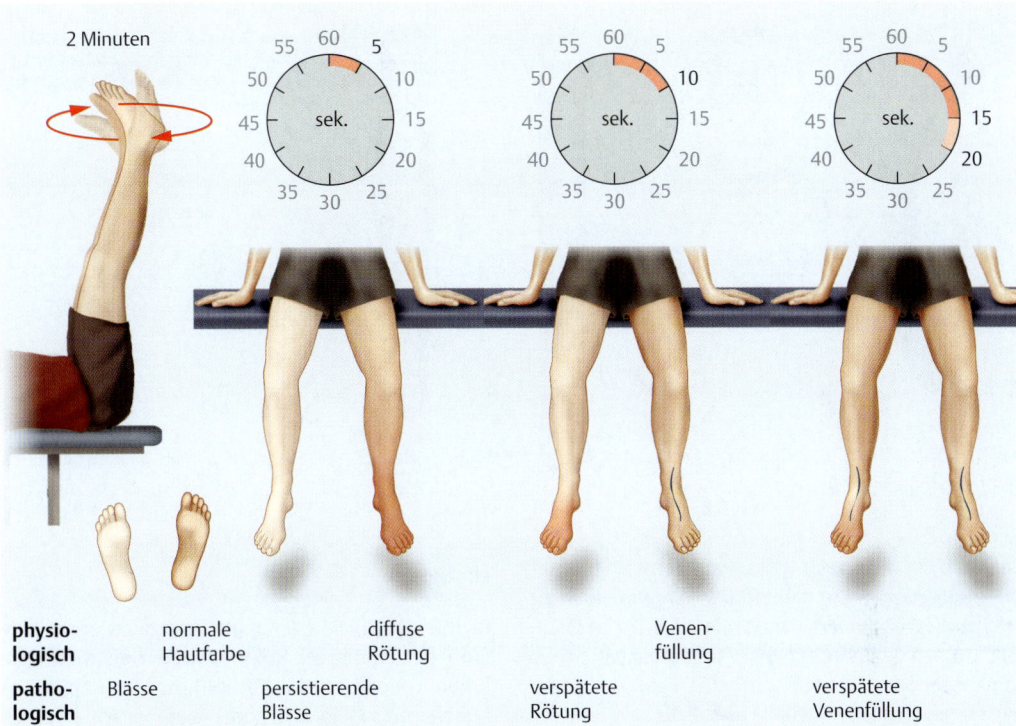

Abb. 7.4 Lagerungsprobe nach Ratschow.

hin und lässt die Beine hängen, während der Untersucher beobachtet, nach welcher Zeit sich die Haut wieder rötet und sich die Venen füllen. Normwerte:
- Rötung nach 5–10 Sekunden;
- Venenfüllung nach 15–20 Sekunden.

Bildgebende Verfahren
- Doppler- bzw. Duplexsonographie;
- Angio-MRT;
- Konventionelle Angiographie (**Abb. 7.2a–b**).

Therapie

> Wichtiger Bestandteil ist die kausale Therapie, d. h. dass Gefäßrisikofaktoren ausgeschaltet bzw. minimiert werden müssen.

Die symptomatischen Maßnahmen müssen stadiengerecht ausgewählt werden (**Tab. 7.4**):
- Im Stadium I und II wird durch Gehtraining die Bildung von Kollateralgefäßen angeregt. Physiotherapeuten instruieren den Patienten, mehrmals täglich in bestimmten Intervallen 90 % der Gehstrecke zu gehen, d. h. zu pausieren, bevor der Ischämieschmerz auftritt.

Tabelle 7.4 Stadienabhängige symptomatische Therapie der pAVK

Stadium	I	II	III	IV
Gehtraining	Ja	Ja	Nein	Nein
Medikamente	Nein	Ja	Ja	Ja
Rekanalisierende Maßnahmen	Nein	z. T.	Ja	Ja

- Im Stadium II–IV werden durch Medikamente die Fließeigenschaften des Blutes verbessert.
- Im Stadium III und IV, manchmal bereits im Stadium IIb, sind rekanalisierende Maßnahmen angezeigt.

Rekanalisierende Maßnahmen
Analog zur symptomatischen KHK (Kap. 6.5.1) kommen kathetergestützte Maßnahmen sowie operative Verfahren infrage.

Kathetermaßnahmen werden bei kurzstreckigen Stenosen eingesetzt: Durch einen in das vereng-

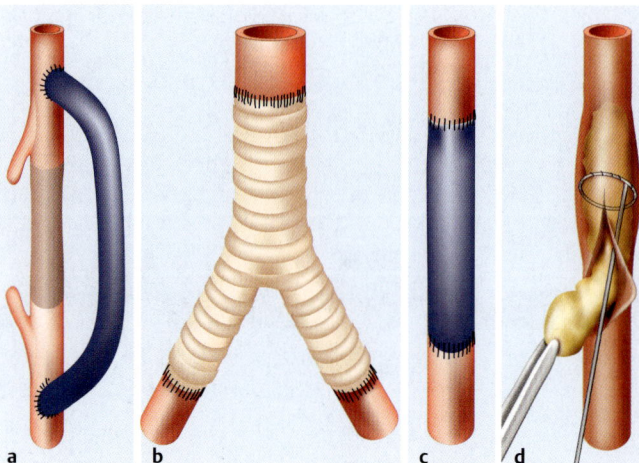

Abb. 7.5a–d OP-Verfahren bei pAVK. **a** Bypass. **b** Interponat einer Kunststoffprothese, hier Y-Prothese. **c** Interponat einer Vene. **d** Thrombarteriektomie (TEA, „Ausschälplastik").

te Gefäß eingebrachten Ballonkatheter wird die Stenose aufgedehnt. Die Ballondilatation wird auch als *perkutane transluminale Angioplastie* (PTA) bezeichnet. Indem gleichzeitig eine Gefäßstütze, ein so genannter Stent, eingebracht wird, kann die Restenoserate verringert werden (**Abb. 7.2b**).
Abb. 7.5a–d zeigt die operativen Möglichkeiten.
- Bypass-OP: Langstreckige Stenosen werden durch körpereigene Venen umgangen.
- Interponate: In Abhängigkeit von der Größe des stenotischen Gefäßes ersetzen körpereigene Venen, z. B. V. saphena magna, oder Kunststoffprothesen den verengten Abschnitt.
- Thrombendarteriektomie (TEA): Die arteriosklerotisch veränderte innere Gefäßwand wird ausgeschält.
- Amputation als Ultima Ratio.

> *Physiotherapeuten müssen bei pAVK-Patienten folgende Aspekte beachten:*
> *Keine lokale Wärme- oder Kälteanwendung, da die betroffenen Gefäße paradox reagieren können!*
> *Druck durch Lagerung, Kleidung etc. vermeiden!*
> *Keine Antithrombosestrümpfe bei Dopplerdruck unter 50 mmHg!*
> *Extremität tief lagern!*

7.3.2 Akuter arterieller Verschluss

Beim akuten Verschluss einer Extremitätenarterie handelt es sich um einen lebensbedrohlichen gefäßchirurgischen Notfall! Bei ca. 7 % der Patienten wird die Amputation der betroffenen Extremität notwendig und etwa 30 % sterben in der Akutphase.

Ursachen

In 70 % der Fälle ist der akute Verschluss durch eine Embolie bedingt. Mit 90 % ist das Herz die wichtigste Emboliequelle, z. B. bei Vorhofflimmern (Kap. 6.6.2), Endokarditis (Kap. 6.7.1) und Aneurysmen. Deutlich seltener löst sich Plaquematerial aus arteriosklerotisch veränderten Gefäßen, vor allem aus der Aorta.

Bei 20 % entwickeln sich arterielle Thrombosen auf dem Boden einer pAVK, und in seltenen Fällen bewirkt ein Trauma oder eine Kompression von außen den Verschluss.

> *Beim akuten Verschluss einer Extremitätenarterie handelt es sich im Wesentlichen um eine thrombembolische Komplikation bei Vorhofflimmern.*

Symptome und Komplikationen

Mit „6 Ps" lässt sich die Symptomatik zusammenfassen:
- Pain: Plötzlich einsetzende, heftigste Schmerzen, die sich bei Tieflagerung bessern;
- Paleness: Blässe distal des Verschlusses;
- Paraesthesia: Gefühlsstörungen und Missempfindungen, die auf eine Nervenbeteiligung hindeuten;
- Paralysis: Lähmungen der betroffenen Extremität;
- Pulselessness: Keine Pulse distal des Verschlusses;
- Prostration: Schock (Kap. 3.9).

Wenn die Ischämie länger als 6–12 Stunden andauert, zerfällt die Muskulatur, so genannte Rhabdomyolyse. Die Zerfallsprodukte können neben einem Schock ein akutes Nierenversagen bedingen (Kap. 10.5).

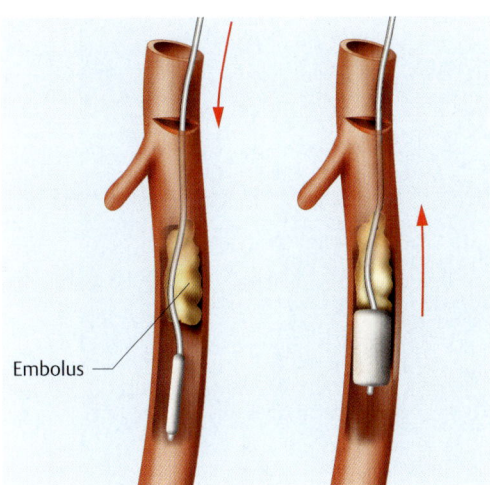

Abb. 7.6 Entfernung des Embolus mittels Fogarty-Katheter.

- Heparin i.v., um weitere Thrombusbildung zu verhindern;
- Schockprophylaxe.

> *Strengstens untersagt sind:*
> - *Hochlagerung der Extremität;*
> - *Druck;*
> - *Lokale Wärme oder Kälte!!*

Der Patient sollte umgehend in eine gefäßchirurgische Klinik eingewiesen werden. Hier wird der Embolus mittels Fogarty-Ballonkatheter entfernt (**Abb. 7.6**). Bei Verschlüssen im Unterarm- bzw. Unterschenkelbereich kann die lokale Lysetherapie eine Alternative zur Embolektomie darstellen. Um neuen Verschlüssen vorzubeugen, muss die Emboliequelle gesucht und beseitigt werden.

Diagnostik

Bereits Anamnese und körperliche Untersuchung liefern wichtige Hinweise. Mittels farbkodierter Duplexsonographie kann die Diagnose gesichert werden. Eventuell wird eine Angiographie notwendig.

Therapie

Sofortmaßnahmen:
- Extremität tief lagern;
- Watteverband, um vor Auskühlung zu schützen;
- Schmerzmittel i.v., auch um einer sympathikusvermittelten Vasokonstriktion vorzubeugen;

7.3.3 Aneurysmen

Übersicht

Definition

Bei einem Aneurysma handelt es sich um eine abnorme, lokal begrenzte Ausweitung der arteriellen Gefäßwand.

Formen

Abb. 7.7a–c zeigt die 3 verschiedenen Aneurysmatypen.

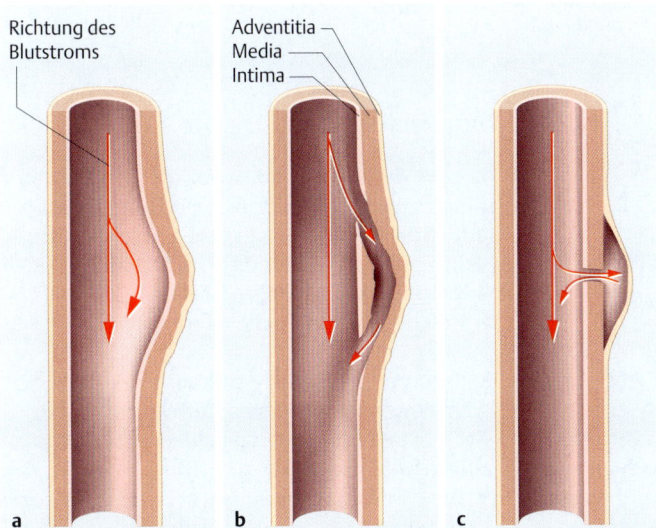

Abb. 7.7a–c Aneurysmatypen. **a** Aneurysma verum. **b** Aneurysma dissecans. **c** Aneurysma spurium.

- *Aneurysma verum (Abb. 7.7a):* Bei einem echten Aneurysma ist die ganze Gefäßwand ausgesackt. 80% aller Aneurysmen sind echte Aneurysmen, die vor allem im Bereich der Bauchaorta (S. 137), aber auch in hirnversorgenden Gefäßen vorkommen.
- *Aneurysma dissecans (Abb. 7.7b):* Nach Einriss der Intima blutet es in die Gefäßwand ein, sodass diese längs gespalten wird und sich ein zweites, falsches Gefäßlumen im Bereich der Media bildet. Die Längsspaltung wird als Dissektion bezeichnet. Bei 15–20% handelt es sich um dissezierende Aneurysmen, die die Brust- und Bauchaorta betreffen (siehe unten).
- *Aneurysma spurium (Abb. 7.7c):* Ein Aneurysma spurium ist ein falsches Aneurysma. Durch eine Gefäßverletzung, z.B. Punktionsstelle bei Herzkatheteruntersuchung, sickert Blut in die Umgebung und bildet durch Gewebe begrenzt ein Hämatom.

Bauchaortenaneurysma

Etwa 1% der Menschen über 50 Jahre hat ein Bauchaortenaneurysma, bei dem es sich um ein echtes Aneurysma handelt. Es ist fast immer unter dem Abgang der Nierenarterien lokalisiert und dehnt sich in 30% der Fälle bis auf die Beckenarterien aus.

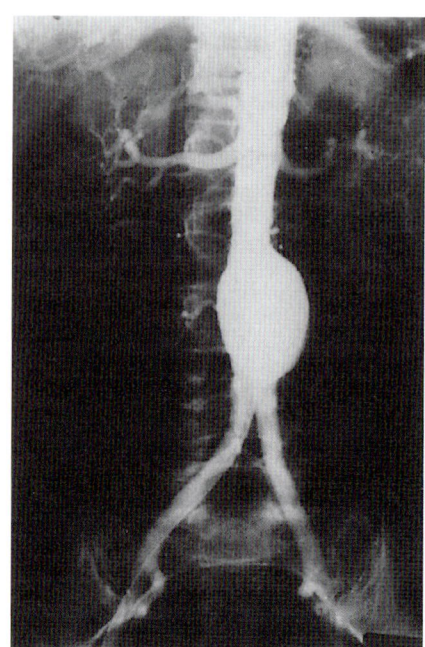

Abb. 7.8 Bauchaortenaneurysma: Die Angiographie zeigt die Auftreibung der Aorta unterhalb der Abgänge der Nierenarterien (Greten 2005).

Ursachen

Ein Bauchaortenaneurysma ist durch eine arteriosklerotisch veränderte Gefäßwand in Kombination mit einer arteriellen Hypertonie bedingt.

Symptome und Komplikationen

Zunächst bleibt ein Bauchaortenaneurysma unbemerkt. Wenn Symptome auftreten, sind es Zeichen einer drohenden Ruptur:
- Bauch- oder Rückenschmerzen;
- Druckempfindlichkeit;
- Pulsierende Empfindungen.

Diagnostik und Therapie

Die Diagnose wird anhand von bildgebenden Verfahren gestellt:
- Sonographie;
- Angiographie (**Abb. 7.8**);
- Schnittbildverfahren wie Angio-CT und Angio-MRT.

Der Außendurchmesser der Bauchaorta beträgt normalerweise nicht mehr als 3,5 cm. Jedes symptomatische Bauchaortenaneurysma (BAA) wird operiert. Bei asymptomatischen BAA wird ab einem Ausmaß von 6 cm die OP-Indikation gestellt, weil es ab dieser Größe zu einem sprunghaften Anstieg des Rupturrisikos kommt. Bei der OP werden die Bauchaorta und die beiden Beckenarterien durch eine Y-Prothese ersetzt (**Abb. 7.5b**). Alternativ kann eine Gefäßstütze eingebracht werden. Beide Verfahren sind mit einer OP-Letalität bis zu 3% behaftet.

Prophylaxe

- *Konsequente Hochdrucktherapie!*

Aortendissektion

Bei der Aortendissektion wird die Aortenwand in Längsrichtung gespalten. Es handelt sich um ein seltenes, aber lebensbedrohliches Ereignis. Unbehandelt verstirbt die Hälfte der Patienten in den ersten 48 Stunden. Risikogruppen sind:
- Patienten mit arterieller Hypertonie in 80% der Fälle;
- Patienten mit Marfan-Syndrom, einer autosomal-dominant vererbten Bindegewebserkrankung.

Nach Lokalisation unterscheidet die Stanford-Klassifikation 2 Typen:
- Typ A ist der proximale Typ, der den Aortenbogen und die Aorta ascendens betrifft.

Tabelle 7.5 Komplikationen der Aortendissektion

Typ	Komplikationen
Typ A (proximaler Typ)	<ul><li>Herzbeuteltamponade (Kap. 6.9)</li><li>Aortenklappeninsuffizienz (Kap. 6.7.2)</li><li>Herzinfarkt durch Verlegung der Koronararterien Kap. 6.5.2)</li><li>Apoplex durch Verlegung der hirnversorgenden Gefäße</li></ul>
Typ B (distaler Typ)	<ul><li>Hämatothorax (Kap. 8.16.1)</li><li>Blutung ins Mediastinum bzw. Abdomen</li><li>Niereninsuffizienz durch Verlegung der Nierenarterien (Kap. 10)</li><li>Mesenterialinfarkt durch Verlegung der darmversorgenden Gefäße</li></ul>

- Typ B ist der distale Typ, der die Aorta descendens betrifft.

Symptome und Komplikationen

Vernichtende Thoraxschmerzen treten bei Typ A eher retosternal auf, während sie bei Typ B in Rücken und Bauch ausstrahlen. Neben der Aortenruptur drohen weitere Komplikationen, die von der Lokalisation der Dissektion abhängig sind (**Tab. 7.5**).

Diagnostik

- Anamnese und Klinik;
- Darstellung durch bildgebende Verfahren wie transösophageale Echokardiographie und Angio-CT oder Angio-MRT.

Therapie und Prognose

- Blutdruck auf systolische Werte unter 110 mmHg senken.
- Bei proximaler Dissektion sofortige OP mit Einsatz einer Kunststoffprothese, eventuell in Kombination mit Aortenklappe.
- Bei distalem Typ gegebenenfalls Stentimplantation.

Bis zu 30 % der Patienten versterben im Krankenhaus.

7.4 Erkrankungen der Venen

Nach den anatomischen und physiologischen Grundlagen werden in diesem Kapitel folgende Krankheitsbilder vorgestellt:
- Varikose;
- Thrombose:
  - Thrombophlebitis;
  - Phlebothrombose;
- Chronisch venöse Insuffizienz.

7.4.1 Anatomische und physiologische Grundlagen

Venöse Systeme

An den Beinen gibt es 3 Venensysteme (**Abb. 7.9a–c**):
- Oberflächliche Beinvenen bestehend aus:
  - V. saphena magna, die am Innenknöchel beginnt und unterhalb der Leiste in das tiefe System mündet;
  - V. saphena parva, die an der Wade verläuft und etwa in Höhe der Kniekehle in das tiefe System übergeht.
- Tiefe Beinvenen, die mit Venenklappen ausgestattet sind und etwa 90 % des venösen Rückflusses übernehmen;
- Perforans-Venen, die das oberflächliche und das tiefe Venensystem miteinander verbinden; die regelrechte Flussrichtung von außen nach innen wird durch Venenklappen sichergestellt; die 3 wichtigen Gruppen sind:
  - Dodd-Gruppe an der Innenseite der Oberschenkelmitte;
  - Boyd-Gruppe an der Unterschenkelinnenseite direkt unter dem Knie;
  - Cockett-Gruppe im distalen Bereich der Unterschenkelinnenseite.

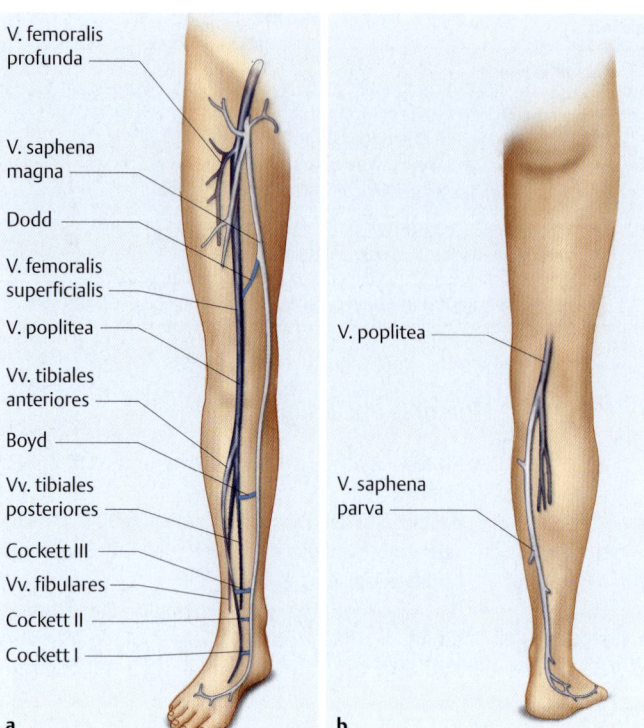

Abb. 7.9a–b Venensysteme der unteren Extremität. Die oberflächlichen Venen sind rot, die tiefen blau und die Verbindungsvenen schwarz dargestellt.

Venöser Rückstrom

Der venöse Rückstrom wurde bereits im Kapitel 6.1.3 besprochen.

7.4.2 Varikose

Definition und Stellenwert

- Eine Varize bzw. Krampfader ist eine irreversibel erweiterte oberflächliche Vene.
- Mit Varikose wird das Krampfaderleiden bezeichnet, das etwa 20 % der Bevölkerung betrifft. Es handelt sich um ein ernst zu nehmendes Krankheitsbild, da eine Varikose zu einer Thrombose, einer chronisch venösen Insuffizienz bzw. zu „offenen Beinen" führen kann.

Ursachen

In 95 % der Fälle handelt es sich um eine primäre bzw. idiopathische Varikose, die durch folgende Faktoren begünstigt werden kann:

- Familiäre Disposition;
- Hormonelle Einflüsse bei Frauen, denn durch Progesteron nimmt der Tonus glatter Muskulatur ab;
- Stehende oder sitzende Tätigkeit.

Wenn der Rückstrom im tiefen Venensystem beeinträchtigt ist, z. B. nach einer Thrombose, erfolgt der Rückstrom über die oberflächlichen Venen und es kommt zu einer sekundären Varikose.

Formen und Stadien

Von einer Varikose können sowohl die großen Venenstämme als auch die kleinen Äste des venösen Systems betroffen sein (**Abb. 7.10a–c**). Am häufigsten ist die Stammvarikose, bei der die ausgesackte V. saphena magna an der Ober- und Unterschenkelinnenseite und die erweiterte V. saphena parva an der Unterschenkelrückseite hervortritt (**Abb. 7.10a**). Die Stadien der Stammvarikose gehen aus **Abb. 7.11** hervor.

Weitere Formen:
- Bei der retikulären Varikose zeigen sich Netze erweiterter Venen mit einem Durchmesser von 2–4 mm in der Kniekehle sowie an der Außenseite von Ober- und Unterschenkel (**Abb. 7.10b**).

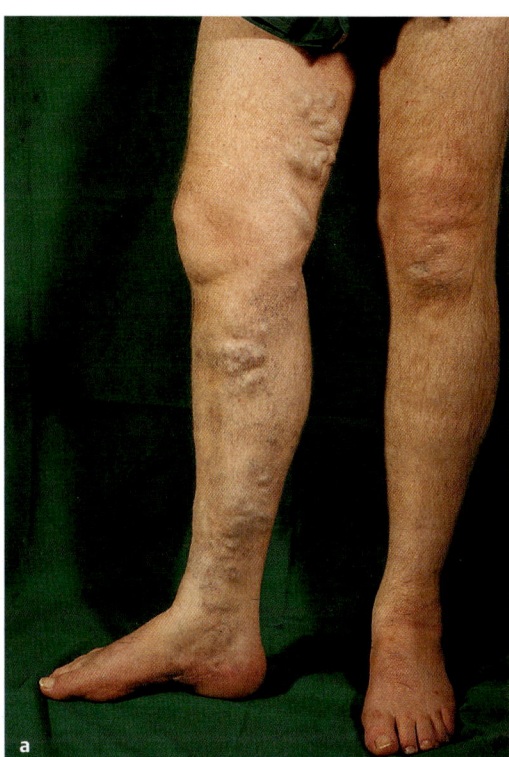
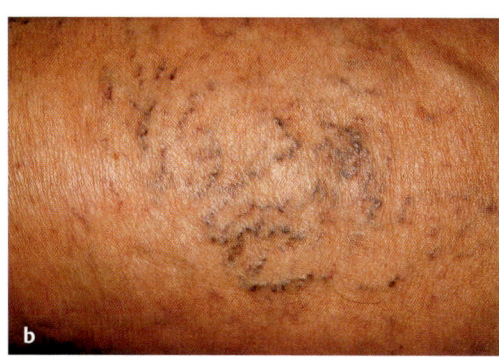
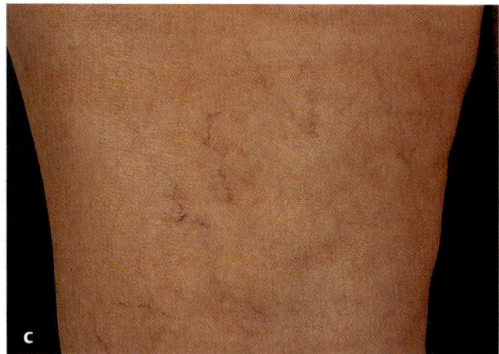

Abb. 7.10a–c Formen der Varikose. **a** Stammvarikose der V. saphena magna. **b** Retikuläre Varizen. **c** Besenreiservarizen (Baenkler 1999).

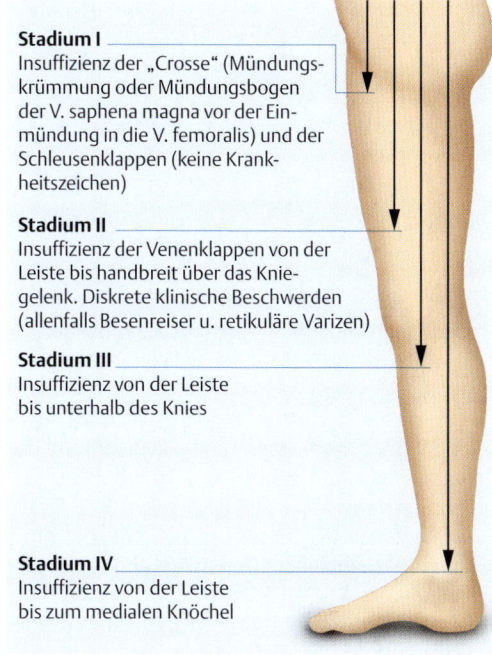

Stadium I
Insuffizienz der „Crosse" (Mündungskrümmung oder Mündungsbogen der V. saphena magna vor der Einmündung in die V. femoralis) und der Schleusenklappen (keine Krankheitszeichen)

Stadium II
Insuffizienz der Venenklappen von der Leiste bis handbreit über das Kniegelenk. Diskrete klinische Beschwerden (allenfalls Besenreiser u. retikuläre Varizen)

Stadium III
Insuffizienz von der Leiste bis unterhalb des Knies

Stadium IV
Insuffizienz von der Leiste bis zum medialen Knöchel

Abb. 7.11 Stadien der Stammvarikose der V. saphena magna.

- Bei einer Besenreiservarikose sind kleinste Hautvenen erweitert. Besenreiser haben einen Durchmesser bis zu 1 mm und sind bevorzugt am dorsalen Oberschenkel lokalisiert (**Abb. 7.10c**).

Symptome

Eine Varikose kann längere Zeit symptomlos bleiben. Einige Patienten klagen über ein Schwere- bzw. Spannungsgefühl in den Beinen und Schmerzen im Bereich der Varizen. Die Knöchelregion kann vor allem abends geschwollen sein. Diese Beschwerden werden durch Stehen und Wärme verstärkt. Sie bessern sich, wenn der Patient die Beine bewegt oder hochlagert. Das Ausmaß der Beschwerden muss nicht mit dem tatsächlichen Venenstatus übereinstimmen.

Komplikationen

- Thrombophlebitis und Phlebothrombose (Kap. 7.5.2);
- Chronisch venöse Insuffizienz (Kap. 7.5.3);
- Ulcus cruris („offenes Bein").

Diagnostik

- Anamnese und körperliche Untersuchung;
- Duplex-Sonographie.

Therapie

Konservative Therapie
- Aktivieren der Muskelpumpe;
- Hochlagern der Beine;
- Kompressionsbehandlung mit Strümpfen der Kompressionsklasse II, die einen Druck von 30 mmHg aufbringen;
- Physikalische Maßnahmen wie kalte Güsse;
- Veröden von Besenreiser- oder retikulären Varizen.

Operative Therapie
Wenn die tiefen Venen durchgängig sind, können symptomatische Varizen operativ entfernt werden.

7.4.3 Thrombose

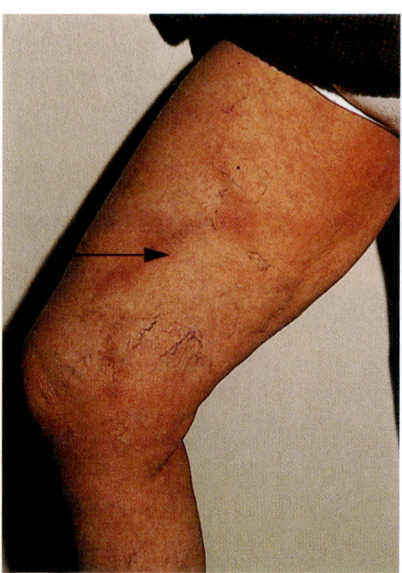

Abb. 7.12 Thrombophlebitis im Verlauf der proximalen V. saphena magna. Der gerötete Venenstrang ist überwärmt, derb palpabel und druckschmerzhaft (Baenkler 1999).

Bei einer Thrombose bilden sich Thrombozytenaggregate bzw. Gerinnsel in den oberflächlichen oder tiefen Venen.
- Thrombophlebitis: Oberflächliche Venenentzündung, bei der die Vene durch einen Thrombus verlegt ist;
- Phlebothrombose: Thrombotischer Verschluss der tiefen Venen, vor allem im Einzugsgebiet der V. cava inferior.

> Gefürchtet ist die Phlebothrombose, da von ihr die Gefahr einer Lungenembolie ausgeht (Kap. 8.14).

Thrombophlebitis

Definition und Ursachen

Bei einer Thrombophlebitis ist eine oberflächliche Vene entzündet und durch einen Thrombus verlegt. Eine Thrombophlebitis an den Beinen tritt meistens bei vorbestehender Varikose auf und wird durch zusätzliche Immobilisation oder Verletzungen hervorgerufen. An den Armen ist eine oberflächliche Venenentzündung in der Regel iatrogen bedingt, z. B. durch Venenverweilkatheter.

Symptome und Komplikationen

Die betroffene Vene ist als derber, druckschmerzhafter Strang tastbar (**Abb. 7.12**). Außerdem fallen lokale Entzündungszeichen auf. Anders als bei der tiefen Venenthrombose ist die Extremität jedoch nicht angeschwollen, da der venöse Rückstrom über die tiefen Venen gewährleistet ist.
Mögliche Komplikationen:
- Ausweitung des Prozesses über die Perforans-Venen auf die tiefen Venen und damit Gefahr einer Lungenembolie (Kap. 8.14);
- Infektion.

> Selten kann auch aus einer Thrombophlebitis eine Lungenembolie hervorgehen.

Diagnostik

- Klinik;
- Kompressions- und Duplex-Sonographie, insbesondere um Phlebothrombose auszuschließen.

Therapie

- Mobilisation, um einer tiefen Venenthrombose vorzubeugen!
- Kompression;
- Schmerzlinderung mittels nichtsteroidaler Antiphlogistika, kühlender Umschläge und Salbenverbände;
- Heparinisierung bei Thrombophlebitis der V. saphena magna bzw. V. saphena parva im Bereich des Übergangs zum tiefen Venensystem.

! *Patienten mit Thrombophlebitis müssen viel laufen!*

Phlebothrombose

Da bei einer Phlebothrombose eine tiefe Vene durch ein Gerinnsel ganz oder teilweise verlegt ist, wird sie auch als tiefe Venenthrombose (TVT) bezeichnet. Mit einer Inzidenz von 160/100.000 ist die TVT ein häufiges Krankheitsbild. Gefürchtete Komplikation ist die Lungenembolie, die für 15–20 % der Krankenhaustodesfälle verantwortlich ist.

Lokalisation

Mehr als 90 % der TVT bilden sich im Einflussgebiet der unteren Hohlvene:
- V. iliaca: 10 %;
- V. femoralis: 50 %;
- V. poplitea: 20 %;
- Unterschenkelvenen: 20 %.

In 2/3 der Fälle ist das linke Bein betroffen, da die Beckenarterie die Beckenvene überkreuzt und komprimiert. Die obere Extremität ist relativ selten betroffen; eine Thrombose im Bereich der V. subclavia bzw. V. axillaris wird als Paget-von-Schroetter-Syndrom bezeichnet.

Ursachen: Virchow Trias

Bereits 1856 hat der Pathologe Rudolf Virchow eine Thrombose auf eine verlangsamte Blutströmung, Gefäßwandveränderungen bzw. eine veränderte Blutzusammensetzung zurückgeführt.

Kreislauffaktor
Faktoren, die die Strömungsgeschwindigkeit des Blutes reduzieren, können eine Thrombose begünstigen. Wichtige Ursachen sind:
- Immobilität, z. B. bei Bettruhe oder Gipsverband;
- Erweiterte Gefäße, z. B. bei Varikose (Kap. 7.5.2);
- Frühere Thrombosen, die zu einer chronisch-venösen Insuffizienz geführt haben (Kap. 7.5.4);
- Rechsherzinsuffizienz (Kap. 6.2.2);
- Komprimierte Gefäße, z. B. durch langes Sitzen im Auto bzw. Flugzeug oder durch Tumoren.

Wandfaktor
Operationen, Traumen und Entzündungen schädigen die Gefäßwand und veranlassen so Blutstillung und Gerinnung.

! *Ohne Prophylaxe entwickeln bis zu 60 % der Patienten nach einer Hüft-TEP eine TVT!*

Blutfaktor
Auch eine veränderte Blutzusammensetzung kann zu einer TVT führen. Neben einer erhöhten Blutviskosität, z. B. durch Exsikkose (Austrocknen) oder Thrombozytose (vermehrte Thrombozytenzahl), begünstigt ein erhöhtes Gerinnungspotenzial eine TVT. Ein erhöhtes Gerinnungspotenzial liegt vor bei:
- Angeborenem oder erworbenem Inhibitorenmangel (Protein S-, Protein C- sowie AT III-Mangel; Kap. 12.1.4);
- APC-Resistenz, bei der aktiviertes Protein C (APC) seine Wirkung nicht entfalten kann;
- Einfluss von Geschlechtshormonen, z. B. bei Einnahme von Ovulationshemmern („Pille") sowie bei Schwangeren und Wöchnerinnen.

Der Stellenwert des Inhibitorenmangels und der APC-Resistenz geht aus **Tab. 7.6** hervor. Eine herabgesetzte Fibrinolyse, z. B. durch Plasminogenmangel, ist relativ selten (Kap. 12.1.4).

Weitere Risikofaktoren
Risikofaktoren, die sich nicht ohne weiteres dem Kreislauf-, Wand- bzw. Blutfaktor zuordnen lassen sind:
- Tumoren (Paraneoplasie; Kap. 2.6);
- Alter über 65 Jahre;
- Rauchen;
- Schwere Infektionen und Sepsis.

! - *Rauchen → 5faches Risiko;*
! - *„Pille" → 3faches Risiko;*
! - *Rauchen und „Pille" → 15faches Risiko!!*

Symptome

Durch den venösen Rückstau kommt es distal der Thrombose zu:
- Schwere- bzw. Spannungsgefühl;

Tabelle 7.6 Stellenwert von APC-Resistenz bzw. Inhibitorenmangel

Defekt	Vorkommen	Thromboserisiko
APC-Resistenz	30 % aller TVT-Patienten	Bis 200fach erhöht!
AT-III-Mangel	2 % aller TVT-Patienten	Bis 100fach erhöht!
Protein-C-Mangel	5 % aller TVT-Patienten	7fach erhöht
Protein-S-Mangel	5 % aller TVT-Patienten	7fach erhöht

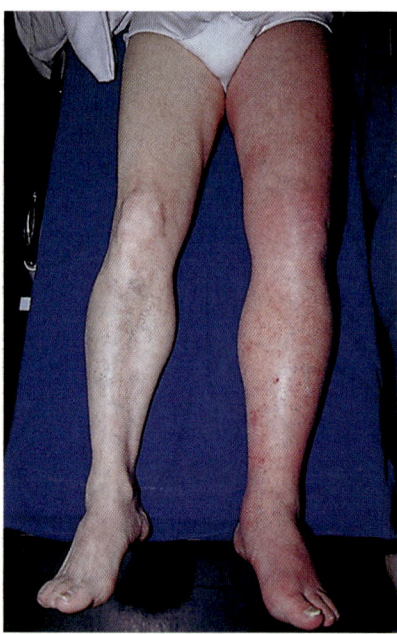

Abb. 7.13 Schwellung und livide Verfärbung des linken Beines bei Phlebothrombose (Kellnhauser 2004).

- Ziehenden Schmerzen in Wade, Kniekehle oder Leiste, die sich bessern, wenn die betroffene Extremität hochgelagert wird;
- Schwellung und Umfangsdifferenz (**Abb. 7.13**);
- Zyanose;
- Überwärmung.

> - Nur 10 % aller Patienten zeigen alle genannten Symptome!
> - Fehlende Symptome schließen eine Thrombose nicht aus!

Komplikationen

- Lungenembolie (Kap. 8.14);
- Postthrombotisches Syndrom mit chronisch venöser Insuffizienz (CVI; Kap. 7.4.4);
- Rezidiv.

Diagnostik

Wenn es anamnestische und klinische Hinweise auf eine TVT gibt, wird die Diagnose mittels körperlicher Untersuchung, bildgebender Verfahren und Laborparametern gesichert.

Körperliche Untersuchung
- Druckempfindlichkeit im Verlauf der tiefen Venen.
- Mayr-Zeichen: Bei Kompression der Wade klagt der Patient über Schmerzen.
- Homans-Zeichen: Bei Dorsalextension des Fußes gibt der Patient Schmerzen in der Wade an.
- Payr-Zeichen: Der Patient hat Schmerzen bei Druck auf die Fußsohle.

> Durch alleinige körperliche Untersuchung bleiben 50 % der TVT unentdeckt!

Bildgebende Verfahren
- Das diagnostische Verfahren der Wahl ist die Kompressionssonographie und gegebenenfalls die Farbduplexsonographie.
- Eine Phlebographie, bei der die mit Kontrastmittel gefüllte Vene im Röntgenbild dargestellt wird, ist nur in unklaren Fällen angezeigt.

Labor
Im Blut werden D-Dimere bestimmt. D-Dimere sind Fibrin-Spaltprodukte, die als Folge körpereigener Spontanfibrinolyse im Blut nachweisbar sind. Sie sind bei einer TVT und einer Lungenembolie, allerdings auch nach Operationen, bei Entzündungen und Tumoren sowie in der Schwangerschaft erhöht. Normwertige D-Dimere schließen eine TVT nahezu aus.

Therapie

Durch die Behandlung soll verhindert werden, dass sich der Thrombus ausweitet und eine Lungenembolie entsteht. Außerdem soll das betroffene Gefäß rekanalisiert werden.

Allgemeinmaßnahmen
- Wichtig ist die Kompressionstherapie, die initial mit elastischen Binden und nach Abschwellung mit angepassten Kompressionsstrümpfen durchgeführt wird.
- Eine Immobilisation mit Bettruhe ist nur noch in den seltensten Fällen erforderlich, z. B. bei großen flottierenden Thromben in den Oberschenkel- bzw. Beckenvenen, bei kompliziertem Verlauf sowie bei einer Lungenembolie.

> In der Regel werden Patienten mit TVT mobilisiert, nachdem Antikoagulation und Kompressionsbehandlung eingeleitet sind!

Medikamentöse Therapie
Wirkmechanismen, Nebenwirkungen und Kontraindikationen der hier genannten Medikamente werden in Kapitel 5.4.2 erklärt.

- Durch die Gabe von Heparin in therapeutischer Dosierung kann das Risiko einer Lungenembolie um 60 % gesenkt werden.
- Eine Lysetherapie ist nur selten angezeigt, z. B. bei komplizierten Beckenvenenthrombosen und bei einer fulminanten Lungenembolie.
- Um weiteren Thrombosen vorzubeugen, werden orale Antikoagulantien, z. B. Marcumar, als Sekundärprophylaxe für mindestens 6 Monate verabreicht.

Prophylaxe

Primärprophylaxe
Außer der prophylaktischen subkutanen Injektion von Heparin sind nichtmedikamentöse Maßnahmen erforderlich. Diese verfolgen insbesondere das Ziel, Risikofaktoren zu minimieren und den venösen Rückstrom zu fördern (Kap. 6.1.3).
- Durch Mobilisation wird die Muskelpumpe aktiviert. **Tab. 7.7** zeigt, wie sich die Strömungsgeschwindigkeit durch verschiedene Maßnahmen ändert. Es wird deutlich, dass Stehen ohne sonstige Aktivität den Blutfluss verlangsamt!

> Den Patienten vor das Bett zu stellen, ist keine Maßnahme, die der Thromboseprophylaxe dient!

- Antithrombosestrümpfe komprimieren die oberflächlichen Venen. Das Blut gelangt über Verbindungsvenen in die tiefen Venen. Hier nimmt wegen der vermehrten Füllung die Strömungsgeschwindigkeit zu. Diese Wirkung können Antithrombosestrümpfe nur bei liegenden Patienten entfalten! Wenn der Patient steht, nimmt durch die Schwerkraft der Druck im venösen System zu und kann von den Strümpfen nicht mehr überwunden werden.

Tabelle 7.7 Auswirkung von Mobilisation, Hochlagerung und Antithrombosestrümpfen auf die Strömungsgeschwindigkeit in den tiefen Beinvenen

Situation bzw. Maßnahme	Strömungsgeschwindigkeit
Liegen	100 %
Stehen	60 %
Fußgymnastik	190 %
Bettfahrrad	440 %
Fußende 20° hoch	250 %
Antithrombosestrümpfe	190 %

> Antithrombosestrümpfe sind „Bettstrümpfe"!

Sekundärprophylaxe
Wenn ein Patient bereits eine TVT hatte, soll durch die Gabe von oralen Antikoagulantien einer weiteren Thrombose vorgebeugt werden. Ohne Risikofaktoren beträgt die Dauer der Sekundärprophylaxe 6 Monate. Liegen Risikofaktoren wie AT III-Mangel oder APC-Resistenz vor, wird Marcumar zeitlich unbegrenzt gegeben.

7.4.4 Chronisch venöse Insuffizienz

Bis zu 15 % der Bevölkerung haben eine chronisch venöse Insuffizienz (CVI), die über trophische Störungen ein Ulcus cruris bedingen kann. Über 1 Mio. Menschen in Deutschland haben ein Ulcus cruris auf dem Boden einer CVI.

Pathomechanismus

Wichtigste Ursache ist das postthrombotische Syndrom (Kap. 7.4.3). Außerdem können Varikose (Kap. 7.4.2) und venöse Angiodysplasien, d. h. angeborene Defekte der Venenklappen, zu einer CVI führen. Diese Faktoren lassen den Druck im venösen System ansteigen. Die kleinen Gefäße werden durchlässiger, Blutbestandteile treten aus und lagern sich im Gewebe ab. Es kommt zu Ödemen, Entzündungsreaktionen und schließlich zum Gewebeuntergang.

Symptome und Stadien

Die charakteristischen Venen- und Hautveränderungen durchlaufen 3 Stadien (**Abb. 7.14a–c**).

Stadium I
- Stauungsödeme sind reversibel.
- Am Fußrand zeigen sich dunkelblaue Hautvenen, die als Corona phlebectatica bezeichnet werden (**Abb. 7.14a**).

Stadium II
- Die Ödeme sind nicht mehr reversibel. Infolge des chronischen Ödems kann sich ein Stauungsekzem entwickeln.
- Im Unterschenkelbereich fällt eine rotbraune Hyperpigmentierung auf.
- Daneben gibt es vor allem oberhalb der Malleolen depigmentierte, atrophierte Hautareale, die als Atrophie blanche bezeichnet werden (**Abb. 7.14b**).

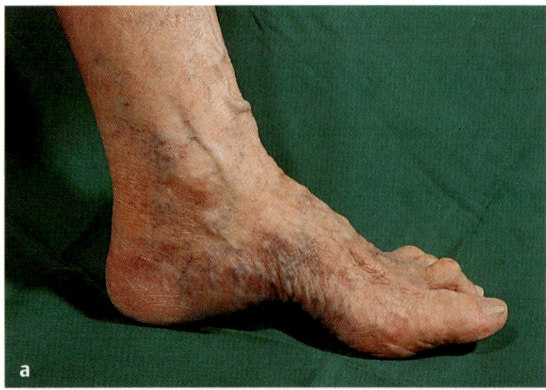

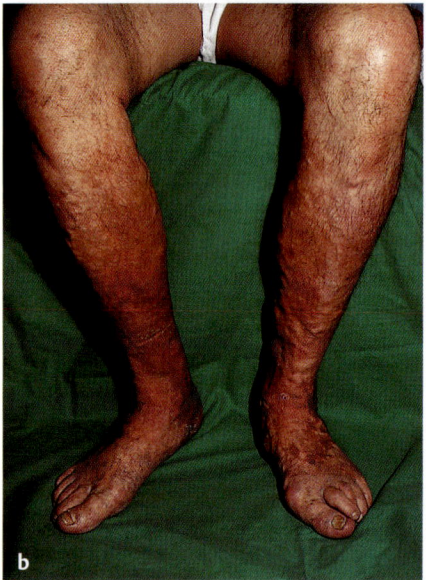
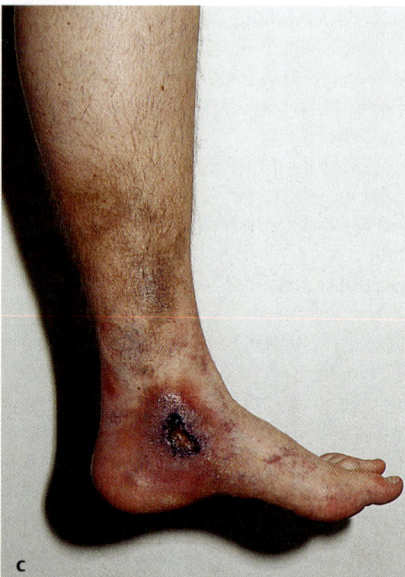

Abb. 7.14a–c Stadien der CVI. **a** Corona phlebectatica, Ödem und Zyanose im Stadium I. **b** Zusätzlich rotbraune Hyperpigmentierung und Atrophie blanche im Stadium II. **c** Ulcus cruris im Stadium III (Baenkler 1999).

Stadium III

Das 3. Stadium ist durch Unterschenkelgeschwüre gekennzeichnet, die sich häufig oberhalb des Innenknöchels bilden, so genannter Ulcus cruris venosum (**Abb. 7.14c**).

Diagnostik und Therapie

Diagnostik und Therapie der Stadien I und II gleichen denen der Varikose (Kap. 7.4.2).

Behandlungsprinzipien bei Ulcus cruris
- Zunächst muss das Ulkus gereinigt werden, z. B. mechanisch, enzymatisch oder mit Wasserstoffperoxid.
- Wenn das Ulkus sauber ist, wird die Bildung von Granulationsgewebe (Narbengewebe) gefördert, z. B. mechanisch, indem das Geschwür mit einem sterilen Skalpell gestichelt wird.
- Wenn das Ulkus mit Granulationsgewebe aufgefüllt ist, wird abschließend die Bildung von Epithelgewebe gefördert.

7.5 Lymphödem

Bei einem Lymphödem handelt es sich um eine pathologische Ansammlung von Lymphflüssigkeit in den Extremitäten. Es ist relativ selten, betrifft deutlich häufiger Frauen als Männer und erfordert in der Regel eine lebenslange konsequente Therapie durch einen Physiotherapeuten.

Pathomechanismus

Zur Versorgung des Gewebes werden die im Plasma gelösten Stoffe sowie Wasser aus den Kapillaren abgepresst. Nur 90 % der filtrierten Flüssigkeitsmenge werden resorbiert und kehren direkt in die Blutbahn zurück. Die übrigen 10 % erreichen das venöse System über die Lymphbahnen (Kap. 3.2.1). Bei gestörtem Lymphtransport sammelt sich diese Flüssigkeit im Gewebe an. Dabei sind primäre von sekundären Formen zu unterscheiden.

Primäre Lymphödeme
Primäre Lymphödeme basieren auf fehlgebildeten Lymphgefäßen. Sie können angeboren sein oder sich in der Pubertät manifestieren.

Sekundäre Lymphödeme
Sekundäre Lymphödeme entwickeln sich auf dem Boden einer (primären) Grunderkrankung, z. B.:

- Infektionskrankheiten wie Erysipel (Kap. 14.3.2);
- Tumorinfiltration;
- Postthrombotisches Syndrom;
- Nach operativer Entfernung von Lymphknoten;
- Nach Bestrahlung (Radiatio, Kap. 5.2.2).

Symptome und Stadien

Abb. 7.15 zeigt ein Lymphödem. Es ist üblicherweise blass, schmerzlos, nicht überwärmt und betrifft auch Zehen bzw. Finger. Ein Lymphödem durchläuft 3 Stadien:
- Stadium I: Reversibles Ödem;
- Stadium II: Irreversibles Ödem;
- Stadium III: Lymphostatische Elephantiasis.

Therapie

Physikalische Entstauung mittels:
- Manueller Lymphdrainage;
- Intermittierender Kompressionsbehandlung.

Nach diesen Maßnahmen ist die konsequente Kompressionstherapie mit Binden bzw. Strümpfen unerlässlich!

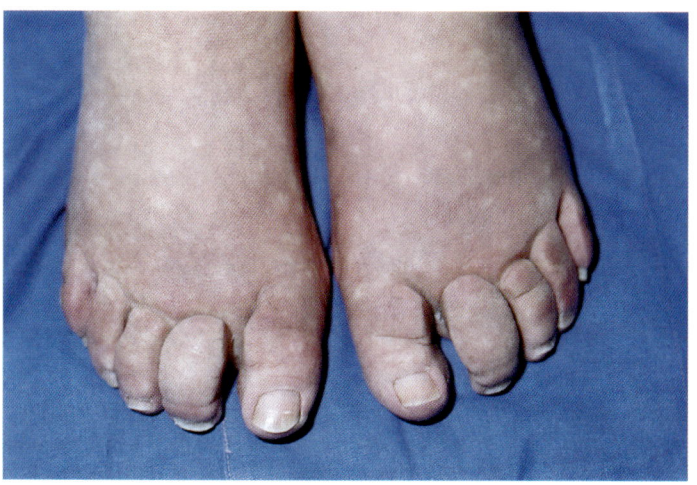

Abb. 7.15 Ausgeprägtes primäres Lymphödem mit Schwellung des Vorfußes und der Zehen (Greten 2005).

8 Pulmologie

8.1 Physiologische Grundlagen

8.1.1 Teilfunktionen der Lunge

Die drei Teilfunktionen der Lunge sind (**Abb. 8.1**):
- Ventilation, d. h. Belüftung;
- Perfusion, d. h. Durchblutung;
- Diffusion, d. h. Gasaustausch.

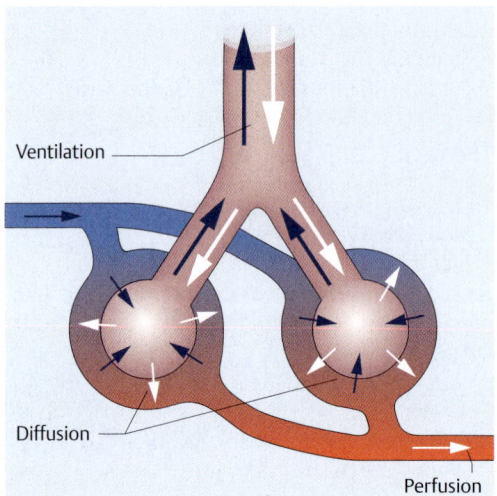

Abb. 8.1 Teilfunktionen der Lunge.

Ventilation

Inspiration
Gase strömen vom Ort hohen zum Ort niedrigen Drucks. Bei der Einatmung muss also der intrapulmonale Druck niedriger werden als der atmosphärische Druck. Der Druckabfall wird erreicht, indem sich das Lungenvolumen erhöht. Dazu senkt sich das Diaphragma, und durch Kontraktion der Mm. intercostales externi heben sich die Rippen. Bei forcierter Atmung wird zusätzlich die Atemhilfsmuskulatur eingesetzt.

Exspiration
Die ruhige Ausatmung ist ein passiver Vorgang. Das Diaphragma entspannt, die Rippen senken sich wieder, und die Lunge folgt ihrem natürlichen Bestreben, sich zusammenzuziehen. Dadurch verringert sich das intrapulmonale Volumen, und der intrapulmonale Druck steigt über den Umgebungsdruck.

Luft strömt aus. Bei forcierter Atmung werden exspiratorische Atemmuskeln eingesetzt.

Pleura
Die Lunge muss den Atembewegungen folgen können, ohne an Zwerchfell und Brustkorb vollständig fixiert zu sein. Dazu gibt es die beiden Pleurablätter:
- Die Pleura visceralis, die auch als Pleura pulmonalis oder Lungenfell bezeichnet wird, überzieht die Lunge.
- Die Pleura parietalis, die auch als Rippenfell bezeichnet wird, kleidet den Thorax aus.

Zwischen den beiden Pleurablättern befindet sich ein dünner Flüssigkeitsfilm, über den die Lunge an Thorax und Diaphragma haftet (Adhäsion). Im Pleuraspalt herrscht, abgesehen von der forcierten Exspiration, immer ein Unterdruck.

Klinischer Bezug: Wenn beispielsweise durch eine Brustkorbverletzung Luft in den Pleuraspalt gelangt, wird der negative intrapleurale Druck aufgehoben, und die Lunge fällt wegen ihrer Eigenelastizität zusammen. Es kommt zu einem Pneumothorax (Kap. 8.16.1).

Perfusion

Die Lungendurchblutung erfolgt über 2 Gefäßsysteme:
- Aa. bronchiales, bei denen es sich um Arterien des großen Kreislaufs handelt, die die Lungen mit O_2-reichem Blut versorgen.
- Aa. pulmonales, den Arterien des kleinen Kreislaufs, die O_2-armes Blut vom rechten Herzen zur Lunge bringen, damit es dort mit O_2 beladen wird.

Niederdrucksystem
Im Zusammenhang mit der Atmung interessieren die Gefäße des kleinen Kreislaufs, d. h. die Aa. und Vv. pulmonales. Sie zählen zum Niederdrucksystem (Kap. 6.1.3), in dem Drücke von nur 5–20 mmHg herrschen. Entsprechend dünn ist das Myokard des rechten Ventrikels ausgelegt.

Ventilations-Perfusions-Verhältnis
Es ist sinnvoll, Lungenareale zu durchbluten, die auch belüftet sind. Um das Ventilations-Perfusi-

ons-Verhältnis zu ökonomisieren, werden in minder belüfteten Gebieten die Gefäße eng gestellt. Dieser Mechanismus wird als *Euler-Liljestrand-Reflex* bezeichnet.

Klinischer Bezug: Der Euler-Liljestrand-Reflex erklärt, wie es von einer Ventilations- auch zu einer Perfusionsstörung kommt. Durch die Vasokonstriktion kommt es zum Druckanstieg im kleinen Kreislauf, der eine Belastung für das rechte Herz darstellt.

Diffusion

Ideale Voraussetzungen für Diffusion über eine Membran sind:
- Großflächige Membran;
- Dünne Membran;
- Großes Konzentrationsgefälle;
- Stoff, der „gerne" diffundiert, d.h. einen hohen Diffusionskoeffizienten hat.

Alveolen und Atemgase schaffen günstige Bedingungen für den Gasaustausch in der Lunge.

Alveole
- Die Lunge setzt sich aus etwa 300 Mio. Lungenbläschen mit einem Einzeldurchmesser von ca. 0,3 mm zusammen. Dadurch ergibt sich für die Diffusion eine 100 m² große Austauschfläche.
- Die Alveolarmembran ist nur 1–2 μm dünn und beeinträchtigt den Gasaustausch nicht.
- Damit die Alveolen nicht kollabieren, sind sie mit einem hauchdünnen Phospholipidfilm ausgekleidet, der die Oberflächenspannung herabsetzt und als *Surfactant* bezeichnet wird.

Atemgase
Im Gewebe wird durch die Verbrennung von Glukose Energie gewonnen. Das anfallende CO_2 wird mit dem Blut zur Lunge transportiert und diffundiert dem Konzentrationsgefälle folgend von der Kapillare in die Alveole. O_2 diffundiert in die andere Richtung und gelangt mit dem Blutstrom ins Gewebe. Die unterschiedlichen Partialdrücke von O_2 und CO_2, die die treibende Kraft der Diffusion sind, gehen aus **Tab. 8.1** hervor.

Trotz des geringen Konzentrationsunterschiedes diffundiert ausreichend CO_2, da CO_2 einen hohen Diffusionskoeffizienten hat. So diffundiert CO_2 23-mal so gut wie O_2.

Klinischer Bezug: Abweichungen von den Normwerten werden folgendermaßen bezeichnet:

Tabelle 8.1 O_2- und CO_2-Partialdrücke in Alveole und Blut

	O_2-armes Blut	Alveole	O_2-reiches Blut
PO_2	40 mmHg	100 mmHg	95 mmHg
PCO_2	46 mmHg	40 mmHg	40 mmHg

- *Hypoxämie: Abfall des O_2-Partialdrucks;*
- *Hyperkapnie: Anstieg des CO_2-Partialdrucks;*
- *Hypokapnie: Abfall des CO_2-Partialdrucks.*

Wenn der Gasaustausch beeinträchtigt ist, kann CO_2 wegen des hohen Diffusionskoeffizienten zunächst noch relativ gut abgeatmet werden, d.h. es kommt zunächst zu einer Hypoxämie und erst verzögert zu einer Hyperkapnie (respiratorische Insuffizienz, Kap. 8.4.1).

pH-Wert des Blutes
Über die H^+-Ionenkonzentration einer Lösung gibt der pH-Wert Auskunft:

$$pH = -\log [H^+]$$

Diese Definition macht deutlich, dass:
- Mit steigender H^+-Konzentration der pH-Wert sinkt, und es zu einer Azidose kommt (**Abb. 8.2**);
- Mit abnehmender H^+-Konzentration der pH-Wert steigt und es zu einer Alkalose kommt.

Die folgende chemische Reaktionsgleichung zeigt, dass das im Gewebe anfallende Kohlendioxid mit Wasser zu Kohlensäure reagiert. Diese ist instabil und zerfällt zu Bikarbonat und Wasserstoffionen:

$$CO_2 + H_2O \leftrightarrow H_2CO_3 \leftrightarrow HCO_3^- + H^+$$

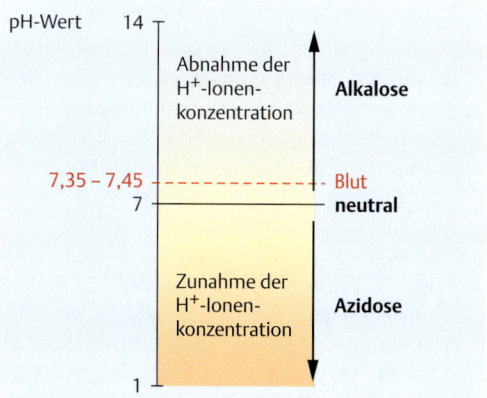

Abb. 8.2 pH-Wert.

CO_2 und H^+-Ionen stehen also im Gleichgewicht, damit ist der pH-Wert des Blutes unter anderem von der CO_2-Konzentration abhängig:

$CO_2 \uparrow \to H^+ \uparrow \to pH \downarrow \to$ respiratorische Azidose

$CO_2 \downarrow \to H^+ \downarrow \to pH \uparrow \to$ respiratorische Alkalose

8.1.2 Regulation der Atmung

Die Atmung wird über das Atemzentrum in der Medulla oblongata gesteuert. Das Atemzentrum reagiert auf zahlreiche Einflüsse, insbesondere auf veränderte O_2- und CO_2-Partialdrücke im Blut.

Chemischer Atemreiz
- Periphere Chemorezeptoren im Aortenbogen und in der A. carotis messen den O_2-Partialdruck im Blut und vermitteln den peripheren Atemantrieb. Wenn der O_2-Partialdruck sinkt, wird reflektorisch die Atmung intensiviert.
- Zentrale Chemorezeptoren in der Medulla oblongata messen den CO_2-Partialdruck und den pH-Wert im Liquor, die mit den Werten im Blut im Gleichgewicht stehen. Sie vermitteln den zentralen Atemantrieb. Wenn der CO_2-Partialdruck steigt bzw. der pH-Wert sinkt, wird die Atmung schneller und tiefer.

Abb. 8.3a–c zeigt, dass sich steigender CO_2-Partialdruck am meisten auf das Atemminutenvolumen auswirkt, sodass CO_2 den stärksten Atemreiz darstellt. Gleichzeitig wird deutlich, dass ab einem gewissen CO_2-Partialdruck das Atemminutenvolumen abnimmt, d. h. CO_2 narkotisierend wirkt.

Klinischer Bezug: Möglicherweise haben Patienten mit ausgeprägten pulmologischen Erkrankungen einen hohen CO_2-Partialdruck und damit ihren zentralen Atemantrieb verloren (respiratorische Globalinsuffizienz, Kap. 8.4.1).

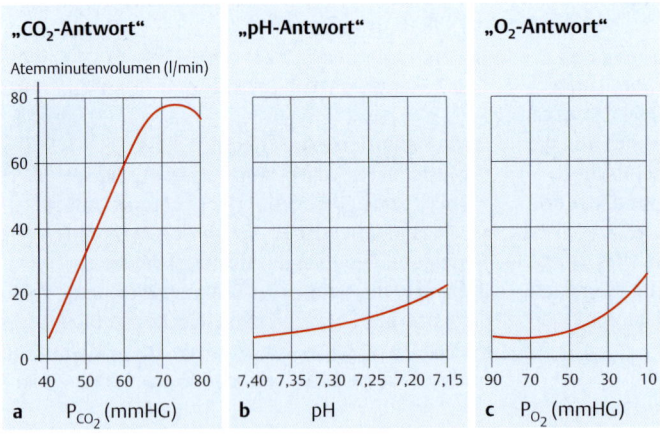

Abb. 8.3a–c Chemische Atemreize. **a** CO_2-Antwort. **b** pH-Antwort. **c** O_2-Antwort.

8.2 Gliederung pulmologischer Erkrankungen

Pulmologische Erkrankungen können eine oder mehrere Teilfunktionen der Lunge beeinträchtigen und damit zu Ventilations-, Perfusions- bzw. Diffusionsstörungen führen.

Ventilationsstörungen

Bei einer Ventilationsstörung werden die Lungen oder einzelne Lungenabschnitte schlechter belüftet. Die Unterscheidung zwischen obstruktiven und restriktiven Ventilationsstörungen sowie deren Ursachen geht aus **Tab. 8.2** hervor.

Perfusionsstörungen

Direkten Einfluss auf die Lungendurchblutung nehmen:
- Störungen der arteriellen Blutzufuhr, vor allem bei Lungenembolien (Kap. 8.14);
- Störungen des venösen Abflusses, vor allem bei Linksherzinsuffizienz (Kap. 6.2.2).

Indirekt kann auch eine Ventilationsstörung via Euler-Liljestrand-Reflex zu einer Perfusionsstörung führen, da in minder belüfteten Lungenabschnitten die Gefäße eng gestellt werden, um das Ventilations-Perfusions-Verhältnis zu optimieren.

Tabelle 8.2 Ursachen von Ventilationsstörungen

Art der Störung	Definition	Lokalisation der Ursache	Beispiele
Obstruktive Ventilationsstörung	Atemwege sind verengt oder verlegt	• Obere Atemwege	• Fehlbildungen • Rhinitis (Schnupfen) • Fremdkörperaspiration • Epiglottitis • Schlafapnoesyndrom (Kap. 8.15)
		• Untere Atemwege	• Akute Bronchitis (Kap. 8.6) • Chronische Bronchitis (Kap. 8.7) • Lungenemphysem (Kap. 8.7) • Asthma bronchiale (Kap. 8.8)
Restriktive Ventilationsstörung	Dehnbarkeit des Lungen-Thorax-Zwerchfell-Systems ist reduziert	• Pulmonal	• Z. n. Lungenteilresektion • Lungenfibrose (Kap. 8.11) • Pleuraerguss (Kap. 8.16.2)
		• Extrapulmonal	• Thoraxdeformitäten, z. B. Skoliose, M. Bechterew • Neuromuskuläre Erkrankungen

Perfusionsstörungen belasten das rechte Herz, und es kann zu einem Cor pulmonale kommen (Kap. 8.4.2).

Diffusionsstörungen

Bei Diffusionsstörungen ist der Gasaustausch zwischen Alveolen und Kapillaren beeinträchtigt. Da CO_2 deutlich besser diffundieren kann als O_2, kommt es zunächst zu einer Hypoxämie, d. h. Abfall des O_2-Partialdrucks im Blut, und erst verzögert zu einer Hyperkapnie, d. h. einem Anstieg des CO_2-Partialdrucks im Blut. „Barrieren" zwischen Alveolen und Kapillaren gibt es z. B. bei:
- Lungenfibrose (Kap. 8.11);
- Lungenemphysem (Kap. 8.7);
- Pneumonie (Kap. 8.9);
- Lungenödem (Kap. 6.2.2).

8.3 Pulmologische Leitsymptome

8.3.1 Übersicht

Wichtige pulmologische Leitsymptome sind:
- Dyspnoe (Kap. 3.4);
- Zyanose (Kap. 3.1.3);
- Thoraxschmerzen (Kap. 3.6.2);
- Husten und Auswurf.

8.3.2 Husten und Auswurf

Husten ist ein physiologischer Schutzmechanismus, durch den die Atemwege frei gehalten werden sollen. Er kann jedoch auch auf pulmologische Erkrankungen hinweisen. Je nach Dauer wird unterschieden zwischen:
- Akutem Husten, der bis zu 3 Wochen dauert, z. B. bei akuter Bronchitis, Pneumonie, Lungenembolie sowie Fremdkörperaspiration;
- Anfallsweise auftretendem Husten, z. B. bei Asthma bronchiale;
- Chronischem Husten, der länger als 3 Wochen dauert, z. B. bei chronischer Bronchitis, Tumoren oder Bronchiektasen.

Außerdem wird differenziert zwischen:
- Husten ohne Auswurf, der auch als trockener bzw. Reizhusten bezeichnet wird, und
- Husten mit Auswurf, der auch produktiver Husten genannt wird.

Beim Auswurf kann es sich um Bronchialsekret (Sputum) bzw. um Blut handeln (**Tab. 8.3**).

> *Chronischer Husten und blutiger Auswurf müssen diagnostisch abgeklärt werden!*

Tabelle 8.3 Diagnostische Hinweise, die sich aus unterschiedlichem Auswurf ergeben

Auswurf	Mögliche Ursachen
Reizhusten ohne Auswurf	<ul><li>Interstitielle Prozesse, z. B. bei:<ul><li>Interstitieller Pneumonie (Kap. 8.9)</li><li>Interstitieller Lungenerkrankung und Lungenfibrose (Kap. 8.11)</li></ul></li><li>Medikamentennebenwirkung, z. B. bei ACE-Hemmern</li></ul>
Zähes, glasiges Sekret	Asthma bronchiale (Kap. 8.8)
Seröses Sekret	Virusinfektion
Gelbliches Sekret	Bakterielle bzw. Superinfektion
Hämoptyse	Sputum, dem wenig Blut beigemengt ist, z. B. bei:<ul><li>Bronchitis (Kap. 8.6)</li><li>Pneumonie (Kap. 8.9)</li><li>Bronchiektasen (Kap. 8.4.4)</li><li>Bronchialkarzinom (Kap. 8.10)</li><li>Tuberkulose (Kap. 14.1.2)</li></ul>
Hämoptoe	Abhusten größerer Blutmengen, z. B. bei:<ul><li>Bronchiektasen (Kap. 8.4.4)</li><li>Tuberkulose (Kap. 14.1.2)</li><li>Zentralem Bronchialkarzinom (Kap. 8.10)</li><li>Trauma</li></ul>

8.4 Komplikationen bei pulmologischen Erkrankungen

In diesem Kapitel werden Komplikationen besprochen, die bei vielen pulmologischen Krankheitsbildern auftreten können:
- Respiratorische Insuffizienz;
- Pulmonale Hypertonie und Cor pulmonale;
- Atelektasen;
- Bronchiektasen.

8.4.1 Respiratorische Insuffizienz

Durch bronchopulmonale Erkrankungen kann die Effizienz der Atmung so weit reduziert sein, dass es zu veränderten Blutgasen kommt. Die Blutgasanalyse (BGA, Kap. 8.5.3) gibt Auskunft darüber, ob es sich um eine respiratorische Partial- oder Globalinsuffizienz handelt.
- Respiratorische Partialinsuffizienz:
  - Hypoxämie;
  - CO_2-Partialdruck normwertig oder wegen der vermehrten Atemtätigkeit sogar vermindert.
- Respiratorische Globalinsuffizienz:
  - Hypoxämie;
  - Hyperkapnie;
  - Respiratorische Azidose.

> *Unterschied zwischen respiratorischer Partial- und Globalinsuffizienz!*

Bei der respiratorischen Globalinsuffizienz ist infolge Hyperkapnie der zentrale Atemantrieb ausgefallen (Kap. 8.1.2), während der periphere Atemantrieb durch O_2-Mangel noch wirksam ist. Durch unkontrollierte O_2-Gaben nimmt man dem Patienten den letzten Atemantrieb und bringt ihn so in Lebensgefahr!

> *Bei respiratorischer Globalinsuffizienz erfolgt O_2-Gabe unter BGA-Kontrolle.*

Symptome

Respiratorische Partialinsuffizienz
- Dyspnoe;
- Tachykardie;
- Eventuell zentrale Zyanose (Kap. 3.1.3);
- Eventuell Verwirrtheit und Bewusstseinsstörung;
- Eventuell Trommelschlegelfinger infolge chronischen Sauerstoffmangels (Kap. 3.4).

Respiratorische Globalinsuffizienz
Zu den Zeichen der Partialinsuffizienz kommen Kopfschmerzen, Schwindel und Schwitzen als Aus-

druck der Hyperkapnie. Im Verlauf kann es zu einer CO_2-Narkose kommen (Kap. 8.1.2).

Therapie

Die Behandlung der Grundkrankheit ist wesentlicher Therapiebestandteil. Die symptomatische Therapie zielt darauf ab, die Oxygenierung bzw. die CO_2-Elimination zu verbessern. Neben physiotherapeutischen, d.h. atemtherapeutischen Maßnahmen gehören die Behandlung mit Sauerstoff und unter Umständen der Einsatz von Atemhilfen zu den symptomatischen Therapieoptionen.

Behandlung mit Sauerstoff
Patienten mit respiratorischer Partialinsuffizienz können Sauerstoff gefahrlos erhalten, z.B. über eine Nasenbrille oder Gesichtsmaske. Die Sauerstoffgabe kann auch in Form einer häuslichen Langzeitbehandlung erfolgen.

Bei respiratorisch globalinsuffizienten Patienten ist die unkontrollierte Sauerstoffgabe lebensgefährlich, da der Atemantrieb durch die Hyperkapnie bereits ausgefallen und nur noch durch den Sauerstoffmangel wirksam ist. Appliziert man solchen Patienten unkontrolliert Sauerstoff, so wird ihnen damit der letzte Atemantrieb genommen! Die Sauerstoffgabe muss in diesen Fällen unter engmaschiger BGA-Kontrolle erfolgen, bei weiterem Anstieg des PCO_2 ist der Einsatz einer Atemhilfe notwendig.

Einsatz von Atemhilfen und Beatmung
Atemhilfen sind angezeigt, wenn der Patient nicht mehr in der Lage ist, die für einen adäquaten Gasaustausch notwendige Atemarbeit zu erbringen. Von vielen möglichen verfügbaren Atemhilfsverfahren werden hier 2 wichtige Formen erklärt:
- Durch *kontinuierlich-positiven Atemwegsdruck* (CPAP) mittels CPAP-Maske können die Atemarbeit des Patienten reduziert und die Spontanatmung unterstützt werden. Dies ist beispielsweise indiziert, wenn sich die Atemmuskulatur erschöpft und eine respiratorische Globalinsuffizienz droht. Dieses nichtinvasive Ventilationsverfahren kann der Patient z.B. nachts selbst zu Hause anwenden.
- Wenn der Patient nicht mehr ausreichend spontan atmet bzw. eine anders nicht beherrschbare Gasaustauschstörung vorliegt, ist eine *kontrollierte maschinelle Beatmung* auf der Intensivstation erforderlich. Hierzu wird der Patient medikamentös sediert und endotracheal intubiert, das Beatmungsgerät übernimmt die gesamte Atemarbeit.

Lungentransplantation
Die Lungentransplantation (LTX) kommt als Ultima Ratio bei schwerster respiratorischer Insuffizienz auf dem Boden verschiedener irreversibler Erkrankungen in Betracht, z.B. bei fortgeschrittener Lungenfibrose oder Mukoviszidose.

8.4.2 Pulmonale Hypertonie und Cor pulmonale

Pathomechanismus der pulmonalen Hypertonie

Der Lungenkreislauf gehört zum Niederdrucksystem (Kap. 6.1.3). Die Myokardstärke des rechten Ventrikels ist so ausgelegt, dass der geringe Druck von maximal 20 mmHg überwunden werden kann.

Alle Faktoren, die den Gesamtdurchmesser der Gefäße des Lungenkreislaufs reduzieren, erhöhen den Strömungswiderstand der Pulmonalarterien und damit den Druck im kleinen Kreislauf. Es kommt zur pulmonalen Hypertonie, die eine Belastung für den rechten Ventrikel darstellt.

> Gesamtdurchmesser ↓ → Strömungswiderstand in den Pulmonalarterien ↑ → pulmonale Hypertonie.

Cor pulmonale

Eine Rechtsherzbelastung infolge einer Lungenfunktionsstörung wird als Cor pulmonale bezeichnet. Dieses kann sich plötzlich oder über einen längeren Zeitraum entwickeln. Die klinischen Zeichen einer Rechtsherzinsuffizienz sind in Kapitel 6.2.2 aufgeführt.

Akutes Cor pulmonale
Wenn Teile der arteriellen Lungenstrombahn plötzlich durch einen Embolus verlegt werden (Kap. 8.14), erhöhen sich schlagartig der Druck und damit der Strömungswiderstand im kleinen Kreislauf. Der rechte Ventrikel kann sich nicht so schnell an die neuen Verhältnisse anpassen, und es kommt zum akuten Cor pulmonale

> Lungenembolie → akutes Cor pulmonale.

Chronisches Cor pulmonale
Ein chronisches Cor pulmonale ist häufig durch Ventilationsstörungen bedingt, die zu einer pulmonalen Vasokonstriktion führen. Physiologischer Hintergrund ist der Euler-Liljestrand-Reflex (Kap. 8.1.1).

So kommt es auch bei Erkrankungen wie Asthma bronchiale, COPD und Lungenfibrosen zu einem allmählichen Druckanstieg im kleinen Kreislauf, an den sich der rechte Ventrikel zunächst anpassen kann, indem er hypertrophiert. Auch bei Perfusionsstörungen wie bei rezidivierenden kleinen Lungenembolien kann sich ein chronisches Cor pulmonale entwickeln.

> Ventilationsstörung → Perfusionsstörung → langsamer Druckanstieg → chronisches Cor pulmonale.

8.4.3 Atelektasen

Definition und Ursachen

Atelektasen sind als luftleeres Lungengewebe ohne entzündliche Veränderungen definiert.
Primäre Atelektasen liegen vor, wenn Lungenabschnitte noch nie belüftet waren. Sie können bei Neugeborenen oder Frühgeborenen auftreten, wenn die Lungen sich beim ersten Atemzug nicht vollständig entfaltet haben, z. B. bei:
- Surfactantmangel (Kap. 8.1.1), vor allem bei Frühgeborenen;
- Fruchtwasseraspiration;
- Schädigung des Atemzentrums.

Zu *sekundären Atelektasen* kommt es, wenn Alveolen kollabieren, die bereits belüftet waren. Man unterscheidet 3 verschiedene Formen, die mit Beispielen in **Tab. 8.4** aufgeführt sind:
- Bei *Obstruktionsatelektasen*, die auch als *Resorptionsatelektasen* bezeichnet werden, sind die Atemwege verlegt, und die Abschnitte hinter dem Passagehindernis können nicht mehr belüftet werden. Das dort noch vorhandene Gasgemisch wird mit der Zeit resorbiert, und die Alveolen kollabieren.

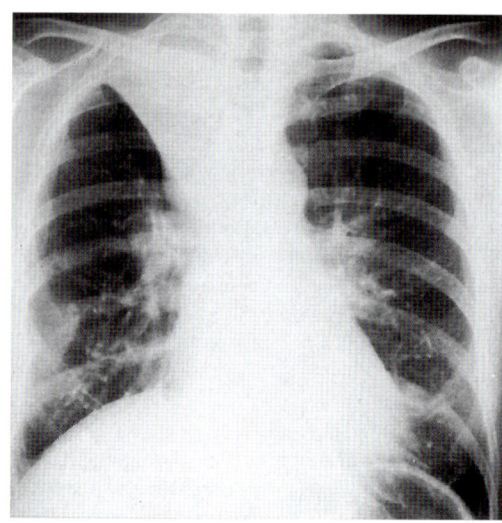

Abb. 8.4 Röntgen-Thorax: Atelektase im rechten Oberlappen.

- Bei *Kompressionsatelektasen* verhindert Druck eine ausreichende Ventilation.
- Zu einer *Entspannungsatelektase* kommt es, wenn die Lunge bei einem Pneumothorax kollabiert (Kap. 8.16.1).

> Durch postoperative Schmerztherapie und Atemtherapie soll die Zwerchfellatmung gefördert und so Atelektasen vorgebeugt werden.

Komplikationen

- Respiratorische Insuffizienz;
- Infektionen und Abszesse.

Diagnostik und Therapie

Diagnostisch wegweisend ist die Röntgenaufnahme des Thorax (**Abb. 8.4**). Neben der kausalen Therapie, z. B. Fremdkörperentfernung, kommen folgende symptomatischen Maßnahmen infrage:
- Atemtherapie;
- Antibiotika bei Infektionen;
- Segment- oder Lappenresektion bei chronischer Atelektase.

Tabelle 8.4 Formen und Ursachen von sekundären Atelektasen

Formen	Ursachen
Obstruktionsatelektase	- Bronchialkarzinom (Kap. 8.10) - Fremdkörper - Sekret
Kompressionsatelektase	- Verminderte Zwerchfellatmung, z. B. postoperativ - Thoraxdeformitäten, z. B. ausgeprägte Skoliose - Pleuraerguss (Kap. 8.16.2) - Lungenembolie durch Reduktion des Surfactants (Kap. 8.14)
Entspannungsatelektase	Pneumothorax (Kap. 8.16.1)

8.4.4 Bronchiektasen

Definition und Ursachen

Bei Bronchiektasen handelt es sich um irreversible sackförmige oder zylindrische Ausweitungen der

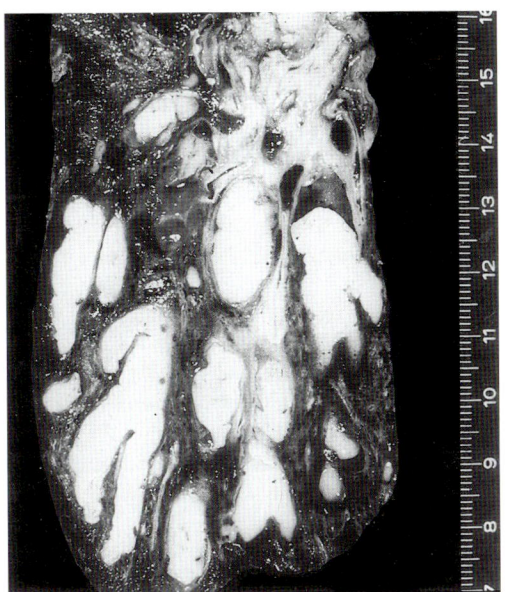

Abb. 8.5 Obduktionsbefund: Ausgedehnte, mit Sekret gefüllte Bronchiektasen. Gesundes Lungengewebe ist kaum noch zu erkennen (Riede 2004).

Bronchien meistens auf dem Boden einer pulmonalen Grunderkrankung (**Abb. 8.5**). Durch einen chronischen Entzündungsreiz lösen sich die Wandstrukturen der Bronchien auf, elastische Fasern und glatte Muskulatur gehen zugrunde. Eine bronchiale Obstruktion bewirkt unphysiologische Drücke, durch die sich die geschwächten Atemwege ausweiten.
Mögliche angeborene Ursachen sind:
- Mukoviszidose (Kap. 8.12.1);
- Immundefekte wie IgA-Mangel;
- Primär ziliäre Dyskinesie, bei der es sich um eine autosomal-rezessiv vererbte reduzierte Beweglichkeit der Flimmerhärchen in den Atemwegen handelt. Die herabgesetzte muköziliäre Clearance begünstigt bronchopulmonale Infekte.

Beispiele für erworbene Ursachen sind:
- COPD (Kap. 8.7);
- Bronchusstenosen durch Tumoren und Fremdkörper.

Symptome und Komplikationen

In den ausgeweiteten Bronchien sammelt sich Sekret, das besonders morgens oder nach Lagewechsel abgehustet werden kann und einen idealen Nährboden für Keime darstellt. Typische Krankheitszeichen sind:
- „Maulvolle Expektoration";
- Süßlich riechendes, dreischichtiges Sputum, bestehend aus Eiter, Schleim und Schaum.

Wichtige Komplikationen sind:
- Rezidivierende bronchopulmonale Infekte, auch Lungenabszesse und Pilzansiedlungen;
- Lungenblutungen;
- Respiratorische Insuffizienz.

Diagnostik und Therapie

Mittels bildgebender Verfahren lassen sich Bronchiektasen darstellen. Dabei hat die Computertomographie die Bronchographie verdrängt. In der Therapie ergänzen sich operative und konservative Maßnahmen:
- Segment- oder Lappenresektion bei lokal begrenzten Bronchiektasen;
- Sekretmobilisation;
- Impfungen;
- Gegebenenfalls Bronchospasmolyse und gezielte Antibiotikatherapie.

8.5 Pulmologische Diagnostik

8.5.1 Körperliche Untersuchung

Inspektion

Die Inspektion zeigt vor allem:
- Thoraxform, z. B. Thoraxdeformitäten bzw. Fassthorax bei Überblähung;
- Atemexkursion, z. B. Symmetrie, thorakale oder abdominale Atmung;
- Hinweise auf Dyspnoe wie erhöhte Atemfrequenz, Atem erleichternde Ausgangsstellung sowie Einsatz der Atemhilfsmuskulatur;
- Zyanose, etc.

Perkussion

Durch das Abklopfen des Thorax können die Lungengrenzen bei Inspiration sowie Exspiration und damit die Atemverschieblichkeit ermittelt werden. Diese beträgt beim Gesunden 3–5 cm.

Bei der Perkussion ist außerdem ein charakteristischer Klopfschall zu hören, der als sonor bezeichnet wird. Krankhafte Abweichungen:
- Ein lauter, tiefer Klopfschall wird als hypersonor bezeichnet und ist Ausdruck für einen erhöhten Luftgehalt in der Lunge wie beim Lungenemphysem.

- Ein gedämpfter Klopfschall deutet auf Infiltrate hin, z. B. Pneumonie oder Pleuraerguss.

Auskultation

Physiologischer Auskultationsbefund
Bei der Auskultation mit dem Stethoskop hört man beim Lungengesunden:
- Über der Trachea und den großen Bronchien ein relativ lautes, raues Geräusch, das durch die turbulente Strömung zustande kommt und als Bronchialatmen bezeichnet wird;
- Bei Inspiration in der Peripherie ein leises, niederfrequentes Geräusch, das durch die laminare Strömung zustande kommt und Vesikuläratmen genannt wird.

Pathologischer Auskultationsbefund
Ein abgeschwächtes oder fehlendes Atemgeräusch fällt beispielsweise bei einem Emphysem oder Pneumothorax auf. Pathologische Atemgeräusche sind Stridor, Giemen und Rasselgeräusche.
- Ein Stridor ist ein pfeifendes Atemgeräusch, das auch ohne Stethoskop hörbar ist und bei verengten Atemwegen auftritt. Wenn die oberen Atemwege durch Schwellung, Sekret oder Fremdkörper eingeengt sind, kommt es zum inspiratorischen Stridor, d. h. Pfeifen bei der Einatmung, während eine bronchiale Obstruktion zu einem exspiratorischen Stridor führt.

> - *Inspiratorischer Stridor bei Obstruktion der oberen Atemwege.*
> - *Exspiratorischer Stridor bei Obstruktion der Bronchien.*

- Beim Giemen handelt es sich um ein variables Atemnebengeräusch, das mal als „Pfeifen", mal als „Quietschen", aber auch als „Brummen" hörbar ist. Es wird durch Obstruktion, z. B. Sekret, hervorgerufen und ist manchmal auch ohne Stethoskop zu hören.
- Rasselgeräusche sind Atemnebengeräusche, die mit dem Stethoskop zu hören sind. Sie werden durch Flüssigkeitsansammlungen hervorgerufen, z. B. Lungenödem oder Sekretansammlungen.

8.5.2 Lungenfunktionsprüfung

Im Rahmen einer Lungenfunktionsprüfung werden folgende Untersuchungsverfahren eingesetzt.
- Spirometrie;
- Ganzkörperplethysmographie;
- Messung der Compliance.

Spirometrie

Mittels Spirometrie kann die Ventilation beurteilt werden. Neben statischen Größen, die in **Abb. 8.6** dargestellt und in **Tab. 8.5** zusammengefasst sind, lassen sich dynamische Größen spirometrisch bestimmen.
- Die *Einsekundenkapazität* wird durch den *Tiffeneau-Test* ermittelt. Der Proband atmet langsam und so tief wie möglich ein, um dann so schnell wie möglich auszuatmen. Das Spirometer misst, wie viel der Proband in der ersten Sekunde ausatmet. Beim Lungengesunden beträgt das forcierte exspiratorische Volumen in der ersten Sekunde (FEV_1) 80% der Vitalkapazität. Dieser Wert ist bei Patienten mit obstruktiver Ventilationsstörung durch die verengten Atemwege vermindert.

> *Einsekundenkapazität oder FEV_1 = 80 % VK.*

- Beim *Bronchospasmolysetest* wird der Tiffeneau-Test nach Inhalation eines Bronchodilatators wiederholt. So lässt sich beurteilen, ob die zuvor nachgewiesene Obstruktion reversibel ist, z. B. beim Asthma bronchiale (Kap. 8.8).
- Mit dem *Peak-flow-Meter* wird der exspiratorische Spitzenfluss ermittelt. Es handelt sich um ein einfaches Gerät, das dem Patienten zur Selbstmessung und Verlaufskontrolle zur Verfügung gestellt wird. Die Normwerte sind geschlechts-, alters-

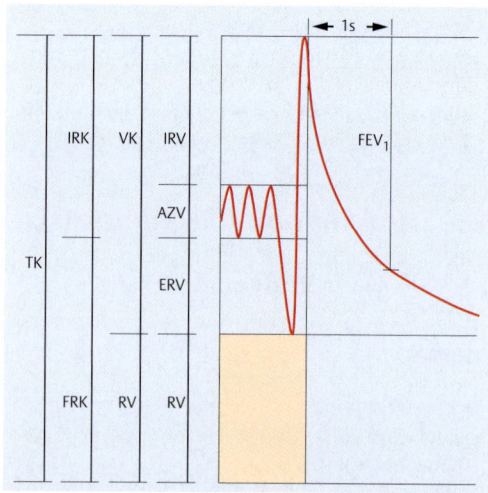

Abb. 8.6 Lungenvolumina und -kapazitäten (AZV = Atemzugvolumen, IRV = inspiratorisches Reservevolumen, ERV = exspiratorisches Reservevolumen, RV = Residualvolumen, VK = Vitalkapazität, IRK = inspiratorische Reservekapazität, FRK = funktionelle Residualkapazität, TK = Totalkapazität, FEV_1 = Einsekundenkapazität).

Tabelle 8.5 Lungenvolumina und -kapazitäten

Statische Größe	Definition	Mittelwerte bei Männern
Atemzugvolumen (AZV)	Luftmenge, die in Ruhe mit jedem Atemzug ein- und wieder ausgeatmet wird	500 ml
Inspiratorisches Reservevolumen (IRV)	Luftmenge, die nach ruhiger Inspiration zusätzlich eingeatmet werden kann	Ca. 2.500 ml
Exspiratorisches Reservevolumen (ERV)	Luftmenge, die nach ruhiger Exspiration zusätzlich ausgeatmet werden kann	Ca. 1.500 ml
Residualvolumen (RV)	• Luftmenge, die auch nach maximaler Exspiration noch in der Lunge bleibt • Das RV lässt sich spirometrisch nicht erfassen!	• Ca. 1.500 ml • 20 % TK
Vitalkapazität (VK)	• Luftmenge, die nach maximaler Inspiration maximal ausgeatmet werden kann • AZV + IRV + ERV	• Ca. 4.500 ml • 80 % TK
Totalkapazität (TK)	• Luftmenge, die sich nach maximaler Inspiration in der Lunge befindet • VK + RV • Die TK lässt sich spirometrisch nicht erfassen!	Ca. 6.000 ml
Funktionelle Residualkapazität (FRK)	• Luftmenge, die sich nach ruhiger Exspiration in der Lunge befindet • ERV + RV • Die FRK lässt sich spirometrisch nicht erfassen!	Ca. 3.000 ml
Inspiratorische Reservekapazität (IRK)	• Luftmenge, die nach ruhiger Exspiration maximal eingeatmet werden kann • AZV + IRV	Ca. 3.000 ml

und größenabhängig und gehen aus **Abb. 8.7** hervor.

Ganzkörperplethysmographie

Der Ganzkörperplethysmograph ist eine geschlossene Kammer mit ca. 1 m³ Rauminhalt, in der der Patient sitzt. Anders als bei der Spirometrie ist die Untersuchung nicht von der Kooperationsbereitschaft des Patienten abhängig. Außerdem lassen sich Werte messen, die spirometrisch nicht zu erfassen sind:
- Residualvolumen, Totalkapazität und funktionelle Residualkapazität;
- Atemwegswiderstand, der als Resistance bezeichnet wird.

Lungen-Compliance

Die Compliance ist ein Maß für die Dehnbarkeit des Lungen-Thorax-Zwerchfellsystems. Gemessen wird die Volumenänderung der Lunge pro Einheit der intrathorakalen Druckdifferenz. Der Patient muss eine Drucksonde schlucken, mit der der Druck in der Speiseröhre zu Beginn und am Ende der Inspiration erfasst wird. Der Unterschied entspricht der intrathorakalen Druckdifferenz. Normwert: 0,03–0,05 l/kPa.

Geringere Messergebnisse sprechen für eine herabgesetzte Dehnbarkeit und damit für eine restriktive Ventilationsstörung. Diese Untersuchung wird nur noch selten eingesetzt.

Lungenfunktion bei Ventilationsstörungen

Die unterschiedlichen Messergebnisse bei obstruktiven und restriktiven Ventilationsstörungen fasst **Tab. 8.6** zusammen.
- Die veränderten Werte bei einer *obstruktiven Ventilationsstörung* sind darauf zurückzuführen, dass verengte Atemwege insbesondere die Ausatmung erschweren, bei der es sich normalerweise um einen passiven Vorgang handelt. Es bleibt Luft in den Alveolen zurück, und es kommt zum *Airtrapping* (**Abb. 8.8**). Ausdruck für eine Obstruktion ist daher neben einem erhöhten Strömungswiderstand eine verringerte FEV_1 und ein erhöhtes Residualvolumen.

8 Pulmologie

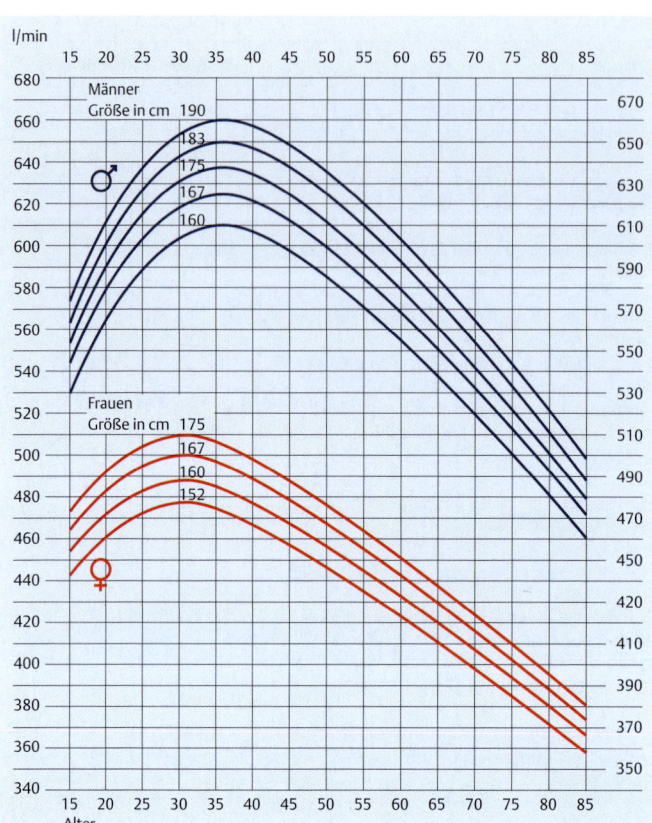

Abb. 8.7 Normwerte bei der Peak-flow-Messung.

Tabelle 8.6 Lungenfunktionsprüfung bei obstruktiven und restriktiven Ventilationsstörungen

	Obstruktion	Restriktion
Vitalkapazität	(↓)	↓
• FEV_1 • Peak-flow	↓	Normal
• TK • RV	↑	↓
Resistance	↑	Normal
Compliance	Normal	↓

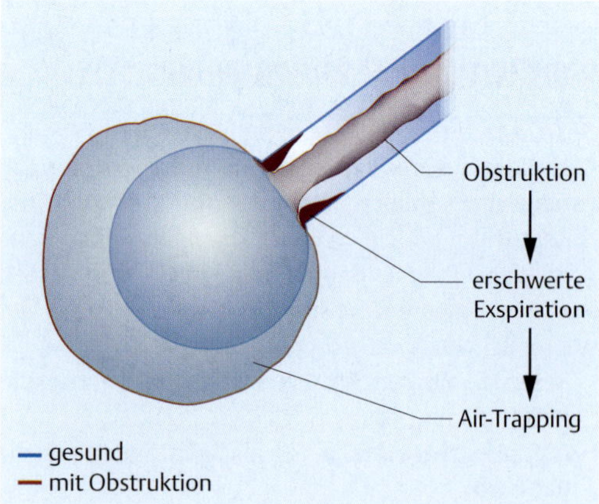

> Patienten und Physiotherapeuten können das Ausmaß der Obstruktion selbst ermitteln, indem sie mit einem Peak-flow-Meter den exspiratorischen Spitzenfluss ermitteln.

- Bei restriktiven Ventilationsstörungen ist das Lungen-Thorax-Zwerchfellsystem nicht mehr so dehnbar wie bei einem Lungengesunden, sodass

Abb. 8.8 Air-trapping. Da eine Obstruktion vor allem die Ausatmung erschwert, wird Luft in den Alveolen gefangen.

die Totalkapazität und alle Größen abnehmen, aus denen sie sich zusammensetzt. Eine verringerte Compliance ist ebenfalls Ausdruck einer verringerten Dehnbarkeit.

> Physiotherapeuten können das Ausmaß der Restriktion ermitteln, indem sie mit einem Handspirometer die Vitalkapazität bestimmen.

8.5.3 Blutgasanalyse

Durch die Blutgasanalyse (BGA) werden die Partialdrücke der Atemgase sowie der pH-Wert in arteriellem Blut bzw. Kapillarblut ermittelt. Die Messergebnisse geben Aufschluss über das Ausmaß der respiratorischen Insuffizienz (**Tab. 8.7**).

Tabelle 8.7 Blutgasanalyse: Normwerte und Veränderungen bei respiratorischer Insuffizienz

Parameter	Normwert	Partialinsuffizienz	Globalinsuffizienz
O_2-Sättigung	94–98 %	↓	↓
O_2-Partialdruck	80–108 mmHg	↓	↓
CO_2-Partialdruck	32–47 mmHg	Normal	↑
pH-Wert	7,35–7,45	Normal	↓

8.5.4 Nichtinvasive bildgebende Verfahren

In der pulmologischen Diagnostik kommen folgende nichtinvasive bildgebende Verfahren zum Einsatz:
- Sonographie zum Nachweis von Pleuraergüssen und thoraxwandnahen Raumforderungen;
- Konventionelle Röntgenaufnahme des Thorax, um:
  - Infiltrate bei Pneumonie nachzuweisen (Kap 8.9);
  - Raumforderungen, z.B. Tumoren, darzustellen (Kap. 8.10);
  - Atelektasen, d.h. nichtbelüftete Areale, zu erkennen (**Abb. 8.4**);
  - Einen Pneumothorax nachzuweisen (Kap. 8.16.1);
  - Einen Pleuraerguss zu diagnostizieren (Kap. 8.16.2);
  - Den Zwerchfellstand zu beurteilen, z.B. Tiefstand bei Lungenemphysem (Kap. 8.7);
  - Im Rahmen der kardiologischen Diagnostik eine veränderte Herzkontur bzw. Herzgröße, eine vermehrte Lungengefäßzeichnung sowie ein Lungenödem zu erkennen (Kap. 6.3.3).
- CT bzw. MRT, um vor allem die Ausdehnung von Raumforderungen darzustellen;
- Angiographie sowie Perfusions- und Ventilationsszintigraphie, um Perfusionsstörungen nachzuweisen, z.B. bei Lungenembolie.

8.5.5 Endoskopische und bioptische Methoden

Verschiedene endoskopische Methoden stehen zur Verfügung, um Atemwege und Lungenstrukturen direkt einzusehen.
- Das wichtigste diagnostische Verfahren ist die Bronchoskopie, mit der sich die großen Atemwege bis zu den Segment- und Subsegmentbronchien einsehen lassen (**Abb. 8.9**). Darüber hinaus kann Material für mikrobiologische und feingewebliche Untersuchungen gewonnen werden mittels:
  - Bronchoalveolärer Lavage (BAL), bei der physiologische Kochsalzlösung in ein Lungensegment gespült und nach Sekunden zurückgewonnen wird;
  - Zangenbiopsie.
- Die Thorakoskopie erlaubt Einsicht in den Brustraum.
- Mittels Mediastinoskopie ist das vordere Mediastinum einsehbar.

Thorakoskopie und Mediastinoskopie sind operativ-endoskopische Verfahren, die unter Narkose durchgeführt werden und eine gezielte Gewebsentnahme ermöglichen.

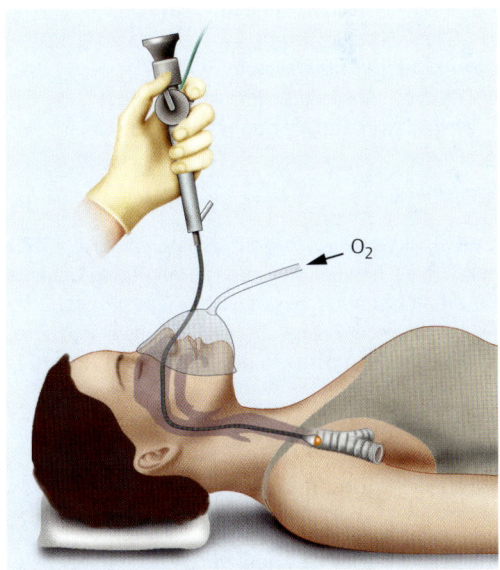

Abb. 8.9 Transnasale Bronchoskopie mit flexiblem Bronchoskop.

8.6 Akute Bronchitis

Definition und Ursachen

Die akute Bronchitis ist eine entzündliche Atemwegserkrankung. Sie tritt meist im Rahmen einer Erkältungskrankheit in Verbindung mit Schnupfen, Nasennebenhöhlen- und Kehlkopfentzündung auf. Die akute Bronchitis gehört zu den häufigsten Erkrankungen überhaupt mit Erkrankungsgipfeln im Frühjahr und im Herbst. Ursächlich sind:
- Ca. 90 % Viren;
- Seltener Bakterien wie Mykoplasmen und Chlamydien, eventuell bakterielle Superinfektion;
- Auch toxische Einflüsse, z. B. reizende Gase, Stäube oder Bestrahlungen.

Symptome

Üblich sind Erkältungssymptome wie Fieber, Abgeschlagenheit, Kopfschmerzen, Muskel- und Gliederschmerzen, Schnupfen, Heiserkeit, Husten mit retrosternalen Schmerzen. Der Husten ist zu Beginn meist ein trockener Reizhusten, der später mit weißlichem Auswurf einhergehen kann. Gelbgrüner Auswurf spricht für eine bakterielle Superinfektion. Bei schweren Verläufen können auch kleinere Blutbeimengungen vorkommen. Die akute Bronchitis kann wenige Tage bis Wochen andauern.

Diagnostik und Therapie

Eine spezielle Diagnostik ist bei einer unkomplizierten Virusbronchitis in der Regel nicht erforderlich. Die Diagnose wird anhand der typischen klinischen Symptome gestellt. Die Behandlung erfolgt symptomatisch durch:
- Körperliche Schonung;
- Sekretolyse durch ausreichende Flüssigkeitsaufnahme und Inhalationen;
- Antitussiva, d. h. hustenstillende Substanzen wie Kodein, um die Nachtruhe zu fördern;
- Brustumschläge und Schwitzkuren;
- Antibiotika nur bei bakterieller Infektion sowie bei Patienten mit vorbestehenden Lungenerkrankungen und bei alten bzw. abwehrschwachen Patienten.

8.7 Chronisch-obstruktive Atemwegserkrankungen

Für die chronisch-obstruktiven Atemwegserkrankungen sind folgende Synonyme gebräuchlich:
- Chronisch-obstruktive Lungenerkrankungen;
- Chronic obstructive lung disease (COLD);
- Chronic obstructive pulmonary disease (COPD).

Dazu zählen 2 Krankheitsbilder:
- Chronisch obstruktive Bronchitis;
- Obstruktives Lungenemphysem.

Stellenwert

Jede 6. Erwerbsunfähigkeit ist durch eine COPD bedingt. Es handelt sich um die häufigste Ursache für ein Cor pulmonale sowie für die respiratorische Insuffizienz. So belegt die COPD den 4. Platz der Todesursachenstatistik in den Industrieländern.

Chronische Bronchitis

WHO-Definition und Häufigkeit

Laut WHO hat ein Patient eine chronische Bronchitis, wenn er in 2 aufeinander folgenden Jahren während mindestens 3 aufeinander folgenden Monaten pro Jahr produktiven Husten, d. h. Husten und Auswurf, hatte.

10 % der Bevölkerung in Industrieländern leiden an einer chronischen Bronchitis, die damit die häufigste chronische Lungenerkrankung ist. Männer sind 3-mal häufiger betroffen als Frauen.

Pathomechanismus

Zahlreiche exogene und endogene Faktoren führen zu einer mukoziliären Insuffizienz, bei der das Flimmerepithel der Atemwege zunächst gelähmt und dann zerstört wird. Die chronische Bronchitis ist in der Regel durch langjährigen Nikotinabusus bedingt. So sind 90 % der Patienten Raucher oder Exraucher, und jeder zweite Raucher über 40 Jahren leidet an einer chronischen Bronchitis!

Weitere exogene Faktoren sind Luftverschmutzung und rezidivierende Infekte, die auch im weiteren Krankheitsverlauf zu einer Verschlechterung, d. h. zu einer Infektexazerbation, beitragen können (**Abb. 8.10**).

Zu den endogenen Faktoren zählen:

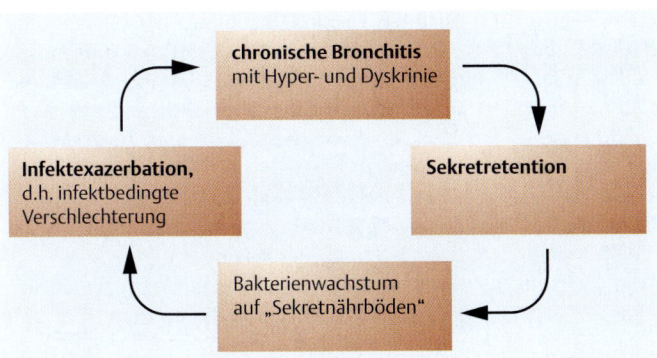

Abb. 8.10 Circulus vitiosus bei chronischer Bronchitis.

- Antikörpermangelsyndrome wie der angeborene IgA-Mangel, bei dem natürlicherweise im Bronchialsekret vorkommende Antikörper fehlen;
- Primäre ziliäre Dyskinesie, eine angeborene Erkrankung, bei der sich das Flimmerepithel in den Atemwegen nicht bewegt;
- Mukoviszidose (Kap. 8.12.1).

Die Bronchialschleimhaut reagiert auf die mukoziliäre Insuffizienz, indem sie zunächst hypertrophiert und vermehrt Schleim produziert, der die Atemwege verlegt und eine *endobronchiale Obstruktion* verursacht. Später atrophiert die Bronchialschleimhaut, und bei forcierter Exspiration können die Bronchien kollabieren, so genannte *exobronchiale Obstruktion*.

Symptome und Komplikationen

Leitsymptom ist der anhaltende produktive Husten. Später bestimmen Komplikationen das klinische Bild:
- Pneumonien und Abszesse;
- Bronchiektasen;
- Obstruktives Lungenemphysem;
- Respiratorische Insuffizienz;
- Pulmonale Hypertonie und Cor pulmonale.

Lungenemphysem

WHO-Definition und Häufigkeit

Die WHO definiert ein Lungenemphysem als irreversible Erweiterung der Lufträume distal der Bronchioli terminales infolge Destruktion ihrer Wand. Von der irreversiblen Aussackung der Alveolen können einzelne Lungenabschnitte oder die ganze Lunge betroffen sein, entsprechend unterscheidet man zwischen einem lokalisierten Emphysem und einem generalisierten Emphysem.

Bei 10 % aller Obduktionen ist das Lungenemphysem eine wesentliche Todesursache.

Ursachen

Ein Emphysem, das auf den physiologischen Alterungsprozess zurückzuführen ist, wird als *primär atrophisches Emphysem* bezeichnet, während sich ein *sekundäres Emphysem* auf dem Boden einer Grunderkrankung entwickelt (**Tab. 8.8**).
- Obstruktive Ventilationsstörungen wie die chronische Bronchitis und das Asthma bronchiale (Kap. 8.8) beeinträchtigen vor allem die Exspiration, und Luft wird distal des Passagehindernisses zurückgehalten. Durch dieses *Air-trapping* werden die Alveolen geweitet (**Abb. 8.8**).
- Durch Narben, die beispielsweise postoperativ, nach einer Tuberkulose (Kap. 14.1.2) oder bei Lungenfibrose (Kap. 8.11) auftreten, schrumpft Lungengewebe und die benachbarten Areale werden überdehnt.
- Überdehnung von Lungengewebe kann auch direkte Folge von Lungenteilresektion oder Thoraxdeformitäten sein, z. B. massive Skoliose bzw. Kyphose.

Tabelle 8.8 Ursachen eines sekundären Lungenemphysems

Ursache	Beispiele
Obstruktion	- Chronische Bronchitis - Asthma bronchiale (Kap. 8.8) - Mukoviszidose (Kap. 8.12.1)
Narben	- Lungenfibrose (Kap. 8.11) - Z. n. Tuberkulose (Kap. 14.1.2) - Z. n. Lungenteilresektion
Überdehnung	- Thoraxdeformitäten, z. B. Skoliose - Z. n. Lungenteilresektion
Ungleichgewicht zwischen Proteasen und -inhibitoren	- Infekte → Proteasen ↑ - Rauchen → Proteaseninhibitoren ↓ - Alpha$_1$-Antitrypsin-Mangel

- Bereits in einer gesunden Lunge setzen neutrophile Granulozyten Proteasen frei. Diese können Lungengewebe andauen und müssen deshalb durch Proteaseninhibitoren wie Alpha$_1$-Antitrypsin (AAT) neutralisiert werden. Ein Lungenemphysem entwickelt sich, wenn die Proteasen überwiegen. Zu einem Ungleichgewicht führen bronchopulmonale Infekte sowie Zigarettenrauchen, durch das die Proteaseninhibitoren inaktiviert werden. Ein angeborener AAT-Mangel ist in ca. 2% der Fälle die Erkrankungsursache.

Symptome und Komplikationen

Der *Pink puffer* (**Abb. 8.11**) und der *Blue bloater* (**Abb. 8.12**) sind 2 klinische Erscheinungsformen, zwischen denen es fließende Übergänge gibt. Sie eignen sich, das Spektrum der Symptomatik zu beschreiben.

Pink puffer

Beim Pink puffer steht das Emphysem im Vordergrund, er wird daher auch als Emphysemtyp bezeichnet. Es handelt sich um einen eher hageren Typ, bei dem ein Fassthorax auf eine Überblähung hinweist:

- Die Rippen stehen horizontal in Einatemstellung, daher besteht eine verringerte Differenz zwischen Thoraxumfang bei Inspiration und Exspiration.

- Auch das Diaphragma befindet sich in Inspirationsstellung. Durch die überblähten Lungen ist es abgeflacht und wenn es kontrahiert, zieht sich paradoxerweise der untere Rippenrand zusammen, so genannter *Thoraxwand-Zwerchfell-Antagonismus*.

Weitere Symptome sind:
- Ausgeprägte Dyspnoe, jedoch kaum Zyanose;
- Eventuell trockener Reizhusten;
- Respiratorische Partialinsuffizienz, die auch in eine Globalinsuffizienz münden kann.

Blue bloater

Beim Blue bloater dominiert die bronchitische Komponente, er wird daher auch als Bronchitistyp bezeichnet. Der Blue bloater ist eher adipös und zeigt:
- Eine ausgeprägte Zyanose bei Polyglobulie (Kap. 3.1.3), jedoch kaum Dyspnoe;
- Produktiven Husten im Rahmen der chronischen Bronchitis;
- Eine respiratorische Globalinsuffizienz;
- Frühzeitig ein Cor pulmonale.

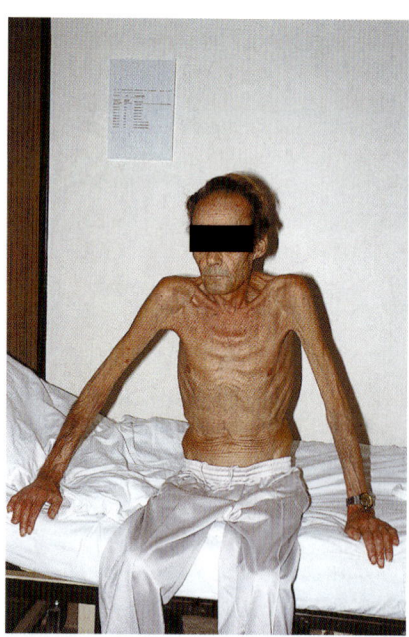

Abb. 8.11 Pink puffer: Kachetischer Patient mit Fassthorax, der bei Ruhedyspnoe die Atemhilfsmuskulatur einsetzt (Baenkler 1999).

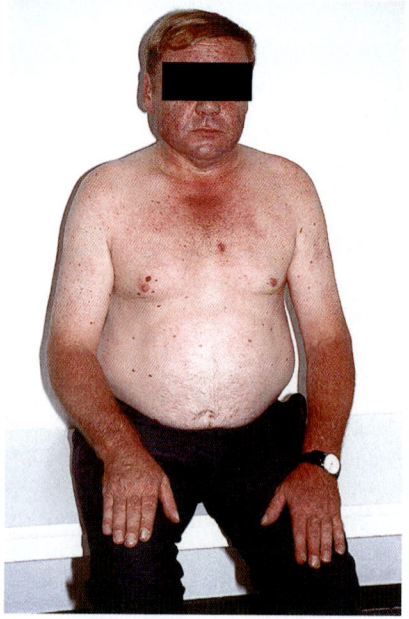

Abb. 8.12 Blue bloater: Adipöser Patient mit Zyanose und angedeuteten Trommelschlegelfingern, aber ohne Ruhedyspnoe (Baenkler 1999).

COPD

Diagnostische und therapeutische Prinzipien werden nachfolgend für die chronische Bronchitis und das Lungenemphysem gemeinsam besprochen.

Diagnostik

Wegweisende anamnestische Angaben:
- Produktiver Husten;
- Dyspnoe;
- Nikotinanamnese.

> Die chronische Bronchitis ist eine Ausschlussdiagnose. Die gleiche Symptomatik kann insbesondere durch ein Bronchialkarzinom verursacht werden, das durch weitere diagnostische Schritte ausgeschlossen werden muss.

Die körperliche Untersuchung ergibt:
- Rasselgeräusche und Giemen bei vorherrschender bronchitischer Komponente;
- Fassthorax, abgeschwächtes Atemgeräusch sowie hypersonoren Klopfschall beim Lungenemphysem;
- Eventuell Zeichen der Rechtsherzinsuffizienz wie Halsvenenstauung und periphere Ödeme bei dekompensiertem Cor pulmonale (Kap. 6.2.2).

Bildgebende Verfahren wie Röntgen-Thorax (**Abb. 8.13**) bzw. CT geben unter anderem Hinweise auf eine Überblähung:
- Vermehrt strahlentransparente Lunge;
- Fassthorax;
- Zwerchfelltiefstand;
- Eventuell Infiltrate bei Infektexazerbation;
- Eventuell größere Emphysemblasen;
- Eventuell Zeichen der Rechtsherzbelastung;
- Ausschluss von pulmonalen Rundherden, z. B. Bronchialkarzinom.

Die Lungenfunktionsprüfung gibt Aufschluss über das Ausmaß der Obstruktion und der Überblähung (Kap. 8.5.2). Wichtige Laboruntersuchungen sind:
- BGA;
- Bestimmen von Alpha$_1$-Antitrypsin;
- Keimnachweis im Sputum.

COPD-Stadien (**Tab. 8.9**)

Therapie

Die COPD-Behandlung hat folgende Ziele:
- Reduktion von Symptomen;
- Steigerung der Belastbarkeit;
- Verbesserung der Lebensqualität;
- Verringerungen von Exazerbationen;
- Vorbeugen von Komplikationen;

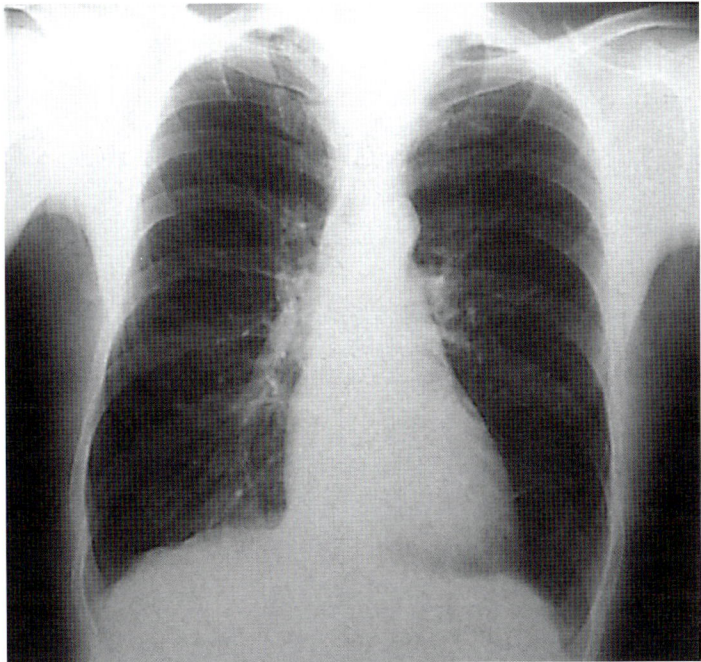

Abb. 8.13 Röntgen-Thorax eines COPD-Patienten mit ausgeprägtem Lungenemphysem: Die Lunge ist vermehrt strahlentransparent, die Rippen stehen horizontal und das Zwerchfell ist abgeflacht (Baenkler 1999).

Tabelle 8.9 Schweregradeinteilung der COPD nach GOLD (Global Initiative for Obstructive Lung Disease 2003)

Schweregrad		FEV_1 [% Soll]	Symptome
0	Risikogruppe	normal	Husten und Auswurf
I	Leichtgradig	> 80	
II	Mittelgradig	50–80	Zusätzlich Dyspnoe
II	Schwer	30–50	
IV	Sehr schwer	< 50	Zusätzliche Komplikationen: • Respiratorische Insuffizienz • Cor pulmonale
		< 30	Auch ohne Komplikationen

- Aufhalten der Progression;
- Verringerung der Mortalität.

Tab. 8.10 fasst die stadienabhängige Therapie der stabilen COPD zusammen.

Konservative Therapie

Allgemeinmaßnahmen
Exogene Ursachen wie Rauchen und berufliche Schadstoffe müssen ausgeschaltet werden.

Medikamente
- Inhalative $Beta_2$-Sympathomimetika sind die wichtigsten Bronchodilatatoren. Kurz wirksame Präparate werden zur Soforttherapie, lang wirksame Substanzen als Dauertherapie eingesetzt.
- Inhalative Glukokortikosteroide wirken antientzündlich und erhöhen die Empfindlichkeit der $Beta_2$-Rezeptoren der Atemwege. Nicht alle Patienten sprechen darauf an.
- Bei Infektexazerbation werden Antibiotika gegeben.
- Die Wirksamkeit von Mukolytika ist umstritten.

O_2-Langzeittherapie
Die O_2-Langzeittherapie über 16–18 Stunden pro Tag wird bei O_2-Partialdrücken unter 55 mmHg eingesetzt. Sie ist die bisher einzige zur Verfügung stehende Therapie, die nachweislich die Lebenserwartung der betroffenen Patienten verlängert.

Atemhilfen
Bei Neigung zu respiratorischer Globalinsuffizienz kann eine nichtinvasive CPAP-Maskenbeatmung hilfreich sein (Kap. 8.4.1).

Rehabilitation
Rehabilitationsprogramme für COPD-Patienten sind ab Stadium II sinnvoll und beinhalten:
- Physiotherapie;
- Ernährungsberatung;
- Psychologische Behandlung;
- Sozialmedizinische Betreuung.

Die physiotherapeutischen Möglichkeiten umfassen:
- Entspannungstechniken;
- Atemtherapie, insbesondere zur Verbesserung der Ventilation und Sekretmobilisation;
- Körperliches Training, welches zur Leistungsverbesserung beiträgt. Der Effekt ist umso anhaltender, je länger die Trainingsbehandlung durchgeführt wird.

Operative Therapie
- Wenn große Emphysemblasen gesundes Lungengewebe komprimieren, kann die operative Entfernung dieser Blasen sinnvoll sein. Der Eingriff wird als *Bullektomie* bezeichnet.
- Lungentransplantation (LTX) bei jungen Patienten als Ultima Ratio.

Tabelle 8.10 Therapie der stabilen COPD (in Anlehnung an die GOLD-Empfehlungen 2003)

Grad	Therapieempfehlung
0	Exogene Noxen ausschalten!
I	• Exogene Noxen ausschalten! • Inhalative Bronchodilatatoren bei Bedarf

II	• Exogene Noxen ausschalten!
	• Inhalative Bronchodilatatoren bei Bedarf
	• Dauerhaft:
	  – Lang wirksame Brochodilatatoren
	  – Physiotherapie

III	Zusätzlich Glukokortikosteroide
IV	Zusätzlich: • Ggf. O_2-Langzeittherapie • Ggf. nichtinvasive Beatmung • Ggf. operative Maßnahmen

8.8 Asthma bronchiale

Definition und Häufigkeit

Das Asthma bronchiale ist eine entzündliche Atemwegserkrankung, bei der das Bronchialsystem auf zahlreiche Reize empfindlich reagiert und es dadurch zu anfallsweise auftretender Atemwegsobstruktion kommt.

Das Asthma bronchiale stellt die häufigste chronische Erkrankung im Kindesalter dar. Die Hälfte der Betroffenen wird nach der Pubertät asymptomatisch. Die Prävalenz beträgt bei Kindern etwa 10% und bei Erwachsenen etwa 5%.

Häufigkeit und Pathogenese

Über lokale Entzündungsmechanismen, die allergisch und nichtallergisch bedingt sein können, kommt es zur bronchialen Obstruktion durch:
- Bronchospasmus;
- Schleimhautödem;
- Sekretion von zähem Schleim.

Allergisches Asthma
Insbesondere bei Kindern kann häufig eine allergische Sensibilisierung nachgewiesen werden. Charakteristisch für ein allergisches Asthma, das auch als *extrinsisches Asthma* bezeichnet wird, ist der anamnestische Bezug zwischen Allergenexposition und Symptomen. Oft finden sich weitere allergische Manifestationen aus dem atopischen Formenkreis (Kap. 2.4.1). Die häufigsten Auslöser für ein allergisches Asthma sind:
- Blütenstaub;
- Hausstaubmilben;
- Tierhaare;
- Schimmelpilze.

Allergenkontakt bewirkt eine allergische Reaktion vom Typ I (Kap. 2.4.1): Über IgE-Antikörper werden Mediatoren wie Histamin aus den Mastzellen freigesetzt, die innerhalb von wenigen Minuten zu einem Bronchospasmus und nach wenigen Stunden zu Entzündungsreaktion mit Ödem der Bronchialschleimhaut und Schleimbildung führen.

Nichtallergisches Asthma
Das nichtallergische oder *intrinsische Asthma* manifestiert sich meist zwischen dem 40. und 50. Lebensjahr mit einem Atemwegsinfekt. Bei allen Betroffenen ist die Bronchialschleimhaut hyperreagibel. Folgende unspezifische Reize können einen Asthmaanfall auslösen:

- Infektionen;
- Umweltschadstoffe;
- Klimaeinflüsse, z. B. Kälte, Ozon;
- Medikamente;
- Körperliche Belastung;
- Psychischer Stress.

Mischformen
Die meisten Patienten leiden an einer Mischform aus extrinsischem und intrinsischem Asthma.

> - 10% rein allergisches, extrinsisches Asthma;
> - 10% rein nichtallergisches, intrinsisches Asthma;
> - 80% Mischformen.

Symptome und Komplikationen

> Leitsymptom ist die anfallsweise auftretende Dyspnoe in Verbindung mit Erstickungsangst.

- Die erschwerte und verlängerte Ausatmung ist begleitet von einem exspiratorischen Atemgeräusch, einem Pfeifen, Giemen bzw. Brummen.
- Um die Atemhilfsmuskulatur besser einsetzen zu können, sitzt der Patient aufrecht und stützt die Arme ab.
- Oft besteht ein quälender Hustenreiz, gelegentlich mit zähem glasigen Auswurf.
- Bei einem schweren Asthmaanfall treten Unruhe, Tachypnoe, Tachykardie sowie respiratorische Insuffizienz mit eventueller Zyanose auf.
- Da insbesondere die Exspiration durch die Obstruktion beeinträchtigt ist, kommt es zur Überblähung der Lunge (Air-trapping) mit Tiefstellung des Zwerchfells sowie Horizontalstellung der Rippen. Die Überblähung kann noch Tage nach dem Anfall bestehen und insbesondere bei jungen, schlanken Asthmatikern sichtbar bleiben.
- Als *Status asthmaticus* wird ein über Stunden und Tage andauernder Asthmaanfall bezeichnet, der nicht durch Beta-Sympathomimetika zu unterbrechen ist. Es handelt sich um einen lebensbedrohlichen Notfall, der einer intensivmedizinischen Behandlung bedarf.
- Seltene Komplikationen sind Pneumothorax und Sekretatelektasen.

Schweregrade

Das Asthma bronchiale wird in Abhängigkeit von der Anfallshäufigkeit in 4 Schweregrade eingeteilt, nach denen sich auch die Therapie richtet (**Tab. 8.11**).

Tabelle 8.11 Schweregrade des Asthma bronchiale (Deutsche Atemwegsliga 1999)

Grad	Häufigkeit	Symptome tagsüber
1. Intermittierend	75 %	< 2-mal/Woche
2. Persistierend, leicht		< 1-mal/Tag
3. Persistierend, mittelgradig	20 %	Täglich
4. Persistierend, schwer	5 %	Ständig

Diagnostik

- Anamnese und körperliche Untersuchung.
- Lungenfunktionsprüfung zum Nachweis der Bronchialobstruktion (FEV_1 ↓, Peak-flow ↓, Atemwegswiderstand ↑, Kap. 8.5.2); dabei zeigt der Bronchospasmolysetest, dass diese Veränderungen reversibel sind.
- Allergentestung bei Verdacht auf allergische Genese; dazu inhalative Provokationstestung mit dem verdächtigen Allergen, Prick-Test bzw. Intrakutantest, RAST-Test zum Nachweis spezifischer IgE-Antikörper (Kap. 2.4.1).
- Laboruntersuchungen geben eventuell Hinweise auf die Ursache, z. B. Leukozytose, CRP-Erhöhung bei Infekten, IgE-Erhöhung bei allergischem Asthma; Blutgasanalyse.
- Röntgen-Thorax mit Hinweisen auf Überblähung, Rechtsherzbelastung und mögliche Komplikationen, z. B. Pneumothorax.
- EKG zeigt Tachykardie und eventuell Rechtsherzbelastung.

Sämtliche Untersuchungen können im symptomfreien Intervall Normalbefunde liefern.

Selbstkontrolle

Voraussetzung für eine optimale Behandlung ist die Patientenschulung, bei der die Patienten unter anderem lernen, das Ausmaß der Obstruktion mittels Peak-flow-Messung zu protokollieren und einzuschätzen. Der Patient ermittelt den höchsten Peak-flow-Wert bei Beschwerdefreiheit, der seinem persönlichen Bestwert entspricht. Alle folgenden Messwerte werden dann nach dem Ampelschema auf diese Zielgröße bezogen (**Tab. 8.12**).

Tabelle 8.12 Einstufungen der Peak-flow-Messungen nach dem Ampelschema

Farbe	Peak-flow-Wert (% des persönlichen Bestwertes)	Bedeutung
Grün	80–100	Beschwerdefreiheit
Gelb	60–80	Zunehmende Beschwerden und damit Notwendigkeit der Therapieausweitung entsprechend dem Stufenschema (S. 167)
Rot	< 60	- Lebensgefahr! - Notfallmedikamente! - Arzt kontaktieren!

Therapie

Dauertherapie

Eine kausale Therapie ist nur begrenzt möglich. Wichtigste Maßnahme beim hyperreaktiven Bronchialsystem ist die Reizabschirmung, beim allergischen Asthma die Allergenkarenz. Beim nichtallergischen Asthma bleibt als kausale Therapiemöglichkeit, die auslösenden respiratorischen Infekte zu vermeiden bzw. konsequent zu behandeln.

Die symptomatische Therapie zielt darauf ab, die betroffenen Patienten im Alltag bestmöglich mit ihrer Erkrankung leben zu lassen. Allgemeine Therapiemaßnahmen beinhalten die Atemtherapie, bei der der Patient z. B. lernt, die Lippenbremse einzusetzen und so über den vorgeschalteten Atemwiderstand den exspiratorischen Kollaps der Bronchien zu verhindern. Psychosomatische Therapie und Klimabehandlung mit Urlaub in reizarmen Regionen wie Hochgebirge können hilfreich sein.

Die medikamentöse Behandlung richtet sich nach dem Schweregrad der Erkrankung und orientiert sich an dem von der deutschen Atemwegsliga (1999) empfohlenen 4-Stufenschema (**Tab. 8.13**).

- Antiinflammatorisch wirkende Medikamente:
  - Glukokortikosteroide (Kap. 5.4.4) stellen topisch-inhalativ angewandt die wichtigste Säule der Asthmatherapie dar, da sie am stärksten entzündungshemmend wirken und die Empfindlichkeit der $Beta_2$-Rezeptoren erhöhen. Im akuten Asthmaanfall ist eine systemische Gabe erforderlich.
  - Antihistaminika und Cromoglicinsäure sind insbesondere bei Kindern prophylaktisch wirksam. Cromoglicinsäure stabilisiert die Membran der Mastzelle und vermindert die Histaminausschüttung.

Tabelle 8.13 4-Stufentherapie (Deutsche Atemwegsliga 1999)

Stufe	Dauermedikation	Bedarfsmedikation
1	Keine	Kurz wirksame Beta$_2$-Sympathomimetika
2	• Inhalative Kortikoide in niedriger Dosierung • Alternative bei Kindern: Cromoglicinsäure	Kurz wirksame Beta$_2$-Sympathomimetika
3	• Inhalative Kortikoide in mittlerer Dosierung • Lang wirksame Beta$_2$-Sympathomimetika • Theophyllin • Leukotrien-Rezeptor-Antagonisten	Kurz wirksame Beta$_2$-Sympathomimetika
4	• Inhalative Kortikoide in hoher Dosierung • Lang wirksame Beta$_2$-Sympathomimetika • Theophyllin • Leukotrien-Rezeptor-Antagonisten • Orale Kortikoide	Kurz wirksame Beta$_2$-Sympathomimetika

- Bronchodilatatoren:
  - Beta$_2$-Sympathomimetika bewirken über die Stimulation der Beta$_2$-Rezeptoren der Bronchialmuskulatur eine Bronchodilatation. Sie werden inhalativ angewandt in Form kurz wirkender Präparate zur Soforttherapie sowie in Form lang wirkender Substanzen als Dauertherapie.
  - Theophyllin wird eingesetzt, wenn die Behandlung mit Beta$_2$-Stimulatoren nicht ausreicht; es bewirkt eine Bronchospasmolyse, eine Mastzellstabilisierung sowie zentrale Atemstimulation und Stimulation der Atemmuskulatur. Es kann jedoch schnell zu einer Überdosierung mit unerwünschten Nebenwirkungen wie tachykarden Herzrhythmusstörungen, Schlaflosigkeit, Unruhezuständen, Übelkeit, Erbrechen und Durchfällen kommen.
  - Parasympatholytika können inhalativ eingesetzt werden, sind jedoch deutlich schwächer wirksam als Beta$_2$-Sympathomimetika.
  - Leukotrien-Rezeptor-Antagonisten, z. B. Montelukast, blockieren Entzündungsmediatoren und können prophylaktisch ab Stufe 2 gegeben werden. Allerdings profitieren nur ca. 50 % der Patienten.
- Antibiotika sind bei Infektasthma angezeigt.

Therapie des schweren Asthmaanfalls und des Status asthmaticus

- Notarzt informieren, der den Patienten auf die Intensivstation begleitet!
- Beruhigende Einflussnahme!
- Sitzende, Atem erleichternde Lagerung!
- Einsatz der Lippenbremse!
- Medikamente:
  - Kurz wirksame Beta$_2$-Sympathomimetika inhalativ, 3 Hübe alle 30 Minuten;
  - Theophyllin vorsichtig intravenös;
  - Glukokortikosteroide intravenös.
- Sauerstoffgabe und gegebenenfalls Einsatz von Atemhilfen bzw. kontrollierte Beatmung.

Prognose

Bei Kindern kommt es in über 50 % der Fälle zu einer spontanen Besserung und zum Ausheilen des allergischen Asthmas nach der Pubertät. Bei Erwachsenen ist eine Ausheilung seltener. Eine gute Patientenschulung sowie eine konsequente medikamentöse Therapie können die Lebensqualität und Prognose entscheidend verbessern und Komplikationen vermindern. Die Asthmamortalität liegt in Deutschland zwischen 0,5 und 3 pro 100.000 Einwohnern und Jahr.

8.9 Pneumonie

Stellenwert und Definition

Weltweit stehen Pneumonien in der Todesursachenstatistik an dritter Stelle. In den Industrieländern ist es die häufigste zum Tode führende Infektionskrankheit.

Bei einer Pneumonie handelt es sich um eine akute oder chronische Entzündung des Lungengewebes, die den Alveolarraum bzw. das Interstitium betreffen kann. In Abhängigkeit vom Befallsmuster unterscheidet man zwischen:

- *Lobärpneumonie,* bei der ein ganzer Lungenlappen befallen ist (**Abb. 8.14**);
- *Bronchopneumonie,* die auch als Herdpneumonie bezeichnet wird und die kleinen Bronchien sowie die umgebenden Alveolen betrifft;
- *Interstitielle Pneumonie,* bei der vor allem das die Alveolen umgebende Bindegewebe entzündet ist.

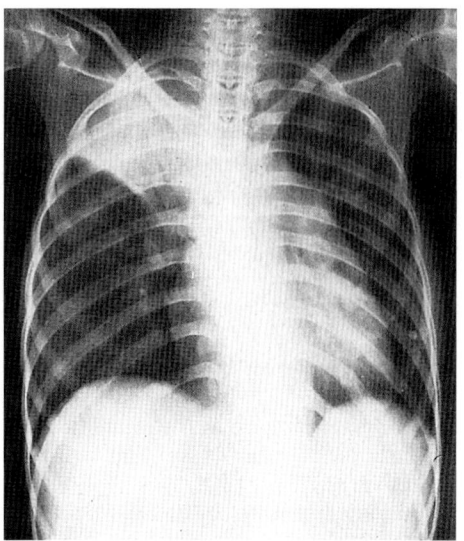

Abb. 8.14 Röntgen-Thorax: Lobärpneumonie im rechten Oberlappen (Gerlach 2000).

Ursachen

- In diesem Kapitel stehen die infektiösen Ursachen im Vordergrund. Die wichtigsten Krankheitserreger sind in **Tab. 8.14** zusammengefasst.
- Nichtinfektiöse Ursachen wie allergische, chemische und physikalische Reize sowie Kreislaufstörungen bedingen in der Regel interstitielle Lungenerkrankungen und führen eventuell zu Lungenfibrosen (Kap. 8.11).

Tabelle 8.14 Infektiöse Ursachen einer Pneumonie

Erregertyp	Spezies
Bakterien	• Pneumokokken • Staphylokokken, auch MRSA (Kap. 14.3.1) • Haemophilus influenzae • Mykoplasmen • Chlamydien • Legionella pneumophila (Kap. 14.1.3)
Viren	• RS-Viren (Respiratory syncytical) • Paramyxoviren (Kap. 14.1.1) • Picornaviren • Cytomeglieviren (Kap. 14.4.3)
Pilze	• Candida-Spezies • Aspergillus-Spezies
Protozoen	Pneumocystis carinii (PCP)

Symptome

Die charakteristischen Krankheitszeichen sind bei typischen und atypischen Pneumonien unterschiedlich stark ausgeprägt (**Tab. 8.15**).

Tabelle 8.15 Wichtige Unterschiede zwischen typischen und atypischen Pneumonien

	Typische Pneumonie	Atypische Pneumonie
Wichtige Erreger	Pneumokokken	• Chlamydien • Mykoplasmen • Legionellen • Viren • PCP
Lokalisation	Lungenlappen	Interstitium
Beginn	Plötzlich	Schleichend
Leitsymptom	• Hohes Fieber • Husten mit Auswurf	Dyspnoe
Auskultation	Rasselgeräusche	Keine Nebengeräusche

Typische Pneumonie

Bei der typischen Pneumonie handelt es sich um eine meist durch Pneumokokken hervorgerufene Lobärpneumonie. Sie beginnt stürmisch mit:
- Hohem Fieber und Schüttelfrost;
- Produktivem Husten und rotbraunem Sputum ab dem zweiten Tag;
- Dyspnoe;
- Thoraxschmerzen bei Begleitpleuritis (Kap. 8.16.2), die auch in den Oberbauch ausstrahlen können.

Atypische Pneumonie

Chlamydien, Mykoplasmen, Legionellen und Viren verursachen eine interstitielle Pneumonie, die langsam beginnt. Pneumocystis carinii verursacht als opportunistischer Erreger bei Immungeschwächten eine atypische Pneumonie (AIDS, Kap. 14.7.3). Symptome sind:
- Mäßiges Fieber;
- Trockener Reizhusten;
- Dyspnoe als Leitsymptom!

Komplikationen

- Begleitpleuritis mit Pleuraerguss (Kap. 8.16.2), eventuell Pleuraempyem, d.h. Eiteransammlungen im Pleuraspalt;
- Lungenabszesse;
- Sepsis;

- Respiratorische Insuffizienz, die intensivmedizinische Betreuung und Beatmung erfordern kann;
- Folgen der Immobilität, z. B. Thrombose (Kap. 7.4.3);
- Verschlechterung einer vorbestehenden Herzinsuffizienz (Kap. 6.2.2).

Diagnostik

Die diagnostischen Maßnahmen verfolgen vor allem das Ziel, die pulmonale Infiltration sowie den Erreger nachzuweisen.
- Bei der körperlichen Untersuchung fallen inspiratorische Rasselgeräusche und Bronchialatmen sowie gegebenenfalls ein gedämpfter Klopfschall auf. Bei interstitiellen Pneumonien ist der Auskultationsbefund meist unauffällig.
- Das Thorax-Röntgenbild zeigt bei Lobärpneumonien, Bronchopneumonien und interstitiellen Pneumonien jeweils charakteristische Verschattungen.
- Der Erreger kann im Sputum, im bronchoskopisch gewonnenen Sekret und eventuell im Blut nachgewiesen werden. Ein negatives Untersuchungsergebnis schließt jedoch eine Pneumonie nicht aus, da der direkte Erregernachweis in höchstens $2/3$ der Fälle gelingt.

Therapie

Bei älteren Patienten (> 65 Jahre), Begleiterkrankungen, Komplikationen und unzureichender häuslicher Versorgung erfolgt eine stationäre Behandlung. Ansonsten ist eine ambulante Therapie möglich.

Allgemeinmaßnahmen
- Körperliche Schonung;
- Gegebenenfalls Thromboseprophylaxe (Kap. 7.4.3);
- Sekretmobilisation durch Atemtherapie, Inhalation, ausreichende Flüssigkeitszufuhr sowie Mukolytika, deren Wirkung umstritten ist;
- Fieber senkende Maßnahmen wie Wadenwickel bzw. Gabe von Paracetamol o. Ä.;
- Gegebenenfalls Sauerstoffgabe.

Kalkulierte antibiotische Therapie
Die Wahl des Antibiotikums richtet sich nach dem zu erwartenden Keimspektrum. So werden ambulant erworbene Pneumonien durch andere Erreger hervorgerufen als im Krankenhaus erworbene, nosokomiale Pneumonien. Außerdem gibt es für jede Altersgruppe und jeden Immunstatus typische Pneumonieerreger. Wenn der Patient jedoch nach einigen Tagen nicht entfiebert, muss ein anderes Antibiotikum verordnet werden. Die antibiotische Therapie dauert bei unkompliziertem Verlauf ca. 2 Wochen.

Fallbeispiel: Herr M.L., 55 Jahre, kommt mit hohem Fieber, Ruhedyspnoe und produktivem Husten in die Klinik.

Anamnestisch besteht ein ausgeprägter Nikotinabusus (40 Zigaretten am Tag seit über 30 Jahren) und chronisch produktiver Husten. Der Auswurf ist zurzeit gelblich verfärbt. Die körperliche Belastbarkeit ist bereits seit längerer Zeit reduziert, doch in der vergangenen Nacht trat erstmals Ruhedyspnoe auf.

Klinisch präsentiert sich der Patient in deutlich reduziertem Allgemeinzustand mit Ruhedyspnoe, Tachypnoe, verlängertem Exspirium und Lippenzyanose. Die Körpertemperatur beträgt 39,5°C. Auskultatorisch fallen trockene Rasselgeräusche über allen Lungenabschnitten auf. Die BGA zeigt eine respiratorische Globalinsuffizienz. Die Entzündungsparameter sind erhöht. Im Röntgen-Thorax gibt es Hinweise auf ein Lungenemphysem und ein beginnendes Infiltrat im rechten Mittellappen.

Bei Herrn M.L. wird eine infektexazerbierte COPD mit Pneumonie im rechten Mittellappen diagnostiziert, die antiobstruktiv und antibiotisch behandelt wird. Die respiratorische Situation macht initial eine nichtinvasive Maskenbeatmung erforderlich. Unter begleitender Atemtherapie bessert sich die Symptomatik und der Patient kann auf eine Normalstation verlegt werden. Nach insgesamt 10 Tagen wird er mit einer stadiengerechten COPD-Therapie entlassen.

8.10 Bronchialkarzinom

Definition und Stellenwert

Bronchialkarzinome sind vom Bronchialepithel ausgehende maligne Tumoren. Die hohe Inzidenz von 60/100.000 Einwohnern/Jahr macht den Lungenkrebs mit 25 % zum häufigsten aller Karzinome. Er stellt bei Männern, die etwa 3-mal so oft betroffen sind wie Frauen, die häufigste Krebstodesursache dar. Die Erkrankung manifestiert sich meistens zwischen dem 55. und 60. Lebensjahr, allerdings sind 5 % der Patienten jünger als 40 Jahre.

Risikofaktoren

85 % der Bronchialkarzinome sind auf das Rauchen zurückzuführen. Passivrauchen erhöht das Risiko um den Faktor 1,3–2! Andere kanzerogene Noxen sind Asbest, Radon, Arsen- und Chromatverbindungen.

Eine positive Familienanamnese sowie Lungennarben nach operativen Eingriffen bzw. nach durchgemachter Tuberkulose erhöhen das Erkrankungsrisiko ebenfalls.

Einteilung

Nach Lage und Ausbreitung lassen sich folgende Formen unterscheiden:
- Zentrales, hilusnahes Bronchialkarzinom (70 %);
- Peripheres Bronchialkarzinom;
- Diffus wachsendes Bronchialkarzinom.

Therapeutische und prognostische Konsequenzen ergeben sich aus dem histologischen Befund: 25 % aller Patienten haben ein kleinzelliges Bronchialkarzinom (Small cell lung cancer, SCLC), den Tumor mit der schlechtesten Prognose. Bei nichtkleinzelligen Bronchialkarzinomen (NSCLC) wird unterschieden zwischen:
- Plattenepithelkarzinomen, die mit 40 % am häufigsten sind;
- Adenokarzinomen, die bei 25 % der Patienten vorkommen und die häufigste Krebsform bei Nichtrauchern und Frauen darstellen;
- Großzelligen Karzinomen, von denen nur 10 % der Patienten betroffen sind.

Symptome und Komplikationen

Es gibt keine typischen Frühsymptome, sodass die Erkrankung bei vielen Patienten (zu) spät diagnostiziert wird! Unspezifische Krankheitszeichen sind:
- Husten;
- Dyspnoe;
- Thoraxschmerzen;
- Gewichtsverlust;
- Leistungsabfall.

Hämoptysen, d.h. blutiger Auswurf, sind oft ein Spätsymptom.

> - Jeder Husten, der trotz Therapie länger als 4 Wochen andauert, muss abgeklärt werden!
> - „Chronische Bronchitis" ist eine Ausschlussdiagnose.

Es kann zu poststenotischen Pneumonien kommen, die sich vor allem durch Husten und Fieber äußern.

Zeichen der Infiltration
- Rekurrensparese: Die Stimmbandlähmung führt zu Heiserkeit.
- Phrenikusparese: Der N. phrenicus innerviert das Diaphragma, Folge der Phrenikusparese ist ein Zwerchfellhochstand.
- Pleuraerguss.
- Obere Einflussstauung: Ein Tumor, der die V. cava superior komprimiert, beeinträchtigt den venösen Rückstrom. Der Patient hat gestaute Halsvenen.
- Pancoast-Syndrom: Ein Karzinom der Lungenspitze kann in die erste Rippe, den ersten Brustwirbelkörper, den Plexus brachialis sowie in die V. subclavia einwachsen. Wird der Halssympathikus beeinträchtigt, kommt es zum Horner-Syndrom mit eng gestellter Pupille (Miosis), hängendem Oberlid (Ptosis) und scheinbar eingesunkenem Augapfel (Enophthalmus).

Wenn der Tumor benachbarte Strukturen infiltriert, ist er meistens bereits inoperabel.

Paraneoplastische Syndrome
Paraneoplastische Syndrome (Kap. 2.6.3) treten insbesondere bei kleinzelligen Bronchialkarzinomen auf.
- Einige Tumoren können Hormone produzieren, meistens handelt es sich um das adrenokortikotrope Hormon (ACTH), das wiederum die Kortisonproduktion durch die Nebenniere anregt und so zu einem Cushing-Syndrom führt (Kap. 11.8.2).
- Paraneoplastische Neuropathien und Myopathien bedingen neurologische Symptome wie Paresen.
- 1/3 aller Patienten haben zu viele Thrombozyten (Thrombozytose) und ein damit verbundenes Thromboserisiko.

Metastasierung
Die lymphogene Metastasierung erfolgt bei Bronchialkarzinomen frühzeitig. Bei Patienten mit kleinzelligem Bronchialkarzinom sind auch Fernmetastasen häufig schon vorhanden, wenn die Diagnose gestellt wird. Hauptmetastasierungsorte sind:
- Leber;
- Gehirn;
- Nebennieren;
- Skelett, vor allem Wirbelsäule.

Diagnostik und Stadieneinteilung

- Röntgen-Thorax (**Abb. 8.15**), CT;
- Bronchoskopie mit Zytologie und Biopsie (**Abb. 8.16**);
- Eventuell diagnostische Mediastinoskopie oder Thorakoskopie, um Tumorgewebe zu gewinnen;
- Staging;

- Tumormarker: NSE, CEA;
- Präoperative Lungenfunktionsdiagnostik.
- Die Stadieneinteilung des Bronchialkarzinoms geht aus **Tab. 8.16** hervor.

Therapie

Die Art der Behandlung ist abhängig von Histologie und Tumorstadium. Nichtkleinzellige T_1- und T_2-Tumoren können mit kurativer Zielsetzung operativ entfernt werden. **Abb. 8.17a–f** zeigt die üblichen Zugänge und Resektionsverfahren.

T_3- und T_4-Tumoren werden wie kleinzellige Bronchialkarzinome, die zum Zeitpunkt der Diagnose bereits gestreut haben, palliativ behandelt. Folgende Maßnahmen bieten sich an:
- Tumorresektion mit palliativer Zielsetzung;
- Radiatio;
- Chemotherapie;
- Bronchoskopische Maßnahmen wie Lasertherapie oder Stenteinlage, um Atemwege offen zu halten;
- Punktion eines Pleuraergusses;
- Bei rezidivierenden Pleuraergüssen eventuell Pleurodese, bei der Substanzen in den Pleuraspalt eingebracht werden, die eine massive Entzündung provozieren und die Pleurablätter verkleben sollen;
- Schmerztherapie.

Tabelle 8.16 Kurzgefasste Stadieneinteilung des Bronchialkarzinoms

Stadium	Definition
T_1	- Tumordurchmesser < 3 cm - Keine Infiltration von Pleura und Hauptbronchus
T_2	Tumordurchmesser > 3 cm
T_3	- Tumor jeder Größe mit Infiltration von Brustwand, Zwerchfell, Perikard bzw. mediastinaler Pleura - Atelektasen
T_4	- Tumor jeder Größe mit Infiltration von Mediastinum, Herz, Trachea, Speiseröhre und großer Gefäße - Pleura- bzw. Perikarderguss

Prognose

Die Hälfte der Patienten stirbt trotz bester klinischer Versorgung ein Jahr nach Diagnosestellung. Die 5-Jahres-Überlebensrate aller Patienten beträgt nur 5 %.

Fallbeispiel: Der 52-jährige Bauarbeiter M.K. verspürt seit 2 Monaten zunehmende Luftnot. Er ist Raucher mit ca. 40 Zigaretten täglich über die Dauer von 30 Jahren.

Die klinische Aufnahmeuntersuchung von Herz und Lunge ergibt keinen pathologischen Befund. Die Rönt-

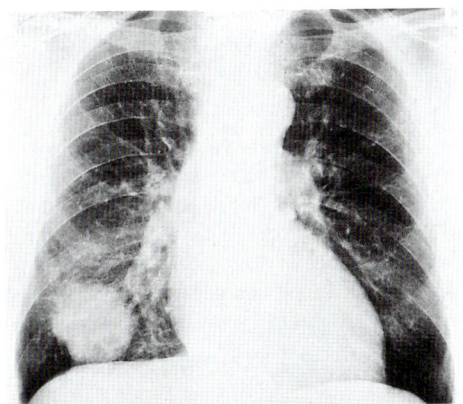

Abb. 8.15 Röntgen-Thorax: Rundherd im rechten Unterlappen, der sich nach Biopsie als Bronchialkarzinom herausstellte (Gerlach 2000).

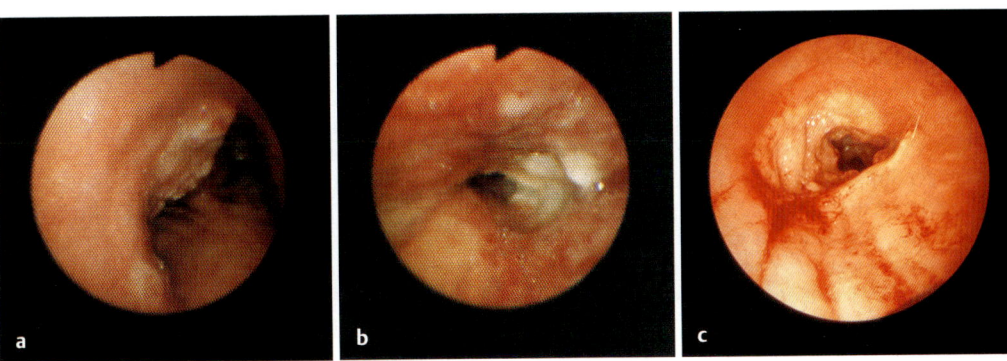

Abb. 8.16a–c Bronchoskopische Befunde bei Bronchialkarzinom (Baenkler 1999).

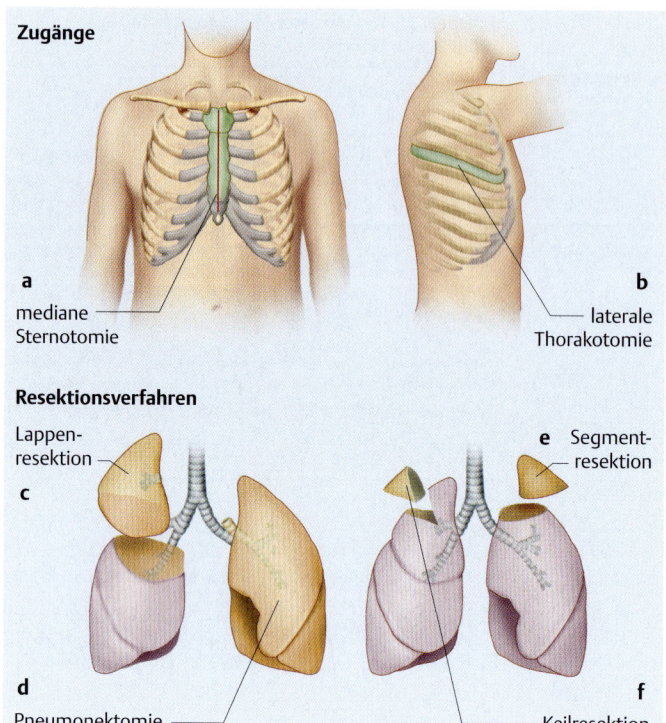

Abb. 8.17a–f Thoraxchirurgie: Übliche Zugangswege und Resektionsverfahren. a Mediane Sternotomie. b Laterale Thorakotomie. c Lappenresektion. d Pneumonektomie. e Segmentresektion. f Keilresektion.

genaufnahme des Thorax zeigt eine unscharf begrenzte Verschattung im rechten Hilusbereich und im rechten Lungenoberlappen. Bronchoskopisch ist der Oberlappenbronchus am Beginn durch Fremdgewebe verschlossen. Aus der Gewebeprobe wird histologisch die Diagnose eines kleinzelligen Bronchialkarzinoms gestellt. Die Staging-Untersuchungen zeigen noch keine Metastasierung.

Der Patient erhält mehrere Zyklen einer kombinierten Chemotherapie sowie eine prophylaktische Schädelbestrahlung und eine abschließende Bestrahlung des Tumors. Im Verlauf ist der Tumor im Röntgenbild, CT sowie in der Bronchoskopie nicht mehr nachweisbar. Herr M.K. erfährt eine gute Lebensqualität über die nächsten 12 Monate, bevor er an einer ausgedehnten Tumorgeneralisation verstirbt.

8.11 Interstitielle Lungenerkrankungen und Lungenfibrosen

Definition und Häufigkeit

Einer interstitiellen Lungenerkrankung liegt eine chronische Entzündung des Lungeninterstitiums zugrunde, die auch die Alveolar- und Kapillarmembranen betrifft. Durch den entzündlichen Prozess nimmt das Bindegewebe zu, und so entwickelt sich eine Lungenfibrose. Endzustand ist die funktionslose Wabenlunge mit:
- Restriktiver Ventilationsstörung;
- Diffusionsstörung.

20 von 100.000 Einwohnern sind erkrankt.

Ursachen

In 50% der Fälle liegt eine idiopathische Lungenfibrose vor. Bei den übrigen Patienten kann man eine der folgenden Ursachen finden:
- Chronische Infektionen, z.B. Pneumocystis-carinii-Pneumonie und Virusinfektionen;
- Inhalative Noxen, die mit den resultierenden Krankheitsbildern in **Tab. 8.17** aufgeführt sind;
- Nichtinhalative Noxen, vor allem Medikamente und Bestrahlung im Rahmen einer onkologischen Therapie;
- Kreislaufbedingte Lungenschäden bei chronischer Stauungslunge infolge Linksherzinsuffizienz sowie Schocklunge;

Tabelle 8.17 Inhalative Noxen und daraus resultierende Krankheitsbilder

Inhalative Noxen	Krankheitsbilder
Anorganische Stäube:	Pneumokoniose
• Quarz	Silikose
• Asbest	Asbestose
Organische Stäube:	
• Pilzsporen im Heu	Farmerlunge
• Vogelexkremente	Vogelhalterlunge

- Systemerkrankungen wie:
  - Sarkoidose (Kap. 8.12.2);
  - Rheumatoide Arthritis (Kap. 13.1);
  - Sklerodermie (Kap. 13.3.2).

Symptome und Komplikationen

Typische Krankheitszeichen sind:
- Zunehmende Dyspnoe und Tachypnoe;
- Oberflächliche Atmung;
- Trockener Reizhusten.

Mit der Zeit entwickeln sich:
- Zunehmende respiratorische Insuffizienz;
- Cor pulmonale.

Diagnostik

- Anamnese, z. B. mögliche Hinweise auf Ursachen;
- Körperliche Untersuchung, z. B. typischer Auskultationsbefund, der auch mit „Korkenreiben" verglichen wird;
- Röntgen-Thorax zeigt unter anderem dichteres Lungengewebe (**Abb. 8.18**);
- Lungenfunktionsprüfung weist auf eine restriktive Ventilationsstörung hin (Kap. 8.4.2);
- Lungenbiopsie, um die Diagnose zu sichern;
- Ursachenforschung.

Therapie

- Bei bekannter Ursache wird möglichst eine kausale Therapie durchgeführt.
- Idiopathische Lungenfibrosen werden mit Kortikosteroiden und eventuell Immunsuppressiva behandelt.
- Lungentransplantation als Ultima Ratio.

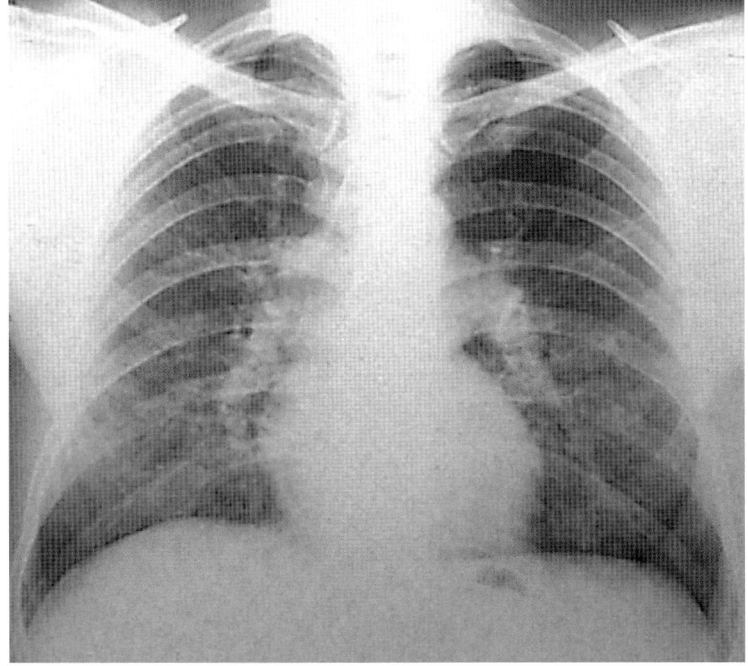

Abb. 8.18 Röntgen-Thorax: Deutliche Verdichtungen beider Lungen bei einem 44-jährigen Landwirt mit Farmerlunge (Baenkler 1999).

8.12 Systemerkrankungen mit Hauptmanifestation im Bereich der Lungen

8.12.1 Mukoviszidose

Die auch zystische Fibrose (CF) genannte Erkrankung stellt die häufigste erbliche Stoffwechselerkrankung der weißen Bevölkerung dar. In Mitteleuropa kommt ein Erkrankungsfall auf 2.500 Neugeborene.

Ursache

Ursächlich ist ein autosomal-rezessiv vererbter Gendefekt auf Chromosom 7 (Kap. 2.1.2). Folge ist ein gestörter Chloridionentransport an den Zellmembranen aller exokrinen Drüsen mit Produktion eines unphysiologisch zähflüssigen Sekrets.

Tracheal- und Bronchialschleimhaut, Pankreas, Gallenwege und Darmschleimhaut sind ebenso betroffen wie Speichel-, Schweiß- und Keimdrüsen. Klinisch steht die Krankheitsmanifestation im Respirations- und Gastrointestinaltrakt im Vordergrund.

Folgen

Pulmonale Manifestation
Das zähe Sekret verlegt die Atemwege und führt zur Obstruktion. Außerdem bietet es einen guten Nährboden für Problemkeime wie Staphylokokken und Pseudomonaden. So kommt es zu rezidivierenden Bronchitiden und Pneumonien. Durch einen chronisch-entzündlichen Reiz können Bronchiektasen entstehen, die dauerhafte Verlegung der Atemwege begünstigt Atelektasen bzw. ein obstruktives Lungenemphysem (Kap. 8.7). Wenn an den Pleuraspalt angrenzende Emphysemblasen platzen, resultiert ein Spontanpneumothorax (Kap. 8.15.1). Die Lungenveränderungen führen langfristig zu einer zunehmenden respiratorischen Insuffizienz und einem Cor pulmonale.

Intestinale Manifestation
Bei Neugeborenen kann ein Mekoniumileus erster Hinweis auf die Erkrankung sein. Ein Darmverschluss kann auch im späteren Leben aufgrund der pathologisch zähen Darmsekrete auftreten.

Charakteristisch ist bei allen Betroffenen eine Maldigestion (Kap. 9.2.3): Das zähe Sekret verlegt die Drüsengänge von Leber und Pankreas, sodass die Verdauungsenzyme nicht mehr in den Dünndarm gelangen können. Die Nahrungsbestandteile, insbesondere die Fette werden nicht mehr ausreichend in ihre resorbierbaren Bestandteile zerlegt und können somit von der Darmschleimhaut nicht aufgenommen werden. Es resultieren voluminöse, übel riechende Durchfälle, so genannte Fettstühle. Gebläntes Abdomen, Mangelernährung und Abmagerung sind die Folgen.

Bei 10–20 % der Betroffenen kommt es neben der beschriebenen exokrinen auch zu einer endokrinen Pankreasinsuffizienz, d. h. das chronisch entzündete Pankreasgewebe stellt auch die Hormon bildende Funktion ein. Es resultiert ein insulinpflichtiger Diabetes mellitus. Infolge des Sekretstaus in den Gallengängen kann sich in seltenen Fällen eine Leberzirrhose entwickeln.

Diagnostik

- Nachweis vermehrten Trypsinogens, d. h. Vorstufen eines Pankreasenzyms im Serum;
- Schweißtest zum Nachweis einer veränderten Elektrolytzusammensetzung;
- Genanalyse, die auch pränatal möglich ist.

Therapie

Eine Gentherapie ist derzeit noch nicht möglich, sodass nur die symptomatische Behandlung zur Verfügung steht. Ziel der Therapie ist es, die Prognose zu verbessern.

Therapie der pulmonalen Manifestation
- Sekretmobilisation durch Atemtherapie, Inhalation, Flüssigkeitszufuhr und Mukolytika, deren Wirkung umstritten ist;
- Impfungen entsprechend der Empfehlungen der Ständigen Impfkommission des Robert Koch-Instituts (STIKO);
- Behandlung von Komplikationen, z. B. Antibiotika bei Infektionen, Sauerstofflangzeittherapie bei respiratorischer Insuffizienz;
- Lungentransplantation als Ultima Ratio.

Therapie der intestinalen Manifestation
- Substitution von Pankreasenzymen bei der Nahrungsaufnahme;
- Hoch kalorische, fettreiche Kost;
- Substitution der fettlöslichen Vitamine A, D, E, und K;
- Behandlung der Komplikationen, z. B. Insulin bei Diabetes mellitus, Operation bei Darmverschluss.

Prognose

Durch die verbesserten symptomatischen Behandlungsmöglichkeiten hat sich die Prognose verbessert. Die mittlere Lebenserwartung beträgt 29 Jahre. Haupttodesursache sind nicht beherrschbare respiratorische Infektionen. Die 5-Jahres-Überlebensrate nach beidseitiger Lungentransplantation liegt bei 60%.

8.12.2 Sarkoidose

Die Sarkoidose (M. Boeck) ist eine systemische Erkrankung, bei der aus ungeklärter Ursache die Funktion der T-Lymphozyten gestört ist. Zunächst infiltrieren T-Zellen und Monozyten das Gewebe. Es bilden sich entzündliche Knötchen, die als Granulome bezeichnet werden, und Narben, die zu einem irreversiblen Organdefekt führen können. Dieser Prozess kann sich an allen Organen abspielen, manifestiert sich aber in über 90% der Fälle an der Lunge. Die Prävalenz beträgt 50/100.000 Einwohnern, Hauptmanifestationsalter ist das 3. und 4. Lebensjahrzehnt.

Folgen und Prognose

Akute Sarkoidose
In bis zu 10% handelt es sich um die akute Form, die auch als *Löfgren-Syndrom* bezeichnet wird. Insbesondere junge Frauen entwickeln die typische Trias aus:
- Arthritis, die meist die Sprunggelenke betrifft;
- Erythema nodosum, d.h. knotige, schmerzhafte Hautveränderungen vor allem im Bereich der Unterschenkel;
- Lymphknotenschwellung im Mediastinum.

Die akute Sarkoidose heilt innerhalb einiger Wochen bis Monate spontan aus.

Chronische Sarkoidose
Im Vordergrund steht die pulmonale Manifestation, die von einer isolierten asymptomatischen Hiluslymphknotenvergrößerung bis zur Lungenfibrose reichen kann (Kap. 8.11). Seltener sind folgende Organe befallen:
- Haut (20%);
- Augen (25%);
- Nervensystem (5%), z.B. Fazialisparese und Meningitis;
- Herz (5%), z.B. Herzrhythmusstörungen.

Häufig handelt es sich um einen radiologischen Zufallsbefund bei Beschwerdefreiheit. 20% der Patienten zeigen eine permanent verminderte Lungenfunktion und 5% der Patienten sterben an den Folgen der chronischen Sarkoidose.

Diagnostik

- Bildgebende Verfahren: Typische Befunde finden sich im Röntgen-Thorax und CT.
- Labor: Angiotensin-converting Enzyme (ACE) im Serum ist häufig erhöht.
- Die Diagnose sollte histologisch gesichert werden.

Therapie

Eine akute Sarkoidose wird bei Bedarf mit nichtsteroidalen Antiphlogistika behandelt. Kortisongaben sind bei der akuten Form nur selten erforderlich; bei der chronischen Sarkoidose ist Kortison die Therapie der Wahl. Eventuell müssen zusätzlich Immunsuppressiva verabreicht werden.

8.13 Akutes Lungenversagen

Das akute Lungenversagen (Schocklunge, engl. ARDS – Acute respiratory distress syndrome) tritt bei zuvor Lungengesunden auf, wenn bestimmte Schädigungsfaktoren auf die Lunge einwirken und zu einer schweren Entzündungsreaktion führen.

Auslöser und Krankheitsverlauf

Die häufigsten Auslöser sind:
- Pneumonien;
- Sepsis;
- Aspiration von Mageninhalt oder Wasser;
- Inhalation von toxischen Gasen;
- Schockzustände;
- Polytrauma.

Charakteristischerweise kommt es zunächst zu Flüssigkeitsaustritt aus den Lungenkapillaren in das Interstitium und den Alveolarraum. Es entwickelt sich ein interstitielles, dann alveoläres, nichtkardiogenes Lungenödem. Im Verlauf werden proliferative Prozesse in Gang gesetzt, die im Spätstadium zu einer generalisierten irreversiblen Lungenfibrose führen.

Symptome und Diagnostik

- Als Frühsymptom fällt ein Anstieg der Atemfrequenz auf mit zunehmender Atemnot innerhalb von Stunden.
- Die Blutgasanalyse zeigt initial eine Hypoxämie, später zusätzlich eine Hyperkapnie, d. h. eine respiratorische Globalinsuffizienz.
- Radiologisch sind innerhalb von 12–24 Stunden ausgedehnte fleckige Verschattungen in beiden Lungen nachweisbar.
- Wichtige Diagnosekriterien sind darüber hinaus das Vorliegen eines Auslösefaktors und der akute Beginn.

Therapie und Prognose

Die entscheidende therapeutische Maßnahme besteht darin, die auslösende Grunderkrankung zu beherrschen oder zumindest ein Fortschreiten zu verhindern. Die symptomatischen Maßnahmen dienen dazu, Zeit für die kausale Therapie zu gewinnen.

Da die Hypoxämie typischerweise durch Sauerstoffatmung nicht ausreichend korrigierbar ist, ist eine maschinelle Beatmung erforderlich.

Unter einer Vielzahl intensivmedizinischer Maßnahmen ist auch die Lagerungstherapie von großer Bedeutung. Da sich das Ödem in die schwerkraftabhängigen Lungenabschnitte absenkt, und die betroffenen Areale nicht mehr ventiliert und perfundiert werden, verschlechtert sich die ohnehin kritische Oxygenierung zusätzlich (Atelektasen, Kap. 8.4.3). Drehen in eine andere Position, besonders aus der Rücken- in die Bauchlage, wirkt diesem Mechanismus vorübergehend entgegen.

Wenn der Gasaustausch mithilfe der oben genannten Maßnahmen nicht aufrechterhalten werden kann und eine lebensbedrohliche Hypoxämie droht, kommen extrakorporale Gasaustauschverfahren in Betracht, die nur an wenigen speziellen Kliniken zur Verfügung stehen.

In Abhängigkeit vom Grundleiden beträgt die Sterblichkeit am ARDS 30 bis über 60 %.

8.14 Lungenembolie

Bei einer Lungenembolie handelt es sich um ein lebensbedrohliches Krankheitsbild, das durch den Verschluss einer Lungenarterie zustande kommt. Bis zu 2 % aller stationären Patienten entwickeln eine Lungenembolie, die für 15–20 % aller Krankenhaustodesfälle verantwortlich ist!

Ursachen

Hauptembolieguelle ist die tiefe Beinvenenthrombose (TVT; Kap. 7.4.3). Vor allem bei plötzlicher körperlicher Anstrengung wie morgendlichem Aufstehen und Pressen können sich Teile des Thrombus lösen und gelangen über die V. cava inferior und das rechte Herz in die arterielle Lungenstrombahn, um in einem der nun immer kleiner werdenden Gefäße stecken zu bleiben.
- 95 % Thrombembolie;
- Seltenere Ursachen wie Luftembolie, Fettembolie bei Frakturen, Einschwemmung von Fruchtwasser, septischem Material oder Tumorbestandteilen.

> Nur 25 % aller Patienten mit TVT zeigen Symptome, bevor sie eine Embolie „schießen". Der fehlende Nachweis einer TVT spricht daher nicht gegen eine Lungenembolie!

Symptome

Es gibt keine typischen Krankheitszeichen! Die aufgeführten Symptome sind nach ihrer Häufigkeit geordnet:
- Plötzlich einsetzende Dyspnoe, Tachypnoe und Tachykardie (90 % der Patienten);
- Thoraxschmerzen (70 %);
- Angst, Beklemmungsgefühl (60 %);
- Husten (50 %), eventuell blutiger Auswurf (10 %);
- Schweißausbruch (30 %);
- Bewusstseinsverlust (15 %).

Komplikationen

Akutes Cor pulmonale
Durch den Verschluss von Teilen der arteriellen Lungenstrombahn nehmen der Gesamtquerschnitt der Gefäße ab und der Widerstand zu. Es kommt zu einer pulmonalen Hypertonie, die eine Belastung für den rechten Ventrikel darstellt, es resultiert ein akutes Cor pulmonale.

Lungeninfarkte
Da das Lungengewebe nicht nur durch die Pulmonalarterien, sondern auch die Bronchialarterien versorgt wird, treten Lungeninfarkte in nur 10 % der Fälle auf. Sie sind von blutigem Auswurf begleitet.

Weitere Komplikationen
- Infarktpneumonie;
- Pleuritis mit atemsynchronen Schmerzen und Pleuraerguss;
- Atelektasen, da die Produktion von Surfactant eingeschränkt ist;
- Embolierezidive, die ohne Antikoagulation in ca. 30 % der Fälle auftreten.

Diagnostik

Diagnostisch wegweisend sind:
- Anamnese mit Risikofaktoren für TVT;
- Klinik;
- Nachweis der Rechtsherzbelastung durch Echokardiographie, charakteristische EKG-Veränderungen nur bei 50 %;
- Nachweis verminderter Perfusion mittels Angio-CT oder Ventilations-Perfusions-Szintigraphie;
- Nachweis von D-Dimeren.

D-Dimere sind Fibrin-Spaltprodukte, die als Folge körpereigener Spontanfibrinolyse im Blut nachweisbar sind. Sie sind bei einer TVT und einer Lungenembolie erhöht, allerdings auch nach Operationen, bei Entzündungen und Tumoren sowie in der Schwangerschaft. Normwertige D-Dimere schließen eine Lungenembolie nahezu aus.

Schweregrade

Leider gibt es keine einheitliche Klassifikation. **Tab. 8.18** zeigt die Einteilung nach Goldhaber in leichte, mäßige und massive Embolien in Abhängigkeit von der Symptomatik, des Perfusionsdefektes und der hämodynamischen Relevanz.

> „Kleine" Embolien können Vorboten „großer" letaler Embolien sein; 70 % der letalen Lungenembolien verlaufen in Schüben!

Therapie

Notfalltherapie
- Absolute Bettruhe;
- Sedierung und Schmerzbekämpfung;
- Sauerstoffgabe über Maske, Intubation und Beatmung bei massiver Lungenembolie;
- Bolusgabe von 10.000 IE Heparin i. v.;
- Gegebenenfalls Schockbehandlung;
- Gegebenenfalls Reanimation (Kap. 6.6.3).

Spezifische Therapie
Eine Antikoagulation mit Heparin ist immer die Therapie der Wahl. In Abhängigkeit vom Schweregrad kann eine systemische Lysetherapie angezeigt sein (**Tab. 8.18**). Wenn ein Patient hierdurch hämodynamisch nicht stabilisiert werden kann, kommt eine mechanische Fragmentierung des Embolus bzw. die operative Entfernung, eine Embolektomie, als Ultima Ratio in Betracht.

Prophylaxe

- Thromboseprophylaxe als Primärprophylaxe!
- Sekundärprophylaxe: Nach einer Lungenembolie soll durch die Gabe von oralen Antikoagulantien, z. B. Marcumar, für mindestens 6 Monate ein Rezidiv verhindert werden.

Prognose

Die Letalität beträgt durchschnittlich 10–15 %. Die stadienabhängige Prognose geht aus **Tab. 8.18** hervor.

Fallbeispiel: Der 42-jährige Herr L. stellt sich vor mit Fieber bis 38,4 °C, atemabhängigen rechtsthorakalen Schmerzen und Belastungsdyspnoe sowie Hustenattacken. Vor 1 Woche habe er ziehende Schmerzen in der rechten Wade bemerkt, die sich spontan gebessert hatten. Vorangegangen war eine Studienreise nach Italien mit über 10 Stunden dauernder Busfahrt. Relevante Vor-

Tabelle 8.18 Schweregrade der Lungenembolie (modifiziert nach Goldhaber; RV = rechtsventrikulär)

Schweregrad	Symptome	Perfusionsdefekt	RV-Dysfunktion	Therapie	Letalität
Leichte Embolie	80 % asymptomatisch	< 30 %	keine	Heparin	Meistens nicht tödlich
Mäßige Embolie	- Dyspnoe - Schmerzen	30–50 %	vorhanden	Heparin und evtl. Thrombolyse	> 25 %
Massive Embolie	- Dyspnoe - Schmerzen - Schocksymptome	> 50 %	vorhanden	Heparin und (!) Thrombolyse	> 50 %

erkrankungen sind nicht bekannt. Seit 15 Jahren besteht ein Nikotinabusus von 20 Zigaretten pro Tag.

Die Untersuchung ergibt eine Atemfrequenz von 24/min, einen normalen Blutdruck, eine tachykarde Herzaktion, eine diskrete Umfangsvermehrung des rechten Beines mit Fußsohlen- und Wadendruckschmerz, auskultatorisch ein verschärftes Atemgeräusch mit leisen Nebengeräuschen rechts basal. Die Blutgasanalyse zeigt eine leichte Hypoxämie und Zeichen der Hyperventilation. Entzündungszeichen und D-Dimere im Serum sind deutlich erhöht.

Die Kompressionssonographie ergibt eine aszendierende Beinvenenthrombose mit langem Thrombus in der V. femoralis rechts. Im Röntgen-Thorax-Bild findet sich im rechten Unterfeld ein keilförmiges Infiltrat.

Im Angio-CT stellen sich thrombotische Füllungsdefekte im Bereich der rechten Unterlappenarterie dar.

Im EKG ist eine Sinustachykardie, im Echokardiogramm sind keine relevanten Rechtsherzbelastungszeichen sichtbar.

Die Diagnose einer subakuten Lungenembolie der rechten Unterlappenarterie mit komplizierender Infarktpneumonie wird gestellt. Ursächlich ist eine tiefe Beinvenenthrombose rechts infolge Immobilisation bei längerer Busfahrt. Zusätzlich wird eine APC-Resistenz neu diagnostiziert.

Herr L. wird mit Heparin antikoaguliert, beide Beine werden mit elastischen Binden gewickelt. Die Pneumonie wird antibiotisch behandelt.

Die Entlassung kann nach 1 Woche erfolgen, nachdem die Umstellung auf eine orale Antikoagulation erfolgt ist und ein Kompressionsstrumpf angepasst wurde.

8.15 Schlafapnoesyndrom

Definition und Bedeutung

Die häufigste schlafbezogene Atmungsstörung ist das *obstruktive Schlafapnoesyndrom* (OSAS), bei dem im Schlaf die oberen Atemwege im Nasen-Rachen-Raum kollabieren und es zu wiederkehrenden Atemstillständen kommt. Die Patienten fallen durch unregelmäßiges Schnarchen sowie Atemaussetzer in der Nacht auf und haben eine ausgeprägte Tagesmüdigkeit. Etwa 2 % der Frauen und 4 % der Männer zwischen 30 und 60 Jahren sind von einem klinisch relevanten OSAS betroffen. Es besteht eine enge Verknüpfung zu Erkrankungen des Herz-Kreislauf-Systems.

Seltener sind *zentrale Atmungsstörungen*, die durch einen fehlenden oder reduzierten Atemantrieb ohne Verlegung der Atemwege charakterisiert sind. Diese treten insbesondere bei herzinsuffizienten Patienten auf.

Pathophysiologie und Folgen

Im Schlaf nimmt der Tonus der Schlundmuskulatur ab, es kommt in unterschiedlicher Ausprägung zur Verlegung der oberen Atemwege bis hin zur kompletten Obstruktion mit Apnoe. Begünstigend sind Erkrankungen im Nasen-Rachen-Bereich, z. B. Polypen, Gaumenmandelvergrößerung, Nasenseptumdeviation.

Durch die Apnoe entsteht eine den Gesamtorganismus bedrohende Hypoxämie, die durch eine Aufweckreaktion mit Sympathikusaktivierung und verstärkter Atemarbeit beantwortet wird. Die oberen Atemwege öffnen sich unter lautem Schnarchgeräusch, der Patient hyperventiliert und wird tachykard. Die Abfolge von Atmungsstörung und nachfolgender Weckreaktion kehrt während der Nacht immer wieder, der Patient erfährt ein Schlafdefizit und wird am Tag schläfrig und leistungsgemindert sowie unfallgefährdet. Langfristig entwickeln sich durch die vermehrte Sympathikusaktivität ein arterieller Hypertonus und eine koronare Herzerkrankung. Durch eine Reihe verschiedener Effekte entwickelt oder verschlechtert sich eine Herzinsuffizienz.

Diagnostik

Schlafbezogene Atmungsstörungen lassen sich neben der Anamnese mittels ambulant einsetzbarer Screening- oder Monitor-Systeme erfassen, über die das nächtliche Sauerstoffsättigungsprofil sowie das Ausmaß von Apnoephasen registriert werden. Umfassender ist die Untersuchung im Schlaflabor, die *Polysomnographie*.

Therapie

Als Basistherapie des OSAS gelten:
- Schlafhygiene, d. h. Einhalten regelmäßiger Schlafzeiten, Meiden von Beruhigungs- und Schlafmitteln, entspannende Abendgestaltung, Alkoholkarenz;
- Gewichtsnormalisierung;
- Beseitigung eventueller Atemhindernisse durch HNO-Arzt;
- Nächtliche CPAP-Beatmung, bei der durch kontinuierlichen Überdruck die Atemwege offen gehalten werden.

8.16 Erkrankungen der Pleura

8.16.1 Pneumothorax

Definition und Formen

Als Pneumothorax (Pneu) bezeichnet man eine Luftansammlung im Pleuraraum. Indem der Pleuraspalt eröffnet wird, wird der physiologische Unterdruck aufgehoben, und die betroffene Lunge kollabiert durch den Zug ihrer elastischen Gewebskräfte.
- Offener Pneumothorax: Der Pleuraspalt ist durch eine Öffnung in der Thoraxwand mit der Außenluft verbunden.
- Geschlossener Pneumothorax: Eingeatmete Luft gelangt über einen Defekt der Atemwege in den Pleuraspalt, z. B. bei geplatzter Emphysemblase.

Nach ihrer Ätiologie werden unterschieden:
- Spontanpneu:
  - Am häufigsten idiopathisch bei jungen schlanken Männern, z. B. durch Platzen einer pleuranah gelegenen Alveole;
  - Sekundär bei Lungenvorerkrankungen.
- Traumatischer Pneu, z. B. bei Stichverletzungen, Rippenfrakturen;
- Iatrogener Pneu, z. B. nach Pleurapunktion, Subklaviakatheter, Überdruckbeatmung, Thoraxoperationen.

Symptome

Typische Symptome sind stechende Schmerzen auf der betroffenen Thoraxseite in Verbindung mit Dyspnoe, gegebenenfalls Tachypnoe und Hustenreiz. Charakteristisch ist eine asymmetrische Thoraxbewegung mit „Nachhinken" der betroffenen Seite. Ein Pneu kann allerdings auch asymptomatisch sein.

Komplikationen

Eine gefürchtete Komplikation ist der *Spannungspneumothorax oder Ventilpneumothorax*, der sich in ca. 3 % der Fälle, insbesondere bei traumatischen Formen, entwickelt (**Abb. 8.19a–b**). Dieser entsteht, wenn die verletzte Stelle einen Ventilmechanismus ausbildet, der zwar Luft hinein-, nicht aber hinauslässt. Dadurch wird das Mediastinum zunehmend zur gesunden Seite verschoben und die Atmung entsprechend behindert. Zudem werden mit steigendem intrathorakalen Druck der venöse Rückstrom zum Herzen beeinträchtigt und damit das Herzzeitvolumen vermindert. Ein Spannungspneumothorax führt so in kurzer Zeit zum Schock und zum lebensbedrohlichen Notfall.

! *Spannungs- oder Ventilpneu als lebensbedrohliche Komplikation!*

Andere Komplikationen sind:
- Infektionen;
- Einblutung in die Pleurahöhle, die als Hämatothorax bezeichnet wird;
- Pneumothoraxrezidive, die bei idiopathischem Spontanpneu in bis zu 30 % der Fälle auftreten.

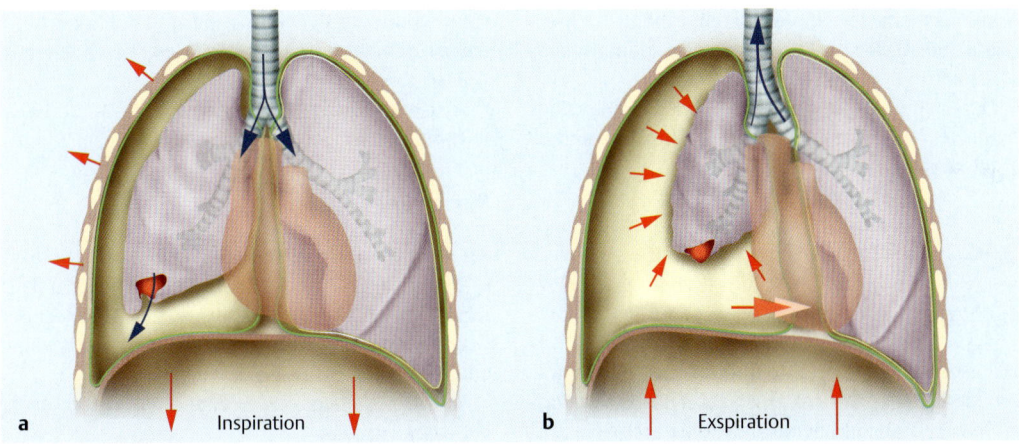

Abb. 8.19a–b Entwicklung eines Spannungspneus. Bei der Inspiration gelangt Luft in den Pleuraspalt, die bei der Exspiration nicht wieder entweichen kann. Auf der betroffenen Seite steigt der Druck, und das Mediastinum verlagert sich zur gesunden Seite. **a** Inspiration. **b** Exspiration.

Diagnostik

Neben der Anamnese mit Hinweisen auf frühere Spontanpneus, vorangegangene Thoraxtraumen oder ärztliche Eingriffe sind folgende Untersuchungen wegweisend:
- Die Perkussion ergibt einen hypersonoren Klopfschall, auskultatorisch ist das Atemgeräusch auf der erkrankten Seite abgeschwächt oder aufgehoben.
- Die Röntgenaufnahme des Thorax zeigt die Luftansammlung im Pleuraraum, z. B. bei kleinem Pneu einen Luftsaum um die Lunge herum, bei größerem Pneu den Kollaps der betroffenen Lunge (**Abb. 8.20**). Beim Spannungspneu sind das Mediastinum und das Herz zur gesunden Seite verlagert sowie die erkrankte Thoraxhälfte stark überbläht.

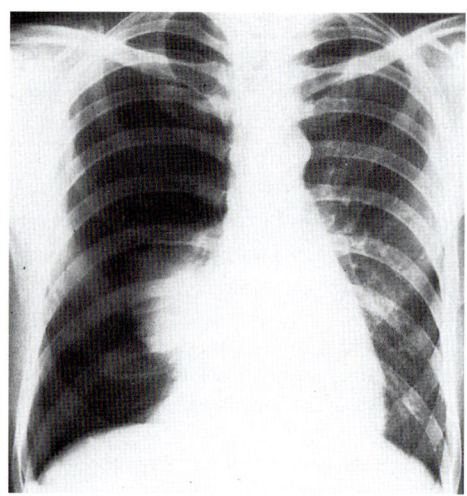

Abb. 8.20 Röntgen-Thorax: Rechtsseitiger Pneumothorax – die Lunge ist in Hilusnähe zu einem schattendichten Gebilde kollabiert (Gerlach 2000).

Therapie

- Ein unkomplizierter, d. h. asymptomatischer Pneu kann zunächst beobachtet werden. Kleine Luftansammlungen im Pleuraraum werden spontan resorbiert.
- Bei größerem oder symptomatischem Pneu wird die Luft abgesaugt und der Unterdruck wiederhergestellt. Dies geschieht meist mithilfe eines Drainagekatheters, der im 2. oder 3. ICR in der Medioklavikularlinie eingebracht wird und durch leichten Unterdruck bzw. Sog der kollabierten Lunge Gelegenheit gibt, sich langsam wieder zu entfalten. Meist sind hierzu 3–5 Tage erforderlich.
- Eine direkte Versorgung des Pleuradefektes mit medikamentöser Verklebung, so genannte *Pleurodese*, oder chirurgischer Therapie ist mittels videoassistierter Thorakoskopie möglich. Hierdurch lässt sich die Rezidivrate von Spontanpneus senken.
- Der Spannungspneu ist ein Notfall, der Überdruck im Pleuraraum muss sofort durch Punktion entlastet werden.

8.16.2 Pleuritis und Pleuraerguss

Definition und Formen

Die Pleuritis ist eine Entzündung der Pleurablätter, die als *Pleuritis sicca* ohne, als *Pleuritis exsudativa* mit Ergussbildung einhergeht. Die Pleuritis sicca geht meist der Pleuritis exsudativa voraus.

Als Pleuraerguss wird eine Flüssigkeitsansammlung im Pleuraraum bezeichnet. Je nach Ergusszusammensetzung unterscheidet man Transsudate und Exsudate.

Transsudate enthalten wenig Eiweiß und wenige Zellen. Sie entstehen, wenn das Gleichgewicht zwischen Filtration und Reabsorption im Pleuraspalt gestört ist:
- Erhöhter hydrostatischer Druck, z. B. bei Linksherzinsuffizienz;
- Verminderter onkotischer Druck durch Eiweißmangel, z. B. bei renalen Erkrankungen oder Leberzirrhose.

Exsudate enthalten viel Eiweiß und viele Zellen. Sie treten auf als Folge einer veränderten pleuralen Permeabilität, z. B. bei:
- Infektionen, z. B. Pneumonien und Tuberkulose;
- Entzündungen nichtinfektiöser Ursache, z. B. Bestrahlung;
- Toxischen Schäden;
- Tumoren.

Symptome

Bei Pleuritis sicca treten atemabhängige thorakale Schmerzen, bei größeren Pleuraergüssen tritt Dyspnoe auf. Gegebenenfalls sind Symptome der Grunderkrankung vorhanden, z. B. einer Pneumonie oder einer Herzinsuffizienz.

Komplikationen

Ein parapneumonischer bzw. traumatisch verursachter Pleuraerguss, z. B. nach diagnostischen Eingriffen und Operationen, Traumata, Ösophagusperforationen, kann durch Infektion zu einem *Pleuraempyem* fortschreiten. Dieser infizierte eitrige Erguss geht mit einer beträchtlichen Letalität einher; Zahlen schwanken zwischen 1 und 20 %. Eine chronische Pleuritis kann zu *Pleuraschwartenbildung* führen.

Diagnostik

- Klinische Befunde umfassen bei Pleuritis sicca Pleurareiben oder „Lederknarren", das mit dem Stethoskop auskultiert werden kann. Über einem Pleuraerguss ist der Klopfschall gedämpft, das Atemgeräusch ist aufgehoben.
- Die Sonographie ist die empfindlichste Nachweismethode eines Ergusses.
- Im Röntgenthoraxbild zeigt sich eine homogene, nach lateral oben zulaufende Verschattung (**Abb. 8.21**).
- Die Punktion des Ergusses erlaubt eine diagnostische Aufarbeitung des Punktates hinsichtlich laborchemischer, zytologischer und mikrobiologischer Zusammensetzung.
- Mittels Thorakoskopie können unter endoskopischer Sicht Biopsien aus veränderten Pleura- oder Lungenarealen gewonnen werden.

Therapie und Prognose

Wichtig ist die Behandlung der Grundkrankheit. Im Übrigen ist die Therapie der des Pneumothorax vergleichbar: Symptomatische Ergüsse werden abpunktiert und bei Rezidiven mittels Thoraxdrainage drainiert. Bei rezidivierenden malignen Ergüssen ist eine Pleurodese hilfreich. Die Prognose hängt von der zugrunde liegenden Erkrankung ab.

8.16.3 Pleuratumoren

Primäre Tumoren der Pleura sind die *Pleuramesotheliome,* die meistens durch Asbest verursacht werden. Sie gehören in Deutschland zu den häufigsten berufsbedingten Krebserkrankungen. Da sie 15–50 Jahre nach Asbestexposition auftreten, rechnet man noch mit einer steigenden Erkrankungshäufigkeit.

Sekundäre Tumoren sind metastatische Absiedelungen in der Pleura, die von Karzinomen der Lunge, des Ösophagus, der Mamma, des Magens und der Schilddrüse ausgehen, so genannte *Pleurakarzinose*. Bei der *Lymphangiosis carcinomatosa* der Pleura erfolgt die Tumorabsiedlung in die Lymphgefäße der Pleura, z. B. beim Bronchialkarzinom.

Eine Heilung ist nicht möglich, die Therapie ist palliativ mit Entlastungspunktion bei Ergüssen, Schmerztherapie und Sauerstoffgabe.

Weitere pulmologische Erkrankungen

- Influenza (Kap. 14.1.1);
- Tuberkulose (Kap. 14.1.2);
- Legionellose (Kap. 14.1.3);
- Diphtherie (Kap. 14.1.4).

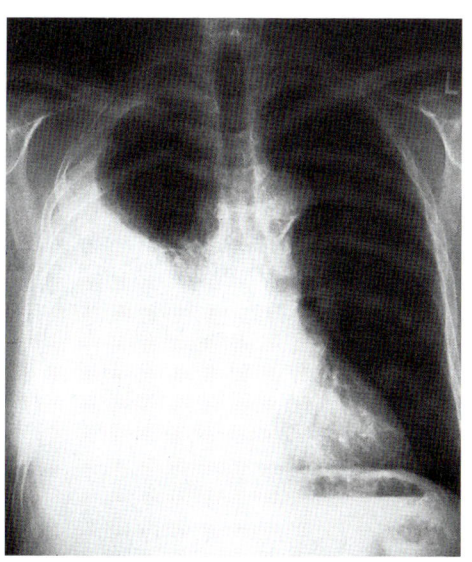

Abb. 8.21 Röntgen-Thorax: Rechtsseitiger Pleuraerguss (Gerlach 2000).

9 Gastroenterologie

9.1 Anatomische und physiologische Grundlagen

Folgende Strukturen sollen einleitend vorgestellt werden:
- „Verdauungsrohr", das vom Ösophagus bis zum Kolon reicht (**Abb. 9.1**);
- Verdauungsdrüsen, die ihr Sekret über die Papilla Vateri ins Duodenum abgeben (**Abb. 9.2**):
  - Leber;
  - Pankreas.

9.1.1 Verdauungskanal

Bereits in der Mundhöhle beginnt die mechanische und enzymatische Zerkleinerung der Nahrung, die im Magen und Duodenum fortgesetzt wird. Die kleinsten Nahrungsbestandteile können im Jejunum und Ileum resorbiert werden. Die Vorgänge, die im gesamten Magen-Darm-Trakt ablaufen, sind in **Tab. 9.1** zusammengefasst. **Abb. 9.3** zeigt den grundsätzlichen Wandaufbau des Verdauungskanals, der jedoch je nach Funktion der einzelnen Abschnitte variiert.

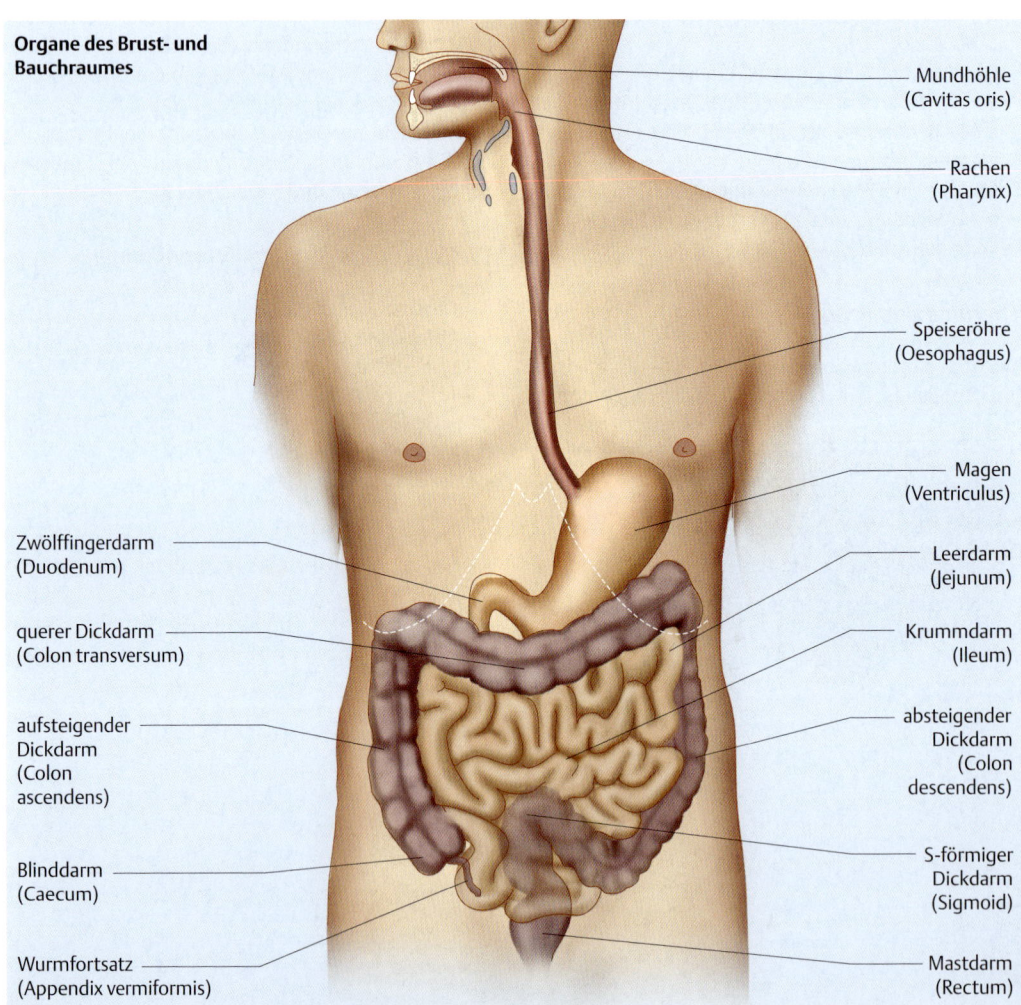

Abb. 9.1 Übersicht über die Lage der einzelnen Organe des Verdauungskanals.

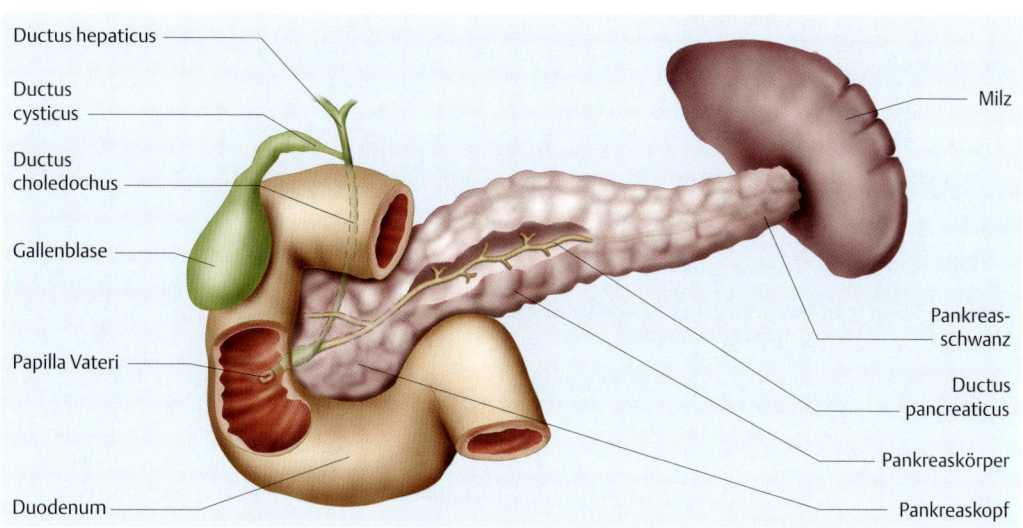

Abb. 9.2 Der Pankreaskopf ist in das Duodenum eingebettet. Gallen- (Ductus choledochus) und Pankreasgang (Ductus pancreaticus) münden gemeinsam über die Papilla Vateri ins Duodenum.

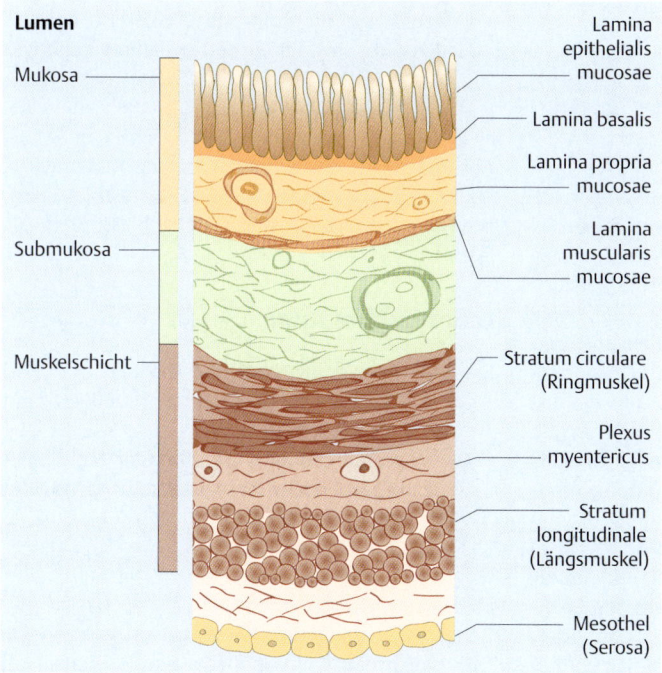

Abb. 9.3 Grundbauplan der Wand des Verdauungskanals.

Tabelle 9.1 Abschnitte des Verdauungskanals

Abschnitt (Länge)	Funktion
Mund	- Mechanisches Zerkleinern der Nahrung - Amylase → Kohlenhydratspaltung
Ösophagus (25 cm)	Transport des Speisebreis
Magen (25–30 cm)	- Speicher - Mechanisches Zerkleinern der Nahrung - Pepsin, Salzsäure → Eiweißspaltung

Duodenum (25–30 cm)	- Im Bereich der Papilla Vateri münden Gallen- und Pankreasgang ein (**Abb. 9.2**):
	- Gallensäure → Fettspaltung
	- Pankreasenzyme:
	  – Amylase → Kohlenhydratspaltung
	  – Lipase → Fettspaltung
	  – Trypsin → Eiweißspaltung

Jejunum (ca. 2 m) und Ileum (ca. 3 m)	Oberflächenvergrößerung durch Falten und Zotten auf 100 m² zur Resorption von: - Spaltprodukten und sonstigen Nahrungsbestandteilen - Flüssigkeit
Kolon (ca. 1,5 m)	Resorption von Flüssigkeit

9.1.2 Leber

Ein Überblick über die Funktionen der Leber zeigt, dass Leberzellen die vielseitigsten Zellen des Organismus sind.

- *Kohlenhydrat- und Fettstoffwechsel:* Unter hormoneller Kontrolle durch das Pankreas hält die Leber den Blutzuckerspiegel konstant, indem es bei Glukoseüberschuss einen Glykogenspeicher anlegt und diesen bei Bedarf wieder mobilisiert. Wenn die Glykogenspeicher gefüllt sind, werden Kohlenhydrate in Triglyzeride überführt und in Form von Körperfett gespeichert. Speicherfette und Aminosäuren können wiederum in Glukose umgewandelt werden. Außerdem bildet die Leber Cholesterin, das unter anderem für den Aufbau von Zellmembranen und die Hormonsynthese wichtig ist.
- *Eiweißstoffwechsel:* Die Leber ist die wichtigste Produktionsstätte für Aminosäuren und Proteine, z. B. Albumin, Gerinnungsfaktoren und Enzyme. Außerdem baut sie Aminosäuren und Proteine ab. Das dabei entstehende Ammoniak wird in Harnstoff verwandelt, der mit dem Urin ausgeschieden wird.
- *Inaktivierung bzw. Entgiftung:* Steroidhormone wie Östrogene und Kortison werden von der Leber inaktiviert. Außerdem macht sie körperfremde Substanzen unwirksam, vor allem Alkohol und Medikamente.
- *Gallenproduktion:* Leberzellen produzieren Gallenflüssigkeit, die zum größten Teil aus Wasser, Gallensäuren, Bilirubin und Cholesterin besteht. Gallensäure wird für die Fettverdauung benötigt.

Gallenblase und Gallenwege

Abb. 9.3 zeigt die extrahepatischen Gallenwege, über die die Gallenflüssigkeit zur Gallenblase bzw. ins Duodenum gelangt. Die Gallenblase dient als Speicher.

Leberdurchblutung

Die Blutzufuhr erfolgt über zwei Gefäße:
- Die *A. hepatica* versorgt die Leber mit 500 ml/min sauerstoffreichem Blut.
- Die *V. portae,* die auch als Pfortader bezeichnet wird, bringt 1.000 ml/min nährstoffreiches Blut vom Darm in die Leber.

9.1.3 Pankreas

Die Bauchspeicheldrüse liegt retroperitoneal in Höhe der ersten beiden Lendenwirbelkörper und setzt sich aus 3 Teilen zusammen:
- Pankreaskopf, der in das duodenale C eingebettet ist und eine enge nachbarschaftliche Beziehung zu den Gallenwegen unterhält (**Abb. 9.2**);
- Pankreaskörper;
- Pankreasschwanz.

Bei mikroskopischer Betrachtung kann man zwischen exokrinem und endokrinem Anteil unterscheiden.

Exokrine Funktion

Das exokrine Pankreas besteht aus Drüsen, die täglich etwa 2 l Pankreassekret mit Verdauungsenzymen produzieren. Dieses wird über den Ductus pancreaticus via Papilla Vateri ins Duodenum geleitet. Die Verdauungsenzyme sind:
- Amylase zur Spaltung von Kohlenhydraten;
- Lipase zur Spaltung von Fetten;
- Trypsin zur Spaltung von Proteinen. Die Bauchspeicheldrüse produziert die Vorstufe Trypsinogen, die erst im Duodenum aktiviert wird, um zu verhindern, dass sich das Organ selbst andaut.

Endokrine Funktion

Über das ganze Organ verteilt findet man kleine Hormon produzierende Zellgrüppchen, die Langerhans-Inseln, die ihre Produkte direkt ans Blut abgeben:
- A-Zellen produzieren Glukagon.
- B-Zellen produzieren Insulin (Wirkung siehe Kap. 11.1.1).
- Somatostatin, Gastrin und verschiedene Polypeptide.

9.2 Gastroenterologische Leitsymptome

Wichtige gastroenterologische Leitsymptome sind:
- Bauchschmerzen (Kap. 3.5.3);
- Übelkeit und Erbrechen (Kap. 3.4);
- Dysphagie (Schluckstörungen);
- Blutungen;
- Malassimilationssyndrom;
- Veränderte Stuhlgewohnheiten;
- Ikterus (Kap. 3.1.4).

9.2.1 Dysphagie

Schluckstörungen gehen mit dem Gefühl einher, beim Schlucken ein Hindernis überwinden zu müssen. Manchmal äußert der Patient zusätzlich ein Druckgefühl bzw. Schmerzen hinter dem Brustbein.

Ursachen

Die wichtigsten Ursachen einer Dysphagie sind in **Tab. 9.2** aufgeführt. Bei der genannten *Achalasie* handelt es sich um eine Motilitätsstörung der Speiseröhre, bei der der untere Abschnitt nur unzureichend erschlafft. Oberhalb des Passagehindernisses ist der Ösophagus erweitert.

> *Jede Schluckstörung muss diagnostisch abgeklärt werden, da ab dem 40. Lebensjahr Ösophaguskarzinome die häufigste Ursache darstellen!*

Komplikationen

Neben den Komplikationen der Grunderkrankung droht die Gefahr der Aspiration und der Aspirationspneumonie (Kap. 8.9).

Tabelle 9.2 Differenzialdiagnosen einer Dysphagie

Lokalisation	Wichtige Beispiele	Kapitel
Rachen	- Entzündungen - Tumoren	
Ösophagus	- Fremdkörper - Ösophagitis - Tumoren, v. a. Ösophaguskarzinome - Divertikel - Hiatushernien - Achalasie - Spasmen - Sklerodermie	9.4.1 9.4.2 9.7.1 9.7.3 13.3.2
ZNS	Störungen des Schluckreflexes, z. B. bei: - Apoplex - Traumen - Vigilanzstörungen - Sedierung und Narkose	 3.9
Sonstige	- Neuromuskuläre Erkrankungen - Tumoren, die den Ösophagus von außen komprimieren - Psychogene Ursachen	

9.2.2 Gastrointestinale Blutung

Je nach Lokalisation der Blutung wird zwischen oberer und unterer gastrointestinaler Blutung (GI-Blutung) unterschieden.
- Obere GI-Blutung: Blutungsquelle in Ösophagus, Magen bzw. Duodenum;
- Untere GI-Blutung: Blutungsquelle in Jejunum, Ileum bzw. Kolon.

Grundsätzlich können erweiterte Blutgefäße (Varizen), Entzündungen, Ulzera sowie Tumoren zu

Tabelle 9.3 Unterscheidung zwischen oberer und unterer GI-Blutung

GI-Blutung	Häufigkeit	Lokalisation und wichtige Beispiele	Kapitel	Symptome

Obere	90 %	• Ösophagus:
		  – Ösophagusvarizenblutung
		  – Ösophagitis
		  – Ösophaguskarzinom
		• Magen:
		  – Erosive Gastritis
		  – Ulcus ventriculi
		  – Magenkarzinom
		• Duodenum: Ulcus duodeni
			
			9.8.3
			9.4.1
			9.4.2
			
			9.5.1
			9.5.2
			9.5.3
			9.5.2
				• Hämatemesis (Bluterbrechen)
				• Meläna (Teerstuhl)

Untere	10 %	• Jejunum und Ileum:
		  – Enteritis
		  – M. Crohn
		  – Mesenterialinfarkt
		• Kolon:
		  – M. Crohn
		  – Colitis ulcerosa
		  – Kolonpolypen
		  – Kolorektale Karzinome
		  – Hämorrhoiden
			
			9.6.3
			
			9.6.3
			9.6.3
			9.7.1
			9.6.5
				• Hämatochezie (Blutstuhl)
				• Ggf. Meläna (Teerstuhl)

einer GI-Blutung führen. Wichtige Beispiele sind in **Tab. 9.3** aufgeführt.

Symptome

- *Hämatemesis:* Bluterbrechen, meist bei oberer GI-Blutung.
- *Kaffeesatzerbrechen:* Sonderform des Bluterbrechens, bei der das Blut durch Kontakt mit Magensäure zersetzt ist.
- *Meläna:* Durch die lange Magen-Darm-Passage wird das Blut zersetzt und färbt den Stuhl schwarz, es kommt zum Teerstuhl. Teerstühle kommen bei oberen und bei hoch sitzenden unteren GI-Blutungen vor.
- *Hämatochezie:* Blutstuhl mit hell- bis dunkelrotem Blutabgang, der nur bei unterer oder massiver oberer GI-Blutung möglich ist.
- *Okkulte Blutungen:* Chronischer, unbemerkter Blutverlust, der oft durch Tumoren bedingt ist.

9.2.3 Malassimilationssyndrom

Definition und Ursachen

Ein Malassimilationssyndrom liegt vor, wenn die Spaltung der Nahrungsbestandteile bzw. deren Resorption beeinträchtigt ist. Die Unterscheidung zwischen *Maldigestion*, bei der die Nahrungsbestandteile nur unzureichend aufgespalten werden, und *Malabsorption*, bei der die Spaltprodukte infolge einer Dünndarmerkrankung nicht aufgenommen werden können, geht aus **Tab. 9.4** hervor.

Von der Malassimilation können selektiv ein Nahrungsbestandteil oder sämtliche Bestandteile betroffen sein.

Folgen

Das Malassimilationssyndrom ist geprägt durch:
- Chronische Durchfälle (Diarrhö), eventuell voluminöse grau-glänzende Fettstühle (Steatorrhö);
- Aufgetriebenes Abdomen, da Nahrungsbestandteile im Darm gären;
- Gewichtsverlust und Gedeihstörungen bei Kindern;
- Mangelzustände wie:
  - Anämie und deren Folgen, z. B. Blässe und Abgeschlagenheit (Kap. 12.4);
  - Hypoglykämie;
  - Proteinmangelödeme (Kap. 3.2.1);
  - Avitaminosen durch unzureichende Resorption fettlöslicher Vitamine, vor allem Sehstörungen mangels Vitamin A, Osteomalazie mangels Vitamin D (Kap. 11.5.3) und Blutungsneigung mangels Vitamin K (Kap. 12.1.4).

9.2.4 Veränderte Stuhlgewohnheiten

Die normale Stuhlfrequenz reicht von 3 Stuhlentleerungen pro Woche bis zu 3 Stuhlentleerungen pro Tag. Bei Obstipation (Verstopfung) und Diarrhö

Tabelle 9.4 Definition und Ursachen der Maldigestion und Malabsorption

Störung	Definition	Ursachen	Kapitel

Maldigestion	Nahrungsbestandteile werden nicht (ausreichend) gespalten	• Herabgesetzte Aktivität der Pankreasenzyme, z. B. bei:
		  – Chronischer Pankreatitis
		  – Pankreaskarzinom
		  – Mukoviszidose
		• Reduzierte Gallensäurekonzentration, z. B. bei:
		  – Cholestase, d. h. Gallenstau
		  – Gallensäureverlust, wenn diese im terminalen Ileum nicht rückresorbiert werden kann
		• Herabgesetzte Aktivität der Enzyme der Dünndarmmukosa, z. B. bei Laktasemangel
		• Z. n. Magenresektion
			9.10.1
			9.10.2
			8.12.1
			
			9.9
			
			9.6.2

Malabsorption	Spaltprodukte werden nicht (ausreichend) resorbiert	• Verringerte Resorptionsfläche, z. B. bei:
		  – Ausgeprägtem M. Crohn
		  – Z. n. Dünndarmteilresektion
		• Schädigung der Resorptionsfläche, z. B. bei:
		  – Infektionskrankheiten
		  – Glutensensitiver Enteropathie
		  – Infiltration, z. B. Lymphome
		• Störung der Darmdurchblutung, z. B. bei:
		  – Angina intestinalis
		  – Schwerer Rechtsherzinsuffizienz
			9.6.3
			
			14.2
			9.6.1
			13.6
			
			6.2.2

(Durchfall) handelt es sich um pathologische Abweichungen, deren Differenzialdiagnosen und Folgen in diesem Kapitel besprochen werden.

Obstipation

Bei weniger als 3 Stuhlentleerungen pro Woche liegt eine Obstipation vor, die in der Regel mit hartem Stuhl verbunden ist.

Mehr als 10 % der Bevölkerung in Industrieländern leiden an einer *chronisch-habituellen Obstipation*, die auf ballaststoffarme Kost, unzureichende Flüssigkeitszufuhr, zu wenig Bewegung und einen unterdrückten Defäkationsreiz zurückzuführen ist. Viele Betroffene versuchen die Verstopfung mit Abführmitteln (Laxanzien) zu beheben. Diese verursachen jedoch bei dauerhafter Einnahme Elektrolytstörungen, die ihrerseits eine Obstipation begünstigen. Weitere Ursachen sind in **Tab. 9.5** aufgeführt.

Folgen

- Da bei einer Stuhlentleerung ein hoher Druck aufgebaut werden muss, neigen Patienten mit Obstipation zu Ausstülpungen der Darmwand (Divertikel, Kap. 9.7.2) und erweiterten Analvenen (Hämorrhoiden).
- Fraglich ist, ob die verlängerte Stuhlpassage die Entstehung eines kolorektalen Karzinoms begünstigt (Kap. 9.6.5).

Tabelle 9.5 Differenzialdiagnosen der Obstipation

Ursachen und wichtige Beispiele	Kapitel
Chronisch-habituelle Obstipation	
Reizdarmsyndrom	9.6.7
Situative Obstipation, z. B.: • Fieber • Bettlägerigkeit • Ernährungsumstellung	
Medikamente, z. B.: • Opiate • Laxanzien	
Elektrolytstörungen, v. a.: • Hypokaliämie • Hyperkalzämie	
Organische Darmerkrankungen, z. B.: • Kolonpolypen • Kolorektales Karzinom • Divertikulitis • Hernie • Schmerzhafte Hämorrhoiden	 9.7.1 9.6.5 9.7.2 9.7.3
Hormonelle Störungen, z. B.: • Hypothyreose • Schwangerschaft	 11.7.4
Neurogene Störungen, z. B.: • Diabetische autonome Neuropathie • M. Parkinson • Multiple Sklerose	 11.1.2

Diarrhö

Ein Patient mit Diarrhö hat mehr als 3 Stuhlgänge pro Tag, der Stuhl ist breiig bis flüssig und die Menge beträgt mehr als 250 g. Zu Durchfällen kommt es, wenn:
- Osmotisch wirksame Substanzen im Darmlumen bleiben und Flüssigkeit an sich binden, z. B. bei Malassimilationssyndrom;
- Geschädigte Darmschleimhaut vermehrt Flüssigkeit ins Lumen absondert, z. B. bei Infektionskrankheiten;
- Die Peristaltik gesteigert ist, z. B. bei Hyperthyreose oder Reizdarmsyndrom.

In Abhängigkeit vom Verlauf unterscheidet man eine akute Diarrhö von einer chronischen Diarrhö, die länger als 3 Wochen anhält (**Tab. 9.6**).

Paradoxe Diarrhö

Bei Passagehindernissen im letzten Dickdarmabschnitt, z. B. durch Kolonpolypen oder kolorektale Karzinome, verflüssigen Darmbakterien den Stuhl, und es kommt zu einem Wechsel zwischen Obstipation und Diarrhö.

Komplikationen

Bei starken Durchfällen drohen besonders Kindern und älteren Menschen die Folgen des Wasser- und Elektrolytverlusts, z. B.:
- Kreislaufversagen bis hin zum Volumenmangelschock (Kap. 3.9);
- Herzrhythmusstörungen (Kap. 6.6);
- Akutes Nierenversagen (Kap. 10.5);
- Thrombose (Kap. 7.4.3).

▎ *Wasser- und Elektrolytverlust!*

Tabelle 9.6 Differenzialdiagnosen der Diarrhö

Verlauf	Ursachen	Kapitel
Akut	• Infektionskrankheiten	14.2
	• Lebensmittelvergiftungen durch Bakterientoxine	
	• Medikamente, z. B. Laxanzien, Zytostatika und Antibiotika	
Chronisch	• Malassimilationssyndrom	9.2.3
	• Chronisch-entzündliche Darmerkrankungen	9.6.3
	• Nahrungsmittelallergie	
	• Kolonpolypen	9.7.1
	• Kolorektales Karzinom	9.6.5
	• Autonome diabetische Neuropathie	11.1.2
	• Hormonelle Störungen, z. B.:	
	– Hyperthyreose	11.7.3
	– Gastrinom	9.10.2
	– Vipom	9.10.2
	• Chronische Darminfektionen, z. B. mit Amöben	
	• Reizdarmsyndrom	9.6.7

9.3 Gastroenterologische Diagnostik

9.3.1 Bildgebende Verfahren

Wichtige bildgebende Verfahren zur Abklärung von Erkrankungen im Verdauungstrakt sind:
- Sonographie;
- Röntgenverfahren, einschließlich Computertomographie.

Abdominelle Sonographie

- Mittels *abdomineller Sonographie* lassen sich von außen insbesondere Leber, Gallenblase, Pankreas, Milz, Nieren und Bauchaorta beurteilen. Außerdem lassen sich Flüssigkeitsansammlungen in der Bauchhöhle wie Aszites, Blut und Eiter nachweisen.
- Die Gefäßdarstellung gelingt mithilfe der *Doppler- oder Duplexsonographie* (Kap. 7.2.2).
- Bei bestimmten Fragestellungen lässt sich der Schallkopf auch in den Ösophagus, den Magen, das Duodenum oder das Kolon einführen. Durch eine *Endosonographie* lässt sich beispielsweise die Tiefenausdehnung eines Tumors bestimmen.

Röntgenverfahren

- Eine *Abdomenleeraufnahme* ist angezeigt bei Verdacht auf Magen-Darm-Perforation (Durchbruch) oder bei Verdacht auf Ileus (Darmverschluss). Bei einer Perforation sieht man Luft, die sich unter dem Zwerchfell sammelt (**Abb. 9.4**). Für einen Ileus sind Spiegel an der Grenze zwischen Luft und Flüssigkeit in den Darmschlingen typisch (**Abb. 9.5**).
- Beim Ösophagusbreischluck, bei der Magen-Darm-Passage sowie beim Kolonkontrasteinlauf handelt es sich um *Kontrastmitteldarstellungen* des Verdauungskanals. Damit lassen sich vor allem Tumoren, Geschwüre, Fisteln und Divertikel (Ausstülpungen der Wand) darstellen (**Abb. 9.6**, **Abb. 9.7**).
- Durch eine *Angiographie* lässt sich die Blutversorgung der Verdauungsorgane beurteilen.

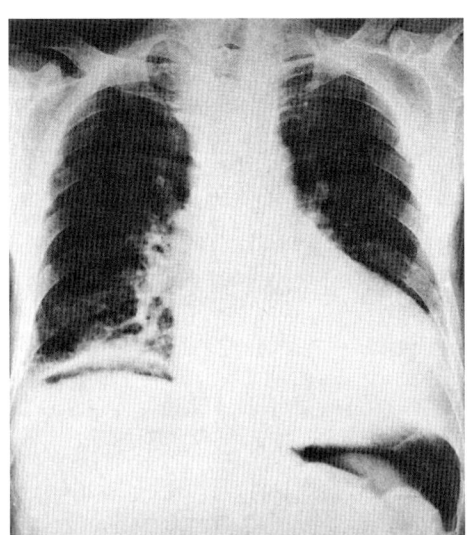

Abb. 9.4 Abdomenleeraufnahme: Bei einer Magenperforation stellt sich unter dem Zwerchfell eine Luftsichel dar (Gerlach 2000).

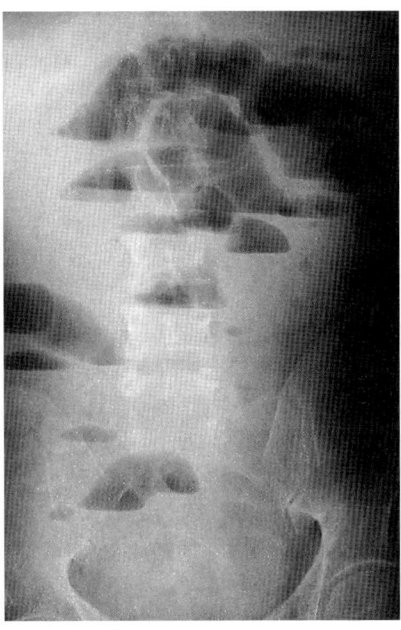

Abb. 9.5 Ileus: Die Abdomenleeraufnahme im Stehen zeigt typische horizontale Spiegelbildungen und luftgefüllte Darmschlingen (Kellnhauser u. a. 2004).

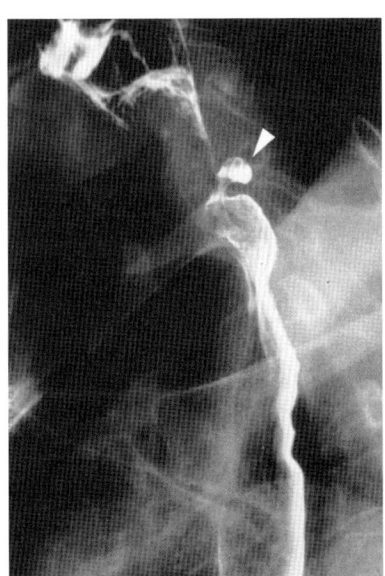

Abb. 9.6 Röntgen mit Kontrastmittel: Durch Ösophagusbreischluck kann ein Zenker-Divertikel nachgewiesen werden (Kap. 9.7.2) (Gerlach 2000).

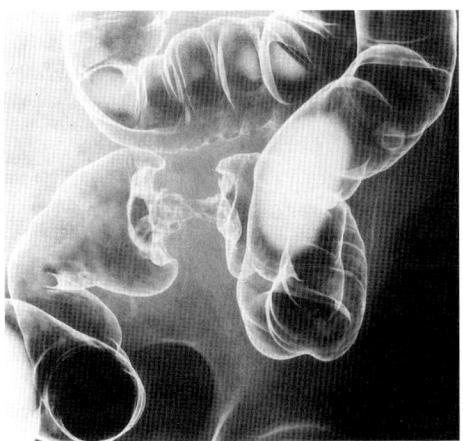

Abb. 9.7 Röntgen mit Kontrastmittel: Beim Kolonkontrasteinlauf fällt eine Kontrastmittelaussparung auf, die durch ein kolorektales Karzinom hervorgerufen wird (Gerlach 2000).

- Die *Computertomographie* dient in erster Linie der Tumor- und Metastasensuche.

9.3.2 Endoskopische Verfahren

Der obere Verdauungstrakt und der Dickdarm lassen sich durch eingeführte Endoskope direkt betrachten:
- *Ösophagoskopie* zur Untersuchung der Speiseröhre;
- *Gastroskopie* zur Untersuchung des Magens;
- *Duodenoskopie* zur Untersuchung des Zwölffingerdarms;
- *Koloskopie* zur Untersuchung des Dickdarms;
- *Sigmoidoskopie* zur Untersuchung des Sigmas;
- *Rektoskopie* zur Untersuchung des Mastdarms;
- *Proktoskopie* zur Untersuchung des analnahen Darmabschnitts.

Bei auffälligem Befund wird mit einer Zange Biopsiematerial entnommen, das histologisch aufgearbeitet wird.

ERCP

Durch eine Kombination aus Endoskopie und Kontrastmittelröntgen können auch Gallen- und Pankreasgang dargestellt werden. Bei der *endoskopisch-retrograden Cholangiopankreatographie* (ERCP) wird bei einer Duodenoskopie die Papilla Vateri aufgesucht und ein Kontrastmittel gegen die Flussrichtung in die Gangsysteme gespritzt (**Abb. 9.8**). **Abb. 9.9** zeigt das Röntgenbild, das anschließend aufgenommen wurde.

Durch eine ERCP lassen sich Steine und Tumoren diagnostizieren. Außerdem können kleinere therapeutische Eingriffe vorgenommen werden, z.B.:
- Papillotomie, bei der die Papilla Vateri geweitet wird, um eingeklemmte Gallensteine entfernen zu können;
- Stenteinlage in die Gallenwege, um diese bei Gallengangstumoren offen zu halten.

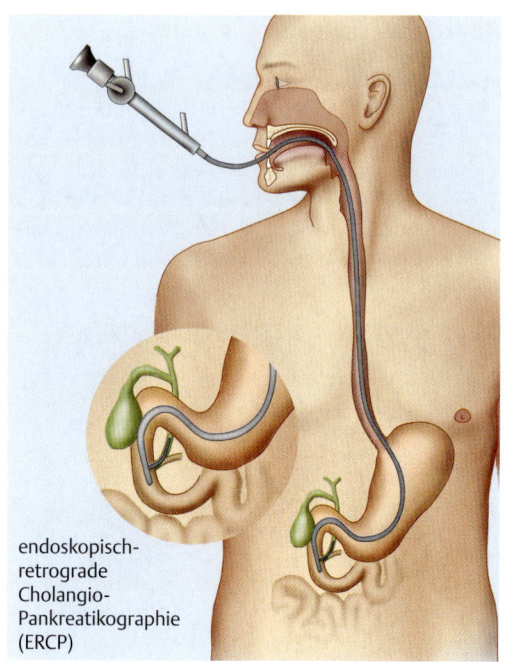

endoskopisch-retrograde Cholangio-Pankreatikographie (ERCP)

Abb. 9.8 Endoskopisch-retrograde Cholangiopankreatographie (ERCP), bei der Kontrastmittel in Gallen- und Pankreasgang gespritzt wird.

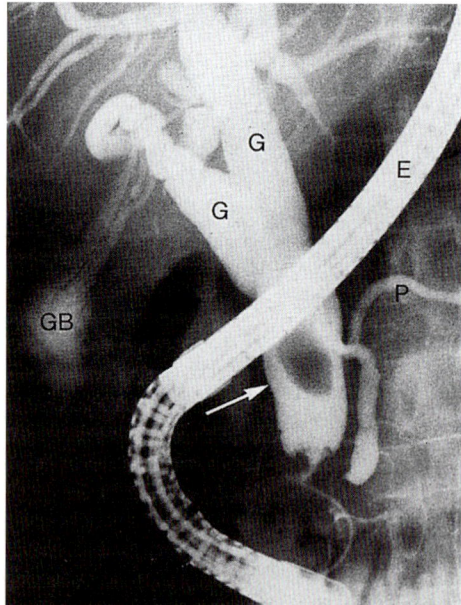

Abb. 9.9 In der ERCP zeigen sich gestaute, erweiterte Gallengänge (G) mit Gallengangstein (Pfeil; E = Endoskop, P = Pankreasgang, GB = Gallenblase) (Gerlach 2000).

9.4 Erkrankungen des Ösophagus

9.4.1 Ösophagitis

Eine Entzündung der Ösophagusschleimhaut kann verursacht werden durch:
- Chemische Noxen wie zurückfließender Magensaft (Refluxösophagitis, s. u.), Alkohol und Medikamente;
- Physikalische Noxen wie mechanische Irritation durch Magensonden und Bestrahlungsfolgen;
- Infektionen durch Hefepilze oder Herpesviren, die in der Regel nur bei immunsupprimierten Patienten vorkommen.

Refluxkrankheit und Refluxösophagitis

Häufigkeit und Ursachen

Bei etwa 20 % der Bevölkerung fließt saurer Mageninhalt zurück in die Speiseröhre. Diese reizt die Schleimhaut so, dass bis zu 50 % der Refluxkranken eine Refluxösophagitis entwickeln. Hintergrund ist eine Insuffizienz des unteren Ösophagussphinkters unklarer Ursache. Sekundär tritt ein vermehrter Reflux auf bei:
- Hiatushernie (Kap. 9.7.3);
- Sklerodermie (Kap. 13.3.2);
- Z. n. operativen Eingriffen;
- Schwangeren.

Symptome und Komplikationen

Leitsymptom sind brennende retrosternale Schmerzen, die vor allem bei den Mahlzeiten und im Liegen auftreten und als *Sodbrennen* bezeichnet werden.
Weitere typische Krankheitszeichen sind:
- Aufstoßen, das eventuell salzigen Geschmack hinterlässt;
- Schluckbeschwerden;
- Regurgitation, d. h. Wiederhochbringen von Speisebrei.

Infolge einer Refluxösophagitis können über Jahre bis Jahrzehnte folgende Komplikationen entstehen:
- Narbige Stenosen;
- Ulzera;
- Gewebeveränderungen, die als Barrett-Syndrom bezeichnet werden;
- Ösophaguskarzinome auf dem Boden der Gewebeveränderungen bei etwa 1 % der Patienten mit Ösophagitis (Kap. 9.4.2).

Diagnostik

- Anamnese und klinisches Bild;
- Ösophagoskopie, bei der Biopsiematerial entnommen wird;
- Jährliche Befundkontrolle bei Barrett-Syndrom.

Therapie

Geringgradige Beschwerden lassen sich mit folgenden Allgemeinmaßnahmen günstig beeinflussen:
- Vermeiden üppiger Mahlzeiten;
- Vermeiden von sauren Speisen, fettigen Speisen, Alkohol, Kaffee, Schokolade, Zwiebeln, Knoblauch und Pfefferminz;
- Vermeiden von Medikamenten, die den Tonus des unteren Ösophagussphinkters senken, z. B. Nitrate;
- Vermeiden einer horizontalen Körperposition bis 4 Stunden nach dem Essen und Schlafen mit 10–20 cm erhöhtem Oberkörper;
- Vermeiden enger Kleidung;
- Gewichtsreduktion.

Wenn diese Maßnahmen nicht ausreichen, werden Medikamente eingesetzt, die die Säureproduktion des Magens reduzieren bzw. hemmen, z. B. Protonenpumpenblocker.

Bei fortschreitender Ösophagitis bzw. mangelnder Compliance kann eine Antirefluxoperation angezeigt sein. Bewährt hat sich die Fundoplicatio nach Nissen, bei der eine Manschette des Magenfundus um den distalen Ösophagus geschlungen wird, um den Druck auf den unteren Ösophagussphinkter zu erhöhen. Dieser Eingriff kann laparoskopisch durchgeführt werden und liefert in ca. 80 % der Fälle zufrieden stellende Ergebnisse.

9.4.2 Ösophaguskarzinom

Anders als in Asien und Afrika ist das Ösophaguskarzinom in westlichen Industrienationen mit einer Inzidenz von 7/100.000 Einwohnern relativ selten. Männer erkranken deutlich häufiger, das Hauptmanifestationsalter liegt bei 55 Jahren. Die Prognose ist schlecht: Nachdem die ersten Symptome aufgetreten sind, beträgt die durchschnittliche Lebenserwartung noch 8 Monate!

Ursachen

Wichtige kanzerogene Noxen sind konzentrierter Alkohol, heiße Getränke, Rauchen, Nitrosamine sowie Aflatoxine, die Gifte einiger Schimmelpilzarten. Ösophaguserkrankungen mit einem erhöhten Karzinomrisiko sind vor allem:
- Refluxösophagitis, die zu bleibenden Zellveränderungen geführt hat (Barrett-Syndrom, Kap. 9.4.1);
- Narben nach Laugenverätzungen;
- Achalasie (Kap. 9.2.1).

Auch eine Bestrahlung des Mediastinums, z.B. bei Patientinnen mit Mammakarzinom, kann ein Ösophaguskarzinom begünstigen.

Klinik

Krankheitszeichen sind uncharakteristisch und treten relativ spät auf:
- Schluckbeschwerden, wenn mehr als ⅔ des Lumens verlegt sind;
- Gewichtsverlust;
- Retrosternale Schmerzen bzw. Rückenschmerzen;
- Schluckauf bei Infiltration des N. vagus;
- Heiserkeit bei Infiltration des N. recurrens;
- Folgen der Aspiration, wenn Fisteln zu den Atemwegen entstanden sind;
- Hinweise auf Fernmetastasen in Lunge, Leber und Knochen, die jedoch relativ spät auftreten.

> *Das Ösophaguskarzinom ist die häufigste Ursache für Schluckstörungen ab dem 40. Lebensjahr!*

Diagnostik und Therapie

- Anamnese und klinischer Befund;
- Ösophagoskopie mit Biopsie;
- Staging, um Tumorausdehnung zu ermitteln, z.B. Endosonographie, CT und Bronchoskopie.

Nachdem die Diagnose histologisch gesichert ist und das Ausmaß der Erkrankung feststeht, kann die Therapie geplant werden.

Kurative Therapie

Nur die Patienten, bei denen der Tumor noch keine Strukturen außerhalb des Ösophagus befallen hat, können operiert werden. Das sind nur 30% der Betroffenen. Bei dem Eingriff wird die Speiseröhre fast vollständig entfernt (subtotale Ösophagektomie) und meistens durch den hochgezogenen Magen ersetzt. Mehr als 5% der Patienten versterben bei der Operation, mehr als 70% in den nächsten 5 Jahren.

Palliative Therapie

Wichtigstes Ziel ist, möglichst lange eine normale Nahrungsaufnahme zu ermöglichen:
- Lasertherapie, um Stenosen zu beseitigen;
- Kunststofftubus oder Metallstent, die endoskopisch eingebracht werden;
- Ernährung über PEG-Sonde (perkutane endoskopische Gastrostomie, **Abb. 9.10a–d**), wenn der Tumor nicht mehr passierbar ist.

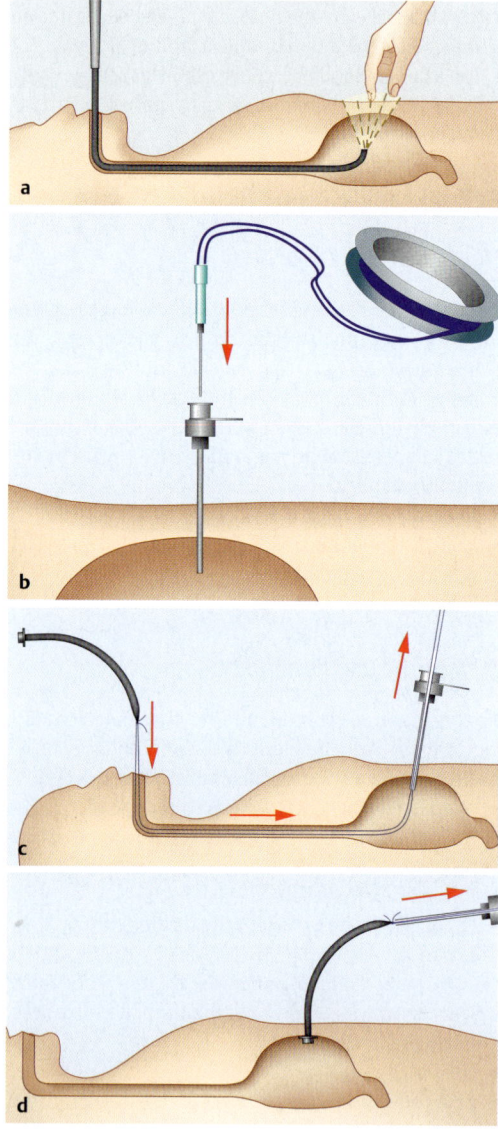

Abb. 9.10a–d Perkutane endoskopische Gastrostomie: PEG-Anlage. **a** Die endoskopisch eingebrachte Lichtquelle zeigt außen die Position des Magens. **b** Der Ausziehfaden wird über die Bauchdecke in den Magen eingeführt. **c** Die Sonde wird am Faden befestigt und in den Magen gezogen. **d** Die Sonde wird durch die Bauchwand herausgezogen und befestigt.

9.5 Erkrankungen des Magens und des Duodenums

9.5.1 Gastritis

Klassifikation und Ursachen

Der Vielzahl der Einteilungsmöglichkeiten kann man entnehmen, dass die Magenschleimhautentzündung nur schwer zu klassifizieren ist.

Nach dem *zeitlichen Verlauf* unterscheidet man zwischen akuter und chronischer Gastritis. Da die Erkrankung jedoch asymptomatisch verlaufen kann, lässt sich der Beginn häufig nicht datieren. Außerdem ist die klinische Relevanz fraglich, da man von der Erkrankungsdauer nicht auf das Ausmaß des Gewebsdefektes schließen kann.

Der *histologische Befund* zeigt, ob es sich um eine erosive oder nichterosive Gastritis handelt:
- Bei der erosiven Gastritis fällt bereits endoskopisch ein Gewebsdefekt auf, der jedoch auf die oberflächliche Schicht der Magenschleimhaut, die Lamina propria beschränkt ist. Da es wegen des Schleimhautdefektes zu Blutungen kommen kann, wird diese Form auch als hämorrhagische Gastritis bezeichnet.
- Bei der nichterosiven Gastritis sieht die Schleimhaut endoskopisch häufig normal aus. Entzündliche Infiltrate fallen erst bei der feingeweblichen Untersuchung auf.

Die *ABC-Klassifikation* liefert einen Überblick über Erkrankungsursachen:
- 5 % der Patienten haben eine Typ-A-Gastritis, die durch Autoimmunprozesse bedingt ist. Auto-Antikörper richten sich dabei gegen die Belegzellen im Korpusbereich, die neben Salzsäure den *Intrinsic factor* produzieren. Wenn dieser fehlt, kann Vitamin B_{12} im Dünndarm nicht resorbiert werden. Infolge des Vitamin-B_{12}-Mangels ist die Blutbildung eingeschränkt, und es resultiert eine so genannte perniziöse Anämie (Kap. 12.4).
- Ca. 85 % der Patienten haben eine bakteriell bedingte Antrumgastritis. Die Typ-B-Gastritis wird durch Helicobacter pylori (HP) hervorgerufen, einem Erreger, der mit zunehmendem Alter gehäuft auftritt. So gelingt bei 50 % der über 50-Jährigen ein HP-Nachweis.
- Etwa 10 % haben eine Typ-C-Gastritis, die durch chemische Noxen wie zurückfließende Gallenflüssigkeit und nichtsteroidale Antirheumatika (NSAR) verursacht wird.

> ABC-Klassifikation:
> - A: Autoimmunprozesse
> - B: Bakterien
> - C: Chemikalien

Leider berücksichtigt die ABC-Klassifikation folgende Ursachen einer Gastritis nicht:
- Stress, z. B. bei intensivmedizinischer Behandlung
- Stauungsbedingte Minderdurchblutung, z. B. bei Rechtsherzinsuffizienz (Kap. 6.2.2).

Symptome und Komplikationen

Eine unkomplizierte Gastritis verläuft häufig asymptomatisch. Mögliche Hinweise sind Appetitlosigkeit, Übelkeit, Erbrechen, Oberbauchschmerzen, Völlegefühl und Blähungen. Folgende Komplikationen können auftreten:
- Blutungen bei erosiver Gastritis;
- Entstehung eines Magengeschwürs (Ulcus ventriculi; Kap. 9.5.2);
- Magenkarzinom bei HP- und Autoimmungastritis (Kap. 9.5.3);
- Perniziöse Anämie bei Autoimmungastritis.

Diagnostik

Die Diagnose wird endoskopisch-histologisch gesichert. Im bei der Gastroskopie gewonnenen Biopsiematerial lässt sich außerdem HP nachweisen.

Der HP-Nachweis ist auch durch den nichtinvasiven ^{13}C-Harnstoff-Atemtest möglich. Hierbei wird die Tatsache genutzt, dass HP ein Enzym produziert, das Harnstoff spaltet. Der Patient erhält eine Testmahlzeit mit ^{13}C-markiertem Harnstoff, der im Magen gespalten wird, wenn dieser mit HP besiedelt ist. Die Spaltprodukte gelangen zunächst ins Blut und werden dann abgeatmet. Wenn vermehrt ^{13}C in der Ausatemluft gemessen wird, spricht dieser Befund für eine HP-Besiedlung. Der Atemtest eignet sich vor allem für die Therapiekontrolle, falls keine erneute Gastroskopie angezeigt ist.

Therapieprinzipien

- Noxen, die die Magenschleimhaut angreifen können, wie Kaffee, Alkohol und bestimmte Medikamente, müssen gemieden werden.
- Nahrungskarenz ist bei akuten Formen sinnvoll.

- Die Grunderkrankung muss behandelt, Ursachen müssen ausgeschaltet werden. Beispielsweise wird bei HP-Besiedlung eine Eradikationstherapie durchgeführt, bei der die Keime durch Antibiotika eliminiert werden sollen. Gleichzeitig werden Medikamente gegeben, die den pH-Wert des Magens erhöhen und so ungünstige Bedingungen für HP schaffen, so genannte Protonenpumpenhemmer.
- Therapie der Komplikationen, z. B. endoskopische Blutstillung.

9.5.2 Gastroduodenale Ulkuskrankheit

Definition und Häufigkeit

Bei einem Ulkus oder Geschwür handelt es sich um einen Schleimhautdefekt, der mindestens bis in die Muscularis mucosae reicht. Bei oberflächlicheren Defekten spricht man von einer Erosion.

Die Erkrankungshäufigkeit ist rückläufig, derzeit leiden etwa 0,8 % der Bevölkerung an einer gastroduodenalen Ulkuskrankheit. Dabei ist zu unterscheiden zwischen einem *Ulcus ventriculi* (Magengeschwür) und einem *Ulcus duodeni* (Zwölffingerdarmgeschwür), das mit einer Inzidenz von 150/100.000 dreimal so häufig ist wie das Ulcus ventriculi.

Ursachen

Ein Ulkus kann entstehen, wenn es zu einer Dysbalance zwischen schleimhautschützenden und -angreifenden Faktoren kommt. Schleimhautaggressiv ist eine bakterielle Besiedlung mit Helicobacter pylori (HP). So steigt bei einer HP-Gastritis (Kap. 9.5.1) das Ulkusrisiko um das Vierfache. Bei 75 % aller Patienten mit Ulcus ventriculi und 99 % aller Patienten mit Ulcus duodeni gelingt der HP-Nachweis. Das Ulkus kann somit als Komplikation der HP-Gastritis angesehen werden, wobei eine genetische Disposition und exogene Faktoren eine Rolle spielen.
- Bei körperlichem und psychischem Stress wird vermehrt Magensäure produziert, die einen aggressiven Faktor darstellt, z. B. bei intensivmedizinischer Behandlung.
- Nichtsteroidale Antirheumatika (NRSA) und Steroide haben die unerwünschte Nebenwirkung, die Produktion protektiven Schleims zu reduzieren.
- Häufiger betroffen sind Träger der Blutgruppe 0 sowie Patienten mit Gastrinom (Kap. 9.10.2) oder Hyperparathyreoidismus (Kap. 11.5.4).
- Zigarettenrauchen ist ulkusbegünstigend.

Symptome und Komplikationen

80 % der Patienten klagen über Symptome wie Appetitlosigkeit, Übelkeit, Völlegefühl und epigastrische Schmerzen. Diese treten beim Ulcus ventriculi nach dem Essen auf, während es sich beim Ulcus duodeni um einen Nüchternschmerz handelt. Insbesondere die Ulzera, die auf NSAR-Einnahme zurückzuführen sind, können asymptomatisch sein und sich z. B. erst durch akute Komplikationen bemerkbar machen (**Abb. 9.11a–d**). Mögliche akute Komplikationen sind:
- Ulkusblutung;
- Ulkusperforation, d. h. Durchbruch mit akutem Abdomen (Kap. 3.5.3);
- Ulkuspenetration, d. h. Eindringen in andere Organe, z. B. Pankreas.

Außerdem können folgende Spätkomplikationen resultieren:
- Magenkarzinom (Kap. 9.5.3);
- Selten Magenausgangsstenose.

Diagnostik

Die Diagnose wird endoskopisch-histologisch gesichert. Im Biopsiematerial lässt sich auch HP nachweisen.

Therapie

Die gastroduodenale Ulkuskrankheit wird konservativ behandelt. Dabei kommt der HP-Eradikationstherapie, also der kombinierten Antibiotika- und Protonenpumpenhemmertherapie, ein hoher Stellenwert zu. Hierdurch kann die Ulkuskrankheit zur Ausheilung gebracht werden. Bei Ulzera ohne HP-Nachweis müssen andere oben genannte Ursachen gesucht und entsprechend behandelt werden.

Dank der pharmakologischen Fortschritte gehört die operative Ulkustherapie der Vergangenheit an.

9.5.3 Magenkarzinom

In Deutschland ist das Magenkarzinom das siebthäufigste Karzinom. Die Inzidenz ist rückläufig und liegt noch bei etwa 20/100.000 Einwohnern/Jahr. Es gibt Regionen, z. B. Japan und China, in denen das Magenkarzinom bis zu 6-mal häufiger vorkommt als hier, sodass es weltweit nach dem Hautkrebs den zweithäufigsten malignen Tumor darstellt. Männer sind doppelt so häufig betroffen wie Frauen, und der Erkrankungsbeginn liegt in der Regel jenseits des 50. Lebensjahres.

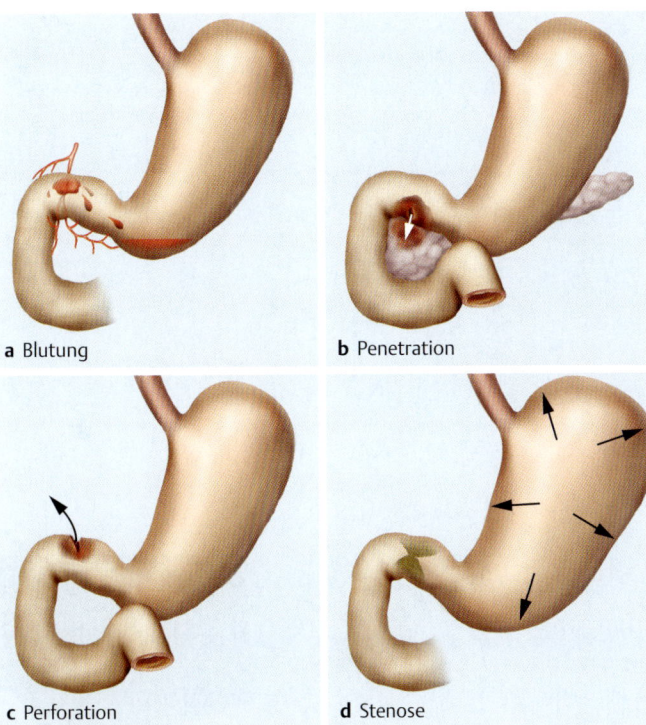

Abb. 9.11a–d Ulkuskomplikationen.
a Blutung. **b** Penetration. **c** Perforation.
d Stenose.

Ursachen

Man geht davon aus, dass mindestens 50% aller Magenkarzinome durch eine Helicobacter-pylori-Besiedlung bedingt sind, die mit einem etwa 5fachen Erkrankungsrisiko behaftet ist. Außerdem werden genetische Faktoren und folgende Lebens- bzw. Ernährungsgewohnheiten angeschuldigt:
- Stark gesalzene, geräucherte oder gepökelte Nahrung, da sie viel Nitrat enthält, das in karzinogene Nitrosamine umgewandelt wird;
- Vitaminarme Ernährung;
- Hoher Alkoholkonsum;
- Zigarettenrauchen.

Erkrankungen mit erhöhtem Karzinomrisiko sind vor allem:
- Typ-A- und Typ-B-Gastritis (Kap. 9.5.1);
- Magenpolypen;
- Z. n. Magenteilresektion.

Symptome und Metastasierung

Die Erkrankung verläuft häufig bis ins Spätstadium asymptomatisch. Appetitlosigkeit, Gewichtsverlust, Leistungsminderung, diffuse Oberbauchbeschwerden und Brechreiz können Hinweise sein. Ein fortgeschrittener Tumor kann bluten, den Mageneingang bzw. -ausgang verlegen und durch Metastasen auffallen.
- Wenn die Diagnose gestellt wird, haben ca. 70% der Patienten bereits Lymphknotenmetastasen. Typisch ist der Virchow-Lymphknoten, der linksseitig supraklavikulär zu tasten ist.
- Fernmetastasen siedeln meistens in Leber, Lunge, Knochen und Gehirn.
- Durch kontinuierliche Metastasierung können die Nachbarorgane Ösophagus, Duodenum, Kolon, Pankreas und das Peritoneum befallen werden.
- Beim Krukenberg-Tumor handelt es sich um Abtropfmetastasen in den Ovarien.

Diagnostik und Therapie

Der Tumor wird mittels Gastroskopie und Biopsie gesichert. Bildgebende Verfahren wie Endosonographie und CT sollen zeigen, wie weit der Tumor sich bereits ausgebreitet hat. Nach den Staging-Untersuchungen kann die Therapie geplant werden.

30% der Patienten können mit kurativer Zielsetzung operiert werden. Gängige Verfahren sind die subtotale bzw. die komplette Gastrektomie. **Abb. 9.12a–b** zeigt Beispiele, wie nach Entfernung des Magens ein Ersatzmagen gebildet werden kann.

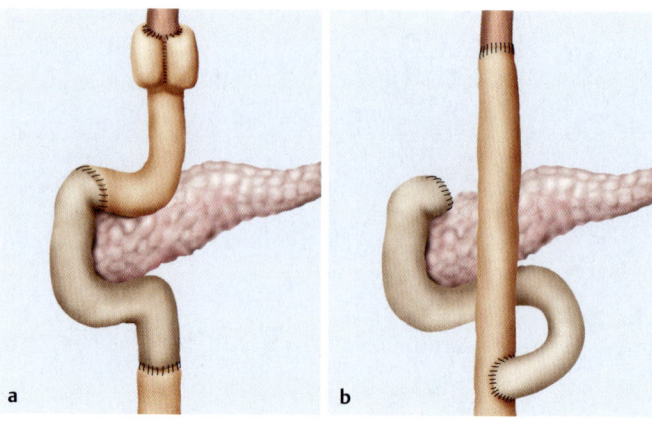

Abb. 9.12a–b Bildung eines Ersatzmagens nach Gastrektomie. **a** Jejunuminterponat. **b** Jejunumhochzug (Roux-Y): Über das blind endende Duodenum gelangen Verdauungssäfte in das Jejunum.

9.6 Erkrankungen des Dünn- und Dickdarms

9.6.1 Glutensensitive Enteropathie

Die glutensensitive Enteropathie ist eine Malabsorptionskrankheit, die durch Gluten, genauer das darin enthaltene Gliadin hervorgerufen wird. Bei Gluten handelt es sich um das Kleberprotein in Weizen, Gerste, Hafer und Roggen, das eine abnorme Immunantwort hervorruft, die sich gegen die Zotten der Dünndarmschleimhaut richtet. Es kommt zu einem reversiblen Zottenschwund, und die Resorptionsfläche des Dünndarms verkleinert sich deutlich. Je nach Alter bei Erkrankungsbeginn spricht man von:
- *Zöliakie*, die sich bereits im 1.–2. Lebensjahr nach der Umstellung auf Breikost manifestiert;
- *Einheimischer Sprue* mit Beginn im 3. bzw. 4. Lebensjahrzehnt.

Neue diagnostische Möglichkeiten haben gezeigt, dass die glutensensitive Enteropathie häufiger ist als man bisher angenommen hat. Die Prävalenz beträgt 1:150.

Folgen

Die Patienten zeigen Symptome der Malabsorption, vor allem:
- Chronische Durchfälle;
- Mangelsyndrome, insbesondere Gewichtsverlust (**Abb. 9.13**), Eisenmangelanämie, Osteomalazie (Kap. 11.5.3);
- Geblähtes Abdomen, da der nichtresorbierte Darminhalt gärt.

Bis zu 10 % entwickeln maligne Tumoren, vor allem Lymphome und Kolonkarzinome.

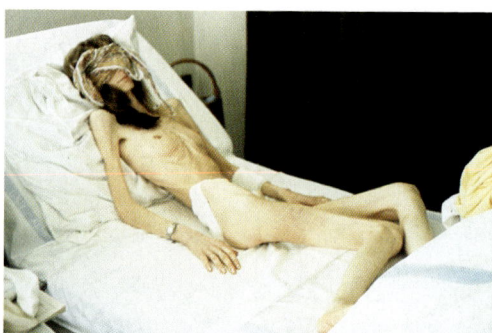

Abb. 9.13 Kachektische Patientin mit glutensensitiver Enteropathie (Greten 2005).

Diagnostik und Therapie

Erste diagnostische Hinweise ergeben sich aus der Anamnese und der körperlichen Untersuchung. Die Diagnose wird gesichert durch:
- Dünndarmbiopsie, in der die Zottenatrophie sichtbar wird;
- Nachweis von Gliadin-Antikörpern im Serum.

Unter streng glutenfreier Diät regenerieren die Dünndarmzotten und der Patient wird erscheinungsfrei, d. h. er muss lebenslang konsequent alle Roggen-, Weizen-, Hafer- und Gerstenprodukte meiden.

9.6.2 Laktoseintoleranz

Etwa 10 % der erwachsenen Europäer haben infolge eines angeborenen Laktasemangels eine Milchzuckerunverträglichkeit. Ihnen fehlt das Enzym der

Dünndarmschleimhaut, das den Zweifachzucker Laktose in Glukose und Galaktose zerlegt, sodass Laktose nicht mehr resorbiert werden kann. Sie gelangt in den Dickdarm und wird bakteriell in CO_2, H_2 und Milchsäure gespalten.

Die Laktoseintoleranz ist nicht zu verwechseln mit der selteneren Milchallergie, die sich gegen die Eiweiße Lactalbumin bzw. Kasein richtet.

Symptome

Nachdem der Patient Milchprodukte zu sich genommen hat, treten Zeichen der Maldigestion auf, vor allem Blähungen, krampfartige Bauchschmerzen und Durchfälle.

Diagnostik und Therapie

Tests, die bei anamnestisch begründetem Verdacht durchgeführt werden:
- Laktosetoleranztest, bei dem nach Aufnahme einer Testportion Milchzucker der Glukoseanstieg im Blut ausbleibt;
- H_2-Atemtest, bei dem der vermehrte H_2-Gehalt der Ausatemluft gemessen wird, der infolge der Aktivität der Darmbakterien zustande kommt.

Der Nachweis einer niedrigen Laktaseaktivität über eine Dünndarmbiopsie ist häufig nicht mehr notwendig. Therapeutische Konsequenz:
- Meiden von Milch und Milchprodukten;
- Versuch laktosearmer Milch;
- Versuch der Enzymsubstitution.

9.6.3 Chronisch-entzündliche Darmerkrankungen

Zu den chronisch-entzündlichen Darmerkrankungen (CED) zählen *M. Crohn* und *Colitis ulcerosa*, die sich vor allem hinsichtlich der Lokalisation, der Symptomatik und der potenziellen Komplikationen unterscheiden (**Abb. 9.14a–b**).

M. Crohn

Bis zu 100 von 100.000 Einwohnern leiden an einem M. Crohn, der sich hauptsächlich zwischen dem 20. und 40. Lebensjahr manifestiert. Folgende Faktoren begünstigen die Entstehung:
- Genetische Disposition;
- Barrieredefekte der Schleimhaut;
- Überschießende Entzündungsreaktion auf Darmbakterien.

M. Crohn kann abschnittsweise den gesamten Verdauungstrakt betreffen. Besonders häufig ist er im Bereich der letzten Dünndarmschlinge lokalisiert und wird daher auch als *Ileitis terminalis* bezeichnet. Der entzündliche Prozess erfasst dabei alle Wandschichten.

> Diskontinuierlicher Befall des gesamten Verdauungstraktes und aller Wandschichten!

Symptome

Die Erkrankung verläuft in Schüben. Wichtige Symptome sind:
- Gewichtsverlust;
- Bauchschmerzen;
- Fieber;

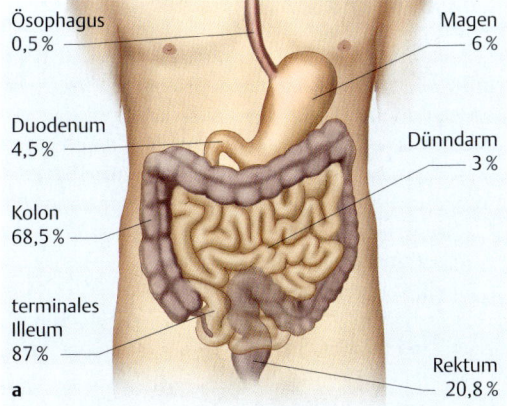 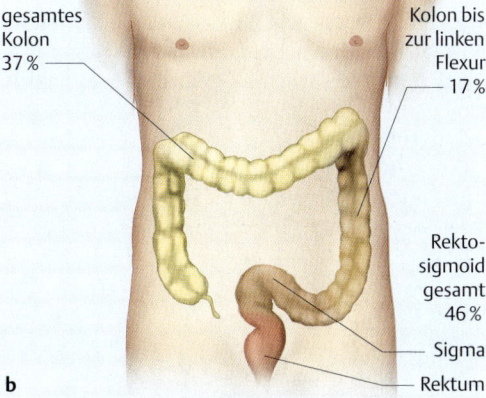

Abb. 9.14a–b Befallsmuster bei chronisch-entzündlichen Darmerkrankungen: **a** M. Crohn, der diskontinuierlich den gesamten Verdauungstrakt befallen kann. **b** Colitis ulcerosa, die im Rektum beginnt und sich kontinuierlich über den Dickdarm ausbreitet.

- Diarrhö, wobei bis zu 6 Stuhlentleerungen pro Tag üblich sind;
- Zeichen der Malabsorption, wenn der Dünndarm betroffen ist.

Komplikationen

Da alle Wandschichten betroffen sind, können sich Fisteln bilden. Fisteln sind Verbindungsgänge zwischen verschiedenen Darmabschnitten, Darm und anderen Hohlorganen oder Darm und Haut. Außerdem sind Darmstenosen und Abszesse möglich.
Extraintestinale Komplikationen sind:
- Gelenkbeteiligung im Sinne einer Arthritis bzw. einer Spondylarthropathie (Kap. 13.2);
- Augenbeteiligung;
- Hautbeteiligung;
- Leberbeteiligung.

> *Malabsorption, Fisteln, Stenosen und systemische Komplikationen sind beim M. Crohn möglich.*

Colitis ulcerosa

Mit einer Prävalenz von 80/100.000 Einwohnern ist die Colitis ulcerosa etwas seltener als der M. Crohn. Die Genese ist unklar.
Der entzündliche Prozess, der auf die oberflächliche Schleimhaut begrenzt ist, steigt vom Rektum kontinuierlich auf und befällt bei mehr als 30% der Patienten das gesamte Kolon. Andere Abschnitte des Magen-Darm-Traktes sind nicht betroffen.

> *Kontinuierliche Schleimhautentzündung, die am Rektum beginnt und den ganzen Dickdarm betreffen kann.*

Symptome

Die Colitis ulcerosa geht mit schubweise auftretenden Bauchschmerzen, Fieber sowie Gewichtsverlust einher. Anders als beim M. Crohn kommt es jedoch zu:
- Blutiger Diarrhö;
- Bis zu 30 Stuhlentleerungen pro Tag.

Extraintestinale Symptome im Sinne einer Gelenk-, Haut- oder Augenbeteiligung sind seltener als beim M. Crohn.

Lokale Komplikationen

- Massive Blutungen;
- Toxisches Megakolon mit Perforationsgefahr;
- Kolorektales Karzinom bei 15% der Patienten nach etwa 20 Erkrankungsjahren (Kap. 9.6.5).

> *Blutungen, Megakolon und maligne Entartung sind bei der Colitis ulcerosa möglich.*

Diagnostik und Therapieprinzipien bei CED

Die Diagnose wird endoskopisch-histologisch gesichert. Konservative therapeutische Maßnahmen sind:
- Diät im akuten Schub;
- Entzündungshemmende Medikamente;
- Immunsuppressiva;
- Substitution von Nahrungsbestandteilen;
- Psychosomatische Therapie.

Bei lokalen Komplikationen, wie Stenosen, Fisteln und Abszessen sind operative Eingriffe angezeigt.
Colitis-Patienten haben ein hohes Karzinomrisiko, weshalb nach mehr als 8-jährigem Krankheitsverlauf regelmäßig Koloskopien mit Biopsien durchgeführt werden. Bei beginnender Entartung oder bei konservativ nicht beherrschbaren Verläufen wird der Dickdarm entfernt (Kolektomie). Während die Colitis ulcerosa durch eine Kolektomie heilbar ist, ist der M. Crohn bisher nicht kurativ behandelbar.

9.6.4 Appendizitis

Über 5% der Bevölkerung werden im Laufe ihres Lebens wegen einer akuten Entzündung des Wurmfortsatzes operiert. Damit stellt die Appendizitis eine der häufigsten Indikationen für eine Bauchoperation dar.
Wahrscheinlich wird das Appendixlumen durch Darminhalt verlegt, sodass Darmbakterien einen idealen Nährboden finden und eine Entzündung hervorrufen können.

Symptome und Komplikationen

Leitsymptom sind Bauchschmerzen, die initial meist diffus sind. Oft werden auch Schmerzen im Oberbauch oder im Bereich des Bauchnabels angegeben, die sich innerhalb weniger Stunden in den rechten Unterbauch verlagern. Mögliche zusätzliche Symptome sind:
- Allgemeines Krankheitsgefühl;
- Appetitlosigkeit;
- Übelkeit und Erbrechen;
- Fieber über 38,5 °C, wobei häufig eine rektal-axilläre Temperaturdifferenz von mehr als 0,8 °C besteht.

In schweren Fällen kommt es durch eine Perforation (Durchbruch) zu einer Peritonitis, und der Patient zeigt das Bild eines akuten Abdomens (Kap. 3.5.3).

Diagnostik

- Anamnese und klinisches Bild;
- Palpation des Abdomens (**Abb. 9.15**):
  - Abwehrspannung;
  - Druckschmerz am McBurney- und Lanz-Punkt;
  - Schmerzen im rechten Unterbauch nach plötzlichem Loslassen des eingedrückten Bauchs auf der linken Seite (Blumberg-Zeichen);
  - Schmerzen bei retrogradem Ausstreichen des Kolons (Rovsing-Zeichen).
- Laborparameter, die für eine Entzündung sprechen wie erhöhte BSG und Leukozytose;
- Die Sonographie zeigt verdickte Wand der Appendix.

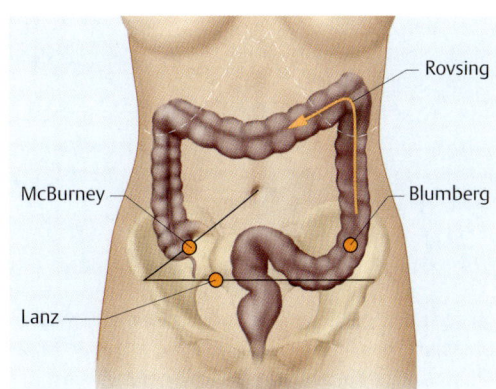

Abb. 9.15 Schmerzpunkte bei Appendizitis.

Therapie und Prognose

Die operative Entfernung des Wurmfortsatzes wird als Appendektomie bezeichnet, die offen oder laparoskopisch erfolgen kann. Wenn rechtzeitig die OP-Indikation gestellt wird, beträgt die Letalität weniger als 0,2 %.

9.6.5 Kolorektales Karzinom

Häufigkeit

Das kolorektale Karzinom (KRK) ist nach dem Bronchialkarzinom der zweithäufigste maligne Tumor in den westlichen Industrienationen. Die Inzidenz beträgt 30/100.000 Einwohnern/Jahr, und die Tendenz ist steigend. Derzeit wird jährlich bei 57.000 Deutschen ein KRK diagnostiziert, etwa 30.000 sterben an den Folgen.

Ursachen

Bei 75 % der Patienten wird insbesondere die Lebensweise für die Erkrankung verantwortlich gemacht:
- Fett- und fleischreiche, aber ballaststoffarme Kost;
- Übergewicht;
- Rauchen und Alkoholkonsum.

Außerdem nimmt mit zunehmendem Alter das Karzinomrisiko zu. Bei über 40-Jährigen verdoppelt sich die Inzidenz alle 10 Jahre und beträgt durchschnittlich 6%. Überdurchschnittlich häufig erkranken die Angehörigen der folgenden Risikogruppen:
- Patienten mit kolorektalen Adenomen, den so genannten Polypen (Erkrankungsrisiko 1–50 %, je nach Adenomtyp und Größe; Kap. 9.7.1);
- Verwandte 1. Grades von KRK-Patienten (Erkrankungsrisiko 10–30 %);
- Patienten mit Colitis ulcerosa (Erkrankungsrisiko 15 %; Kap. 9.6.3);
- Patienten mit familiärer adenomatöser Polyposis (FAP; Kap. 9.7.1), bei denen der Dickdarm mit Polypen übersät ist. FAP wird autosomal-dominant vererbt und stellt eine obligate Präkanzerose dar, d. h. dass die Betroffenen auf jeden Fall ein Karzinom entwickeln. Sie müssen sich deshalb ab dem 12. Lebensjahr regelmäßigen Darmspiegelungen und nach der Pubertät einer Kolektomie unterziehen.
- Patienten mit hereditärem nichtpolypösen Kolonkarzinom-Syndrom (HNPCC), das ebenfalls autosomal-dominant vererbt und mit einem KRK-Risiko von 75 % behaftet ist. Diese Patienten entwickeln häufig auch andere bösartige Neubildungen, z. B. Endometriumkarzinome, Pankreaskarzinome, Ovarial- und Hauttumoren.

Symptome und Metastasierung

Mögliche Krankheitszeichen sind:
- Allgemeinsymptome wie Leistungsminderung, Müdigkeit und Gewichtsverlust;
- Plötzlich veränderte Stuhlgewohnheiten;
- Blut im Stuhl, wobei auch okkulte Blutungen möglich sind, die vom Patienten nicht bemerkt werden;

> *Wenn ein Patient Blut im Stuhl bemerkt, muss dieses Symptom diagnostisch abgeklärt werden. Dabei darf man sich nie mit der Diagnose „Hämorrhoiden" zufrieden geben! Diese sind so häufig, dass jeder 2. KRK-Patient gleichzeitig auch Hämorrhoiden hat!*

- Schmerzen;
- Ileus als Spätsymptom bzw. Komplikation (Kap. 9.6.6).

Diese Symptome werden leider recht spät bemerkt, sodass 25 % der Patienten bei Diagnosestellung bereits Fernmetastasen haben. Hauptmetastasierungsorte sind Leber und Lunge.

Früherkennung und Diagnostik

Bei rechtzeitiger Diagnose können 9 von 10 Patienten geheilt werden. Deshalb werden folgende Maßnahmen zur Früherkennung empfohlen, wenn der Patient keiner der oben genannten Risikogruppen angehört:
- Ein Hämokkult-Test, bei dem nach verborgenem Blut im Stuhl gefahndet wird, sollte ab dem 50. Lebensjahr jährlich durchgeführt werden. Ein positiver Befund muss mittels Koloskopie weiter abgeklärt werden.
- Eine rektale Untersuchung sollte ebenfalls ab dem 50. Lebensjahr jährlich durchgeführt werden, denn etwa 20 % der Karzinome befinden sich im Rektum und können palpiert werden.
- Ab dem 55. Lebensjahr sollten regelmäßig Koloskopien durchgeführt werden. Bei unauffälligem Befund wird nach 10 Jahren zu einer Kontrolluntersuchung geraten.

> Maßnahmen zur Krebsfrüherkennung:
> Ab dem 50. Lebensjahr jährlich Hämokkult-Test und rektale Untersuchung; ab dem 55. Lebensjahr regelmäßige Koloskopien.

Besteht der Verdacht auf ein KRK, wird die Diagnose endoskopisch-histologisch gesichert (**Abb. 9.16**).

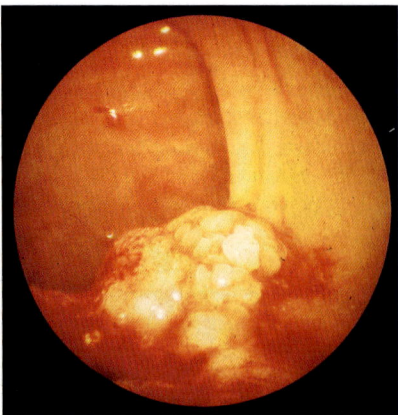

Abb. 9.16 Koloskopischer Befund eines kolorektalen Karzinoms (Baenkler u. a. 2001).

Wenn bei der Koloskopie nicht der ganze Dickdarm eingesehen werden kann, wird eventuell ein Kolonkontrasteinlauf (**Abb. 9.7**) oder eine CT notwendig. Bildgebende Verfahren wie die Sonographie der Leber sollen zeigen, wie weit sich der Tumor bereits ausgebreitet hat. Aus **Tab. 9.7** geht die Stadieneinteilung hervor.

Tabelle 9.7 Modifizierte Dukes-Klassifikation sowie UICC-Stadien des KRK und stadienabhängige Prognose (UICC = Internationale Union gegen den Krebs)

UICC-tadium	Dukes-Stadium	Definition	5-Jahres-Überlebensrate
0	-	Carcinoma in situ	100 %
I	A	Tumor auf Mukosa begrenzt	80 %
II	B	Invasion aller Wandschichten	70 %
III	C	Lymphknotenbefall	45 %
IV	D	Fernmetastasen	5 %

Therapie

Operative Therapie

Der tumortragende Darmabschnitt wird mit mindestens 5 cm Sicherheitsabstand entfernt. Typische Resektionen sind:
- Links- bzw. rechtsseitige Hemikolektomie, bei der der halbe Dickdarm entfernt wird;
- Transversumresektion;
- Sigmaresektion;
- Rektumresektion.

Die Darmpassage kann in der Regel durch End-zu-End-Anastomose wiederhergestellt werden und die Anlage eines künstlichen Darmausgangs, eines Anus praeters oder Stomas, ist nur noch selten notwendig (**Abb. 9.17a–d**).

Auch isolierte Leber- oder Lungenmetastasen können operativ entfernt werden.

Chemo- und Strahlentherapie
- Patienten mit einem Rektumkarzinom wird eine postoperative, adjuvante Radiochemotherapie empfohlen (Kap. 5.2).
- Bei Patienten mit fortgeschrittenem Rektumkarzinom kann durch eine präoperative, neoadjuvante Radiochemotherapie der Tumor verkleinert werden, sodass er operabel wird.
- Patienten mit einem Kolonkarzinom profitieren ab UICC-Stadium III von einer zusätzlichen adjuvanten Chemotherapie.

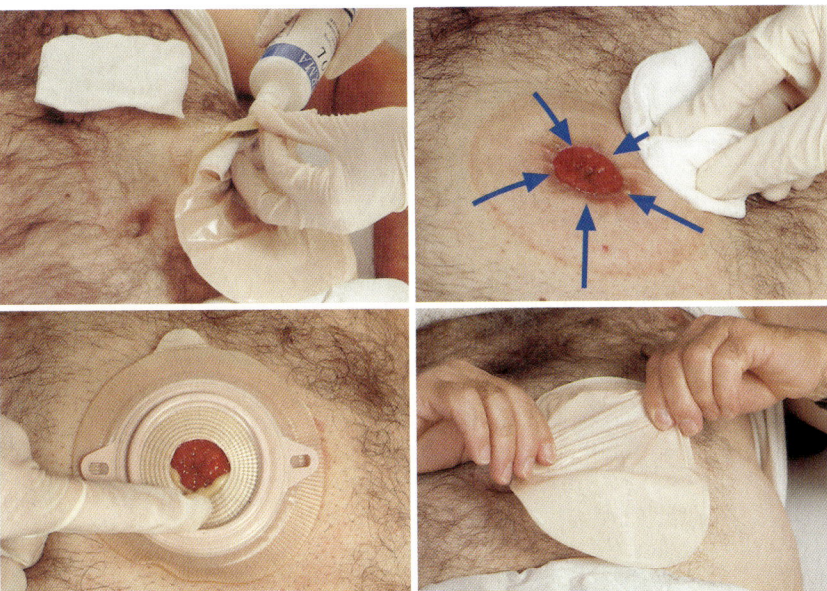

Abb. 9.17a–d Versorgung eines Anus praeter. **a** Der alte Beutel wird entfernt. **b** Haut und Stoma werden gereinigt. **c** Die Hautschutzplatte wird aufgeklebt. **d** Der neue Beutel wird angebracht (Kellnhauser 2004).

- Bei multiplen Metastasen kommt eine palliative Chemotherapie in Betracht.

9.6.6 Ileus

Der Ileus wird auch als Darmverschluss bezeichnet. Es handelt sich um ein lebensbedrohliches Krankheitsbild, bei der die Dünndarm- oder Dickdarmpassage durch ein mechanisches Hindernis bzw. eine Lähmung des Darms behindert ist. Die Unterschiede zwischen einem mechanischen und einem paralytischen Ileus ergeben sich aus **Tab. 9.8**.

Tabelle 9.8 Unterschiede zwischen mechanischem und paralytischem Ileus

	Mechanischer Ileus	*Paralytischer Ileus*
Definition	Unterbrechung der Darmpassage durch ein mechanisches Hindernis	Darmlähmung

Ursachen	• Darmkompression, z. B. durch:
	  – Briden, d. h. postoperative Narbenzüge
	  – Hernien, d. h. Lücken der Bauchdecke, durch die Darmanteile hervortreten können
	  – Strangulation
	  – Invagination, bei der sich Darmanteile teleskopartig ineinander schieben
	• Verlegung des Lumens durch Tumoren
		• Reflektorisch bei Entzündungen wie Pankreatitis und Peritonitis
		• Postoperative bzw. posttraumatische Darmatonie

Symptome	• Krampfartige Schmerzen • Hyperperistaltik („Stenoseperistaltik")	• Druckgefühl • Aufgehobene Peristaltik („Totenstille")
Gemeinsame Symptome	• Übelkeit und Erbrechen, das auch kotig sein kann • Stuhl- und Windverhalt • Gebähtes Abdomen (Meteorismus) • Evtl. Volumenmangelschock, da Flüssigkeit nicht ausreichend rückresorbiert wird • Evtl. Fieber	

Tabelle 9.8 Fortsetzung

	Mechanischer Ileus	Paralytischer Ileus
Diagnostik	<ul><li>Anamnese, z. B. Frage nach vorangegangenen Operationen</li><li>Körperliche Untersuchung, insbesondere Auskultation der Darmgeräusche:<ul><li>Zunächst laute Darmgeräusche beim mechanischen Ileus, da der Darm gegen das Passagehindernis ankämpft („Stenoseperistaltik"); später keine Darmgeräusche mehr</li><li>Keine Darmgeräusche beim paralytischen Ileus („Totenstille")</li></ul></li><li>Röntgen-Übersichtsaufnahme des Abdomens zeigt aufgetriebene Darmschlingen und Flüssigkeitsspiegel (**Abb. 9.5**)</li></ul>	
Therapieprinzip	Passagehindernis muss schnellstmöglich operativ beseitigt werden	<ul><li>Möglichst kausale Therapie</li><li>Konservative Maßnahmen wie:<ul><li>Nahrungskarenz</li><li>Magensonde</li><li>Medikamente, die die Peristaltik anregen</li></ul></li></ul>

9.6.7 Reizdarmsyndrom

Synonyme

- Irritables Kolon;
- Reizkolon;
- Spastisches Kolon.

Definition und Häufigkeit

Ein Reizdarmsyndrom liegt vor, wenn sich chronische gastrointestinale Beschwerden nicht auf eine organische Ursache zurückführen lassen. Damit handelt es sich um ein psychosomatisches Krankheitsbild, das sich ab dem 3. Lebensjahrzehnt manifestiert und eine der häufigsten Diagnosen in der Gastroenterologie darstellt:

- 20 % der Erwachsenen in Industrienationen, wobei Frauen doppelt so häufig betroffen sind;
- 50 % der Patienten mit Magen-Darm-Beschwerden.

Diagnostik

Folgende Diagnosekriterien weisen auf ein Reizdarmsyndroms hin (nach Alexander 1999):
- Mindestens 3 Monate anhaltende chronische oder rezidivierende abdominelle Schmerzen oder Missempfindungen, die durch Stuhlentleerung vermindert werden;
- Zusätzlich mindestens 3 der folgenden Symptome an mehr als 25 % der Tage:
  - Veränderte Stuhlfrequenz (< 3/Woche, > 3/Tag);
  - veränderte Stuhlkonsistenz (hart, breiig, wässrig);
  - veränderte Stuhlpassage (erschwert, dranghaft, inkomplett);
  - Schleimbeimengungen;
  - Meteorismus.
- Nachtschlaf wird durch die Beschwerden nicht gestört.

Folgende Differenzialdiagnosen müssen ausgeschlossen werden:
- Tumoren (Kap. 9.6.5 u. 9.7.1);
- Chronisch-entzündliche Darmerkrankungen (Kap. 9.6.3);
- Glutensensitive Enteropathie (Kap. 9.6.1);
- Laktoseintoleranz (Kap. 9.6.2);
- Infektionskrankheiten (Kap. 14.2);
- Angina abdominalis infolge Minderdurchblutung des Darms;
- Gynäkologische Erkrankungen, z. B. Endometriose.

Die Basisdiagnostik umfasst:
- Entzündungsparameter im Blut;
- Stuhluntersuchungen auf pathologische Keime und okkultes Blut;
- Sigmoidoskopie bzw. Koloskopie.

Therapie

Eine wirksame Therapie ist nicht bekannt. Der Arzt muss den Patienten und seinen Leidensdruck ernst nehmen, ihn aber von der Harmlosigkeit des Befundes unterrichten. Einige Patienten profitieren von:
- Diätetischen Maßnahmen wie faserreicher Kost, Verzicht auf Kaffee und blähende Nahrungsmittel;
- Regelmäßiger Bewegung;
- Entspannungsübungen.

9.7 Erkrankungen unterschiedlicher Lokalisation

9.7.1 Polypen

Vorwölbungen der Schleimhaut in das Lumen des Verdauungskanals werden als Polypen bezeichnet. Wenn es sich um benigne, von Drüsenepithel ausgehende Tumoren handelt, spricht man auch von Adenomen (Kap. 2.6.2). Von besonderer klinischer Bedeutung sind kolorektale Polypen.

Kolorektale Polypen

Kolorektale Polypen werden besonders oft in Ländern mit hohem Lebensstandard gefunden. An ihrer Entstehung sind vor allem Ernährungsgewohnheiten und genetische Faktoren beteiligt. Die Häufigkeit nimmt mit dem Alter zu und beträgt bei uns durchschnittlich etwa 10 %.

Klinik, Diagnostik und Therapie

Kolorektale Polypen bleiben meistens asymptomatisch und werden erst im Rahmen der Maßnahmen zur Krebsfrüherkennung bemerkt (Kap. 9.6.5).
Da sie je nach Adenomgröße und -typ mit einem Entartungsrisiko von 1–50 % behaftet sind (**Abb. 9.18a–c**), müssen sie endoskopisch komplett entfernt und histologisch aufgearbeitet werden (**Abb. 9.19a–c**). Nach 3 Jahren wird zu einer Kontrollkoloskopie geraten.

Sonderform

Bei Patienten mit familiärer adenomatöser Polyposis (FAP) ist der Dickdarm mit Polypen übersät. Die FAP wird autosomal-dominant vererbt und stellt eine obligate Präkanzerose dar, d. h. dass die Betroffenen auf jeden Fall ein Karzinom entwickeln. Daher müssen sie sich ab dem 12. Lebensjahr regelmäßigen Koloskopien und nach der Pubertät einer Kolektomie unterziehen.

9.7.2 Divertikel

Divertikel sind Ausstülpungen der Wand des Verdauungskanals.
- Bei echten Divertikeln stülpt sich die ganze Wand aus.
- Bei falschen Divertikeln, die auch als Pseudodivertikel bezeichnet werden, schiebt sich die Schleimhaut durch Lücken in der Muskelschicht.

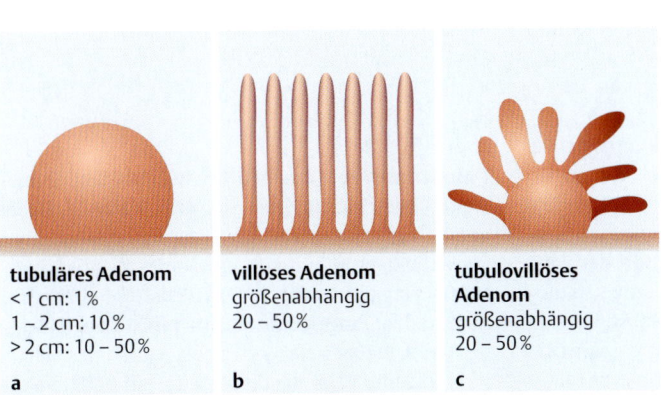

Abb. 9.18a–c Entartungsrisiko kolorektaler Polypen in Abhängigkeit von Adenomtyp und -größe. **a** Tubuläres Adenom. **b** Villöses Adenom. **c** Tubulovillöses Adenom.

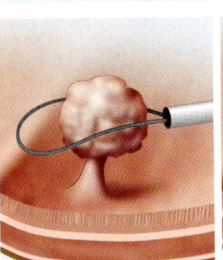 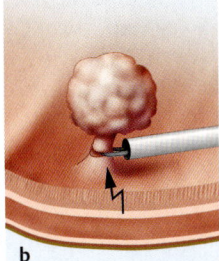 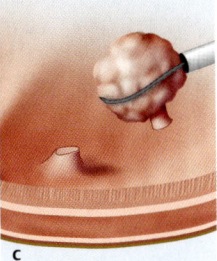

Abb. 9.19a–c Endoskopische Entfernung eines Polypen (Polypektomie) mit der Diathermieschlinge.

Divertikel kann es in jedem Abschnitt des Verdauungstraktes geben, besonders häufig sind Ösophagus- und Kolondivertikel.

Ösophagusdivertikel

Ösophagusdivertikel sind meistens Pseudodivertikel, die an den 3 physiologischen Engstellen der Speiseröhre auftreten. Am häufigsten sind zervikale Divertikel am Ösophaguseingang, die auch Zenker-Divertikel heißen (**Abb. 9.6**).

Symptome

Große Divertikel führen zu:
- Schluckbeschwerden;
- Druckgefühl;
- Wiederhochbringen unverdauter Nahrung, so genannte Regurgitation, gegebenenfalls mit Aspiration;
- Mundgeruch.

Diagnostik und Therapie

Diagnostisch wegweisend sind:
- Anamnese und klinisches Bild;
- Ösophagoskopie;
- Kontrastmitteldarstellung der Speiseröhre (**Abb. 9.6**).
- Bei ausgeprägten Beschwerden ist die endoskopische oder operative Divertikelresektion angezeigt.

Divertikulose und Divertikulitis

Kolondivertikel sind eine Zivilisationskrankheit, die auf ballaststoffarme Ernährung zurückzuführen ist. Bei uns haben etwa 10 % der 40-Jährigen und 80 % der 80-Jährigen eine Divertikulose, die meist im Sigma, seltener im Zäkum lokalisiert ist. 80 % der Patienten haben eine asymptomatische Divertikulose, die als Zufallsbefund bei einer Koloskopie entdeckt wird, und 20 % entwickeln eine symptomatische Divertikulitis.

Symptome und Komplikationen

Während die Divertikulose asymptomatisch ist, geht die Divertikulitis einher mit:
- Schmerzen;
- Stuhlunregelmäßigkeiten bei Sigmadivertikulitis;
- Eventuell Temperaturerhöhung.

Mögliche Komplikationen sind:
- Perforation;
- Stenose, die zum Ileus führen kann;
- Blutungen;
- Fisteln.

Diagnostik und Therapie

Wegen der Perforationsgefahr ist von invasiven diagnostischen Verfahren bei einer akuten Divertikulitis abzusehen!
- Anamnese und klinisches Bild;
- Entzündungsparameter im Blut;
- Sonographie und CT als sicherste Nachweismethoden.

Die Therapie ist in Tabelle **Tab. 9.9** zusammengefasst.

Tabelle 9.9 Therapie der Divertikulose und der Divertikulitis

Krankheitsbild	Therapie
Divertikulose	Stuhlregulierung durch ballaststoffreiche Kost und ausreichende Flüssigkeitszufuhr
Leichte Divertikulitis	Ambulante Therapie: - Diät - Breitbandantibiotika - Spasmolytika
Schwere Divertikulitis	Stationäre Therapie: - Nahrungskarenz - Breitbandantibiotika - Spasmolytika
Komplikationen	Operation

9.7.3 Hernien

Synonyme Bezeichnungen für Hernien sind Eingeweide- oder Weichteilbrüche (**Abb. 9.20a–b**). Dabei nutzt das Peritoneum Lücken der Bauchdecke, des Beckenbodens oder des Diaphragmas als Bruchpforte, um sich auszustülpen. Dabei entsteht ein Bruchsack, in dem Eingeweide als Bruchinhalt liegen können (**Abb. 9.20a**).

In 95 % der Fälle handelt es sich um äußere Hernien, bei denen sich der Bruchsack nach außen vorstülpt, vor allem:
- Leistenhernien;
- Schenkelhernien;
- Nabelhernien;
- Narbenhernien.

Innere Hernien wie die Hiatushernie treten äußerlich nicht in Erscheinung.

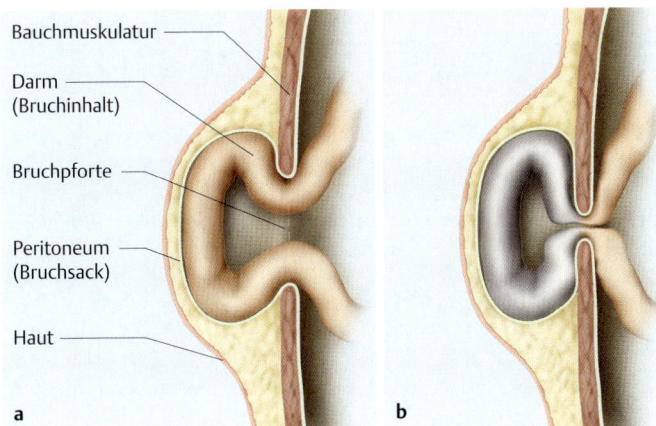

Abb. 9.20a–b a Hernie. b Eingeklemmte Hernie (Inkarzeration).

Ursachen

Angeborene Hernien entstehen, wenn sich in der vorgeburtlichen Entwicklung die Bauchwand nicht vollständig verschließt, z. B. kindliche Nabelhernien und ein Teil der Leistenhernien.

Häufiger sind erworbene Brüche durch anatomisch vorgegebene Schwachstellen wie der Durchtritt des Samenstrangs bei der Leistenhernie. Begünstigend wirkt eine intraabdominelle Druckerhöhung, z. B. beim Pressen, in der Schwangerschaft oder durch Aszites.

Leistenhernie

Mit 75 % ist die Hernia inguinalis der häufigste Eingeweidebruch überhaupt, der in 9 von 10 Fällen Männer betrifft. Im Bereich der Bruchpforte findet sich je nach Bruchsackgröße eine tast- oder sogar sichtbare Vorwölbung, die normalerweise in den Bauchraum zurückgedrückt werden kann und sich bei einer intraabdominellen Druckerhöhung wieder vorstülpt.

Gefürchtet ist die Inkarzeration, bei der der Darm in der Bruchpforte einklemmt (**Abb. 9.20b**). So kommt es zu einem Ileus und zu einer lebensbedrohlichen Unterbrechung der Blutversorgung des Darmes. Wegen dieser bedrohlichen Komplikation stellen alle Leistenhernien eine OP-Indikation dar. Die Operation ist offen und laparoskopisch möglich.

Hiatushernie

Bei einer Hiatushernie handelt es sich um einen Zwerchfellbruch, bei dem sich der Magen durch einen erweiterten Hiatus oesophageus teilweise oder vollständig in den Thorax schiebt (**Abb. 9.21a–b**).

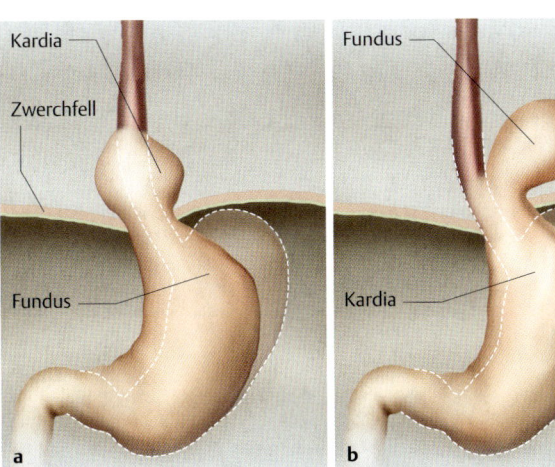

Abb. 9.21a–b Hiatushernien.
a Axiale Gleithernie.
b Paraösophageale Hernie.

- In der Regel liegt eine *axiale Gleithernie* vor, bei der sich Kardia und Fundus des Magens zeitweise oder permanent oberhalb des Diaphragmas befinden (**Abb. 9.21a**). Da der untere Speiseröhrenverschluss fehlt, können axiale Hernien die Ursache einer Refluxkrankheit und einer Refluxösophagitis sein (Kap. 9.4.1). Wenn diese auf konservative Maßnahmen nicht anspricht, ist eine Fundoplicatio angezeigt, die auch laparoskopisch durchgeführt werden kann. Dabei wird eine Manschette des Magenfundus um den distalen Ösophagus geschlungen, um den Druck auf den unteren Ösophagussphinkter zu erhöhen.
- Bei einer *paraösophagealen Hernie* schiebt sich der Magenfundus durch die Bruchpforte neben die Speiseröhre (**Abb. 9.21b**). Selten verlagern sich auch andere Bauchorgane in den Thorax. Wegen der Einklemmungsgefahr wird diese Bruchform immer operiert.

9.8 Erkrankungen der Leber

9.8.1 Virushepatitis

Die infektiöse Entzündung des Lebergewebes wird hervorgerufen durch:
- Hepatitisviren A–E;
- Selten andere Viren wie Epstein-Barr-Viren (Kap. 14.4.2).

Die Hepatitisviren A–E unterscheiden sich insbesondere hinsichtlich des Ansteckungsmodus, der Inkubationszeit und des Verlaufs. **Tab. 9.10** stellt diese Informationen für die häufige Hepatitis A, B und C gegenüber.

Symptome

In der akuten Phase können alle Hepatitisformen die gleichen Krankheitszeichen unterschiedlicher Intensität aufweisen. Neben dem Ikterus (Kap. 3.1.4), der zu der Bezeichnung „Gelbsucht" geführt hat, kann es zu Abgeschlagenheit, Müdigkeit, Übelkeit, Druckgefühl im rechten Oberbauch sowie Muskel- und Gelenkschmerzen kommen. Auch asymptomatische Verläufe sind möglich.

Diagnostik

- Anamnese und körperliche Untersuchung, bei der unter anderem eine vergrößerte Leber und eine vergrößerte Milz auffallen können, so genannte Hepatosplenomegalie;
- Laborwerte, vor allem:
  - Erhöhte Leberenzyme als Folge der Gewebsschädigung;

Tabelle 9.10 Vergleich von Hepatitis A, B und C

	Hepatitis A	**Hepatitis B**	**Hepatitis C**
Übertragung	• Schmierinfektion • Kontaminiertes Wasser • Kontaminierte Nahrungsmittel, z. B. Meeresfrüchte	• Blut und Blutprodukte • Geschlechtsverkehr • Geburt	• Blut und Blutprodukte • Geschlechtsverkehr • Geburt
Inkubationszeit	2–6 Wochen	1–6 Monate	0,5–6 Monate
Ansteckungsgefahr	Solange Viren im Stuhl nachweisbar sind, d. h. ca. 2 Wochen vor bis 2 Wochen nach Krankheitsbeginn	Solange Virus-DNA im Blut nachweisbar ist	Solange Virus-RNA im Blut nachweisbar ist

Spontaner Verlauf	• Ca. 100 % Ausheilung
	• Ca. 0,2 % fulminanter Verlauf mit akutem Leberversagen
		• Ca. 90 % Ausheilung
		• Ca. 10 % chronischer Verlauf mit:
		  – Leberzirrhose
		  – Leberzellkarzinom
		• Ca. 1 % fulminanter Verlauf mit akutem Leberversagen
			• Ca. 15 % Ausheilung
			• Ca. 85 % chronischer Verlauf mit:
			  – Leberzirrhose
			  – Leberzellkarzinom
			• Selten fulminanter Verlauf

Impfung	Indikationsimpfung	Seit 1992 von der Ständigen Impfkommission (STKO) empfohlene Standardimpfung	Kein Impfstoff verfügbar

- Zeichen einer reduzierten Syntheseleistung der Leber wie verringertes Albumin und herabgesetzte Gerinnung;
- Virusantigene und Virusantikörper, die beweisend sind.

Therapie

Es gibt keine kausale Therapie. Zur symptomatischen Behandlung zählen Allgemeinmaßnahmen wie:
- Bettruhe;
- Meiden hepatotoxischer Substanzen, z. B. Alkohol und bestimmte Medikamente wie Paracetamol.

Alpha-Interferon soll das Immunsystem stimulieren und die Viruselimination fördern. Eine Interferontherapie ist bei chronischer Hepatitis B und bei einer Hepatitis C angezeigt, bei der Interferon mit Ribavirin kombiniert wird.

9.8.2 Leberzirrhose

Bei der Leberzirrhose handelt es sich um einen chronischen Prozess, in dessen Verlauf die Läppchen- und Gefäßstruktur der Leber zerstört und durch funktionsloses Bindegewebe ersetzt wird. Der narbige Umbau ist irreversibel.

Sichere epidemiologische Daten gibt es nicht. Man geht davon aus, dass jährlich 250 von 100.000 Einwohnern neu erkranken und Männer doppelt so häufig betroffen sind wie Frauen.

Ursachen

Die Leberzirrhose ist das gemeinsame Endstadium verschiedener Lebererkrankungen. In unseren Breiten sind etwa 50% der Fälle auf einen chronischen Alkoholabusus zurückzuführen, wobei die toxische Alkoholgrenze individuell unterschiedlich ist. Als Faustregel gilt, dass:
- Männer, die mehr als 60 g reinen Alkohol pro Tag und
- Frauen, die mehr als 20 g reinen Alkohol pro Tag regelmäßig zu sich nehmen, gefährdet sind. 20 g Alkohol sind beispielsweise in 0,2 l Wein oder 0,4 l Bier enthalten.

Ca. 30% entstehen auf dem Boden einer chronischen Hepatitis B oder C (Kap. 9.8.1). Mindestens 10% sind Folge einer Fettleber bei Adipositas (Kap. 11.4) oder Diabetes mellitus (Kap. 11.1.2), d. h. einer nichtalkoholischen Steatohepatitis (NASH).

Beispiele für seltenere Ursachen:
- Lang anhaltende Cholestase (Gallenstau), die zu einer biliären Zirrhose führt;
- Lang anhaltende Rechtsherzinsuffizienz (Kap. 6.2.2), die zu einer Stauungszirrhose führt;
- M. Wilson, einer Kupferspeicherkrankheit;
- Hämochromatose, einer Eisenspeicherkrankheit;
- Lebertoxische Medikamente wie Methotrexat;
- Autoimmunerkrankungen.

> 50 % Alkohol;
> 30 % chronische Hepatitis B oder C;
> > 10 % NASH;
> < 10 % sonstige Ursachen.

Klinik

Eine Leberzirrhose geht mit uncharakteristischen *Allgemeinsymptomen* einher, z. B.:
- Abgeschlagenheit und Leistungsminderung;
- Druck- und Völlegefühl im Oberbauch;
- Meteorismus;
- Übelkeit;
- Gewichtsabnahme.

Auffällig sind Hautveränderungen, die zwar harmlos, aber diagnostisch wegweisend sind. Typische *Leberhautzeichen* sind (**Abb. 9.22a–d**):
- Ikterus (Kap. 3.1.4);
- Juckreiz;
- Gefäßspinnen, so genannte Spider naevi (**Abb. 9.22a**);
- Palmar- und Plantarerythem, d. h. Rötung an Handflächen und Fußsohlen (**Abb. 9.22b**);
- Lacklippen und Lackzunge (**Abb. 9.22c**);
- Weißnägel (**Abb. 9.22d**);
- Mundwinkelrhagaden, d. h. kleine Risse;
- Dupuytren-Kontraktur mit Beugekontraktur der Finger durch Schrumpfung der Palmaraponeurose.

Da Östrogene durch die Leber nur noch verzögert inaktiviert werden, kommt es zu *hormonellen Störungen*, die bei Frauen zu Menstruationsstörungen bis zum Ausbleiben der Monatsblutung führen können (sekundäre Amenorrhö). Durch Dysbalance zwischen Testosteron und Östrogen zugunsten der weiblichen Geschlechtshormone zeigt der männliche Patient (**Abb. 9.23**):
- Gynäkomastie (vergrößerte Brust);
- „Bauchglatze" durch Verlust der Sekundärbehaarung, die unter Androgeneinfluss wächst;
- Hodenatrophie;
- Libidoverlust und Potenzstörungen.

Bedrohlich wird eine Leberzirrhose durch:
- Folgen der gestörten Proteinbiosynthese;

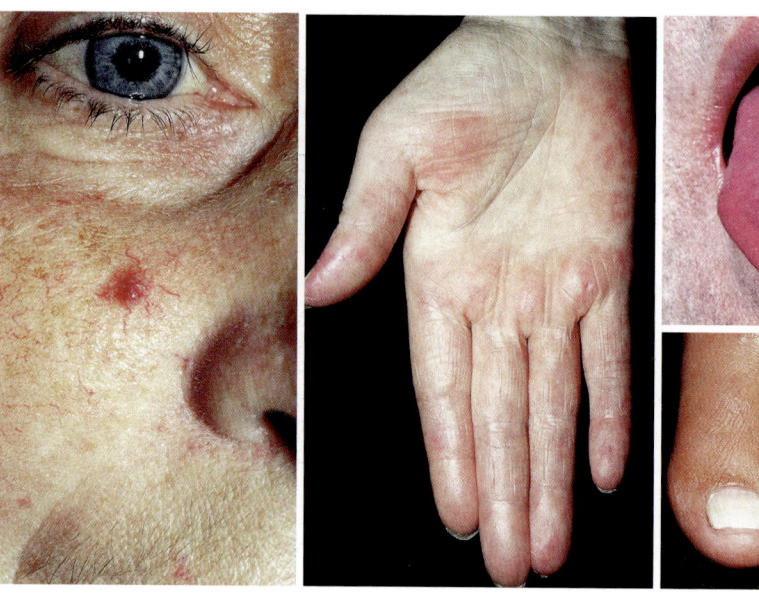

Abb. 9.22a–d Leberhautzeichen: **a** Spider naevus. **b** Palmarerythem. **c** Lackzunge. **d** Weißnägel (Baenkler u. a. 2001).

- Folgen der Zirkulationsstörung in der Leber, die zu einem Pfortaderhochdruck, einer portalen Hypertension, führt;
- Eine hepatische Enzephalopathie bis hin zum Leberausfallkoma;
- Eine eingeschränkte Nierenfunktion;
- Ein primäres Leberzellkarzinom als Spätkomplikation (Kap. 9.8.4).

Folgen der gestörten Proteinbiosynthese
- Blutungs- sowie Thromboseneigung, da die Leber sowohl Gerinnungsfaktoren als auch Hemmstoffe der Blutgerinnung synthetisiert (Kap. 12.1.4);
- Infektanfälligkeit;
- Ödeme infolge des verringerten onkotischen Drucks (Kap. 3.2.1);
- Aszites wegen des verringerten onkotischen Drucks und portaler Hypertension (Kap. 3.2.2; **Abb. 9.23**).

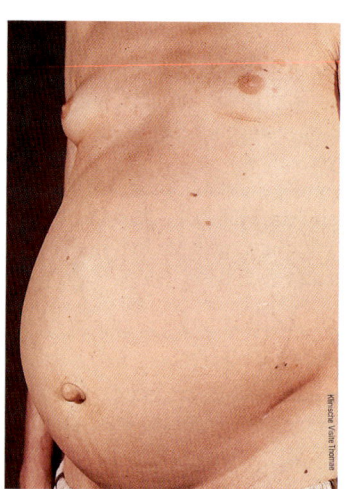

Abb. 9.23 Männlicher Patient mit Aszites, Nabelbruch, Gynäkomastie und „Bauchglatze" infolge einer Leberzirrhose.

Folgen der portalen Hypertension
Da Gefäßstrukturen zerstört sind, erhöhen sich der Strömungswiderstand in der Leber und der Druck in der Pfortader. Es resultiert eine portale Hypertension mit Werten über 13 mmHg. Das Blut sucht sich Umgehungskreisläufe, denn diese stellen den Weg des geringsten Widerstandes dar. Äußerlich sichtbare Zeichen sind das Caput medusae durch erweiterte Venen der Bauchhaut (**Abb. 9.24**) und Hämorrhoiden durch erweiterte Venen des Enddarms.

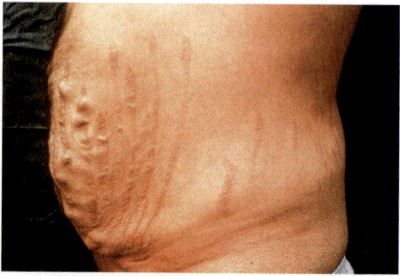

Abb. 9.24 Caput medusae als Zeichen der portalen Hypertension (Greten 2005).

> Komplikationsträchtig sind Ösophagusvarizen: ⅓ aller Patienten mit einer Leberzirrhose erleidet eine Ösophagusvarizenblutung, die auch wegen der schlechten Gerinnung mit einer Letalität bis zu 50 % behaftet ist!

Weitere Folgen der portalen Hypertension sind:
- Aszites, da Plasma in die freie Bauchhöhle abgepresst wird; Aszitesbildung wird auch durch Proteinmangel begünstigt.
- Vergrößerte Milz (Splenomegalie), die vor allem die Thrombozyten abfängt und das Blutungsrisiko weiter steigert (Thrombopenie, Kap. 12.7.1).

Hepatische Enzephalopathie
Neurologische und psychische Symptome treten infolge der herabgesetzten Entgiftungsfunktion der Leber auf. Neurotoxisch wirken beispielsweise Ammoniak und andere Substanzen, die beim Abbau von Eiweißen anfallen. Die hepatische Enzephalopathie verläuft in 4 Stadien (**Tab. 9.11**), die grundsätzlich reversibel sind.

Hepatorenales Syndrom
Die eingeschränkte Nierenfunktion kann durch Ausschüttung vasoaktiver Substanzen und Hypovolämie zustande kommen.

Diagnostik

- Anamnese und klinisches Bild;
- Laborwerte, vor allem:
  - Erhöhte Leberenzyme, die auf Gewebsuntergang hinweisen;
  - Zeichen einer reduzierten Syntheseleistung der Leber, z. B. herabgesetzte Gerinnungsparameter und verringerter Albumingehalt im Serum;
  - Hinweise auf Folgeerkrankungen wie Thrombopenie bei Hypersplenismus und Ammoniakerhöhung bei hepatischer Enzephalopathie.
- Sonographie, gegebenenfalls CT und MRT;
- Leberbiopsie.

Therapieprinzipien

Kausale Therapie
- Therapie der Grundkrankheit und Ausschalten weiterer hepatotoxischer Noxen;
- Lebertransplantation in ausgewählten Fällen, z. B. bei Kupferspeicherkrankheit (LTX).

Symptomatische Therapie
- Prophylaxe bzw. Behandlung von Mangelzuständen durch ausgewogene Zufuhr von Kalorien, Nährstoffen und Vitaminen;
- Prophylaxe bzw. Behandlung von Komplikationen, z. B.:
  - Flüssigkeits- und Natriumrestriktion sowie Spironolakton (Aldosteronantagonist) und Diuretika, um einen Aszites zu behandeln, gegebenenfalls Entlastungspunktion;
  - Betablocker, um den Pfortaderdruck zu senken und Folgen zu vermeiden;
  - Behandlung einer Ösophagusvarizenblutung durch endoskopische Blutstillung;
  - Eiweißreduktion bei hepatischer Enzephalopathie, da Eiweiße in Ammoniak umgewandelt werden.

Prognose

Die Leberzirrhose wird nach ihrem Schweregrad in die Child-Stadien A-C eingeteilt. Die 1-Jahres-Überlebensrate beträgt im schlechtesten Fall 35 %.

9.8.3 Akutes Leberversagen

Beim akuten Leberversagen handelt es sich um eine relativ seltene, lebensbedrohliche Erkrankung der zuvor gesunden Leber.

Ursachen

- In 65 % der Fälle ist das akute Leberversagen Folge einer Virushepatitis (Kap. 9.8.1).

Tabelle 9.11 Stadien der hepatischen Enzephalopathie

Stadium	Symptome	Überleben
I	- Beginnende Schläfrigkeit - Verwirrtheit - Stimmungsschwankungen - Verwaschene Sprache - Tremor	70 %
II	- Stärkere Schläfrigkeit - Apathie - Veränderte Schrift	60 %
III	- Somnolenz (Patient schläft, ist jedoch erweckbar) - Agitation - Aggressivität	40 %
IV	- Koma - Keine Reaktion auf Schmerzreize - Reflexe, z. B. Kornealreflex, erloschen	20 %

- 30 % sind durch hepatotoxische Substanzen bedingt, z. B. Medikamente wie Paracetamol, Gift des Knollenblätterpilzes und Drogen wie Ecstasy.
- Seltenere Ursachen sind die Schockleber (Kap. 3.9), die Schwangerschaftsfettleber, etc.

Symptome und Komplikationen

Die typische Symptomtrias besteht aus:
- Ikterus und Foetor hepaticus, d. h. Geruch nach Ammoniak;
- Gerinnungsstörungen;
- Hepatischer Enzephalopathie bis hin zum Leberausfallkoma, vor allem durch Ammoniak, das beim Proteinabbau anfällt und neurotoxisch wirkt (**Tab. 9.11**).

Als zusätzliche Komplikationen drohen Hirnödem, gastrointestinale Blutungen, akutes Nierenversagen, Infektionen und Hypoglykämie wegen verringerter Glukoneogenese.

Diagnostik

- Anamnese und klinisches Bild;
- Laborwerte, vor allem:
  - Erhöhte Leberenzyme als Folge des Gewebsuntergangs;
  - Zeichen einer reduzierten Abbaufunktion wie erhöhtes Bilirubin und Ammoniak;
  - Zeichen einer reduzierten Syntheseleistung der Leber, vor allem Quickwert unter 20 % infolge reduzierter Gerinnung.

Therapieprinzipien

Die Behandlung erfolgt auf einer Intensivstation:
- Therapie der Grunderkrankung;
- Prophylaxe bzw. Behandlung der Komplikationen;
- Lebertransplantation, die jeder 2. Patient benötigt.

9.8.4 Lebertumoren

Übersicht

Hinter einer Raumforderung in der Leber können sich neben Zysten zahlreiche benigne sowie maligne Lebertumoren verbergen, von denen die häufigsten hier aufgeführt sind.

Benigne Lebertumoren

Hämangiom

Hämangiome sind die häufigsten Lebertumoren überhaupt. Es handelt sich um gutartige Gefäßtumoren, die auch als Blutschwamm bezeichnet werden und meist als sonographischer Zufallsbefund in Erscheinung treten. Sie sind oft als Gefäßfehlbildungen angelegt und wachsen unter Östrogeneinfluss, sodass Frauen häufiger betroffen sind als Männer. Nur wenn bei Kontrolluntersuchungen eine Größenzunahme zu verzeichnen ist, wird die Resektion in Erwägung gezogen.

Leberadenome

Leberadenome sind gutartige Geschwülste, die von den Leberzellen ausgehen und insbesondere bei Frauen auftreten, die orale Kontrazeptiva („Pille") einnehmen. Da sie einen Durchmesser von mehr als 20 cm einnehmen können, sind Druckbeschwerden im rechten Oberbauch und Komplikationen wie Ruptur oder Entartung möglich, sodass ab einer gewissen Größe die operative Entfernung angezeigt ist.

Fokale noduläre Hyperplasie

Auch die fokale noduläre Hyperplasie (FNH) findet man häufiger beim weiblichen Geschlecht und manchmal bereits bei Kindern. Leberzellen und kleinste Gallenwege proliferieren und bilden Knoten unterschiedlicher Anzahl und Größe. Da die Patienten häufig keine Symptome haben und keine Ruptur- oder Entartungsgefahr besteht, gibt es keine therapeutischen Konsequenzen.

Maligne Lebertumoren

Die häufigsten malignen Lebertumoren in Mitteleuropa sind *Lebermetastasen*, die durch hämatogene Metastasierung vor allem bei Kolon-, Bronchial- und Mammakarzinomen auftreten. Die Abgrenzung von anderen benignen und malignen Lebertumoren wie dem primären Leberzellkarzinom erfolgt durch:
- Anamnese;
- Typischen Aspekt in der Sonographie;
- Feinnadelpunktion unter Ultraschallkontrolle.

Primäres Leberzellkarzinom

Das primäre Leberzellkarzinom wird auch als hepatozelluläres Karzinom bezeichnet. Auch wenn es in Europa mit einer Inzidenz von 5/100.000 Einwohnern relativ selten ist, zählt es weltweit zu den häufigsten malignen Tumoren. Männer sind etwa 3-mal so häufig betroffen wie Frauen; das Hauptmanifestationsalter liegt bei 50–60 Jahren.

Ursachen

- Leberzirrhose meist auf dem Boden einer chronischen Hepatitis B oder C bzw. eines chronischen Alkoholabusus, selten anderer Genese (Kap. 9.8.2);
- Aflatoxine, die Gifte des Schimmelpilzes Aspergillus flavus, der vor allem auf Getreide, Nüssen und Gewürzen wächst.

Symptome

Die Patienten bemerken uncharakteristische Beschwerden wie Gewichtsverlust, Appetitlosigkeit, Abgeschlagenheit und Druckgefühl im rechten Oberbauch. Hinzu kommen eventuell Zeichen der zugrunde liegenden Leberzirrhose.

Diagnostik

- Anamnese und klinisches Bild;
- Sonographie und CT, um die Ausdehnung zu erfassen;
- Feinnadelpunktion, um die Diagnose histologisch zu sichern;
- Tumormarker ist das Alpha-Fetoprotein (AFP), das der Verlaufskontrolle dient.

Therapie

Nur für wenige Patienten kommt ein kurativer Therapieansatz mit Teilresektion und in Einzelfällen Transplantation der Leber infrage. Die meisten Patienten sterben durchschnittlich 6 Monate nach Diagnosestellung.

9.9 Erkrankungen der Gallenblase und Gallenwege

9.9.1 Gallensteine

Gallensteine kommen mit zunehmendem Alter vermehrt vor. Die durchschnittliche Prävalenz beträgt:
- Bei Frauen 15%;
- Bei Männern 7,5%;
- Bei Patienten mit Leberzirrhose und M. Crohn 25% (Kap. 9.8.2, Kap. 9.6.3).

Definitionen

- Cholelithiasis: Gallensteine;
- Cholezystolithiasis: Gallensteine in der Gallenblase;
- Choledocholithiasis: Gallensteine im Ductus cysticus bzw. Ductus choledochus.

Pathomechanismus

Gallensteine werden meistens in der Gallenblase gebildet. In 80% der Fälle handelt es sich um Cholesterinsteine. Galle besteht zu 80% aus Wasser sowie aus Gallensäuren, Phospholipiden und Cholesterin. Wenn sich der Cholesterinanteil erhöht, kann es nicht mehr in Lösung gehalten werden und fällt in Form von Kristallen aus. Hauptrisikofaktoren sind:
- Genetische Disposition;
- Hormonelle Faktoren, z. B. Schwangerschaft;
- Alter;
- Cholesterinreiche und ballaststoffarme Ernährung;
- Adipositas, so verdoppelt sich die Erkrankungswahrscheinlichkeit bei 20% Übergewicht;
- Unvollständige Entleerung der Gallenblase, z. B. beim Fasten.

20% der Gallensteine sind Bilirubin- oder Pigmentsteine, die vor allem bei Patienten mit Leberzirrhose und chronischer Hämolyse vorkommen.

Symptome und Komplikationen

75% der Patienten sind asymptomatische Gallensteinträger. 25% sind Gallensteinkranke, die an den typischen Gallenkoliken leiden, die entstehen, wenn ein Stein aus der Gallenblase in den Ductus cysticus bzw. Ductus choledochus ausgetrieben wird. Dabei hat der Patient heftige, krampfartige Schmerzen im rechten Oberbauch, die in die rechte Schulter und in den Rücken ausstrahlen können. Häufige Begleitsymptome sind Übelkeit und Erbrechen, Kreislaufkollaps sowie leichte Temperaturerhöhung.

Folgende Komplikationen sind bei Steineinklemmung im Rahmen einer Choledocholithiasis möglich:
- Bakterielle Cholezystitis bzw. Cholangitis durch Gallenstau;
- Gallenblasenhydrops bzw. Gallenblasenempyem (Eiteransammlung), wenn der Stein den Ductus cysticus verschließt;

- Sepsis auf dem Boden einer massiven Cholezystitis, Cholangitis bzw. eines Gallenblasenempyems;
- Verschlussikterus (Kap. 3.1.4), wenn der Stein den Ductus choledochus verschließt (**Abb. 9.9**);
- Akute Pakreatitis (Kap. 9.10.1), wenn der Stein im Papillenbereich eingekeilt ist.

Außerdem können die Steine perforieren und in Nachbarorgane penetrieren und so zu einer Peritonitis, zu Leberabszessen sowie zu einem Gallensteinileus führen.

Diagnostik

Anamnese und klinisches Bild führen zu der Verdachtsdiagnose, die sonographisch gesichert wird.

Therapie

- Eine asymptomatische Cholezystolithiasis stellt meist einen Zufallsbefund dar, der keine therapeutischen Konsequenzen nach sich zieht.
- Eine akute Gallenkolik bei Choledocholithiasis wird symptomatisch mit krampflösenden und schmerzstillenden Medikamenten sowie Nahrungskarenz behandelt. Dem Patienten wird geraten, im beschwerdefreien Intervall die Gallenblase entfernen zu lassen. Die Cholozystektomie wird in der Regel laparoskopisch durchgeführt.
- Eine steinbedingte Cholezystitis wird zunächst antibiotisch behandelt, bevor eine Cholozystektomie im beschwerdefreien Intervall erfolgt.
- Sofortiger Handlungsbedarf besteht bei Komplikationen. Wenn der Stein beispielsweise im Papillenbereich eingeklemmt ist, kann er oft durch eine ERCP mit Papillotomie entfernt werden (**Abb. 9.8**).

Um erneuten Komplikationen vorzubeugen, wird im beschwerdefreien Intervall eine Cholozystektomie durchgeführt. Wenn der Stein nicht durch eine ERCP geborgen werden kann, besteht die Indikation zur sofortigen Operation.

9.9.2 Tumoren

Tumoren an Gallenblase und -wegen sind überwiegend bösartig. *Gallenblasenkarzinome* und *Gallengangkarzinome* sind mit einer Inzidenz von jeweils 3/100.000 Einwohnern relativ selten.

Symptome und Diagnostik

Allgemeinsymptome wie Schwäche, Appetitlosigkeit und Gewichtsverlust sowie Ikterus und Schmerzen im rechten Oberbauch weisen erst sehr spät auf die Erkrankung hin.

Die Diagnose wird durch Sonographie, Computertomographie und ERCP mit Entnahme von Biopsiematerial gesichert.

Therapie und Prognose

Eine Radikaloperation mit kurativer Zielsetzung ist nur noch bei wenigen Patienten möglich. Eine wirksame Chemotherapie ist nicht bekannt. Palliativ können die Gallenwege endoskopisch geweitet und durch einen Stent offen gehalten werden.

Die 5-Jahres-Überlebensrate beträgt 2%; durchschnittlich versterben die Patienten 6 Monate nach Diagnosestellung.

9.10 Erkrankungen des Pankreas

9.10.1 Pankreatitis

Bei der Entzündung der Bauchspeicheldrüse wird je nach Verlaufsform zwischen einer akuten und einer chronischen Pankreatitis unterschieden. Nachdem die Ursachen ausgeschaltet und eventuell aufgetretene Komplikationen überstanden sind, kann eine akute Pankreatitis ausheilen. Dagegen ist die chronische Pankreatitis eine fortschreitende Entzündung, die das Organ irreversibel schädigt und zum Funktionsverlust führt.

Akute Pankreatitis

Von 100.000 Einwohnern erkranken jährlich etwa 20 an einer akuten Pankreatitis, die damit 5-mal häufiger ist als die chronische Form. Das Hauptmanifestationsalter liegt zwischen dem 30. und 50. Lebensjahr. Ob die Erkrankung als leichte oder schwere Pankreatitis mit tödlichem Ausgang verlaufen wird, lässt sich anfangs nicht vorhersagen.

> *Die akute Pankreatitis stellt ein ernst zu nehmendes internistisches Krankheitsbild dar, das mit einer durchschnittlichen Letalität von ca. 15% behaftet ist!*

Pathomechanismus und Schweregrade

Mit jeweils 40 % sind Gallenwegserkrankungen, insbesondere die Choledocholithiasis (Kap. 9.9.1) und Alkoholabusus die häufigsten Ursachen der akuten Pankreatitis. Gallensteine können die Papilla Vateri verlegen und damit den Ausführungsgang der Bauchspeicheldrüse blockieren.

Beispiele für seltene Ursachen:
- Bauchtraumen bzw. Operationen;
- Medikamente wie Kortison, Antibiotika oder Zytostatika;
- Virusinfektionen, insbesondere Mumps („Ziegenpeter");
- Hypertriglyzeridämie;
- Hyperkalzämie, z. B. bei Hyperparathyreoidismus (Kap. 11.5.4).

Bei etwa 15 % der Patienten ist keine Ursache erkennbar.

Durch Rückstau des Pankreassekrets oder direkten toxischen Einfluss kommt es zunächst zu einer ödematösen Schwellung der Bauchspeicheldrüse, dann zu einer Zellschädigung. Folglich werden Verdauungsenzyme bereits im Pankreas und nicht erst im Dünndarm aktiviert, sodass sich das Organ selbst andaut und eine Reihe von Komplikationen vorprogrammiert sind.

> 80 % ödematöse Pankreatitis;
> 20 % nekrotisierende Pankreatitis.

Symptome

Typisch sind plötzlich einsetzende, heftige Oberbauchschmerzen, die oft gürtelförmig in den Rücken ausstrahlen. Weitere mögliche Symptome sind:
- Übelkeit und Erbrechen;
- „Gummibauch", der durch eine mäßige Abwehrspannung, Meteorismus und Aszites bedingt ist (Wasserbauch; Kap. 3.2.2);
- Fieber;
- Hinweise auf Auslöser, z. B. Ikterus bei Gallensteinen;
- Zeichen der Komplikationen.

Komplikationen

Komplikationen kommen insbesondere bei nekrotisierender Pankreatitis vor.
Lokale Komplikationen sind:
- Bakterielle Infektion des nekrotischen Gewebes, die zu einer Sepsis führen kann;
- Pankreaspseudozysten, bei denen es sich um bindegewebig abgekapselte Flüssigkeitsansammlungen ohne Epithelauskleidung handelt. Pseudozysten, die mehr als 20 cm groß werden können, können rupturieren, bluten, sich bakteriell infizieren oder Nachbargewebe komprimieren.

Systemische Komplikationen sind:
- Paralytischer Ileus (Kap. 9.6.6);
- Arrosion von Nachbarorganen sowie Gefäßen und damit massive Blutungen;
- Schock durch Flüssigkeitsverschiebung in den Darm, Aszites, Erbrechen bzw. Blutungen (Kap. 3.9);
- Akutes Lungenversagen (Kap. 8.13) und akutes Nierenversagen (Kap. 10.5) als Schockfolgen und durch freigesetzte aktive Enzyme;
- Verbrauchskoagulopathie durch proteolytische Enzyme (Kap. 12.7.5);
- Hyperglykämie (Diabetes mellitus, Kap. 11.1.2);
- Elektrolytstörungen wie Hypokalzämie, die Herzrhythmusstörungen (Kap. 6.6) und Krämpfe bedingen kann.

Diagnostik

Bereits Anamnese und körperliche Untersuchung führen zur Verdachtsdiagnose, die durch Laborparameter und bildgebende Verfahren gesichert wird.
- Im Serum steigen Lipase und Alpha-Amylase an.
- Sonographisch und computertomographisch zeigt sich eine ödematös vergrößerte Bauchspeicheldrüse. Gegebenenfalls lassen sich Nekrosen, Pseudozysten, Aszites und ursächliche Gallensteine nachweisen.

Therapie

Patienten mit einer Pankreatitis müssen intensivmedizinisch betreut werden. Die wichtigsten konservativen Maßnahmen sind:
- Initial Nahrungs- und Flüssigkeitskarenz, um das Pankreas zu schonen;
- Intravenöse Volumen-, Elektrolyt- und Kaloriensubstitution;
- Schmerzmedikation;
- Prophylaxe und Therapie der Komplikationen.

Invasive Verfahren
- Wenn die akute Pankreatitis durch Gallensteine im Bereich der Papilla Vateri bedingt ist, müssen diese möglichst rasch endoskopisch durch eine ERCP beseitigt werden (Kap. 9.3.2).

- Abszesse und symptomatische Pseudozysten werden unter Sonographie- bzw. CT-Kontrolle punktiert oder endoskopisch drainiert.
- Bei Versagen der konservativen Maßnahmen muss die OP-Indikation gestellt werden. Dabei werden Nekrosen ausgeräumt und Bauchspülungen sowie Drainagen vorgenommen. Um die Lavage an den folgenden Tagen wiederholen zu können, wird die Bauchdecke vorübergehend mit einem Kunststoffnetz verschlossen.

Chronische Pankreatitis

Die chronische Pankreatitis ist eine fortschreitende Entzündung, die schubweise oder progredient verlaufen kann und das Organ irreversibel schädigt. So kommt es im Krankheitsverlauf zunächst zum exokrinen, dann zum endokrinen Funktionsverlust.

Ursachen

Bei etwa 80 % der Patienten ist die chronische Pankreatitis durch chronischen Alkoholabusus bedingt. Selten wird die Erkrankung durch Medikamente oder Gendefekte hervorgerufen, die dazu führen, dass aggressive Enzyme bereits im Pankreas aktiv werden. Bei 15 % ist keine Ursache erkennbar.

Klinik

Fast immer klagen die Patienten über rezidivierende Oberbauchschmerzen, die bis zu Tagen andauern und gürtelförmig in den Rücken ausstrahlen können. Neben Übelkeit und Erbrechen ist ein Ikterus möglich.
  Wenn mehr als 90 % des Pankreasgewebes untergegangen sind, zeigen sich:
- Maldigestion mit Gewichtsabnahme, Durchfällen, Blähungen und Mangelerscheinungen als Folge der exokrinen Funktionsstörung (Kap. 9.2.3);
- Diabetes mellitus als Folge des endokrinen Funktionsausfalls (Kap. 11.1.2).

Mögliche Komplikationen sind:
- Pankreaspseudozysten wie bei der akuten Pankreatitis;
- Stenose der Gallenwege und des Duodenums durch vermehrtes Bindegewebe;
- Milzvenen- und Pfortaderthrombosen;
- Pankreaskarzinom (Kap. 9.10.2).

Diagnostik

- Anamnese und Klinik;
- Anstieg von Lipase und Alpha-Amylase im Serum im Schub;
- Pankreasfunktionstests, z. B. kann Chymotrypsin im Stuhl bestimmt werden, das bei einer exokrinen Funktionsstörung verringert ist;
- Sonographie, Röntgenaufnahme des Abdomens, CT sowie ERCP (Kap. 9.3.2), mit denen sich Pankreasverkalkungen und andere morphologische Organveränderungen darstellen lassen.

Therapie

Die Patienten müssen Alkohol meiden, um den Funktionsverlust des Pankreas hinauszuzögern. Entzündliche Schübe werden wie eine akute Pankreatitis behandelt. Symptomatische Maßnahmen sind:
- Schmerztherapie;
- Therapie der exokrinen Pankreasinsuffizienz durch orale Enzymsubstitution bei jeder Mahlzeit und eine ausgewogene Nahrungszusammensetzung;
- Therapie der endokrinen Pankreasinsuffizienz durch Insulingaben;
- Therapie der Komplikationen, z. B. Punktion von Pseudozysten.

9.10.2 Pankreastumoren

Neben dem Pankreaskarzinom werden in diesem Kapitel Hormon produzierende Pankreastumoren vorgestellt.

Pankreaskarzinom

Die Inzidenz des Pankreaskarzinoms, die in den westlichen Industrienationen kontinuierlich zunimmt, beträgt derzeit etwa 10/100.000 Einwohner. Damit ist der Bauchspeicheldrüsenkrebs der dritthäufigste maligne Tumor des Verdauungstraktes nach dem Kolon- und Magenkarzinom. Hauptmanifestationsalter ist das 6. Lebensjahrzehnt, wobei Männer etwas öfter betroffen sind als Frauen.
  Bis zu 90 % der Karzinome sind im Bereich des Pankreaskopfes lokalisiert. In der Regel handelt es sich um Adenokarzinome, die vom Epithel der Pankreasgänge ausgehen. Da sie lange asymptomatisch bleiben, werden Pankreaskarzinome (zu) spät diagnostiziert und haben eine schlechte Prognose. Die mittlere 5-Jahres-Überlebensrate beträgt etwa 2 %!

Ursachen

Die Ursache ist unbekannt. Diskutiert wird, ob Nikotin-, Kaffee- und Alkoholkonsum, organische Lösungsmittel, ein Diabetes mellitus sowie eine chronische Pankreatitis die Tumorentstehung begünstigen.

Symptome

■ *Es gibt keine Frühsymptome!*

Mögliche erste Hinweise sind:
- Appetitverlust, Übelkeit und Gewichtsverlust;
- In den Rücken ausstrahlende Schmerzen;
- Rezidivierende Thrombosen im Sinne einer Paraneoplasie (Kap. 2.3.6);
- Ikterus: Da die meisten Tumoren im Pankreaskopf entstehen, können sie die Papilla Vateri bzw. die Gallenwege komprimieren und so zu einem Rückstau der Gallenflüssigkeit und damit zu einem posthepatischen Ikterus führen (Kap. 3.1.4).

Diagnostik

Im Rahmen der körperlichen Untersuchung ist der Tumor selbst nur selten tastbar. Häufiger kann man die infolge des Gallenstaus vergrößerte Gallenblase tasten (Courvoisier-Zeichen).

Mittels Sonographie, Endosonographie, MRT und CT lässt sich das Ausmaß der Raumforderung beurteilen. Die Diagnose wird histologisch gesichert durch Material, das durch Feinnadelpunktion oder operativ gewonnen werden kann.

Therapie und Prognose

Die 20 % der Patienten, bei denen zum Zeitpunkt der Diagnose noch keine Fernmetastasen vorhanden sind, können operativ behandelt werden. Das gängige Verfahren ist die Operation nach Whipple. Dabei werden Pankreaskopf, Duodenum, 2/3 des Magens, Gallenblase und Lymphknoten entfernt. Die beschriebene partielle Duodenopankreatektomie gehört zu den größten Bauchoperationen und ist mit einer OP-Letalität von bis zu 20 % behaftet. Die mittlere 5-Jahres-Überlebensrate aller operierten Patienten beträgt 5 %!

Bei 80 % der Patienten ist der Tumor bereits so weit fortgeschritten, dass nur noch palliative Maßnahmen infrage kommen, z. B.:
- Palliative Chemotherapie, um das Tumorwachstum zu bremsen;
- Palliative Strahlentherapie, durch die die Tumorschmerzen günstig beeinflusst werden können;
- Sonstige Maßnahmen zur Schmerzbehandlung;
- Stenteinlage in die Gallenwege, um den Gallenfluss zu gewährleisten.

Die palliativ behandelten Patienten versterben durchschnittlich 6 Monate nach Diagnosestellung.

Hormon produzierende Pankreastumoren

Die folgenden endokrinen Tumoren gehen in der Regel von der Bauchspeicheldrüse aus, manchmal von anderen Organen des Verdauungsapparates. Sie sind insgesamt selten.
- *Insulinom:* Das Insulinom ist der häufigste endokrine Pankreastumor. Es ist meistens gutartig und macht durch ausgeprägte Hypoglykämien auf sich aufmerksam (Insulinwirkung, Kap. 11.1.1).
- *Glukagonom:* Ein Glukagonom ist extrem selten, meistens maligne und verursacht Hyperglykämien (Glukagonwirkung, Kap. 11.1.1).
- *Gastrinom:* Synonyme Bezeichnung für diesen meist bösartigen Tumor ist das Zollinger-Ellison-Syndrom. Da Gastrin die Magensaftsekretion anregt, führt ein Gastrinom vor allem zu rezidivierenden Magen- und Duodenalulzera (Kap. 9.5.2).
- *Vipom:* Dieser meist maligne Tumor wird auch als Verner-Morrison-Syndrom bezeichnet. Er produziert vasoaktives intestinales Polypeptid (VIP) und bedingt wässrige Durchfälle mit den entsprechenden Folgen (Kap. 9.2.4).

Diese Neubildungen können isoliert oder in Kombination mit anderen hormonell aktiven Tumoren als *multiple endokrine Neoplasien* (MEN) auftreten.

Weitere gastroenterologische Erkrankungen

- Mukoviszidose (Kap. 8.12.1);
- Infektiöse Durchfallerkrankungen (Kap. 14.2).

10 Nephrologie

10.1 Anatomische und physiologische Grundlagen

10.1.1 Anatomie

Abb. 10.1 zeigt die makroskopische Anatomie der Niere und der ableitenden Harnwege.

In jeder Niere gibt es etwa 1 Mio. *Nephrone* (**Abb. 10.2**). Ein Nephron stellt die kleinste funktionelle Einheit der Niere dar und setzt sich aus dem Nierenkörperchen, das in der Nierenrinde liegt, und dem Tubulusapparat, der bis ins Nierenmark ragt, zusammen.

- *Nierenkörperchen:* Das Nierenkörperchen besteht aus einem Kapillarknäuel (Glomerulus), das von der Bowman-Kapsel umgeben ist. Aus der glomerulären Kapillare wird der Primärharn in die Kapsel abfiltriert. Aus den 500 ml Blut, die pro Minute die Nieren perfundieren, werden etwa 120 ml Primärharn abgepresst (glomeruläre Filtrationsrate). Täglich werden also etwa 180 l Primärharn produziert, die in das Tubulussystem gelangen.

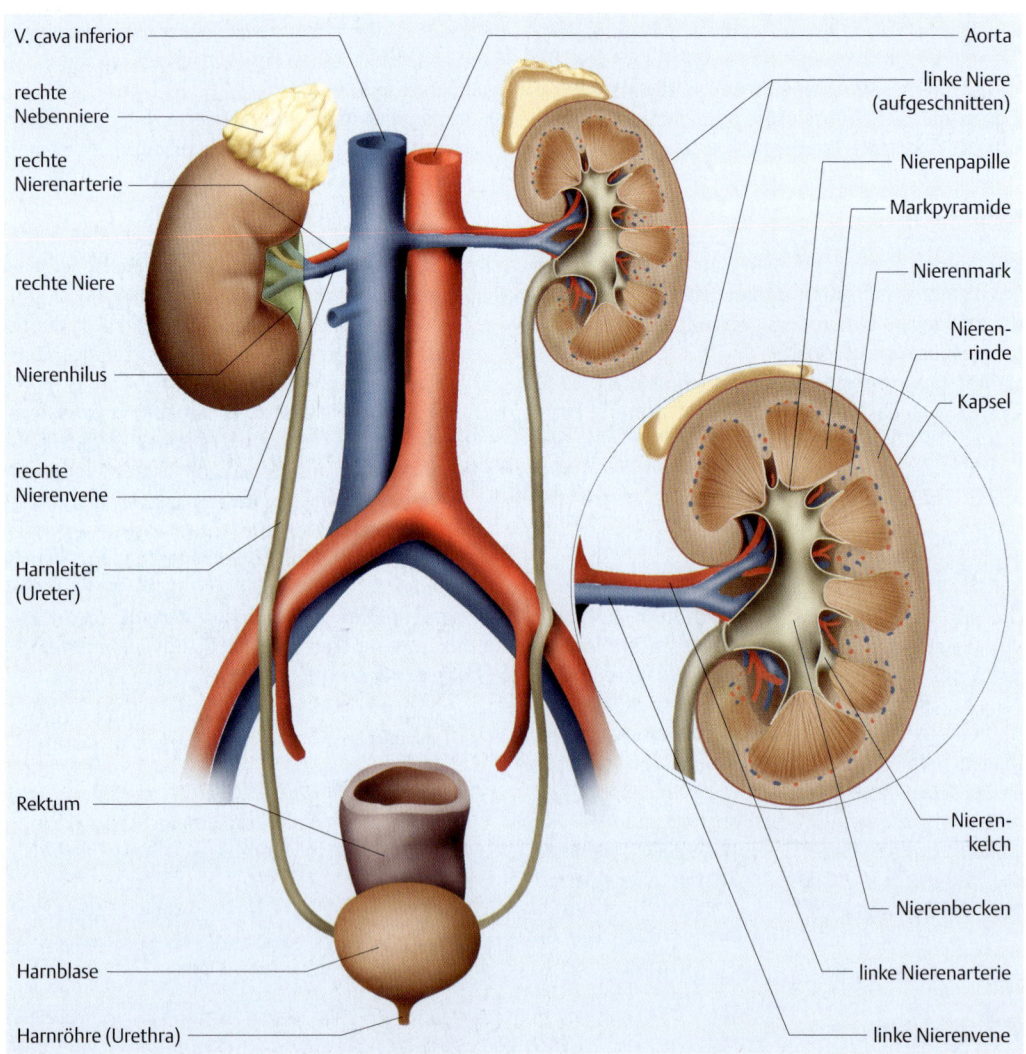

Abb. 10.1 Anatomie der Niere und der ableitenden Harnwege.

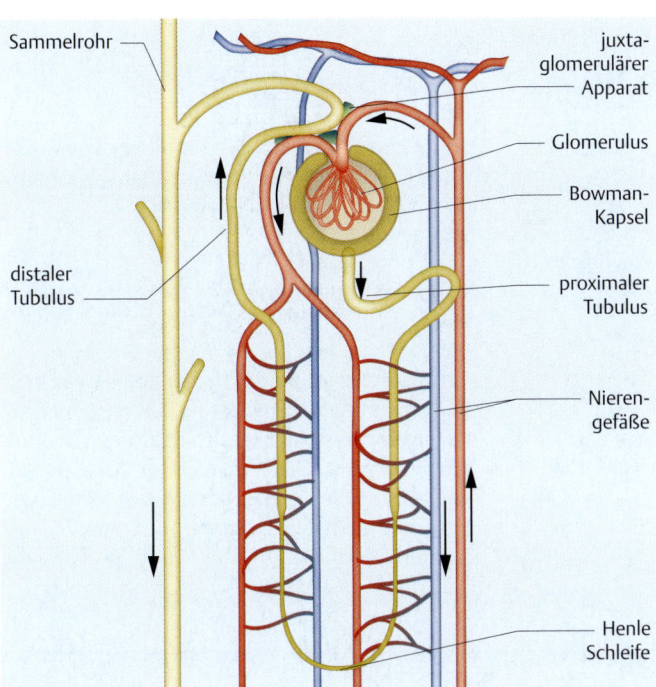

Abb. 10.2 Aufbau eines Nephrons.

- *Tubulusapparat:* Von den 180 l Primärharn werden im Tubulusapparat bedarfsorientiert rund 99 % rückresorbiert, sodass täglich etwa 1,5 l Sekundärharn über die Sammelrohre und die Nierenkelche in das Nierenbecken gelangen und ausgeschieden werden. Die Rückresorption wird durch das Nebennierenrindenhormon Aldosteron und durch das antidiuretische Hormon (ADH) des Hypophysenhinterlappens reguliert. Mit dem Sekundärharn werden harnpflichtige Substanzen ausgeschieden. Für den Organismus wertvolle Stoffe wie Glukose, Aminosäuren und Elektrolyte werden rückresorbiert.

> - *Nierendurchblutung: 500 ml/min*
> - *Glomeruläre Filtrationsrate: 120 ml/min*
> - *Primärharn: 180 l/Tag*
> - *Sekundärharn: 1,5 l/Tag.*

10.1.2 Funktionen der Niere

Exkretorische Funktion

- Über die Rückresorption entlang des Tubulus regulieren die Nieren den:
  - Wasserhaushalt;
  - Elektrolythaushalt;
  - Säure-Basen-Haushalt.
- Außerdem werden wasserlösliche Stoffwechselprodukte, z. B. Kreatinin, Harnstoff, Harnsäure und Ammoniak sowie Pharmaka über die Nieren ausgeschieden.

Inkretorische Funktion

Folgende Hormone werden von den Nieren synthetisiert und an das Blut abgegeben:
- *Erythropoetin,* unter dessen Einfluss im Knochenmark Erythrozyten reifen (Kap. 12.1.2);
- *D-Hormon (Cholekalziferol),* das den Kalziumspiegel reguliert (Kap. 11.5.1);
- *Renin,* das bei Blutdruckabfall durch den juxtaglomerulären Apparat (**Abb. 10.2**) der Nieren ausgeschüttet wird und über Angiotensin und Aldosteron einen Blutdruckanstieg bewirkt (Renin-Angiotensin-Aldosteron-System, Kap. 6.1.3).

10.2 Nephrologische Leitsymptome

Viele Nierenerkrankungen gehen mit folgenden Krankheitszeichen einher:
- Gestörte Harnproduktion (Diurese);
- Gestörte Harnausscheidung (Miktion);
- Sichtbare Urinveränderungen;
- Flankenschmerzen;
- Ödeme (Kap. 3.3.1) und nephrotisches Syndrom;
- Arterielle Hypertonie (Kap. 6.11.1).

10.2.1 Störungen der Diurese

Eine gestörte Harnproduktion kann sich äußern als Oligurie, Anurie, Polyurie oder Nykturie (**Tab. 10.1**).

10.2.2 Störungen der Miktion

Eine gestörte Ausscheidungsfunktion kann sich äußern als Pollakisurie, Dysurie, Algurie, Harnverhalt oder Harninkontinenz (**Tab. 10.2**).

10.2.3 Sichtbare Urinveränderungen

- *Makrohämaturie:* Dieser Begriff beschreibt die sichtbare Rotfärbung des Urins infolge einer Blutbeimengung von mehr als 1 ml Blut pro Liter Urin. Geringere Mengen lassen sich nur durch Laboruntersuchungen nachweisen und werden als Mikrohämaturie bezeichnet. Ursachen einer Hämaturie sind beispielsweise Harnsteine, Tumoren und Entzündungen.

Tabelle 10.1 Störung der Diurese

Störung	Definition	Mögliche Ursachen	Kapitel
Oligurie	Urinmenge < 500 ml/Tag	• Volumenmangel	
		• Schock	3.9
Anurie	Urinmenge < 200 ml/Tag	• Akutes Nierenversagen (Stadium II)	10.5
		• Fortgeschrittenes Stadium der chronischen Niereninsuffizienz	10.6
Polyurie	Urinmenge > 3.000 ml/Tag	• Diabetes mellitus	11.1.2
		• Akutes Nierenversagen (Stadium III)	10.5
		• Diabetes insipidus	11.6.4
		• Alkoholgenuss (Alkohol hemmt ADH)	
Nykturie	Vermehrtes nächtliches Wasserlassen	• Herzinsuffizienz	6.2.2
		• Blasenentleerungsstörungen, z. B. Prostatahypertrophie	

Tabelle 10.2 Miktionsstörungen

Störung	Definition	Mögliche Ursachen	Kapitel
Pollakisurie	Häufiger Harndrang, obwohl die Harnblase nicht entsprechend gefüllt ist	Zystitis	10.7
Dysurie	Begriff mit doppelter Bedeutung: • Erschwertes Wasserlassen • Schmerzen und Brennen beim Wasserlassen	Harnwegsobstruktion, z. B. Prostatahypertrophie	
Algurie	Schmerzen beim Wasserlassen	• Zystitis • Urethritis • Tumoren in der Harnblase oder Harnröhre	10.7
Harnverhalt	Fehlender Urinabgang trotz gefüllter Harnblase	Prostatahypertrophie	
Harninkontinenz	Unwillkürlicher Urinabgang	• Beckenbodenschwäche • Neurogene Störungen	

- *Pyurie:* Eine milchig-eitrige Trübung des Urins kommt bei schweren Harnwegsinfekten vor.
- *Schäumender Urin:* Ein beim Wasserlassen schäumender Urin weist auf Eiweiße im Urin (Proteinurie) hin.

10.2.4 Flankenschmerzen

- Ein- bzw. beidseitig auftretende, meist dumpfe Schmerzen im Nierenlager sind typisch für die akute Nierenbeckenentzündung (Pyelonephritis), können aber auch bei anderen Nierenerkrankungen auftreten.
- Kolikartige, meist heftigste Flankenschmerzen, die in die Leiste oder die Hoden bzw. Schamlippen ausstrahlen können, weisen auf ein Steinleiden hin.

10.2.5 Nephrotisches Syndrom

Definition

Das nephrotische Syndrom ist ein klinisches Syndrom, das definiert ist durch:
- Albuminurie (> 3,5 g/Tag) und Hypoproteinämie („Eiweißverlustniere");
- Hyperlipoproteinämie mit Erhöhung von Cholesterin und Triglyzeriden (Kap. 11.2.2);
- Ödeme (Kap. 3.3.1).

Ursachen

Normalerweise ist die Membran des Glomerulus für Proteine nicht durchlässig, da sie zu groß sind. Zahlreiche Faktoren können jedoch die physiologische Permeabilitätsbarriere schädigen:
- Glomerulonephritiden (Kap. 10.6);
- Medikamente und Toxine, z. B. Antiphlogistika, Goldpräparate und Heroin;
- Kollagenosen (Kap. 13.3);
- Vaskulitiden (Kap. 13.4);
- Verschiedene andere Erkrankungen, z. B. Diabetes mellitus (Kap. 11.1.2), schwere Herzinsuffizienz (Kap. 6.2.2), hämatologische Erkrankungen wie Lymphome (Kap. 12.6), Amyloidose (Kap. 10.6), Schwangerschaftsnephropathie (Gestose).

Klinik

- Folgen des Eiweißverlustes und des damit verminderten onkotischen Drucks im Plasma sind ausgeprägte Ödeme im Bereich der Augenlider und der unteren Extremitäten, später Aszites, Pleuraergüsse und generalisierte Wassereinlagerungen mit Penis- und Skrotalödemen. Generalisierte Ödeme werden als Anasarka bezeichnet.
- Durch renalen Verlust von AT-III besteht eine erhöhte Thromboseneigung (Kap. 12.1.4), und eine Heparingabe ist bei AT-III-Mangel nicht effektiv.
- Ein Verlust von Immunglobulinen führt zu vermehrter Infektanfälligkeit.
- Bei fortgeschrittener Erkrankung kommen gegebenenfalls Symptome einer Niereninsuffizienz hinzu (Kap. 10.6).

10.3 Nephrologische Diagnostik

10.3.1 Laborbefunde

Urinuntersuchungen

Uringewinnung

- Am einfachsten ist eine Urinprobe aus morgendlichem Spontanurin zu verwerten. Um Kontaminationen aus der Harnröhre zu vermeiden, verwendet man Mittelstrahlurin: Die 1. Urinportion spült die Harnröhre aus und wird in die Toilette verworfen, die 2. Urinportion wird in einem sterilen Behälter aufgefangen, und der restliche Blaseninhalt wird in die Toilette entleert.
- Um eine Kontamination durch Keime der Harnröhre oder der Vagina sicher zu vermeiden, kann der Urin durch Einmalkatheterisierung oder seltener durch sterile, suprapubische Blasenpunktion gewonnen werden.
- Bei einigen Fragestellungen muss der Patient über 24 Stunden Urin sammeln (Sammelurin).

Untersuchungsverfahren

- *Teststreifen:* Ein Teststreifen, der in den Urin getaucht wird, dient der orientierenden Untersuchung des Urins auf Erythrozyten, Leukozyten, Eiweiß und Glukose.
- *Urinsediment:* Der Urin wird zentrifugiert, und die festen Bestandteile werden mikroskopisch untersucht.

- *Urinkultur:* Mit dieser Untersuchung wird die Keimzahl im Urin ermittelt.

Befunde

- Von einer *Hämaturie* spricht man, wenn mehr als 4 Erythrozyten/ml Urin ausgeschieden werden. Dabei wird zwischen der mit bloßem Auge sichtbaren Makrohämaturie und der nur mikroskopisch erkennbaren Mikrohämaturie unterschieden. Ursächlich sind beispielsweise Glomerulonephritiden (Kap. 10.6) oder Blutungen der ableitenden Harnwege infolge einer Entzündung, eines Stein- oder Tumorleidens.
- Von einer *Leukozyturie* spricht man, wenn mehr als 4 Leukozyten/ml Urin ausgeschieden werden, z. B. bei Harnwegsinfekten.
- Eine *Proteinurie* liegt vor, wenn mehr als 150 mg Eiweiß pro Tag mit dem Urin ausgeschieden werden. Eine Proteinurie kommt beispielsweise bei Diabetes mellitus (Kap. 11.1.2) und Glomerulonephritiden vor.
- Bei Blutzuckerwerten über 180 mg/dl ist die Glukosekonzentration im Primärharn so hoch, dass sie nicht mehr vollständig rückresorbiert werden kann und mit dem Urin ausgeschieden wird. Zu einer *Glukosurie* kommt es beim Diabetes mellitus.
- Wenn mehr als 10^5 Keime/ml Urin ausgeschieden werden, liegt eine signifikante *Bakteriurie* im Rahmen eines Harnwegsinfektes vor.
- *Zylinder* entstehen in den Nierentubuli und stellen Ausgussformen des Tubuluslumens dar. Sie können aus Erythrozyten, Leukozyten, Eiweißen und Bestandteilen von Tubuluszellen bestehen.
- *Kristalle* treten bei Nierensteinen auf.

Blutuntersuchungen

Bei eingeschränkter Nierenfunktion steigt die Konzentration harnpflichtiger Substanzen im Serum an. Als Marker dienen Kreatinin und Harnstoff, deren Normwerte in **Tab. 10.3** aufgeführt sind.

- *Kreatinin* ist ein Abbauprodukt des Muskelstoffwechsels. Ein Kreatininanstieg ist erst bei einer Nierenfunktionseinschränkung von mehr als 50 % zu verzeichnen. Physiologisch hohe Werte werden bei ausgeprägter Muskulatur gemessen. Bei kachektischen Patienten und Menschen mit geringer Muskelmasse werden niedrige Werte erhoben.
- *Harnstoff* ist das Endprodukt des Eiweißstoffwechsels in der Leber. Die Serumkonzentration ist von der Proteinzufuhr, vom Katabolismus sowie von der Nierenfunktion abhängig. Ein Anstieg der Harnstoffkonzentration im Serum ist erst bei einer Nierenfunktionseinschränkung von mehr als 60 % zu erwarten.

Tabelle 10.3 Normwerte von Kreatinin und Harnstoff im Serum

Substanz	Normwert
Kreatinin	< 1 mg/dl
Harnstoff	10–50 mg/dl

Clearance-Messungen

Mit diesem Verfahren können exkretorische Nierenfunktionseinschränkungen frühzeitig erfasst werden. Mit Clearance wird das Plasmavolumen bezeichnet, das pro Zeiteinheit von der Testsubstanz befreit wird. Am einfachsten und häufigsten wird die endogene Kreatinin-Clearance ermittelt, die annähernd der glomerulären Filtrationsrate (GFR) entspricht.

> *Ermittlung der GFR über die endogene Kreatinin-Clearance.*

Folgende Werte werden benötigt:
- Urinkreatininkonzentration ($Krea_{Urin}$);
- Sammelurinmenge über 24 Stunden (Urinzeitvolumen, UZV);
- Serumkreatininkonzentration ($Krea_{Serum}$).

Die GFR wird mit folgender Formel berechnet:

$$GFR = \text{Kreatinin-Clearance} = \frac{Krea_{Urin} \times UZV}{Krea_{Serum}} \ (ml/min)$$

10.3.2 Bildgebende Verfahren

Sonographie

Die Ultraschalluntersuchung der Nieren und ableitenden Harnwege informiert über:
- Anzahl, Form und Größe der Nieren;
- Struktur der Nieren und Hinweise auf Tumoren, Steine, Zysten und Harnstau;
- Nierendurchblutung mittels farbkodierter Duplexsonographie;
- Harnblasenfüllung.

Röntgendiagnostik

- In der *Abdomenübersichtsaufnahme* sind die Nieren als Schatten erkennbar. Außerdem stellen sich kalkhaltige Steine im Nierenbecken bzw. in den Harnleitern dar. Dieses Verfahren wurde durch die Sonographie weitgehend aus der nephrologischen Diagnostik verdrängt.
- Für ein *intravenöses Urogramm* (i. v. Urogramm) wird dem Patienten ein nierengängiges Kontrastmittel intravenös injiziert. In bestimmten Zeitabständen werden Röntgenbilder angefertigt, in denen zunächst das mit kontrastiertem Urin gefüllte Nierenbecken und nach etwa 20 Minuten die gefüllte Harnblase zu sehen sind. Diese Untersuchung lässt Aussagen über die Lage und Funktion der Nieren sowie den Harnabfluss zu. Bei Passagehindernissen wie Fehlbildungen, Steinen und Tumoren ist die Kontrastmittelausscheidung verlangsamt, und die Harnwege oberhalb des Hindernisses sind noch nach Stunden darstellbar.
- Mittels *Angiographie* lassen sich die Nierengefäße beurteilen.
- *Computertomographie und Kernspintomographie* dienen in erster Linie der Tumor- und Metastasendarstellung.

10.3.3 Endoskopische Verfahren

- Die *Zystoskopie* (Blasenspiegelung) ist die häufigste endoskopische Untersuchung in der Nephrologie und Urologie. Man erkennt die Harnleitermündungen, Raumforderungen und Veränderungen der Blasenschleimhaut.
- Mit Spezialendoskopen lassen sich außerdem die Harnleiter und das Nierenbecken beurteilen. Dieses Verfahren heißt *Ureteropyeloskopie*.

10.4 Nierenersatztherapie

10.4.1 Dialyseverfahren

Bei terminaler Niereninsuffizienz und beim akuten Nierenversagen ist eine Nierenersatztherapie indiziert. Man unterscheidet die extrakorporalen Blutreinigungsverfahren *Hämodialyse* und *Hämofiltration* von der *Peritonealdialyse*. Ziel der Verfahren ist es, die Ausscheidungsfunktion der Nieren zu ersetzen.

Spezielle Blutreinigungsverfahren wie *Hämoperfusion* oder *Plasmaseparation* kommen seltener zur Anwendung. Sie dienen der Entfernung von bestimmten Stoffen aus der Blutbahn, z. B. von absorbierbaren Giften, Antikörpern, zirkulierenden Immunkomplexen und Entzündungsmediatoren.

Hämodialyse

Bei der Hämodialyse wird das Blut mithilfe einer Pumpe durch einen Filter geleitet, wo es Kontakt zum Dialysat („Waschlösung") bekommt (**Abb. 10.3**). Über die semipermeable Oberfläche der Schläuche treten harnpflichtige Substanzen entlang der Konzentrationsdifferenz in das Dialysat über, und das gereinigte Blut fließt in den Körper zurück.

Bei chronisch dialysepflichtigen Patienten dient ein operativ angelegter arteriovenöser Shunt am Unterarm als Blutentnahme- und -rückführungsort. Wenn kein Shunt vorhanden ist, kann für eine akut notwendige Nierenersatzbehandlung ein spezieller doppellumiger zentraler Venenkatheter verwendet werden.

In der Regel werden 3 Dialysebehandlungen von je 3–8 Stunden Dauer pro Woche im Dialysezentrum durchgeführt.

Mögliche Komplikationen sind:
- Shuntthrombosen und -infektionen;
- Blutungen;
- Kreislaufbelastung mit arterieller Hypotonie und Herzrhythmusstörungen während der Behandlung.

Hämofiltration

Häufig wird beim akuten Nierenversagen die *kontinuierliche venovenöse Hämofiltration* (CVVH) angewandt. Hierbei fehlen das Dialysat und der diffusive Stofftransport. Das hydrostatische Druckgefälle wird über eine Pumpe hergestellt; Plasmawasser wird über die semipermeable Membran filtriert, im Plasma vorhandene Moleküle einer bestimmten Größe werden hierbei mitgerissen. Der Plasmawasserverlust wird je nach gewünschter Bilanz ganz oder teilweise durch Substratlösung ausgeglichen. Dieses Verfahren ist Kreislauf schonender als die Hämodialyse und ist insbesondere zum Flüssigkeitsentzug bei kreislaufinstabilen Patienten mit akutem Nierenversagen geeignet.

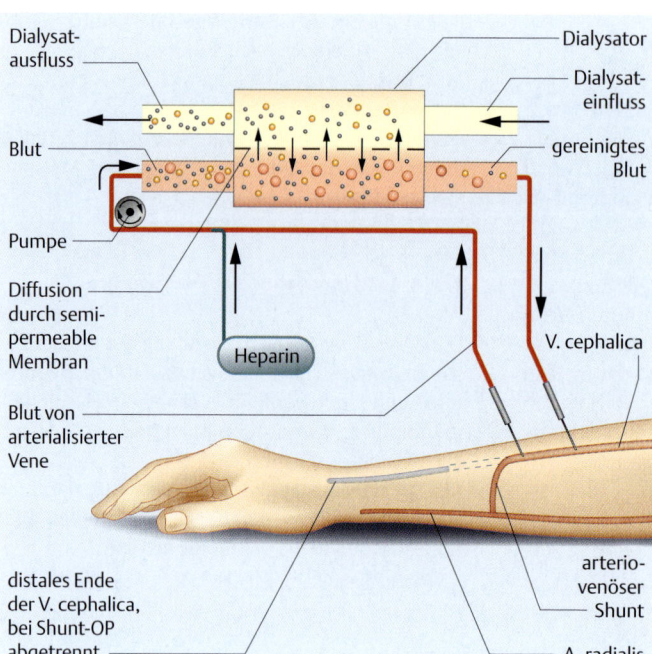

Abb. 10.3 Schematische Darstellung der Hämodialyse.

Peritonealdialyse

Verfahren der Peritonealdialyse sind die:
- Kontinuierliche ambulante Peritonealdialyse (CAPD);
- Nächtlich intermittierende Peritonealdialyse (NIDP).

Dabei wird das etwa 1 m² große, gut durchblutete Bauchfell als natürliche semipermeable Membran genutzt (**Abb. 10.4**). Über einen implantierten Verweilkatheter werden 2–2,5 l Dialysat streng steril in die Bauchhöhle gegeben und nach 4–6 Stunden durch frisches Dialysat ersetzt. Der Austausch erfolgt 4–5-mal am Tag. Zwischendurch bleibt der Katheter abgeklemmt, und der Patient kann sich frei bewegen.

Nicht jeder Patient ist in der Lage, diese Methode selbstständig anzuwenden. Es besteht bei unsauberem Vorgehen die Gefahr von Bauchhöhlenentzündungen.

10.4.2 Nierentransplantation

Die Nierentransplantation (NTX) als „natürliches" Nierenersatzverfahren verschafft den Betroffenen eine höhere Lebensqualität als jede Dialysebehandlungsform. Patienten mit chronischer Niereninsuffizienz unter 60 Jahre und ohne schwerwiegende Begleiterkrankungen kommen als Transplantatempfänger in Betracht. Spenderorgane stammen von Angehörigen (Lebendspender) oder Verstorbenen mit übereinstimmenden immunologischen Merkmalen.

Das Organ wird heterotop in die Fossa iliaca implantiert und mit den Vasa iliaca anastomosiert. Der Harnleiter des Transplantats wird in die Harnblase des Empfängers eingenäht. Um Abstoßungsreaktionen vorzubeugen, muss lebenslang immunsuppressiv behandelt werden.

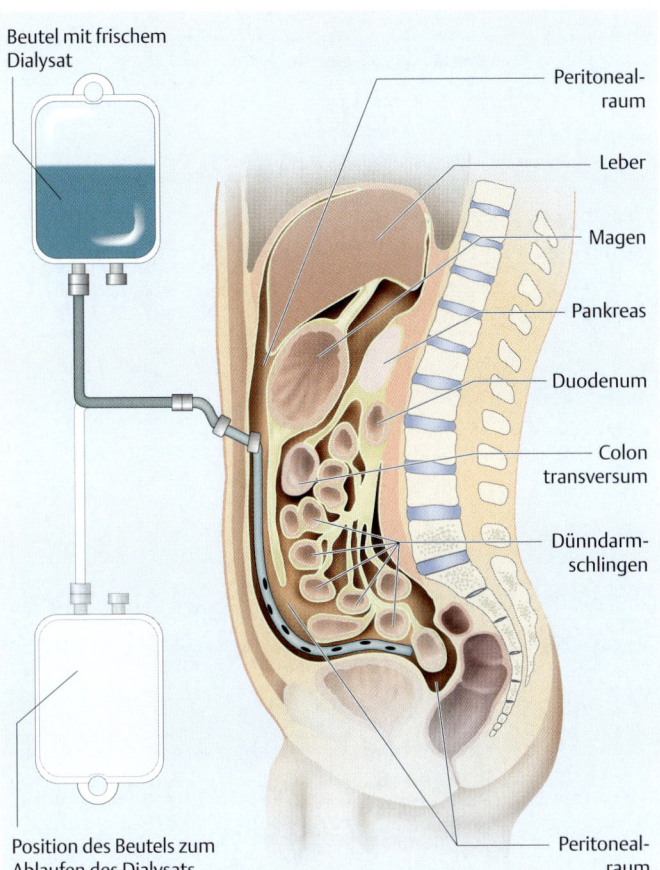

Abb. 10.4 Schematische Darstellung der Peritonealdialyse

10.5 Akutes Nierenversagen

Das akute Nierenversagen (ANV) ist definiert als eine akut auftretende, in der Regel reversibel gestörte Ausscheidungsfunktion der Nieren mit:
- Oligurie, d. h. Ausscheidung unter 500 ml am Tag;
- Anurie, d. h. Ausscheidung unter 200 ml am Tag;
- Anstieg der Retentionswerte Kreatinin und Harnstoff.

Bis zu 5 % aller hospitalisierten Patienten erleiden ein ANV.

Ursachen

Je nach Lokalisation der auslösenden Erkrankung unterscheidet man das prärenale, das renale und das postrenale ANV, wobei es insbesondere zwischen den ersten beiden Formen fließende Übergänge gibt.
- Prärenale Ursachen, die für 70–80 % aller ANV verantwortlich sind, sind zirkulatorisch ischämisch bedingt, z. B. Schock oder Hypovolämie.
- Renale Ursachen sind toxische Nierenschädigungen, beispielsweise durch Medikamente und Röntgenkontrastmittel sowie entzündliche oder vaskulär bedingte Nierenerkrankungen, z. B. Vaskulitis oder Nierenarterienverschluss.
- Ein postrenales Nierenversagen ist durch Obstruktion der ableitenden Harnwege verursacht, z. B. Steine oder Tumoren.

Symptome und Verlauf

Das akute Nierenversagen verläuft in der Regel in 4 Stadien (**Tab. 10.4**), wobei atypische Verläufe möglich sind.

Therapie

Die kausale Therapie steht an erster Stelle. Zusätzlich kommen folgende symptomatische Maßnahmen in Betracht:

- Flüssigkeits- und Elektrolytbilanzierung, tägliche Gewichtskontrollen;
- Behandlung von Elektrolytstörungen sowie Azidoseausgleich;
- Medikamentenanpassung an die verminderte Ausscheidungsfunktion;
- Diuretikagabe;
- Nierenersatztherapie bei Anurie oder nicht beherrschbarer Überwässerung, schweren Elektrolytstörungen und Azidose.

Tabelle 10.4 Stadien des ANV

Stadium	Beschreibung
I	Schädigung der Niere: Symptome der Grunderkrankung
II	Oligurie bzw. Anurie: Überwässerung, Hyperkaliämie, Azidose, Urämie
III	Polyurie: Wasser- und Elektrolytverlust
IV	Wiederherstellung der Nierenfunktion mit Normurie nach ca. 3 Wochen

Prognose

Abhängig von der Grunderkrankung und begleitenden Komplikationen ist das ANV mit einer hohen Sterblichkeit von bis zu 50 % behaftet.

10.6 Chronische Niereninsuffizienz

In Westeuropa entwickeln jährlich ca. 10/100.000 Menschen eine chronische Niereninsuffizienz (CNI) mit einer irreversiblen Verminderung der exkretorischen und inkretorischen Funktion beider Nieren.

Ursachen

Die häufigsten Ursachen sind:
- Diabetische Nephropathie (35 %; Kap. 11.1.2);
- Hypertensive Nephropathie (25 %; Kap. 6.11.1);
- Chronische Glomerulonephritis (10 %; s. u.);
- Sonstige Ursachen (15 %), z. B.:
  - Chronische Pyelonephritis (Kap. 10.7);
  - Analgetikanephropathie (s. u.);
  - Kollagenosen wie systemischer Lupus erythematodes (Kap. 13.3);
  - Selten Amyloidose (s. u.).

In 15 % der Fälle ist die Ursache unklar.

Glomerulonephritiden

Unter Glomerulonephritiden (GN) werden entzündliche, immunpathogenetisch vermittelte Erkrankungen zusammengefasst, die beide Nieren befallen und in unterschiedlich ausgeprägter Form glomeruläre Strukturen und das gesamte Nephron betreffen.

GN können idiopathisch, im Rahmen einer Systemerkrankung, z. B. bei Kollagenosen und Vaskulitiden, oder als Folge einer Infektion auftreten.

Klinisch können GN sich unterschiedlich manifestieren, z. B. asymptomatisch, unter dem Bild eines nephrotischen Syndroms (Kap. 10.2.5), mit akutem, mit rapid progredientem oder chronischem Verlauf. Typische Folgen von glomerulären Erkrankungen sind Proteinurie, Hämaturie, eine verminderte glomeruläre Filtrationsrate sowie Bluthochdruck.

Die *rapid progrediente GN* stellt einen nephrologischen Notfall dar und führt ohne Therapie zu einem raschen Nierenfunktionsverlust mit Entwicklung einer terminalen Niereninsuffizienz innerhalb von Tagen bis Wochen.

Analgetikanephropathie

Ein chronischer Missbrauch von Analgetika, insbesondere von Paracetamol und nichtsteroidalen Antiphlogistika, führt zu einer chronischen tubulointerstitiellen Nephritis und über Durchblutungsstörungen zu Papillennekrosen. Folge ist eine fortschreitende Niereninsuffizienz, wenn die schädigenden Medikamente nicht rechtzeitig abgesetzt werden.

Amyloidose

Bei einer Amyloidose lagern sich Proteine extrazellulär in verschiedenen Organen ab und führen zur Organvergrößerung und Funktionsbeeinträchtigung. Die Erkrankung kann primär, d. h. ohne nachweisbare Begleiterkrankung auftreten oder sekundär im Rahmen von Systemerkrankungen, z. B.:
- Plasmozytom (Kap. 12.6.2);
- Chronische Infektionskrankheiten;
- Chronische Entzündungen wie die rheumatoide Arthritis (Kap. 13.1).

Selten ist eine angeborene familiäre Amyloidoseform. Hauptmanifestationsort sind die Nieren. Typisch für die Amyloidniere ist ein nephrotisches Syndrom (Kap. 10.2.5) mit Fortschreiten bis zur dialysepflichtigen Niereninsuffizienz. Eine mögliche Herzbeteiligung führt zur Herzinsuffizienz.

Die Diagnose wird durch eine Organbiopsie gesichert, eine kausale Therapie ist nicht möglich.

Stadien

Die verschiedenen Grundkrankheiten führen unterschiedlich schnell zu einer Beeinträchtigung der Nierenfunktion. In Abhängigkeit von der Restfunktion der Nieren werden 4 klinische Stadien unterschieden (**Tab. 10.5**).

Klinik im Stadium IV

Exkretorischer Funktionsverlust
- Überwässerung mit der Gefahr des Lungenödems;
- Elektrolytentgleisung, insbesondere Hyperkaliämie mit der Gefahr von Herzrhythmusstörungen;
- Toxische Organschäden durch Retention harnpflichtiger Substanzen („Urämiegifte"), z. B.:
  - Blass-gelbe Hautfarbe und trockene Haut mit Pruritus, d. h. Juckreiz;
  - Thrombozytopathie mit Blutungsneigung;
  - Gastroenteropathie mit Appetitlosigkeit, Übelkeit, Erbrechen und Diarrhö;
  - Pleuritis und Pleuraerguss;
  - Perikarditis und Perikarderguss;
  - Periphere Polyneuropathie;
  - Enzephalopathie.

Inkretorischer Funktionsverlust
Stellen die insuffizienten Nieren die Hormonproduktion ein, resultieren:
- Renale Anämie durch Erythropoetinmangel;
- Renale Osteopathie durch Vitamin-D-Mangel und sekundären Hyperparathyreoidismus (Kap. 11.5.4).

▮ *Renale Osteopathie bei terminaler Niereninsuffizienz!*

Die renale Hypertonie ist unter anderem zurückzuführen auf:
- Überwässerung;
- Mangel an renalen Prostaglandinen;
- Übermäßige Aktivierung des RAAS durch noch intakte Nephrone.

Diagnostik

- Anamnese;
- Sonographie der Nieren;
- Gegebenenfalls Nierenbiopsie;
- Laboruntersuchungen:

Tabelle 10.5 Stadien der CNI (GFR = glomeruläre Filtrationsrate)

Stadium	Bezeichnung	Labor und Klinik
I	Stadium der vollen Kompensation	• GFR um 50 % • Keine Symptome
II	Stadium der kompensierten Retention	• Kreatinin < 6 mg/dl
III	Präterminale Niereninsuffizienz	• Kreatinin > 6 mg/dl • Urämiezeichen
IV	Terminale Niereninsuffizienz	• Kreatinin > 10 mg/dl • Urämie • Nierenersatztherapie erforderlich • GFR < 5 %

  - Im Blut erhöhte Retentionswerte, Elektrolytentgleisung, metabolische Azidose und Anämie;
  - Urinbefunde in Abhängigkeit von der Grunderkrankung.
- Regelmäßige Gewichtskontrollen und Messung des Urinvolumens;
- Folgeschäden.

Therapie

Neben der Therapie der Grunderkrankung kommt der symptomatischen Therapie eine besondere Bedeutung zu, z. B.:
- Konsequente Blutdruck- und Blutzuckereinstellung;
- Eiweiß-, phosphat- und natriumarme Kost;
- Meiden von nephrotoxischen Medikamenten, vor allem Analgetika sowie Röntgenkontrastmittel;
- Korrektur von Wasser-, Elektrolyt- und Säure-Basen-Haushalt;
- Behandlung der renalen Anämie mit Erythropoetin;
- Prophylaxe und Behandlung der renalen Osteopathie durch Phosphatreduktion, Vitamin-D- und Kalziumsubstitution;
- Nierenersatztherapie bei terminaler Niereninsuffizienz (Kap. 10.4.1);
- Gegebenenfalls Nierentransplantation (NTX; Kap. 10.4.2).

Fallbeispiel: Ein 52-jähriger Patient stellt sich wegen seit einigen Wochen bestehender Belastungsdyspnoe, Appetitlosigkeit, Leistungsabfall, Kopfschmerzen vor. Anamnestisch ist ein Bluthochdruck bekannt, die Behandlung wurde vernachlässigt. Vor Jahren war eine Mikrohämaturie nachgewiesen worden.

Die klinische Untersuchung zeigt eine blass-fahle, trocken-schuppende Haut, einen Blutdruck von 210/110 mmHg, auskultatorisch Rasselgeräusche über den basalen Lungenabschnitten. Im Thorax-Röntgenbild sind ein links verbreitertes Herz sowie eine beginnende Lungenstauung sichtbar. Beide Nieren sind sonographisch verkleinert und verdichtet, so genannte Schrumpfnieren. Die Nierenretentionswerte Kreatinin und Harnstoff sind erhöht (Kreatinin 6 mg/dl, Harnstoff 80 mg/dl), es bestehen eine Anämie (Hb 9 g/dl), ein erniedrigter Kalziumspiegel im Serum und eine respiratorisch kompensierte metabolische Azidose.

Eine Nierenbiopsie wird nicht mehr durchgeführt, da bereits Schrumpfnieren nachweisbar sind, entsprechend dem Endstadium der Organschädigung.

Die Behandlung umfasst eine konsequente Blutdrucksenkung, eiweißarme Diät und eine diuretische Therapie, worunter die Beschwerden zurückgehen und relatives Wohlbefinden erreicht werden kann. Der Patient wird in 4–6-wöchigen Intervallen ambulant untersucht. Nach 2 Jahren wird bei einem Serum-Kreatinin von 9 mg/dl ein arteriovenöser Shunt am Unterarm angelegt, nach weiteren 8 Monaten wird der Patient bei terminaler Niereninsuffizienz dialysepflichtig.

10.7 Harnwegsinfektionen

Prävalenz und Einteilung

Harnwegsinfektionen sind nach Infektionen der oberen Luftwege die häufigsten Infektionen ambulanter und stationärer Patienten. Die Häufigkeit ist alters- und geschlechtsabhängig. 4–5 % aller Frauen weisen eine Bakteriurie auf, im Alter sind es mehr als 30 %. Bei Männern sind Harnwegsinfekte vor dem 50. Lebensjahr selten, sie nehmen danach durch Prostataerkrankungen zu.

Je nach Lokalisation der Infektion hat sich folgende klinische Einteilung bewährt:
- *Urethritis*, eine Entzündung der Harnröhre;
- *Zystitis*, eine Entzündung der Harnblase;
- *Pyelonephritis*, eine Entzündung des Nierenbeckens;
- Besondere Harnwegsinfektionen, z. B. Urogenitaltuberkulose (Kap. 14.1.2).

Ursachen und prädisponierende Faktoren

Die meisten Harnwegsinfekte entstehen durch aufsteigende Keime, insbesondere Bakterien. Die häufigsten Erreger eines unkomplizierten Harnwegsinfektes sind Escherischia coli (85 %) sowie Proteus mirabilis (15 %). Bei komplizierten Verläufen findet man auch andere Keime wie Klebsiellen, Enterobakterien, Enterokokken, Staphylokokken. Bei abwehrgeschwächten Patienten kommen Pilze hinzu.

Verschiedene Risikofaktoren können die Entstehung einer Harnwegsinfektion begünstigen:
- Harnabflussbehinderungen, z. B. durch Harnsteine (Kap. 10.8), Tumoren (Kap. 10.9), neurogene Blasenentleerungsstörungen und Prostatavergrößerung bei Männern;
- Schwangerschaft, da durch Progesteronwirkung auf glatte Muskulatur die Harnröhre weit gestellt wird;
- Stoffwechselerkrankungen, z. B. schlecht eingestellter Diabetes mellitus mit erregerfreundlichem Milieu wegen hohem Harnzuckergehalt (Kap. 11.1.2);
- Fremdmaterial wie Blasendauerkatheter begünstigt Keimansiedlung;
- Abwehrschwäche;
- Analgetikamissbrauch führt zu Nierenschädigung und ist fast immer durch Harnwegsinfektionen kompliziert;
- Unterkühlung;
- Sexuelle Aktivität.

Symptome

Harnwegsinfektionen können asymptomatisch oder symptomatisch verlaufen. Die Beschwerden hängen von der betroffenen anatomischen Struktur ab:
- Eine *Urethritis* geht mit Dysurie und Pollakisurie sowie Ausfluss einher, z. B. bei Gonorrhoe (Kap. 14.7.2).
- Bei *Zystitis* treten neben Dysurie und Pollakisurie suprapubische Schmerzen und eventuell blutiger Urin auf.
- Eine *Pyelonephritis* macht sich neben einer Dysurie durch schweres Krankheitsgefühl mit Abgeschlagenheit, Fieber und Schüttelfrost sowie Flankenschmerzen bemerkbar. Bei chronischer Verlaufsform treten diese Symptome rezidivierend auf.

Diagnostik

- Urinbefunde mit Nachweis von Leukozyten, Nitrit, das von Bakterien gebildet wird, Bakterien oder Pilzen mit mehr als 10^5 Keimen/ml in der Urinkultur.

- Bei einer Pyelonephritis fallen zusätzlich erhöhte Entzündungsparameter im Blut auf, z. B. BSG-Beschleunigung, CRP-Erhöhung und Leukozytose. In ca. 20 % der Fälle werden Erreger in Blutkulturen nachweisbar (Urosepsis). Selten kommt es zur Einschränkung der Nierenfunktion mit Anstieg der Retentionsparameter Kreatinin und Harnstoff.
- Eine weiterführende Diagnostik mittels Sonographie und gegebenenfalls Ausscheidungsurographie ist bei rezidivierenden Harnwegsinfekten angezeigt, um prädisponierende Risikofaktoren aufzudecken.

Therapie

Symptomatische Harnwegsinfekte werden erregergerecht antibiotisch behandelt. Durch eine hohe Trinkmenge wird die Diurese erhöht. Bei infektiöser Urethritis muss der Sexualpartner mitbehandelt werden. Bei wiederholter Bakteriurie sollten prädisponierende Faktoren gesucht und beseitigt werden.

Eine asymptomatische Bakteriurie ist nur bei besonderen Begleitumständen behandlungsbedürftig, z. B. bei Schwangeren, Kindern, vorhandener Harnabflussbehinderung, eingeschränkter Nierenfunktion, bei Diabetikern und Abwehrgeschwächten.

10.8 Nierensteine

Synonyme Bezeichnungen für das Nierensteinleiden sind Harnsteine, Nephrolithiasis und Urolithiasis.

Etwa 5 % der Bevölkerung leiden an Konkrementen aus Harnbestandteilen, die sich im Nierenbecken oder in den ableitenden Harnwegen befinden können.

Ursachen

Prädisponierende Faktoren sind:
- Geringes Harnvolumen mit entsprechend hoher Konzentration, z. B. bei geringer Flüssigkeitszufuhr oder heißem Klima;
- Hohe Kalzium- bzw. Oxalatkonzentration im Urin, z. B. bei Hyperparathyreoidismus (Kap. 11.5.4) und Immobilisation; Oxalat befindet sich beispielsweise in Spinat, Rhabarber, Zitrusfrüchten und schwarzem Tee;
- Hohe Harnsäurekonzentration im Urin bei Gicht (Kap. 11.3.2);
- Alkalischer Urin, der das Ausfällen von Kalziumsalzen begünstigt; auch Harnwegsinfektionen führen zu alkalischem Urin;
- Saurer Urin, der das Ausfällen von Harnsäurekristallen begünstigt;
- Mangel an Stoffen, die die Steinbildung hemmen, z. B. Magnesium;
- Harnstau.

Nierensteine unterscheidet man anhand ihrer Zusammensetzung:
- In etwa 80 % der Fälle handelt es sich um Kalziumphosphat- oder Kalziumoxalatsteine.
- Ca. 15 % sind Harnsäuresteine (Uratsteine), die bei einer Gicht auftreten können (Kap. 11.3.2).

Klinik

Die Symptomatik ist abhängig von der Größe und Lokalisation des Steins.
- Befindet sich der Stein im Nierenbecken, kann er unbemerkt bleiben oder ein Druckgefühl bzw. ziehende Schmerzen im Nierenlager hervorrufen. Einige Patienten bemerken Blut im Urin.
- Wenn abgehende Steine im Harnleiter stecken bleiben, kommt es zu einer *Harnleiterkolik:* Der Patient klagt über heftige Schmerzen, die in den Rücken, in den Unterbauch oder in die Leisten ausstrahlen können. Begleitsymptome sind Brechreiz oder Erbrechen und gegebenenfalls reflektorischer Ileus (Darmverschluss, Kap. 9.6.6).

Harnsteine begünstigen Harnwegsinfektionen, die sich bis zu einer Urosepsis ausweiten können (Kap. 10.7).

Diagnostik

- Anamnese und Klinik;
- Sonographie;
- Abdomen-Röntgenübersichtsaufnahme, durch die sich jedoch Harnsäuresteine nicht darstellen lassen;
- Ausscheidungsurographie, um Harnsäuresteine nachzuweisen (Kap. 10.3);
- Urinanalyse;
- Analyse von abgegangenen oder entfernten Harnsteinen;
- Ursachenforschung.

Therapie und Prophylaxe

Die akute Harnleiterkolik wird mit Analgetika und Spasmolytika behandelt. Häufig gehen die Steine spontan ab, wenn der Patient viel trinkt und sich bewegt. Ansonsten muss er sich einer urologischen Behandlung unterziehen:
- Die Methode der Wahl bei Nierenbeckensteinen oder hohen Harnleitersteinen ist die extrakorporale Stoßwellenlithotripsie (ESWL). Dabei werden die Steine sonographisch lokalisiert und durch Stoßwellen zerstört. Die Fragmente werden mit dem Urin ausgeschieden.
- Harnleitersteine können im Rahmen einer Ureterorenoskopie endoskopisch entfernt werden. Misslingt der Versuch, den Stein mit einer Zange zu fassen, kann er mittels intrakorporaler Stoßwellenlithotripsie (ISWL) zerkleinert werden.
- Nur in seltenen Fällen wird die operative Steinentfernung notwendig.

Ohne Steinprophylaxe entwickeln bis zu 70 % der Patienten ein Rezidiv, mit Prophylaxe sind es weniger als 5 %. Die Maßnahmen lassen sich aus den Risikofaktoren ableiten, z. B. viel trinken und Harnwegsinfekte konsequent behandeln.

10.9 Nierenzellkarzinom

Nierenzellkarzinome, die auch als Grawitz-Tumoren bezeichnet werden, machen nur etwa 2 % aller Malignome aus, wobei die Tendenz steigend ist. Männer sind doppelt so häufig betroffen wie Frauen, und das Hauptmanifestationsalter liegt im 7. Lebensjahrzehnt.

Die Ursachen sind weitgehend unbekannt; als Risikofaktoren gelten Zigarettenrauchen und Cadmiumexposition.

Symptome und Metastasierung

Nierenzellkarzinome bleiben lange Zeit unbemerkt. Bei mehr als 60 % der Patienten wird der Tumor zufällig sonographisch entdeckt. Folgende Zeichen deuten oft auf einen fortgeschrittenen Befund hin:
- Hämaturie;
- Flankenschmerz;
- Tastbarer Tumor.

Endokrin aktive Tumoren bedingen:
- Arterielle Hypertonie bei Reninsekretion;
- Polyglobulie bei Erythropoetinsekretion;
- Hyperkalzämie bei Sekretion eines Stoffes, der dem Parathormon ähnlich ist (Kap. 11.5.1).

Nierenzellkarzinome metastasieren frühzeitig hämatogen. Die meisten Fernmetastasen finden sich in Lunge, Leber, Knochen und Gehirn.

Diagnostik, Therapie und Prognose

Nachdem der Tumor sonographisch entdeckt worden ist, wird mittels CT oder MRT die Tumorausdehnung ermittelt.

Im Rahmen der radikalen Nephrektomie werden die Tumor tragende Niere mit Nebenniere, Lymphknoten, Blutgefäßen und Harnleiter entfernt. Palliativmaßnahmen sind Chemotherapie (Kap. 5.2.3) sowie Immuntherapie (Kap. 5.2.5).

Wenn der Tumor sich noch innerhalb der Nierenkapsel befindet, beträgt die 5-Jahres-Überlebensrate etwa 80 %. Bei vorhandenen Fernmetastasen liegt sie unter 5 %.

11 Stoffwechselerkrankungen und Endokrinologie

11.1 Störungen des Kohlenhydratstoffwechsels

11.1.1 Physiologische Grundlagen

Grundbegriffe des Kohlenhydratstoffwechsels

Die Glukosekonzentration im Blut (Blutzucker, BZ) beträgt im Nüchternzustand 70–100 mg/dl (Normoglykämie). Abweichungen bezeichnet man als Hyper- bzw. Hypoglykämie.

▎ *Nüchternblutzucker: 70–100 mg/dl.*

Glukose ist der zentrale Energieträger des menschlichen Organismus, dessen Abbau als Glykolyse bezeichnet wird. Um den Blutzucker konstant zu halten, wird je nach Bedarf Glukose in Depots überführt oder bereitgestellt (**Abb. 11.1**).
 Übersteigt die Glukosekonzentration den -bedarf, werden Speicher angelegt:
- Zunächst werden die kurzfristig verfügbaren Glykogenspeicher in Leber und Muskulatur aufgefüllt. Dieser Vorgang wird *Glykogenese* genannt.
- Im Rahmen der *Lipogenese* werden Fettdepots angelegt.

Wenn die Glukosekonzentration den Bedarf nicht deckt, müssen die Speicher mobilisiert werden:
- Als *Glykogenolyse* bezeichnet man den Glykogenabbau zu Glukose.
- *Lipolyse* ist der Abbau von Fetten, bei dem Glyzerol und freie Fettsäuren entstehen.
- Bei der *Glukoneogenese* wird aus Glyzerol, Aminosäuren bzw. Laktat Glukose gebildet.

Diese Vorgänge werden hormonell gesteuert. Wichtige Hormone des Kohlenhydratstoffwechsels sind Insulin und Glukagon (endokrines Pankreas, Kap. 9.1.3).

Insulin

Insulin wird von den B-Zellen der Langerhans-Inseln im Pankreas produziert. Es wird bei Blutzuckeranstieg ausgeschüttet.

▎ *BZ↑ → Insulinausschüttung.*

Insulin besetzt die Rezeptoren der Zellen, die Glukose verwerten können, z.B. Muskelzellen, und wirkt folgendermaßen (**Abb. 11.2**):
- Es fördert die Glukoseaufnahme in die Zelle.
- Es stimuliert Enzyme in der Zelle, die Glukose in Glykogen- und Fettspeicher überführen.
- Es hemmt die Enzyme, die die Speicher mobilisieren.

Besonderheiten der Insulinrezeptoren

Die Empfindlichkeit der Insulinrezeptoren variiert.
- So erhöht Muskelarbeit die Empfindlichkeit, und Glukose kann vermehrt in die Zelle gelangen, in der sie benötigt wird.
- Bei übermäßiger Zufuhr von Glukose schüttet die Bauchspeicheldrüse vermehrt Insulin aus. Unter erhöhtem Insulineinfluss nimmt die Empfindlichkeit der Insulinrezeptoren ab (Down-Regula-

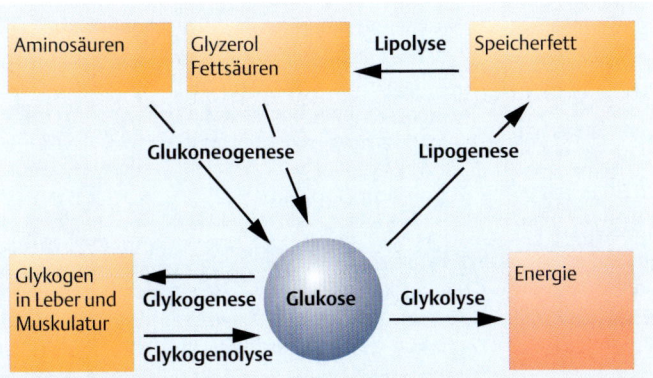

Abb. 11.1 Grundbegriffe des Kohlenhydratstoffwechsels.

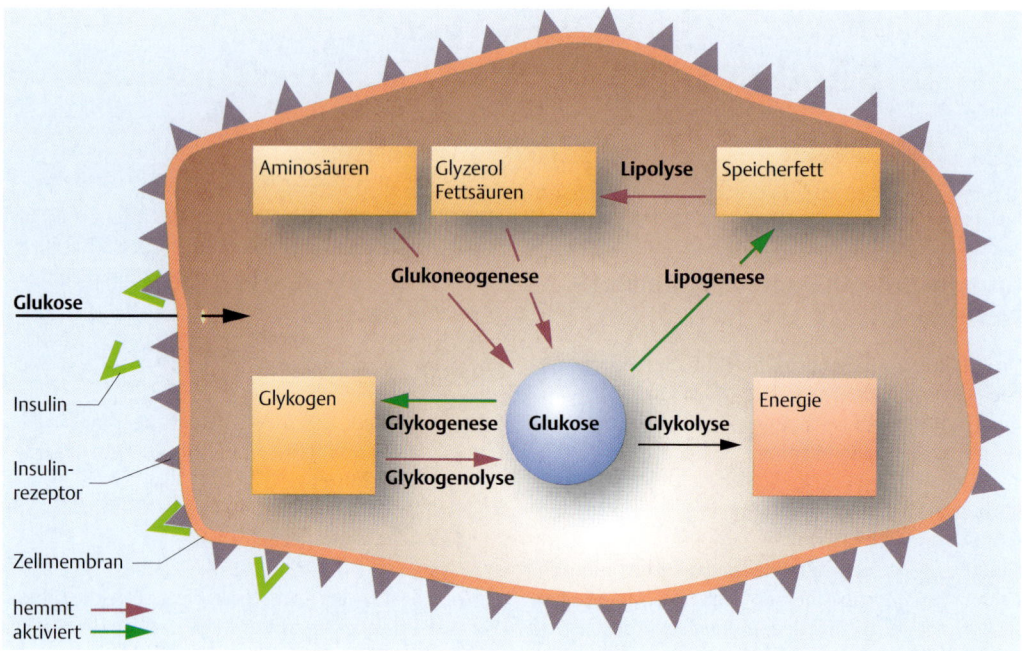

Abb. 11.2 Insulinwirkung: Die Permeabilität der Zellmembran für Glukose nimmt zu. In der Zelle wird Glukose in die Speicher überführt.

tion). Es kommt zu einer Insulinresistenz, weniger Glukose gelangt in die Zelle und der Blutzucker steigt.

> Diese Mechanismen sind wichtig, um den Pathomechanismus des Typ-II-Diabetes verstehen zu können!

Glukagon

Glukagon wird von den A-Zellen des Pankreas gebildet und ist Gegenspieler des Insulins, der bei einer Hypoglykämie ausgeschüttet wird. Glukagon vermittelt ein Hungergefühl und mobilisiert die Glykogen- und Fettspeicher, um so den Blutzuckerspiegel zu erhöhen.

11.1.2 Diabetes mellitus

Mit Diabetes mellitus (Zuckerkrankheit) wird eine Gruppe metabolischer Störungen bezeichnet, bei der es infolge absoluten oder relativen Insulinmangels zu einer chronischen Hyperglykämie kommt. In Deutschland haben etwa 7 % der Bevölkerung einen Diabetes mellitus und müssen mit Stoffwechselentgleisungen sowie mit Langzeitschäden an Blutgefäßen und Nervensystem rechnen.

Klassifikation

1997 haben die WHO und die Amerikanische Diabetes Gesellschaft folgende Klassifikation erarbeitet:
- Typ-I-Diabetes;
- Typ-II-Diabetes;
- Schwangerschaftsdiabetes (Gestationsdiabetes), der bei etwa 3 % aller Schwangeren infolge einer herabgesetzten Empfindlichkeit der Insulinrezeptoren auftritt und sich meistens nach der Entbindung zurückbildet;
- Andere Diabetesformen, z. B.:
  – Genetisch bedingte B-Zelldefekte bzw. gestörte Insulinwirkung;
  – Pankreaserkrankungen, die zum Untergang von mehr als 90 % des Gewebes geführt haben (Kap. 9.10);
  – Endokrinopathien wie M. Cushing (Kap. 11.8.2) und Akromegalie (Kap. 11.6.2);
  – Medikamente, die eine Hyperglykämie bedingen, z. B. Kortison.

Typ-I-Diabetes

Etwa 5 % aller Diabetiker haben einen Typ-I-Diabetes, der sich meistens zwischen dem 15. und 19. Lebensjahr manifestiert (**Tab. 11.1**). Bei genetischer Disposition kommt es zu einem Autoimmunprozess,

Tabelle 11.1 Gegenüberstellung von Typ-I- und Typ-II-Diabetes

	Typ-I-Diabetes	Typ-II-Diabetes
Häufigkeit	Ca. 5% aller Diabetiker	Ca. 95% aller Diabetiker
Pathogenese	Autoimmunprozess → absoluter Insulinmangel	- Insulinresistenz - Sekundäre Erschöpfung der Insulinreserve (sekundärer Insulinmangel)
Manifestationsalter	Meistens 15.–19. Lebensjahr	Meistens > 40. Lebensjahr
Klinische Aspekte	- Schlanke Patienten - Rasche Entwicklung der Symptomatik - Ketoazidotisches Koma	- 90% adipöse Patienten - Langsame Entwicklung der Symptomatik - Hyperosmolares Koma
Therapie	Insulintherapie	Stufenplan: 1. Diät und Bewegung 2. Orale Antidiabetika 3. Insulintherapie bei sekundärem Insulinmangel

der sich gegen die B-Zellen der Bauchspeicheldrüse richtet, sodass ein absoluter Insulinmangel resultiert.

Die bisherigen Bezeichnungen *insulinabhängiger Diabetes mellitus* bzw. *juveniler Diabetes mellitus* werden nicht mehr verwendet.

▎ *Absoluter Insulinmangel bei Typ-I-Diabetes.*

Typ-II-Diabetes
Ca. 95% der Diabetiker haben einen Typ-II-Diabetes, der Teil des metabolischen Syndroms oder Wohlstandssyndroms ist (**Tab. 11.1**; Kap. 11.4). Bei genetischer Disposition kommt es durch übermäßige Glukosezufuhr und Bewegungsmangel zu einer Insulinresistenz (s. o.). Wenn permanent hohe Blutzuckerwerte die Bauchspeicheldrüse veranlassen, immer mehr Insulin zu bilden, erschöpft sie mit der Zeit und stellt die Produktion ein. Je nach Körperbau unterscheidet man:
- Typ IIa ohne Adipositas (10%);
- Typ IIb mit Adipositas (90%).

Bisher waren Typ-II-Diabetiker bei Erkrankungsbeginn meist älter als 40 Jahre. Neuerdings beobachtet man diese Form auch bei Kindern, die infolge ihrer Lebensweise deutliches Übergewicht entwickelt haben. Daher werden die bisherigen Bezeichnungen *nichtinsulinabhängiger Diabetes mellitus* bzw. *Altersdiabetes* nicht mehr verwendet.

▎ *Insulinresistenz und gegebenenfalls Erschöpfung der Insulinreserve bei Typ-II-Diabetes.*

Klinik

Typ-I-Diabetes
Die typischen Krankheitszeichen treten beim Typ-I-Diabetiker häufig akut auf, und bis die Diagnose gestellt wird, vergehen nur Tage bis Wochen.
- *Allgemeinsymptome:* Unspezifische Symptome sind Müdigkeit und Leistungsabfall.
- *Vermehrte Urinproduktion (Polyurie):* Bei einer Hyperglykämie ist die Glukosekonzentration im Primärharn so hoch, dass sie nicht mehr vollständig rückresorbiert werden kann und mit dem Urin ausgeschieden wird. „Mit Honig versüßter Durchfluss" lautet die wörtliche Übersetzung von Diabetes mellitus. Die Glukose im Urin bindet osmotisch Wasser, sodass die Patienten vermehrt Urin ausscheiden. Aus der osmotischen Diurese resultiert ein gesteigertes Durstgefühl (Polydipsie) trotz vermehrter Flüssigkeitszufuhr.
- *Gewichtsverlust:* Da mangels Insulin die Lipolyse und Glukoneogenese aus Fetten und Aminosäuren nicht gehemmt werden kann, kommt es zu einem ausgeprägten Gewichtsverlust.
- *Stoffwechselentgleisungen:* Manchmal wird die Diagnose erst im Rahmen einer bedrohlichen Ketoazidose bzw. eines diabetischen Komas gestellt (s. u.).

Typ-II-Diabetes
Ein Typ-II-Diabetes entwickelt sich schleichend, und die Patienten sind lange Zeit symptomfrei. Oft handelt es sich um einen Zufallsbefund, oder die Diagnose wird gestellt, wenn sich Folgeerkrankungen manifestiert haben. Nur wenige Patienten zeigen die für den Typ-I-Diabetes typischen Sympto-

me Polyurie, Polydipsie, Gewichtsverlust und Stoffwechselentgleisungen.

Akute Stoffwechselentgleisungen

> *Hyper- und hypoglykämische Stoffwechselentgleisungen sind lebensbedrohliche internistische Notfälle! Patienten und Angehörige medizinischer Berufe müssen die Symptomatik kennen!*

Hyperglykämische Stoffwechselentgleisungen

Ausgeprägte Hyperglykämien mit Blutzuckerwerten bis zu 700 mg/dl resultieren vor allem aus:
- Absolutem Insulinmangel;
- Relativem Insulinmangel bei erhöhtem Insulinbedarf beispielsweise im Rahmen von Infektionskrankheiten und nach Operationen;
- Schweren Diätfehlern.

> *Die Hyperglykämie kündigt sich an durch Müdigkeit, muskuläre Hypotonie, Übelkeit und Erbrechen, Polyurie und Polydipsie sowie arterielle Hypotonie und Tachykardie.*

- Im weiteren Verlauf ist der Typ-I-Diabetiker durch das ketoazidotische Koma bedroht.
- Beim Typ-II-Diabetiker kann sich ein hyperosmolares Koma entwickeln.

Ketoazidotisches Koma. Die Ketoazidose ist Folge der ungehemmten Lipolyse. Die freien Fettsäuren im Blut werden zu sauren Ketonkörpern wie Azeton verstoffwechselt, die zu einer metabolischen Azidose führen. Klinische Zeichen sind:
- Beschleunigte, vertiefte Atmung infolge der Azidose (Kap. 8.1.2) und Azetongeruch in der Atemluft;
- Pseudoperitonitis mit den Zeichen eines akuten Abdomens (Kap. 3.6.3);
- Schocksymptomatik (Kap. 3.9);
- Bewusstseinsverlust bis hin zum Koma, das als diabetisches Koma bezeichnet wird.

Hyperosmolares Koma. Diese Komplikation wird auch hyperglykämisches, hyperosmolares, nichtketoazidotisches Dehydrationssyndrom genannt, da die Symptome einer ausgeprägten Exsikkose infolge osmotischer Diurese dominieren. Eine Ketoazidose tritt nicht auf, da das vorhandene Insulin die Fettmobilisation teilweise hemmen kann.

Typische Zeichen des hyperosmolaren Komas sind:

- Arterielle Hypotonie bis hin zum Schock;
- Bewusstseinseintrübungen, wobei die Patienten nur selten komatös werden;
- Andere neurologische Symptome wie Krampfanfälle und Nackensteifigkeit.

Hypoglykämische Stoffwechselentgleisungen

Erst unter medikamentöser Behandlung des Diabetes mellitus kann sich eine Hypoglykämie mit Blutzuckerwerten unter 40 mg/dl entwickeln. Auslöser sind:
- Relative oder absolute Überdosierung von Insulin bzw. oralen Antidiabetika (s. u.);
- Vermehrte körperliche Tätigkeit;
- Alkoholkonsum, da Alkohol die Glukoneogenese hemmt.

> *Glukagonwirkung, Gegenregulation durch den Sympathikus und Glukosemangel im Gehirn bestimmen die Symptomatik der Hypoglykämie, die in **Tab. 11.2** zusammengefasst ist!*

Tabelle 11.2 Zeichen der Hypoglykämie

Mechanismus	Wichtige Symptome
Wirkung des Glukagons	- Heißhunger
Gegenregulation durch den Sympathikus	- Unruhe, Angst - Überaktivität, Aggressivität - Zittern - Kaltschweißigkeit - Tachykardie - Weite Pupillen
Zerebraler Glukosemangel	- Konzentrationsschwäche - Kopfschmerzen - Verwirrtheit - Motorische Unruhe - Sprach- und Sehstörungen - Hypertone Muskulatur - Krämpfe - Primitive Automatismen, z. B. Grimassieren und Schmatzen - Bewusstseinseintrübungen bis hin zum Koma - Tod

> *Auch im Rahmen einer physiotherapeutischen Behandlung kann ein Patient hypoglykäm entgleisen. Dann wird einem bewusstseinsklaren Patienten schnell resorbierbarer Zucker in Form von Traubenzuckerlösungen oder Fruchtsaft gegeben. Der herbeigerufene Notarzt verabreicht einem bewusstlosen Patienten Glukose intravenös.*

Langzeitschäden

Die chronische Hyperglykämie kann nach durchschnittlich 10–15-jähriger Erkrankung Schäden an großen und kleinen Blutgefäßen hervorrufen.

Makroangiopathie
Beim Diabetes mellitus handelt es sich um einen Gefäßrisikofaktor 1. Ordnung, da er zur Entwicklung der Arteriosklerose beiträgt (Kap. 2.5). Da die veränderten Gefäße einen Durchmesser von mehr als 2 mm aufweisen, wird die Arteriosklerose auch Makroangiopathie genannt. Die Manifestationen sind in **Tab. 11.3** zusammengefasst.

Tabelle 11.3 Komplikationen eines Diabetes mellitus

Komplikationen	Auswirkungen
Stoffwechselentgleisungen	• Hyperglykämie: – Ketoazidotisches Koma – Hyperosmolares Koma • Hypoglykämie
Makroangiopathie (Arteriosklerose; Kap. 2.5)	• Koronare Herzkrankheit (KHK; Kap. 6.5.1) • Herzinfarkt (Kap. 6.5.2) • Schlaganfall • Periphere arterielle Verschlusskrankheit (pAVK; Kap. 7.3.1) • Akuter arterieller Verschluss (Kap. 7.3.2) • Aortendissektion (Kap. 7.3.3) • Aortenaneurysma (Kap. 7.3.3)
Mikroangiopathie	• Diabetische Nephropathie • Diabetische Retinopathie • Diabetische Neuropathie: – Periphere Polyneuropathie – Autonome Neuropathie
Sonstige	• Infektanfälligkeit • Fettleber und Leberzirrhose (Kap. 9.8.2)

Mikroangiopathie
Die diabetische Mikroangiopathie betrifft Gefäße mit einem Durchmesser unter 2 mm im Bereich der Nieren, der Netzhaut und der Nerven.

Diabetische Nephropathie. Ein Diabetes mellitus kann zu einer chronischen Niereninsuffizienz führen (Kap. 10.6). Mehr als 30 % der dialysepflichtigen Patienten sind Diabetiker!

Diabetische Retinopathie. Etwa 50 % aller Diabetiker haben nach 10 Jahren erste Netzhautschäden: Unkontrollierte Gefäßneubildungen, Einblutungen sowie Netzhautablösungen können eine Erblindung bedingen.

Diabetische Neuropathie. Die Nervenbeteiligung wird durch eine Mikroangiopathie der Nerven versorgenden Blutgefäße, der Vasa nervorum, hervorgerufen. Betroffen sind das somatische und das vegetative Nervensystem.
- Die *periphere sensomotorische Polyneuropathie* geht oft mit strumpfförmigen Sensibilitätsstörungen, Missempfindungen (Burning feet) sowie Paresen einher.
- Die *autonome Neuropathie* führt zu:
  - Kreislaufregulationsstörungen wie orthostatischer Dysregulation;
  - Verdauungsstörungen wie Obstipation und Diarrhö (Kap. 9.2.4);
  - Gestörter Gegenregulation bei Hypoglykämie;
  - Störungen des Urogenitaltraktes wie erektiler Dysfunktion.

> Infolge der autonomen Neuropathie ist die Schmerzvermittlung bei einer Myokardischämie beeinträchtigt, sodass es zu „stummen Infarkten" kommen kann (Kap. 6.5.2).

Diabetischer Fuß. Beim Diabetiker können aus kleinsten Verletzungen am Fuß ausgedehnte Ulzerationen werden. Die scharf ausgestanzten Geschwüre am Fußballen werden als Malum perforans pedis bezeichnet (**Abb. 11.3**). Ursachen des diabetischen Fußes sind:
- Schlechte Durchblutung bei Makro- und Mikroangiopathie;
- Sensibilitätsstörungen bei peripherer Polyneuropathie;
- Infektneigung, die für Diabetiker typisch ist.

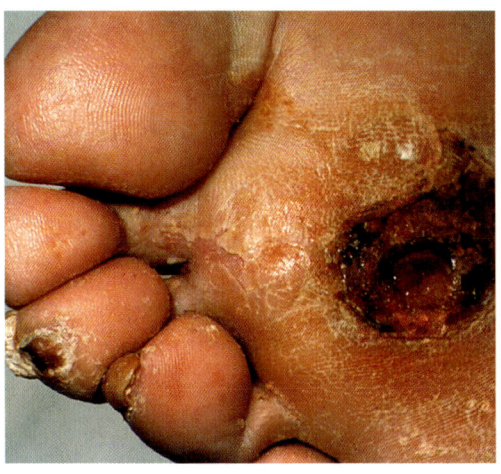

Abb. 11.3 Malum perforans pedis (Baenkler u. a. 2001).

Diagnostik

- Anamnese und klinisches Bild;
- Laborparameter:
  - Blutzucker;
  - Autoantikörper bei Typ-I-Diabetes;
  - Hämoglobin A1c (HbA1c) ist das „Blutzuckergedächtnis" der letzten 6–8 Wochen und dient der Therapiekontrolle;
  - Fruktosamin dient ebenfalls als „Blutzuckergedächtnis" und gibt Auskunft über die Blutzuckereinstellung während der letzten 14 Tage;
  - Glukose und Ketonkörper im Urin.
- Oraler Glukosetoleranztest (OGTT): Der OGTT wird in Zweifelsfällen durchgeführt. 30, 60 und 120 Minuten nach Aufnahme einer standardisierten Glukosemenge wird der Blutzucker ermittelt.
- Diagnostik möglicher Folgeschäden, z.B. regelmäßige Kontrollen der Nierenfunktion und des Augenhintergrundes.

Therapie

Ziel der Diabetestherapie ist die optimale Stoffwechselführung, sodass der Patient beschwerdefrei und leistungsfähig ist und Folgeschäden möglichst lange hinausgezögert werden. Dazu ist eine konsequente Patientenschulung erforderlich, die beispielsweise initial im Rahmen eines etwa zweiwöchigen stationären Aufenthalts in einer spezialisierten Einrichtung erfolgen kann. Das Diabetesschulungsteam setzt sich zusammen aus Internisten mit der Zusatzbezeichnung Endokrinologe bzw. Diabetologe sowie Diabetesberatern, Diätassistenten, Psychologen und Physiotherapeuten.

> *Entsprechend des Pathomechanismus unterscheidet sich die Therapie des Typ-I-Diabetes grundlegend von der des Typ-II-Diabetes:*

- Beim Typ-I-Diabetiker ist eine Insulintherapie unumgänglich.
- Beim Typ-II-Diabetiker erfolgt die Behandlung nach einem Stufenplan:
  - Zunächst muss durch Diät und Bewegung die Empfindlichkeit der Insulinrezeptoren wiederhergestellt werden.
  - Reichen diese Maßnahmen nicht aus, um eine Normoglykämie zu erzielen, werden orale Antidiabetika eingesetzt.
  - Wenn es durch Erschöpfung des endokrinen Pankreas zum sekundären Insulinmangel kommt, ist eine Insulintherapie angezeigt.

Diät

Therapiegrundlage ist die richtige Ernährung. Dadurch lassen sich etwa 30% der Typ-II-Diabetiker optimal behandeln!

Der Gesamtkalorienbedarf und die Nahrungszusammensetzung beim Diabetiker entsprechen weitgehend der Kost, die auch Gesunden empfohlen wird. Der Diabetiker sollte die tägliche Nahrungsmenge auf 6–7 relativ kleine Mahlzeiten verteilen, um stark schwankenden Blutzuckerspiegeln vorzubeugen.

Bewegung

Körperliche Aktivität bzw. Sport sind erwünscht, da sie die Empfindlichkeit der Insulinrezeptoren erhöhen. Damit sinkt für den Typ-I-Diabetiker der Insulinbedarf und für den Typ-II-Diabetiker stellt Bewegung eine ideale Ergänzung zur richtigen Ernährung dar.

> *Bei körperlicher Aktivität muss die Insulindosis angepasst werden, um eine Hypoglykämie zu vermeiden!*

Orale Antidiabetika

Lässt sich beim Typ-II-Diabetiker durch Diät und Bewegung keine Normoglykämie erreichen, werden orale Antidiabetika eingesetzt. Beispiele sind:
- *Sulfonylharnstoffe*, die die Insulinsekretion der Bauchspeicheldrüse sowie die Empfindlichkeit der Insulinrezeptoren erhöhen und die Glukoseaufnahme durch die Leber verbessern;
- *Biguanide*, die den Appetit zügeln, die Glukoseresorption verringern, die Empfindlichkeit der Insulinrezeptoren verbessern und die Glukoneogenese hemmen;
- *Acarbose*, das die Aufspaltung und Resorption von Kohlenhydraten im Darm verzögert.

Insulin

Indikationen für die Insulintherapie sind:
- Typ-I-Diabetes;
- Typ-II-Diabetes;
- Diabetes in der Schwangerschaft;
- Hyperglykäme Stoffwechselentgleisungen.

Die Behandlung erfolgt hauptsächlich mit gentechnologisch hergestelltem Humaninsulin, das in der Regel subkutan injiziert wird. Als Injektionshilfe kann ein Insulinpen genutzt werden. In Erprobung ist die Applikation in Form eines Nasensprays. Die in **Tab. 11.4** zusammengefassten Insuline können nach 3 Therapieprinzipien kombiniert werden.

Konventionelle Insulintherapie

Bei der konventionellen Insulintherapie wird ein Kombinationspräparat aus kurz wirkenden und Ver-

Tabelle 11.4 Wirkungsbeginn und Wirkdauer verschiedener Insuline (vereinfachte Darstellung)

Insulin	Wirkungsbeginn	Wirkungsmaximum	Wirkdauer
Kurz wirkende Insuline: • Normalinsuline • Insulinanaloga	Nach 15–20 Minuten	Nach 1–2 Stunden	4–6 Stunden
Verzögerungsinsuline: • Intermediärinsuline • Langzeitinsuline	Nach 1–4 Stunden	Nach 4–12 Stunden	9–24 Stunden

zögerungsinsulinen verwendet. ²/₃ der Tagesdosis werden morgens und ¹/₃ abends vor den Mahlzeiten gespritzt. In der praktischen Anwendung führt die konventionelle Insulintherapie zu einem starren Tagesrhythmus und einem festgelegten Ernährungsschema.

Intensivierte Insulintherapie
Die intensivierte Insulintherapie wird auch als Basis-Bolus-Konzept bezeichnet.
- *Basis:* Bis zu 50 % der Tagesdosis werden abends in Form eines Verzögerungsinsulins gegeben.
- *Bolus:* Die übrige Insulinmenge wird in Form von Normalinsulin verabreicht. Zeitpunkt und Dosierung richten sich nach den Mahlzeiten.

Das Basis-Bolus-Konzept erlaubt eine freiere Lebensführung, erfordert aber eine gute Patientenschulung.

Insulinpumpentherapie
Die Insulinpumpentherapie ist eine Alternative zur intensivierten Insulintherapie. Eine tragbare Pumpe imitiert die Funktion der Bauchspeicheldrüse, indem sie permanent Normalinsulin über einen dünnen Kunststoffkatheter subkutan injiziert. Zu dieser Basalrate muss der Patient zu den Mahlzeiten einen Bolus verabreichen.

11.2 Störungen des Fettstoffwechsels

Die Vermehrung der Blutfette (Hyperlipidämie) gehört neben Zigarettenrauchen, erhöhtem Blutdruck, Übergewicht und Diabetes mellitus zu den klassischen Gefäßrisikofaktoren, die die Entwicklung der Arteriosklerose beschleunigen (Kap. 2.5).

11.2.1 Physiologische Grundlagen

Die wichtigsten Fette (Lipide) im Plasma sind:
- Cholesterin;
- Triglyceride;
- Phospholipide.

Weil Lipide wasserunlöslich sind, können sie nur transportiert werden, nachdem sie von Eiweißen umhüllt worden sind. Die resultierenden Komplexe werden als *Lipoproteine* bezeichnet. Aufgrund unterschiedlicher Dichten unterscheidet man wenigstens drei Lipoproteinklassen:
- Very low density lipoproteins (VLDL);
- Low density lipoproteins (LDL);
- High density lipoproteins (HDL).

VLDL
Resorbierbare Lipide werden in der Darmschleimhaut gespalten und gelangen über den Blutkreislauf in die Leber. Dort vermischen sie sich mit den von der Leber gebildeten Fetten und werden mit Proteinen zu Lipoproteinen zusammengesetzt. Die Leber gibt triglyzeridreiche, „leichte" Lipoproteine, die VLDL, an das Blut ab.

LDL
Im Blut werden rasch die Triglyzeridanteile vom VLDL abgespalten, und es entstehen LDL. Diese sind sehr cholesterinreich und werden von speziellen LDL-Zellrezeptoren erkannt und in fast alle Zellen des menschlichen Körpers aufgenommen.

Dort stellen sie ihr Cholesterin für den Einbau in Zellmembranen und als Ausgangssubstanz für die Synthese von Steroidhormonen zur Verfügung.

Die LDL-Rezeptoren haben große Bedeutung für die Regulation des Cholesterinspiegels im Blut, sie können genetisch bedingte Defekte aufweisen und so z. B. zur familiären Hypercholesterinämie führen (s. u.).

> Insbesondere der LDL-Cholesterinspiegel ist ein wichtiger Risikofaktor für die Entwicklung einer Arteriosklerose.

HDL

Die HDL werden ebenfalls in der Leber und teilweise im Dünndarm gebildet. Sie sind in der Lage, Cholesterin aus der Peripherie aufzunehmen und in die Leber zu bringen, die es zu Gallensäuren umwandelt und mit der Galle ausscheidet.

> HDL-Cholesterin wirkt dadurch gefäßschützend.

11.2.2 Hyperlipidämien

Einteilung

In Abhängigkeit von der Plasmakonzentration von Cholesterin und Triglyzeriden werden 3 Kategorien der Hyperlipidämien unterschieden:
- Hypercholesterinämie > 200 mg/dl;
- Hypertriglyzeridämie > 200 mg/dl;
- Gemischte Hyperlipidämie.

Je nach Ursache kann man Fettstoffwechselstörungen in 3 Gruppen einteilen:
- Reaktiv-physiologische Formen treten durch ungünstige Ernährung, z. B. hohen Alkoholkonsum oder kalorien- und fettreiche Ernährung, auf.
- Primäre Fettstoffwechselstörungen sind genetisch bedingt, z. B. bestehen Defekte im Bereich bestimmter Stoffwechselschritte oder Rezeptoren.
- Sekundär-symptomatische Hyperlipidämien sind verursacht durch Erkrankungen und Medikamente, z. B. metabolisches Syndrom, Diabetes mellitus, Hypothyreose, Niereninsuffizienz, Alkoholismus, Behandlung mit Kortison.

Symptome und klinische Bedeutung

Hypercholesterinämie

Mehr als 50 % der über 40-Jährigen in den westlichen Industrieländern haben eine Hypercholesterinämie. Häufig fällt diese nur durch eine Blutentnahme mit Bestimmung der Blutfette auf, z. B. im Rahmen einer Vorsorgeuntersuchung. Sonst weisen kardiovaskuläre Komplikationen auf eine Hypercholesterinämie hin.
- Das Risiko für einen Herzinfarkt oder einen kardiovaskulären Tod steigt proportional mit dem LDL-Cholesterinspiegel an: Pro LDL-Anstieg um 1 mg/dl nimmt das Infarktrisiko um ca. 1 % zu.
- Ein HDL-Cholesterinspiegel unter 35 mg/dl erhöht ebenfalls das Arterioskleroserisiko.

Hypertriglyzeridämie
- Bei familiären Hypertriglyzeridämien mit exzessiv hohen Triglyzeridwerten über 2.000 mg/dl drohen schwere Pankreatitiden (Kap. 9.10.1). Gelegentlich finden sich Xanthome, d. h. gutartige Hautveränderungen in Form von gelblichen Knoten, in denen Lipoide abgelagert sind. Man spricht von Xanthelasmen, wenn sie an den Augenlidern auftreten.
- Die Triglyzeriderhöhung kann Teil eines metabolischen Syndroms sein und das damit verbundene kardiovaskuläre Risiko widerspiegeln.

Therapieprinzipien

Therapieziel

Das therapeutische Konzept bei Patienten mit Fettstoffwechselstörungen besteht darin, bestimmte Zielwerte für Blutfette zu erreichen, wobei das individuelle kardiovaskuläre Risiko die Zielwerte bestimmt. Die Zielwerte für das LDL-Cholesterin wurden von nationalen und internationalen Fachgesellschaften entsprechend des zugrunde liegenden Risikoprofils definiert (**Tab. 11.5**). Zu unterscheiden sind:
- Primärprävention einer Arteriosklerose bei Patienten ohne oder mit weiteren Risikofaktoren;
- Sekundärprävention bei bereits vorhandener KHK bzw. Arteriosklerose. Der Diabetes mellitus wird hierbei als KHK-Äquivalent angesehen.

Maßnahmen

Therapeutische nichtmedikamentöse Maßnahmen sind:
- Verbesserung der Ernährungsgewohnheiten und des Lebensstils;
- Vermeidung bzw. Therapie sekundärer Ursachen, z. B. Gewichtsreduktion und diätetische Maßnahmen mit Fettreduktion und Meiden von Alkohol;
- Beseitigung zusätzlicher Risikofaktoren.

Bei unzureichendem Erfolg der diätetischen Behandlung und entsprechender Risikokonstellation (**Tab. 11.5**) sind Lipid senkende Medikamente indiziert:
- Statine bzw. Cholesterinsynthesehemmer sind die wirksamsten Cholesterin senkenden Medikamente, die gefäßprotektiv wirken und das Herzinfarkt- und Sterblichkeitsrisiko senken.
- Gelegentlich ist eine Kombination mit zusätzlichen Substanzen wie Fibraten oder Cholesterinabsorptionshemmern erforderlich. Fibrate senken bevorzugt die Triglyzeride.

Bei schweren familiären Hyperlipidämien oder bei Pankreatitis infolge Hypertriglyzeridämie kann selten ein Plasmaaustausch notwendig werden.

Tabelle 11.5 Empfehlungen des National Cholesterol Education Program (NCEP) von 2001; in Klammern die Modifikationen von 2004

Risikogruppe	Kardiovaskuläres 10-Jahres-Risiko	Zielwerte LDL-Cholesterin
Primärprävention: Niedriges Risiko bei 0–1 Risikofaktor	< 10 %	< 160 mg/dl
Primärprävention: Mittleres Risiko bei mehr als 1 Risikofaktor	< 20 %	< 130 mg/dl (< 100 mg/dl)
Sekundärprävention: Hohes Risiko bei: • KHK und anderen Manifestationen der Arteriosklerose • Diabetes mellitus	> 20 %	< 100 mg/dl (< 70 mg/dl)

11.3 Störungen des Purinstoffwechsels

11.3.1 Physiologische Grundlagen

Purine sind wichtige Bausteine der Nukleinsäuren und damit der DNA. Sie werden im Rahmen der natürlichen Zellerneuerung freigesetzt und außerdem mit der Nahrung aufgenommen.

Beim Purinabbau entsteht Harnsäure, die zu 80 % über die Nieren und zu 20 % über den Darm ausgeschieden wird.

11.3.2 Hyperurikämie und Gicht

Unter Hyperurikämie versteht man einen erhöhten Harnsäurespiegel im Blut. Wenn sich Harnsäurekristalle in Gelenken und Nieren ablagern und dort eine Entzündungsreaktion hervorrufen, kann es zu einer Gicht kommen. Diese tritt meistens kombiniert mit anderen Stoffwechselstörungen als metabolisches Syndrom auf (Kap. 11.4). Männer sind deutlich häufiger betroffen als Frauen: In den Industrienationen haben 15–20 % aller Männer eine Hyperurikämie und weniger als 1 % leiden an einer Gicht.

Ursachen

- *Primäre Hyperurikämie bzw. Gicht:* Etwa 95 % der Patienten haben eine genetisch bedingte Störung des Purinstoffwechsels.
- *Sekundäre Hyperurikämie:* Viel seltener ist der erhöhte Harnsäurespiegel bedingt durch einen gesteigerten Zellumsatz, z. B. bei Leukämien bzw. Tumoren, oder durch eine verminderte Harnsäureausscheidung durch die Nieren.

Klinik

Die Hyperurikämie verläuft über lange Zeit völlig asymptomatisch.

Der erste *akute Gichtanfall* wird oft durch ein üppiges Mahl und Alkoholgenuss ausgelöst. Anfangs weist nur ein Gelenk die typischen Entzündungszeichen auf. In der Regel handelt es sich um das Großzehengrundgelenk (Podagra, **Abb. 11.4**), seltener um ein Fingergelenk. Das betroffene Gelenk ist hoch schmerzhaft, sodass nicht einmal leichte Berührungen oder das Gewicht der Bettdecke toleriert werden.

Unbehandelt entwickelt sich nach etwa 10 Jahren eine *chronische Gicht* mit Gelenkdeformierungen und Ablagerungen von Harnsäurekristallen in Knochen und Weichteilen, z. B. sichtbare Gichttophi (**Abb. 11.4**). Die chronische Form ist inzwischen selten geworden.

Da Harnsäurekristalle in den Nieren ausfallen, kann es jederzeit zu einer *Gichtnephropathie* mit Entzündungen, Nierensteinen und zunehmend eingeschränkter Nierenfunktion kommen.

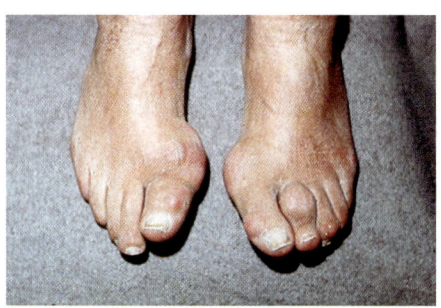

Abb. 11.4 Ausgeprägte Podagra beidseitig sowie Gichttophi an den Großzehen und der linken 2. Zehe (Greten 2005).

Diagnostik

- Anamnese und klinisches Bild;
- Hyperurikämie und Entzündungsparameter im Blut.

Therapie

- Die asymptomatische Hyperurikämie wird diätetisch behandelt, solange der Serumspiegel unter 9 mg/dl liegt, z. B. Meiden von Innereien und Einschränken des Alkoholkonsums. Medikamente sind erst ab höheren Harnsäurewerten erforderlich.
- Der akute Gichtanfall wird mit Kolchizin und nichtsteroidalen Antiphlogistika behandelt.
- Nachdem der akute Gichtanfall abgeklungen ist, wird die diätetische und medikamentöse Dauertherapie eingeleitet. Es werden Präparate verordnet, die die Harnsäureproduktion hemmen bzw. die Harnsäureausscheidung erhöhen.

11.4 Adipositas und metabolisches Syndrom

Adipositas

Die Adipositas oder Fettsucht ist ein genetisch determiniertes Syndrom, das durch die Aufnahme zu großer Nahrungsmengen bei mangelnder körperlicher Aktivität gekennzeichnet ist. Die Zahl übergewichtiger Menschen nimmt kontinuierlich zu und betrifft bei uns nahezu 20 % der Bevölkerung, hierunter auch immer mehr Kinder und Jugendliche.

Die Adipositas wird gemäß der WHO anhand des Body-Mass-Index (BMI) definiert und klassifiziert (**Tab. 11.6**).

BMI = Gewicht : Körpergröße^2 [kg/m^2]

Die Fettsucht führt zu einer erheblichen Beeinträchtigung der Lebensqualität und ist eine wesentliche Teilursache von arterieller Hypertonie, Fett- und Zuckerstoffwechselstörungen. Insbesondere die abdominelle stammbetonte Fettsucht, die Apfelformfigur mit erhöhtem Taillenumfang, ist ein wesentlicher Risikofaktor für kardiovaskuläre Folgekrankheiten und korreliert mit dem metabolischen Syndrom bzw. Wohlstandssyndrom. Die Fettverteilung kommt im BMI ungenügend zum Ausdruck, sodass in Leitlinien zusätzlich die Bestimmung des Taillenumfanges als direktes Maß für die stammbetonte Adipositas empfohlen wird.

> Ein erhöhtes Morbiditäts- und Mortalitätsrisiko besteht bei einem Taillenumfang von > 80 cm bei Frauen und > 94 cm bei Männern.

Metabolisches Syndrom

Hierunter versteht man des gehäufte Zusammentreffen von:
- Stammbetonter Adipositas;
- Fettstoffwechselstörung (Kap. 11.2.2);
- Typ-II-Diabetes (Kap. 11.1.2);
- Arterieller Hypertonie (Kap. 6.11.1);
- Hyperurikämie und Gicht (Kap. 11.3.2).

Die Überernährung führt zu vermehrten Blutfetten, die qualitativ ungünstig zusammengesetzt sind. Mehr als die Hälfte aller adipösen Personen hat eine arterielle Hypertonie, denn bei erhöhtem Körpergewicht besteht regelmäßig eine gesteigerte Sympathikusaktivität und ein stimuliertes Renin-Angiotensin-System (Kap. 6.1.3). Mit zunehmender Körperfettmasse ist die Ansprechbarkeit auf Insulin vermindert, die Insulinresistenz steigt. Das Risiko, einen Typ-II-Diabetes zu entwickeln, ist bei Adipositas dreifach erhöht.

Die einzelnen kardiovaskulären Risikofaktoren wirken beim metabolischen Syndrom nicht nur additiv, sondern verstärken sich zum Teil gegenseitig. Das metabolische Syndrom erhöht z. B. das Risiko für eine koronare Herzerkrankung (Kap. 6.5.1) und andere Herz-Kreislauf-Erkrankungen um das Dreifache. Die Lebenserwartung einer 40-jährigen adipösen Frau ist um 7 Jahre, die eines 40-jährigen adipösen Mannes um 5,8 Jahre verkürzt.

Tabelle 11.6 Klassifikation der Adipositas

Klassifikation	BMI (kg/m^2)	Kardiovaskuläres Risiko
Untergewicht	< 18,5	Gering, aber ein erhöhtes Risiko für andere Erkrankungen
Normalgewicht	18,5–25	Normal
Übergewicht	25–30	Leicht erhöht
Adipositas Grad I	30–35	Mäßig erhöht
Adipositas Grad II	35–40	Stark erhöht
Adipositas Grad III	> 40	Sehr stark erhöht

Tabelle 11.7 Klinische Kriterien des metabolischen Syndroms nach ATP III 2004 (Adult Treatment Panel III des National Cholesterol Education Program)

Risikofaktor	Positiv bei
Abdominelle Fettsucht	Taillenumfang in Nabelhöhe: ▪ Männer > 102 cm ▪ Frauen > 88 cm
Triglyzeride	> 150 mg/dl
HDL-Cholesterin	▪ Männer < 40 mg/dl ▪ Frauen < 50 mg/dl
Blutdruck	≥ 130/85 mmHg
Nüchternblutzucker	≥ 110 mg/dl

Klinische Diagnosekriterien des metabolischen Syndroms sind in **Tab. 11.7** aufgeführt, wobei 3 von 5 Punkten für die Diagnosenstellung gefordert sind.

Therapie

Zentrales Behandlungsziel ist die anhaltende Gewichtsreduktion, die nur bei ca. 15 % der adipösen Patienten gelingt.

- Die *Ernährungstherapie* beinhaltet ein verändertes Ernährungsverhalten mit Auswahl gesunder Lebensmittel und Kalorienreduktion. Um 5–10 % des Ausgangsgewichts abzunehmen, ist eine Kalorienreduktion von 500–800 kcal/Tag über viele Monate erforderlich. Die begleitende Ernährungsberatung durch Ärzte, Diätassistenten, Ernährungswissenschaftler oder geschultes Pflegepersonal bzw. ein Anwendungstraining in Gruppen ist geeignet, Patienten zu motivieren, Prinzipien der Ernährungstherapie konsequent und dauerhaft umzusetzen.
- Durch eine gesteigerte *körperliche Aktivität* wird die Gewichtsreduktion beschleunigt und der langfristige Behandlungserfolg stabilisiert. Der diätisch bedingte Muskelabbau wird gebremst, und kardiovaskuläre Risikofaktoren wie Hypertonie, Fett- und Zuckerstoffwechselstörung werden ebenfalls positiv beeinflusst. Um optimale Effekte und höchstmögliche Fettreduktion zu erzielen, sollte nach ärztlicher „Freigabe" und ärztlich betreut ein regelmäßiges Ausdauertraining im aeroben Bereich erfolgen. Dabei wird eine Belastung mit 50–70 % der maximalen Herzfrequenz über möglichst 40–60 bzw. 2-mal 20–30 Minuten täglich angestrebt. Geeignete Belastungsformen für Adipöse sind Radfahren, Gehen, Wandern, Nordic Walking sowie Bewegungen im Wasser, die gelenkschonender und durch die Vielzahl der eingesetzten Muskeln mit einem hohen Energieverbrauch verbunden sind.
- *Medikamentöse Maßnahmen* können bei Erwachsenen im Einzelfall zusätzlich hilfreich sein, wenn Lebensstiländerungen nicht zur gewünschten Gewichtsreduktion führen. Zwei Substanzgruppen stehen zur Verfügung, die ein verstärktes Sättigungsgefühl bewirken oder die Fettspaltung im Darm und damit deren Resorption vermindern. Neben- und Wechselwirkungen sowie mangelnde Langzeiterfahrungen schränken die Anwendung jedoch ein.
- Die konsequente *Therapie und Reduktion bestehender kardiovaskulärer Risikofaktoren* ist immer auch Bestandteil der Adipositasbehandlung.
- *Chirurgische Verfahren* werden in extremen Adipositasfällen unter sorgfältiger Indikationsstellung erwogen. Die heute verbreitetsten Verfahren sind die Magenrestriktionsverfahren, z. B. das *Gastric banding*, bei dem laparoskopisch ein Band um den Magen herumgeführt und unter der Haut befestigt wird. Von dort aus bleibt es verstellbar, wodurch die Magengröße limitiert und damit ein vorzeitiges Sättigungsgefühl herbeigeführt werden kann.

Fallbeispiel: Die 61-jährige, übergewichtige Frau D.F. (164 cm, 89 kg, BMI 33 kg/m^2) stellt sich bei ihrem Hausarzt wegen Pollakisurie und Polyurie vor. Bereits häufiger habe sie ähnliche Beschwerden gehabt, „Blasentee" habe bisher immer geholfen.

Die Urinuntersuchung ergibt eine Glukosurie, eine Spur Eiweiß im Urin sowie eine Leukozyturie und den Nachweis von Bakterien (E. coli). Die weitere Diagnostik zeigt erhöhte Blutzuckerwerte im Serum zwischen 200 und 320 mg/dl. Der HbA1c-Wert ist mit 12 % erhöht. Es bestehen eine Fettstoffwechselstörung mit Hypertriglyzeridämie von 286 mg/dl und eine arterielle Hypertonie mit Werten um 185/90 mmHg in Ruhe.

Anlässlich des Harnwegsinfekts wird somit die Diagnose eines metabolischen Syndroms gestellt mit Adipositas, Diabetes mellitus Typ II, Fettstoffwechselstörung und arterieller Hypertonie.

11.5 Störungen des Knochenstoffwechsels

11.5.1 Physiologische Grundlagen

Knochenaufbau

Knochen besteht aus der Grundsubstanz, Knochenzellen und Mineralien (**Tab. 11.8**).
- Bei der Grundsubstanz handelt es sich im Wesentlichen um Kollagen, einem Protein, das dem Knochen seine elastischen Eigenschaften verleiht.
- Die Knochenzellen werden durch mechanische Beanspruchung und Hormone beeinflusst:
  - Osteoblasten bauen Knochen auf.
  - Osteoklasten bauen Knochen ab.
  - Osteozyten regulieren mit den anderen beiden Zellarten den Mineralstoffwechsel.
- In die Grundsubstanz sind Mineralien eingelagert, die den Knochen festigen. Wichtigster Bestandteil ist das Hydroxylapatit, eine komplexe Verbindung, die vor allem Kalzium und Phosphat enthält. Die Mineralisation ist insbesondere von hormonellen Faktoren und von der Belastung abhängig.

> Knochenkompression fördert die Mineralisation; Immobilisation führt zu Knochenabbau.

Tabelle 11.8 Knochenzusammensetzung

Anteil	Bestandteile	

30%	Organische Bestandteile	• Grundsubstanz (Matrix, 98%):
		  – Kollagen (95%)
		  – Andere Proteine (5%)
		• Zellen (2%):
		  – Osteozyten
		  – Osteoblasten
		  – Osteoklasten

70%	Anorganische Bestandteile (Mineralien)	• Hydroxylapatit (95%) • Andere Mineralien (5%)

Kalzium und Phosphat

Kalzium
Kalzium ist mit etwa 2% am Körpergewicht beteiligt. 99% davon liegen im Knochen und 1% ist in den Körperflüssigkeiten gelöst. Vom Gesamtkalzium im Serum sind ca. 40% an Proteine gebunden und 60% liegen als freie Kalziumionen vor. Die Konzentration freier Kalziumionen ist entscheidend für elektrophysiologische Prozesse am Herz und neuromuskulären System.

Kalzium wird mit der Nahrung über den Darm aufgenommen und über die Nieren ausgeschieden. Es kann je nach Bedarf in die Knochen eingebaut oder aus den Knochen mobilisiert werden.

Phosphat und Löslichkeitsprodukt
Der Phosphathaushalt ist eng mit dem Kalziumhaushalt verbunden. Das Produkt beider Stoffe wird als Löslichkeitsprodukt bezeichnet.
- Übersteigt das Löslichkeitsprodukt einen bestimmten Wert, kommt es zu einer Ausfällung von Kalziumphosphat aus der Lösung. Kalziumphosphatsalze werden in die Knochen und in extremen Fällen auch in andere Organsysteme eingelagert.
- Infundiert man einem Patienten Phosphat, verbindet sich dieses mit freiem Kalzium, sodass das Löslichkeitsprodukt überschritten wird und Kalziumphosphat ausfällt. Im Serum wird dadurch die Kalziumkonzentration gesenkt (Hypokalzämie).
- Umgekehrt kommt es bei Phosphatmangel zu einer Hyperkalzämie.

> - Phosphat ↑ → Hypokalzämie;
> - Phosphat ↓ → Hyperkalzämie.

Hormonelle Regulation

Kalziumstoffwechsel
Drei Hormone steuern den Kalzium- und teilweise den Phosphathaushalt:
- *Parathormon*, das von den Nebenschilddrüsen, die auch als Epithelkörperchen bezeichnet werden, gebildet wird;
- *Kalzitonin*, das von den C-Zellen der Schilddrüse produziert wird;
- *D-Hormon (Cholekalziferol)*, dessen Vorstufen unter UV-Einfluss in Haut und Leber entstehen. Erst in der Niere entsteht die eigentlich wirksame Substanz. Bei Mangel an UV-Licht wird nur unzureichend D-Hormon gebildet. Da das Defizit über die Nahrung ausgeglichen werden muss, wird es auch als Vitamin D bezeichnet.

Zielorgane dieser Hormone sind der Darm, die Nieren und die Knochen (**Tab. 11.9**).

> Von der Kalziumkonzentration im Serum sind zahlreiche elektrophysiologische Prozesse abhängig. Ziel der hormonellen Regulation ist es daher, den Serumkalziumspiegel aufrechtzuerhalten – notfalls auf Kosten der Knochen!

Tabelle 11.9 Regulation des Kalzium- und Phosphathaushalts (PTH = Parathormon, Ca^{2+} = Kalziumionen, HPO$_4^{2-}$ = Phosphationen)

Hormon	Reiz für die Ausschüttung	Wirkung an Zielorganen		
		Knochen	Nieren	Darm
PTH	Ca^{2+} ↓	Entmineralisation	• Ca^{2+}-Ausscheidung ↓ • HPO$_4^{2-}$-Ausscheidung ↑ • D-Hormon ↑	Ca^{2+}-Resorption ↑ (indirekt über D-Hormon)
Kalzitonin	Ca^{2+} ↑	Mineralisation	Ca^{2+}-Ausscheidung ↑	
D-Hormon	• Ca^{2+} ↓ • HPO$_4^{2-}$ ↓ • PTH	Mineralisation	• Ca^{2+}-Ausscheidung ↓ • HPO$_4^{2-}$-Ausscheidung ↓	Ca^{2+}-Resorption ↑

Andere Hormone mit Einfluss auf den Knochenstoffwechsel

- *Wachstumshormon* (somatotropes Hormon, STH) kontrolliert das Skelettwachstum.
- *Schilddrüsenhormone* fördern die Mineralisation.
- *Östrogene und Androgene* halten das Kalzium im Knochengewebe.
- *Kortison* vermindert die Kalziumresorption im Darm und erhöht die Kalziumausscheidung durch die Nieren. Durch die resultierende Hypokalzämie wird vermehrt Parathormon ausgeschieden (sekundärer Hyperparathyreoidismus, Kap. 11.5.4).

11.5.2 Osteoporose

Im 4. Lebensjahrzehnt besitzt das menschliche Skelett die größte Knochenmasse, bevor ab dem 40. Lebensjahr ein sukzessiver, altersabhängiger Knochenabbau beginnt. Bis zum 80. Lebensjahr büßen Frauen bis zu 40 % des kortikalen Knochens und bis zu 60 % der Spongiosa ein. Männer verlieren nur etwa zwei Drittel dieser Mengen.

Von dieser physiologischen Altersatrophie ist die Osteoporose abzugrenzen, bei der die Knochenmasse über die genannten Zahlen hinaus vermindert ist. Der pathologische Knochenschwund betrifft den organischen und den Mineralanteil gleichermaßen und begünstigt die Entstehung von Frakturen ohne adäquates Trauma (pathologische Frakturen oder Spontanfrakturen; **Abb. 11.5a–b**).

An einer Osteoporose leiden etwa 8 % der Gesamtbevölkerung, wobei Frauen ca. 8-mal häufiger betroffen sind als Männer und die Prävalenz mit dem Alter zunimmt. In Deutschland leben mehr als 6 Mio. Menschen mit einer Osteoporose, von denen bereits 2,8 Mio. pathologische Wirbelkörperfrakturen erlitten haben. Jährlich kommen ca. 70.000 Patienten mit neuen Wirbelkörperfrakturen hinzu!

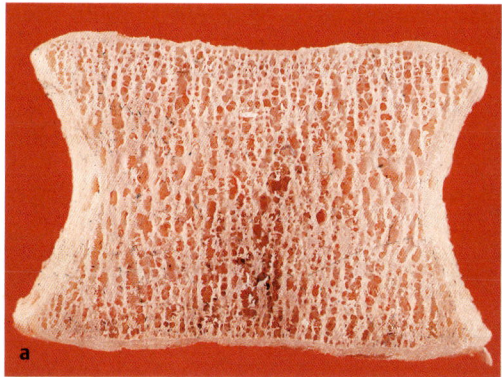
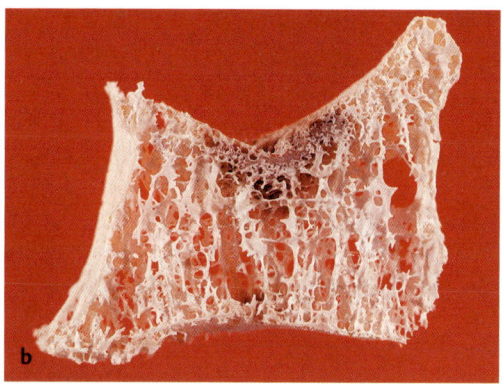

Abb. 11.5a–b **a** Normaler Lendenwirbel. **b** Osteoporotischer Lendenwirbel (Niethard 2005).

Formen und Ursachen

95 % der Betroffenen leiden an einer primären Osteoporose ohne erkennbare Grundkrankheit. Es werden 3 Formen unterschieden:
- Idiopathische Osteoporose junger Menschen;
- Typ-I-Osteoporose, die auch als postmenopausale Osteoporose bezeichnet wird und zu einem spongiosabetonten Knochenverlust führt;
- Typ-II-Osteoporose, die auch senile Osteoporose genannt wird und Spongiosa und Kompakta betrifft.

Mit 80 % ist die Typ-I-Osteoporose die häufigste Form. Prädisponierende Faktoren sind in **Tab. 11.10** zusammengefasst.

Mit Abstand seltener ist eine sekundäre Osteoporose, die auf eine Grundkrankheit zurückzuführen ist (**Tab. 11.11**).

Klinik

Im Gegensatz zur Altersatrophie kommt es bei der Osteoporose zu Wirbelkörperdeformierungen ohne adäquates Trauma. BWS-Kyphose und LWS-Lordose werden verstärkt, und klinisch imponieren Gibbusbildung (Buckel) und Abnahme der Körpergröße (**Abb. 11.6a–c**).

Die Patienten klagen über Schmerzen in der Wirbelsäule, die zunächst nur unter Belastung auftreten und schließlich dauernd vorhanden sind.

Neben Spontanfrakturen der Wirbelkörper sind pathologische Schenkelhalsfrakturen, subkapitale Humerusfrakturen und distale Radiusfrakturen häufig.

Diagnostik

- Anamnese und klinisches Bild.
- Röntgen: Die radiologische Frühdiagnose ist problematisch, da eine vermehrte Strahlentransparenz des Knochens erst auftritt, wenn mehr als 30 % der Knochenmasse abgebaut sind. Im Spätstadium zeigen sich die typischen Wirbelkörperdeformierungen.
- Messung der Knochendichte, die jedoch keine Aussage über das Frakturrisiko erlaubt:
  - Photonenabsorptionsmessung;
  - Quantitative Computertomographie;
  - Quantitative Ultraschallmessung.
- Laboruntersuchungen, um sekundäre Osteoporose oder andere Knochenerkrankungen auszuschließen.

Tabelle 11.10 Risikofaktoren für die Entwicklung einer primären Osteoporose

Nicht beeinflussbare Faktoren	Beeinflussbare Faktoren
- Alter	- Östrogenmangel
- Geschlecht	- Bewegungsmangel

- Genetische Disposition	- Ernährungsfaktoren, z. B.:
	  – BMI unter 20 kg/m^2
	  – Kalziummangel
	  – Vitamin-D-Mangel

	- Starker Zigarettenkonsum
	- Starker Alkoholkonsum

Tabelle 11.11 Ursachen für eine sekundäre Osteoporose

Ursachen	Wichtige Beispiele	Kapitel
Endokrine Störungen	- Typ-I-Diabetes, moderat auch bei Typ-II-Diabetes - Osteomalazie - Hyperparathyreoidismus - Hypothyreose - Hyperthyreose - Cushing-Syndrom - Hypogonadismus	11.1.2 11.5.3 11.5.4 11.7.4 11.7.3 11.8.2
Rheumatologische Erkrankungen	- Rheumatoide Arthritis - M. Bechterew	13.1 13.2.1
Malabsorptionskrankheiten	- Glutensensitive Enteropathie - Laktoseintoleranz - M. Crohn	11.6.1 11.6.2 11.6.3
Nierenerkrankungen	Chronische Niereninsuffizienz	10.6
Maligne Erkrankungen	- Multiples Myelom - Hormontherapie im Rahmen der onkologischen Behandlung	12.6.2 5.2.4
Medikamente	- Langzeittherapie mit Kortison - Langzeittherapie mit Heparin - Phenytoin (Antiepileptikum)	5.4.4 5.4.2

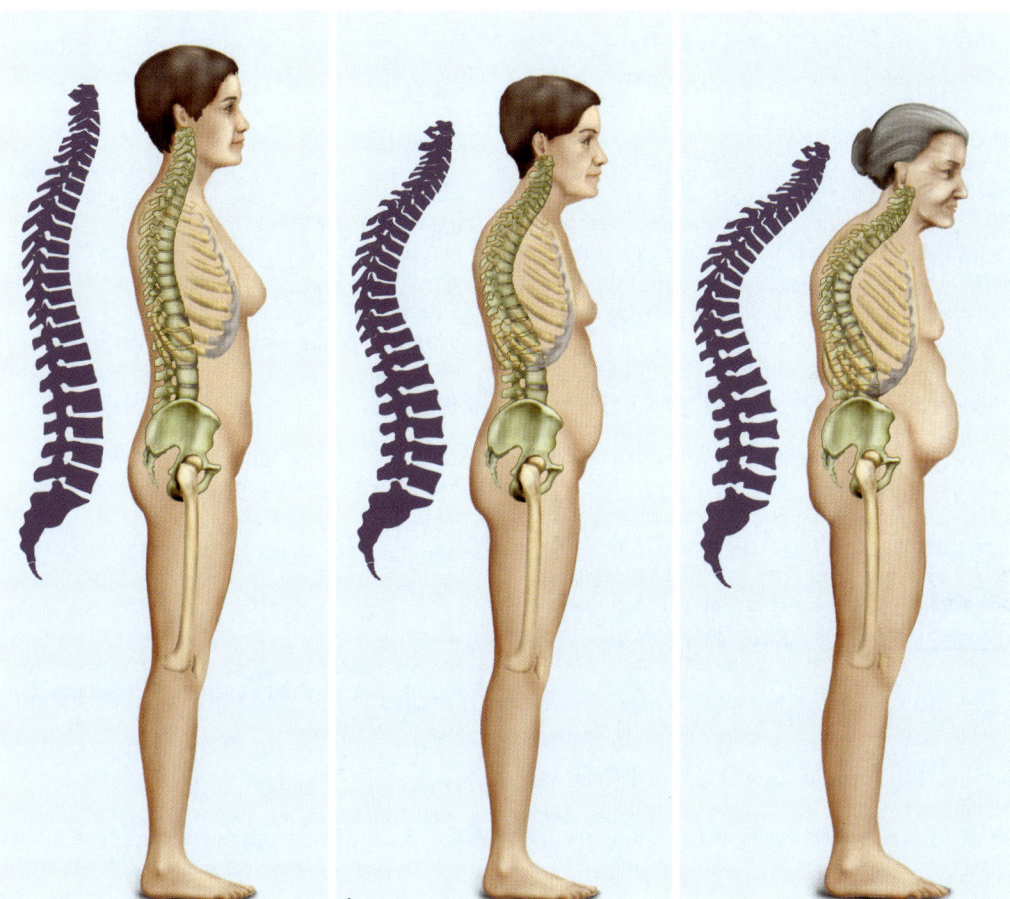

Abb. 11.6a–c Wirbelsäulenveränderungen bei Osteoporose: Kompressionsfrakturen der Brustwirbelkörper führen zu einer fortschreitenden BWS-Kyphose und zur Abnahme der Körpergröße. Unter Umständen können der Thorax dem Beckenkamm aufsitzen und die Baucheingeweide die Bauchdecke vorwölben. In der BWS bilden sich Keilwirbel, in der LWS zeigt sich beginnende Fischwirbelbildung. **a** 55 Jahre. **b** 65 Jahre. **c** 75 Jahre.

Therapie

Therapie der primären Osteoporose
Die Basistherapie berücksichtigt die Risikofaktoren (**Tab. 11.10**) und umfasst insbesondere:
- Kalzium- und Vitamin-D-reiche Ernährung;
- Bewegungstherapie, z.B. im Rahmen von Osteoporosegruppen;
- Gegebenenfalls Mieder- oder Korsettversorgung;
- Sturzprophylaxe.

Hinzu kommt die medikamentöse Therapie:
- Kalzium und Vitamin D, deren alleinige Gabe nicht ausreichend ist;
- Medikamente, die den Knochenabbau hemmen, z.B. Östrogene und Gestagene, Kalzitonin und Bisphosphonate;
- Medikamente, die den Knochenaufbau stimulieren, z.B. Natriumfluorid;
- Gegebenenfalls Schmerztherapie.

Therapie der sekundären Osteoporose
In erster Linie muss die Grundkrankheit behandelt werden. Ergänzende Maßnahmen wurden bei der Therapie der primären Osteoporose beschrieben.

Fallbeispiel: Die 67-jährige Frau S. stolpert während eines Spaziergangs und erleidet eine distale Radiusfraktur rechts. Diese wird konservativ versorgt.

2 Jahre später stößt sich die Patientin an einer offenen Schranktür mit der Folge einer Rippenfraktur.

Als die Patientin das 71. Lebensjahr erreicht hat, wird die Diagnose einer Arteriitis temporalis gestellt

(Kap. 13.4.3) und eine Behandlung mit Glukokortikoiden über 12 Monate durchgeführt.

Im Alter von 73 Jahren erlebt Frau S. einen akut einsetzenden Rückenschmerz, den sie als stärksten vorstellbaren und je erlebten Schmerz beschreibt. Vom Hausarzt werden Analgetika verordnet. Ein Jahr später setzen erneut Rückenschmerzen von gleicher Ausprägung ein. Die jetzt erstmals durchgeführte Röntgenuntersuchung der Wirbelsäule zeigt Wirbelkörpereinbrüche im Bereich der BWS und einen Wirbelkörpereinbruch im Bereich der LWS. Das Ergebnis einer Knochendichtemessung ist mit einer Osteoporose vereinbar.

Nachdem die Erkrankung bereits fortgeschritten ist und sich durch mehrere Frakturen manifestiert hat, erhält die Patientin nun erstmals eine osteoporosespezifische Therapie. Nach 9 Monaten wird das Medikament nicht mehr verordnet.

Im Alter von 77 Jahren tritt im Zusammenhang mit einem Sturz aus dem Stand eine mediale Schenkelhalsfraktur auf, woraufhin nach kompliziertem Heilungsverlauf und erfolglosen Rehabilitationsbemühungen eine Einweisung in ein Pflegeheim unumgänglich wird.

11.5.3 Osteomalazie

Bei der Osteomalazie wird Knochengewebe nur mangelhaft mineralisiert. Die vergleichbare Erkrankung des Kindesalters ist die Rachitis mit unzureichender Mineralisation der Wachstumsfuge.

Ursachen

Hauptursache ist ein Vitamin-D-Mangel infolge unzureichender Zufuhr mit der Nahrung sowie geringer UV-Exposition. Seltenere Ursachen sind:
- Malassimilation mit gestörter Vitamin-D-Aufnahme (Kap. 9.2.3);
- Leber- oder Niereninsuffizienz mit herabgesetzter D-Hormon-Synthese (renale Osteopathie; Kap. 10.6);
- Phosphatmangel mit reaktiver Mobilisation des Kalziums aus dem Knochen, da das Löslichkeitsprodukt abnimmt (Kap. 11.5.1).

Symptome

Die Symptomatik entwickelt sich schleichend. Folgen unzureichender Mineralisation sind:
- Knochenschmerzen;
- Knochendeformitäten wie Kyphosierung der Wirbelsäule und O-Beine;
- Pathologische Frakturen.

Infolge der Hypokalzämie kommt es zur Muskelschwäche und gegebenenfalls zu einer Tetanie. Eventuell fallen Zeichen der Grunderkrankung auf.

Diagnostik

- Anamnestische Hinweise auf Symptomatik und gegebenenfalls bestehende Grunderkrankung;
- Klinisches Bild;
- Vermehrte Strahlentransparenz und Deformierungen im Röntgenbild;
- Hypokalzämie und Vitamin D-Mangel im Serum.

Therapie

Unter Kontrolle des Serumkalziums wird Vitamin D substituiert. Gegebenenfalls muss eine Grunderkrankung behandelt werden.

11.5.4 Hyperparathyreoidismus

Von einem Hyperparathyreoidismus spricht man, wenn die Nebenschilddrüsen zu viel Parathormon (PTH) ausschütten.

Formen und Ursachen

- *Primärer Hyperparathyreoidismus:* Beim primären Hyperparathyreoidismus geht die Hormonproduktion in der Regel von einem Adenom der Nebenschilddrüsen aus. Manchmal liegt auch eine allgemeine Vergrößerung der Nebenschilddrüsen vor (Hyperplasie).
- *Sekundärer Hyperparathyreoidismus:* Bei der sekundären Form reagiert die Nebenschilddrüse auf einen erniedrigten Kalziumspiegel mit der vermehrten Ausschüttung von PTH, z. B. bei:
  - Malassimilationssyndrom mit verminderter Kalziumresorption (Kap. 9.2.3);
  - Chronischer Niereninsuffizienz mit D-Hormon-Mangel (Kap. 10.6).

Klinik

Etwa 50 % der Patienten zeigen Symptome, die auf die Wirkung von PTH zurückzuführen sind (**Tab. 11.9**).
- Kalziumphosphat fällt in den Nieren aus, und es kommt zu Nierensteinen (Nephrolithiasis; Kap. 10.8). Außerdem leidet die Fähigkeit, den Urin zu konzentrieren, wodurch die Diurese steigt.
- Aus der Entmineralisation des Knochengewebes resultiert eine Osteopenie mit Wirbelsäulen- und Gliederschmerzen.

- Gastrointestinale Beschwerden sind Appetitlosigkeit, Übelkeit, Gewichtsabnahme und Obstipation. Einige Patienten entwickeln eine gastroduodenale Ulkuskrankheit (Kap. 9.5.2) oder eine Pankreatitis (Kap. 9.10.1).

> Diese Trias wird gerne mit „Stein-, Bein- und Magenpein" zusammengefasst.

Einige Patienten zeigen zudem neuromuskuläre und psychiatrische Symptome, z. B. rasche Ermüdbarkeit, Muskelschwäche und depressive Verstimmung, die jederzeit in eine lebensbedrohliche *hyperkalzämische Krise* übergehen können. Diese geht einher mit:
- Erbrechen;
- Gesteigerter Diurese;
- Zeichen der Exsikkose;
- Adynamie und Bewusstseinseintrübungen bis hin zum Koma.

Diagnostik
- Anamnese und klinischer Befund;
- PTH und Kalzium im Serum sind erhöht, während Phosphat beim primären Hyperparathyreoidismus erniedrigt ist;
- Adenomnachweis durch Sonographie, gegebenenfalls CT.

Therapie

Primärer Hyperparathyreoidismus
Operative Entfernung der vergrößerten Nebenschilddrüsen bei:
- Symptomatischen Patienten;
- Patienten mit veränderter Knochendichte;
- Patienten mit veränderter Nierenfunktion.

Sekundärer Hyperparathyreoidismus
- Therapie der Grundkrankheit;
- Substitution von Vitamin D und gegebenenfalls Kalzium.

11.6 Hypophysenerkrankungen

11.6.1 Physiologische Grundlagen

Hormoneller Regelkreis

Hierarchie der Hormonregulation
Hypothalamus und Hypophyse sind die übergeordneten Zentren des endokrinen Systems. Der Hypothalamus liegt im Zwischenhirn und sezerniert Releasing-Hormone. Diese veranlassen die Hypophyse, glandotrope Hormone auszuschütten, die die peripheren Hormondrüsen stimulieren (**Abb. 11.7**).

Rückkopplungsmechanismus
Die Hormonproduktion wird durch negative Rückkopplung reguliert. So führen ausreichende Konzentrationen des peripheren Hormons bzw. deren Stoffwechseleffekte dazu, dass Hypothalamus und Hypophyse die Ausschüttung der übergeordneten Hormone verringern bzw. einstellen. Gleiches gilt für die medikamentöse Zufuhr von Hormonpräparaten.
  Umgekehrt bedingt die Unterfunktion einer peripheren Hormondrüse die vermehrte Sekretion von Releasing-Hormonen und glandotropen Hormonen.

Hypophysenhormone

Die Hirnanhangsdrüse ist ein wichtiges Steuerorgan im endokrinen System. Sie lässt sich anatomisch und funktionell in den Hypophysenvorderlappen und den Hypophysenhinterlappen unterteilen.

Hormone des Hypophysenvorderlappens
Die oben erwähnten glandotropen Hormone werden vom Hypophysenvorderlappen (HVL) gebildet. Es handelt sich um:
- Thyreoidea stimulierendes Hormon (TSH), das die Schilddrüse aktiviert;
- Adrenokortikotropes Hormon (ACTH), das die Nebennierenrinde veranlasst, Kortison zu produzieren;
- Follikel stimulierendes Hormon (FSH) sowie luteinisierendes Hormon (LH), die zur Ausschüttung von Sexualhormonen durch die Eierstöcke bzw. die Hoden führen.

Andere Hormone des Hypophysenvorderlappens nehmen direkten Einfluss auf Zielorgane:
- Wachstumshormon (Somatotropin, STH);
- Prolaktin, das die Milchproduktion bei stillenden Frauen fördert;
- Melanozyten stimulierendes Hormon (MSH), das die Melaninproduktion in den Melanozyten reguliert.

Hormone des Hypophysenhinterlappens
Der Hypophysenhinterlappen (HHL) setzt zwei Hormone frei:

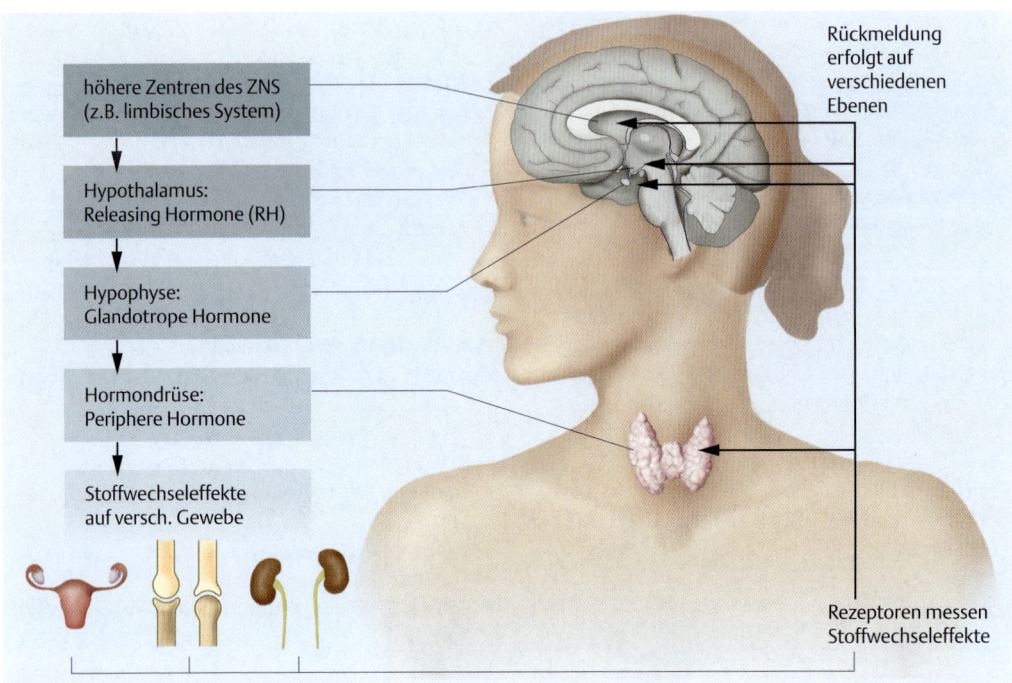

Abb. 11.7 Hierarchie der Hormonregulation.

- Antidiuretisches Hormon (ADH), das in der Niere die Urinproduktion (Diurese) hemmt;
- Oxytozin, das zu einer Kontraktion der glatten Muskulatur des Uterus sowie der Ausführungsgänge der Milchdrüsen und damit zur Milchejektion führt.

Bildungsort dieser beiden Hormone sind Neurone des Hypothalamus, über deren Axone sie zum HHL gelangen.

11.6.2 Hypophysentumoren

Übersicht

Die Inzidenz von Hypophysentumoren beträgt etwa 4/100.000 Einwohner. Damit sind bis zu 15% aller Hirntumoren Neubildungen der Hirnanhangsdrüse.

In der Regel handelt es sich um benigne Tumoren. Mehr als 90% sind Adenome, bei denen man zwischen endokrin aktiven und inaktiven Tumoren unterscheiden muss (**Tab. 11.12**).

Tabelle 11.12 Übersicht über Hypophysentumoren

Gruppe	Häufigkeit	Tumor	Folgen, Krankheitsbild	Kapitel
Endokrin aktiv	60%	Prolaktin produzierend	Prolaktinom	11.6.2
		STH produzierend	Akromegalie	11.6.2
		ACTH produzierend	M. Cushing	11.8.2
		TSH produzierend (selten)	Hyperthyreose	11.7.3
		FSH bzw. LH produzierend (selten)	Vorzeitige Pubertätsentwicklung (Pubertas praecox)	
Endokrin inaktiv	40%	• Kraniopharyngeome • Menigeome • Zysten • Metastasen, etc.	Mögliche Folgen aller endokrin inaktiven Tumoren: • Kopfschmerzen • Sehstörungen • HVL-Insuffizienz • HHL-Insuffizienz: Diabetes insipidus	 11.6.3 11.6.4

Symptome

Zu den tumorspezifischen endokrinen Symptomen können bei größeren Raumforderungen folgende Krankheitszeichen hinzukommen:
- Kopfschmerzen;
- Sehstörungen durch Kompression des N. opticus;
- HVL- und HHL-Insuffizienz durch Kompression der Hormon produzierenden Zellen.

Prolaktinom

Ein Prolaktinom ist ein Prolaktin produzierender Tumor des HVL. Es handelt sich um den häufigsten endokrin aktiven Hypophysentumor, der sich meistens im 3. und 4. Lebensjahrzehnt manifestiert und bei Frauen 5-mal häufiger auftritt als bei Männern.

Symptome

- Durch Prolaktin wird die FSH- und LH-Sekretion unterdrückt, sodass bei Frauen Monatsblutung und Eisprung ausbleiben (sekundäre Amenorrhoe). Außerdem sind Libidoverlust, Milchaustritt aus der Brust (Galaktorrhoe) und eine sekundäre Osteoporose möglich (Kap. 11.5.2).
- Männer leiden unter Libido- und Potenzverlust und eventuell unter einer vergrößerten Brustdrüse (Gynäkomastie).
- Bei beiden Geschlechtern sind Kopfschmerzen, Sehstörungen durch Kompression des N. opticus sowie HVL- und HHL-Insuffizienz durch Kompression der Hormon produzierenden Zellen möglich.

Diagnostik

- Anamnese und klinischer Befund;
- Erhöhter Prolaktinspiegel im Serum;
- Bestimmung der übrigen Hypophysenhormone;
- Darstellung des Tumors mittels CT bzw. MRT;
- Augenärztliche Untersuchung.

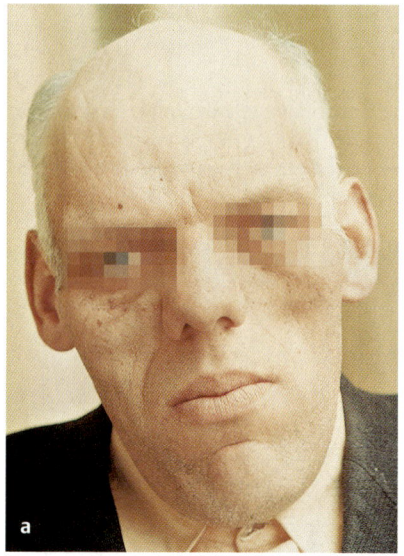
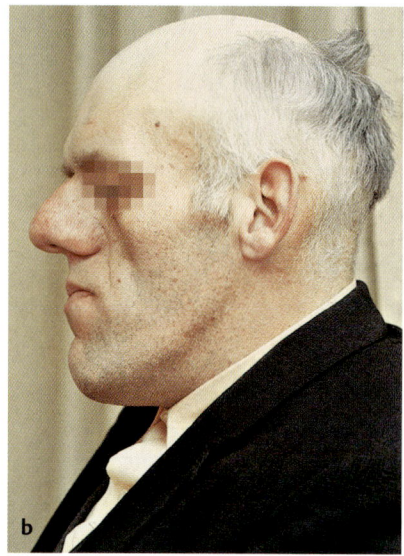
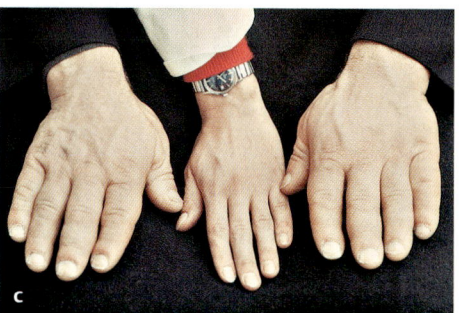

Abb. 11.8a–c Patient mit Akromegalie. **a** u. **b** Vergröberte Gesichtszüge mit Vergrößerung von Nase und Unterkiefer. **c** „Bärentatzenartige" Hände im Vergleich mit einer normalen Hand (Gerlach 2000).

Therapie

Unter der medikamentösen Therapie mit Dopaminantagonisten, z. B. Bromocriptin, bildet sich bei 95 % der Patienten der Tumor zurück, und der Prolaktinspiegel normalisiert sich. Bei den übrigen Patienten ist die operative Entfernung des Prolaktinoms angezeigt.

Hypophysärer Gigantismus und Akromegalie

Definition und Symptome

Beiden Krankheitsbildern liegt ein Adenom des HVL zugrunde, das Wachstumshormon produziert.
- Manifestiert sich der Tumor, bevor sich die Wachstumsfugen der Knochen geschlossen haben, kommt es zum hypophysären Gigantismus mit einer Körperlänge über 2 Meter.
- Nach Abschluss des Längenwachstums führt ein STH-Überschuss zur Akromegalie mit vergrößerten Händen und Füßen, groben Gesichtszügen und vergrößerten Organen (**Abb. 11.8a–c**).
- Jeder zweite Patient hat eine arterielle Hypertonie.
- Infolge der pathologischen Glukosetoleranz entwickeln etwa 15 % der Betroffenen einen Diabetes mellitus (Kap. 11.1.2).
- Bei größerer Raumforderung sind Kopfschmerzen, Sehstörungen sowie HVL- und HHL-Insuffizienz möglich.

Diagnostik

- Anamnese und klinisches Bild;
- Hormonanalyse mit Kontrolle des STH-Spiegels und der übrigen Hypophysenhormone;
- Darstellung des Tumors mittels CT bzw. MRT;
- Augenärztliche Untersuchung.

Therapie

Therapie der Wahl ist die mikrochirurgische Entfernung des Adenoms. In Ausnahmefällen kann über eine Strahlentherapie bzw. die medikamentöse Hemmung der Hormonsekretion durch Dopaminantagonisten wie Bromocriptin und Somatostatinanaloga nachgedacht werden. Somatostatin ist der Gegenspieler des Wachstumshormons.

11.6.3 Hypophysenvorderlappeninsuffizienz

Definition und Ursachen

Die HVL-Insuffizienz ist ein seltenes Krankheitsbild, bei dem eine, mehrere oder alle Funktionen des HVL ausfallen. Ursächlich sind:
- Tumoren (Kap. 11.6.2);
- Schädel-Hirn-Traumen;
- Operationen sowie Bestrahlungsfolgen;
- Autoimmunprozesse;
- Ischämische Nekrosen, z. B. Schock oder Sheehan-Syndrom (**Abb. 11.9**). Letzteres kann bei Frauen unter der Geburt auftreten, wenn die Hypophyse minderdurchblutet ist.

Symptome

Bevor sich die HVL-Insuffizienz manifestiert, müssen 70 % des Gewebes ausgefallen sein. Wenn die Erkrankung durch ein Hypophysenadenom bedingt ist, entwickelt sich die Symptomatik langsam und in typischer Reihenfolge (**Tab. 11.13**).

Komplikationen

In Belastungssituationen wie bei Infekten, Traumen oder Operationen kann es durch einen ACTH- und TSH-Mangel zu einem *hypophysären Koma* kommen. Zeichen sind:

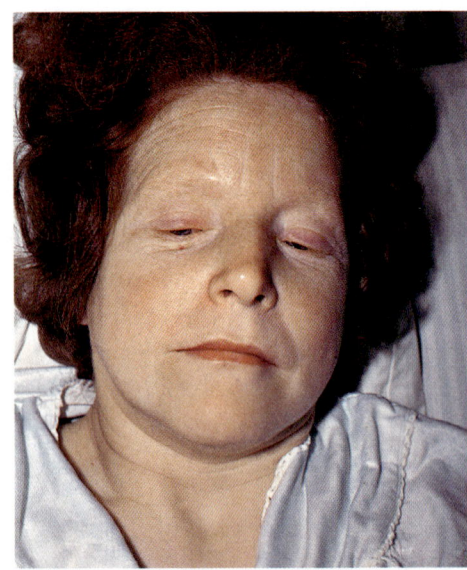

Abb. 11.9 Patientin mit totaler HVL-Insuffizienz bei Sheehan-Syndrom. Auffällig sind die fahle Blässe und die fehlenden Augenbrauen (Gerlach 2000).

Tabelle 11.13 Entwicklung der Symptomatik bei chronischer HVL-Insuffizienz

Ausfallende Hormone	Resultierende Symptome

1. STH	- Bei Kindern: Hypophysärer Zwergwuchs
	- Bei Erwachsenen:
	  – Adynamie
	  – Verringerung der Muskelmasse
	  – Vermehrung der Fettmasse
	  – Fettstoffwechselstörung
	  – Sekundäre Osteoporose

2. FSH, LH	- Sekundäre Amenorrhoe bei Frauen - Libido- und Potenzverlust - Abnahme der Sekundärbehaarung
3. TSH	Zeichen der Hypothyreose (Kap. 11.7.4) wie: - Kälteempfindlichkeit - Müdigkeit, Apathie - Bradykardie
4. ACTH	Zeichen der Nebennierenrindeninsuffizienz (Kap. 11.8.3) wie: - Adynamie - Gewichtsverlust - Arterielle Hypotonie
5. MSH	Fahle Blässe durch Depigmentation (**Abb. 11.9**)
6. Prolaktin	Bei stillenden Frauen: Agalaktie, d. h. Ausbleiben der Milchproduktion

- Bradykardie und arterielle Hypotonie;
- Hypothermie;
- Folgen der Hypoglykämie (**Tab. 11.2**);
- Hypoventilation mit Hyperkapnie und Azidose.

Diagnostik und Therapie

Anamnese und klinisches Bild führen zu der Verdachtsdiagnose, die durch umfangreiche endokrinologische Untersuchungen bestätigt wird:
- Basalwerte der HVL-Hormone;
- HVL-Hormone nach Stimulation mit Releasing-Hormonen;
- Periphere Hormone wie Schilddrüsenhormone und Kortison.

Neben der kausalen Therapie, z. B. operative Entfernung eines Tumors, ist die lebenslängliche Substitution der peripheren Hormone notwendig.

11.6.4 Hypophysenhinterlappeninsuffizienz

Klinisch relevant ist die verringerte Produktion des antidiuretischen Hormons (ADH), die zum Diabetes insipidus führt.

Diabetes insipidus

Der Diabetes insipidus ist eine seltene Erkrankung, bei der die Nieren nicht in der Lage sind, ausreichend Wasser zu resorbieren und den Urin zu konzentrieren. Es kommt zu einer ausgeprägten Polyurie mit Urinmengen bis zu 25 l pro Tag.

Formen und Ursachen

- In der Regel liegt ein *zentraler Diabetes insipidus* mit verringerter ADH-Produktion durch den HHL vor. Ursächlich sind beispielsweise dominante Vererbung, Autoimmunprozesse, Tumoren, Traumen bzw. operative Eingriffe, Meningitis oder Enzephalitis.
- Viel seltener ist ein *renaler Diabetes insipidus,* bei dem die Nieren nicht auf ADH ansprechen.

Symptome

Da große Mengen unkonzentrierten, wasserklaren Urins ausgeschieden werden, nimmt der Patient vermehrt Flüssigkeit auf. Kann durch die Polydipsie der Flüssigkeitsverlust nicht ausgeglichen werden, drohen Exsikkose mit Kreislaufversagen, akutes Nierenversagen (Kap. 10.5) sowie Thrombosen (Kap. 7.4.3).

Diagnostik und Therapie

Eine diagnostische Abklärung ist angezeigt, wenn die Urin- und Trinkmenge 4 l pro Tag überschreitet:
- Die Diagnose ist gesichert, wenn nach dem Durstversuch die Urinosmolarität nicht ansteigt.
- Mittels CT bzw. MRT wird nach einem ursächlichen Tumor gefahndet.

Wenn eine kausale Therapie nicht möglich oder nicht ausreichend ist, wird ADH als synthetisches Vasopressinanalogon in Form von Nasenspray substituiert. Bei der renalen Form können Thiaziddiuretika und nichtsteroidale Antiphlogistika die Symptomatik bessern.

11.7 Schilddrüsenerkrankungen

11.7.1 Physiologische Grundlagen

Hormoneller Regelkreis

- Hypothalamus: Thyreotropin releasing Hormon (TRH);
- Hypophysenvorderlappen: Thyreoidea stimulierendes Hormon (TSH);
- Schilddrüse: Trijodthyronin (T_3) und Thyroxin (T_4).

Unter TSH-Einfluss produziert die Schilddrüse (Glandula thyreoidea) die Schilddrüsenhormone Trijodthyronin und Thyroxin, die 3 bzw. 4 Jodatome enthalten und deswegen auch als T_3 bzw. T_4 bezeichnet werden.

Die Schilddrüse gibt viel mehr T_4 als T_3 in die Blutbahn ab. T_4 hat nur geringe biologische Wirkung und dient im Wesentlichen als Hormonvorstufe, die in der Leber durch Abspaltung eines Jodatoms in das aktive T_3 überführt wird.

Wirkung

Schilddrüsenhormone haben zahlreiche Zielorgane und Wirkungen, die denen der Katecholamine Adrenalin und Noradrenalin ähnlich sind.
- Mit dem gesteigerten Energieumsatz gehen vermehrter Sauerstoffbedarf, erhöhter Kohlenhydrat- und Fettumsatz sowie zunehmende Wärmeproduktion einher.
- Schilddrüsenhormone fördern zudem das Wachstum und die Reifung insbesondere von ZNS und Knochen.

11.7.2 Struma

Eine vergrößerte Schilddrüse wird als Struma oder Kropf bezeichnet (**Abb. 11.10**). Der Begriff macht keine Aussage zur:
- Art der Schilddrüsenvergrößerung, die diffus oder knotig sein kann;
- Ursache;
- Menge der Hormonproduktion.

In Abhängigkeit von der Hormonproduktion werden drei Stoffwechsellagen unterschieden:
- Euthyreose mit normalen Hormonspiegeln im Blut;
- Hypothyreose mit verringerten Hormonspiegeln;
- Hyperthreose mit erhöhten Hormonspiegeln.

Euthyreote Struma

Unter euthyreoter oder blander Struma versteht man eine vergrößerte Schilddrüse mit regelrechter Hormonproduktion, die nicht durch einen entzündlichen bzw. malignen Prozess bedingt ist.

Die wichtigste Ursache einer blanden Struma ist Jodmangel, der in der Schilddrüse Wachstumsfaktoren freisetzt. In Deutschland herrscht Jodmangel, sodass ca. 20 % der Kinder und 50 % der Jugendlichen und Erwachsenen eine vergrößerte Schilddrüse haben.

Symptome

Die meisten Patienten sind zunächst beschwerdefrei, bemerken aber im weiteren Verlauf eine Zunahme des Halsumfangs sowie ein Druck- und Engegefühl, das sich beim Tragen hochgeschlossener Kleidung verstärkt.

Bei einer ausgeprägten Struma kann es durch Kompression benachbarter Organe zusätzlich zu folgenden Symptomen kommen:
- Schluckbeschwerden;
- Luftnot eventuell mit inspiratorischem Stridor (Kap. 8.5.1);
- Heiserkeit bei Schädigung des N. recurrens, der die Kehlkopfmuskulatur innerviert;
- Obere Einflussstauung bei Kompression großer Venen.

In der vergrößerten Schilddrüse können sich autonome Zentren entwickeln, die zu einer Hyperthyreose führen (Kap. 11.7.2). Selten können Zellen ent-

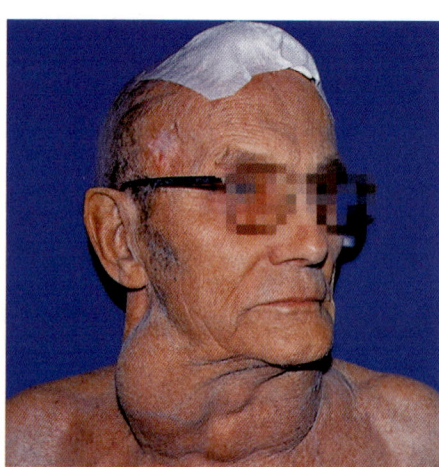

Abb. 11.10 Patient mit großer Knotenstruma (Gerlach 2006).

arten und ein Schilddrüsenkarzinom hervorbringen (Kap. 11.7.5).

Diagnostik

Die Basisdiagnostik beinhaltet:
- Inspektion und Palpation;
- Sonographie, um die Größe und gegebenenfalls Knoten zu erfassen;
- TSH-Bestimmung.

> Um die Versorgung des Körpers mit Schilddrüsenhormonen zu beurteilen, wird zunächst TSH ermittelt (hormoneller Regelkreis, Kap. 11.6.1):
> - TSH ↓ → Hyperthyreose;
> - TSH ↑ → Hypothyreose.

- Szintigraphie, bei der ein Radionuklid intravenös injiziert wird. Dessen Aufnahme durch die Schilddrüse wird mit einer Spezialkamera erfasst, um so Aussagen zur Stoffwechsellage machen zu können.

Therapie

Medikamentöse Therapie
Durch die Gabe von Jodid bzw. Jodid und Thyroxin lässt sich das Schilddrüsenvolumen um etwa 40 % reduzieren.

Operative Therapie
Bei großen Strumen, die die Nachbarorgane komprimieren, oder bei unklarer Dignität ist die subtotale Strumektomie angezeigt, bei der ein kleiner Schilddrüsenrest belassen wird.

Mögliche OP-Komplikationen sind die Rekurrensparese mit Heiserkeit bzw. Luftnot sowie die Schädigung der Nebenschilddrüsen. Letztere kann durch Parathormonmangel (**Tab. 11.9**) zu einer Hypokalzämie und damit zu einer Tetanie führen.

Postoperativ müssen regelmäßig TSH bestimmt und gegebenenfalls eine Hormonersatztherapie durchgeführt werden. Zur Rezidivprophylaxe wird Jodid verordnet.

Radiojodtherapie
Bei einer Rezidivstruma oder bei einem erhöhten Operationsrisiko wird eine Radiojodtherapie durchgeführt. Die Patienten schlucken radioaktives Jod, das sich ausschließlich in der Schilddrüse anlagert und das Gewebe zerstört. Durch dieses Verfahren lässt sich die Struma um 50 % verkleinern. Häufigste Komplikation ist die Hypothyreose, die eine Hormonsubstitution erforderlich macht.

Prophylaxe

> In Deutschland ist eine ausreichende Jodzufuhr über die Nahrung nur bei etwa 10 % der Bevölkerung gesichert! Das Defizit kann nicht durch jodiertes Speisesalz und den Genuss von Seefisch ausgeglichen werden, sodass die Gabe von Jodidtabletten empfohlen wird. Die tägliche Dosis beträgt 100–200 µg Jodid.

11.7.3 Hyperthyreose

Definition und Ursachen

Bei einer Hyperthyreose handelt es sich um eine Schilddrüsenüberfunktion, die in mehr als 90 % der Fälle auf eine funktionelle Autonomie der Schilddrüse oder einen M. Basedow zurück zu führen ist.
- Bei der *funktionellen Autonomie* haben sich einige Schilddrüsenzellen dem hormonellen Regelkreis entzogen und produzieren auch ohne Stimulation durch TSH T_3 und T_4. Dabei kann das autonome Schilddrüsengewebe auf einen oder mehrere umschriebene Areale beschränkt sein oder sich über die ganze Schilddrüse verteilen.
- Beim *M. Basedow* handelt es sich um eine Autoimmunkrankheit (Kap. 2.4.2), bei der Autoantikörper gegen TSH-Rezeptoren gebildet werden. Diese regen die Schilddrüse zur Hormonproduktion und zum Wachstum an. Neben den Zeichen einer Hyperthyreose und einer Struma kommt es bei der immunogenen Hyperthyreose zu einer endokrinen Orbitopathie mit hervortretenden Augäpfeln (Exophthalmus; **Abb. 11.11**).

Beispiele für seltenere Ursachen einer Hyperthyreose:
- Schilddrüsenkarzinome (Kap. 11.7.5);
- Thyreoiditis, durch die vorübergehend vermehrt Schilddrüsenhormone freigesetzt werden;
- Erhöhte exogene Hormonzufuhr (Hyperthyreosis factitia).

Symptome

- Bis zu 90 % der Patienten haben eine Struma.
- Sie leiden unter psychomotorischer Unruhe, die mit Tremor, Nervosität, Gereiztheit und Schlaflosigkeit verbunden ist. Obwohl sie so „hochtourig fahren", fühlen sich die Betroffenen müde und schwach.
- Die Patienten neigen zu Schweißausbrüchen. Die Haut ist warm und feucht, und die Haare sind dünn.

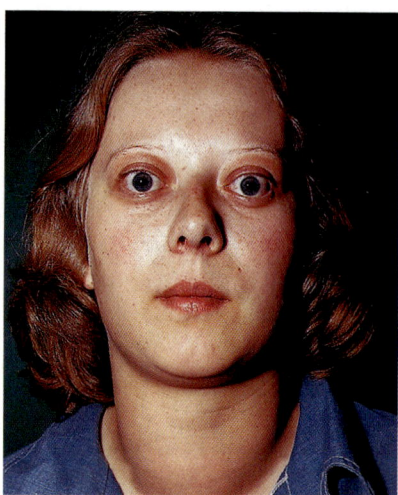

Abb. 11.11 Patientin mit Morbus Basedow: Auffällig sind hervorstehende Augen (Exophthalmus) und Struma (Kellnhauser u. a. 2004).

- Auffällige Vitalparameter sind Tachykardie, gegebenenfalls Herzrhythmusstörungen sowie erhöhte Blutdruckamplitude.
- Die rege Darmtätigkeit bedingt eine erhöhte Stuhlfrequenz und manchmal Durchfälle.
- Der erhöhte Grundumsatz führt zu Gewichtsverlust trotz Heißhungers.
- Am Bewegungsapparat kann es zu einer Myopathie kommen, die die allgemeine Schwäche verstärkt. Einige Patienten entwickeln außerdem eine Osteoporose (Kap. 11.5.2).

Komplikation

Eine *thyreotoxische Krise* kann insbesondere durch die Gabe jodhaltiger Medikamente oder Kontrastmittel bedingt sein. Die beschriebenen Symptome verstärken sich, und es kommt zu:
- Tachykardie mit Herzfrequenz über 150/min und Herzrhythmusstörungen;
- Fieber bis 41 °C;
- Exsikkose durch Fieber, Schwitzen, Erbrechen und Durchfälle;
- Ausgeprägter Muskelschwäche;
- Bewusstseinsstörungen bis hin zum Koma;
- Kreislaufversagen.

Diagnostik

Anamnestische Angaben und klinisches Bild führen zur Verdachtsdiagnose, die durch einen erniedrigten TSH-Wert bestätigt wird. Die Schilddrüsenhormone im Blut sind erhöht. Weiterführende Diagnostik:

- Beim M. Basedow gelingt der Nachweis von Autoantikörpern gegen TSH-Rezeptoren (TRAK).
- Sonographisch zeigt sich eine vergrößerte und vermehrt durchblutete Schilddrüse; eventuell lassen sich Knoten darstellen.
- In der Szintigraphie fallen bei einer Hyperthyreose homogene oder fokale Mehranreicherungen auf („warme oder heiße Knoten").

Therapie

Eine Hyperthyreose muss zunächst medikamentös behandelt werden. Durch die Gabe von Thyreostatika soll eine Euthyreose erreicht werden. Eine Langzeittherapie mit Thyreostatika ist nur in Einzelfällen vertretbar. Im Allgemeinen sind zur definitiven Therapie Operation bzw. Radiojodtherapie angezeigt (Kap. 11.7.2).

11.7.4 Hypothyreose

Die verschiedenen Formen und Ursachen der Schilddrüsenunterfunktion sind in **Tab. 11.14** zusammengefasst.

Tabelle 11.14 Formen und Ursachen der Hypothyreose

Form	Lokalisation der Ursache	Wichtige Beispiele

Primäre Hypothyreose	Schilddrüse	- Angeborene Hypothyreose
		- Erworbene Hypothyreose:
		  – Hashimoto-Thyreoiditis, der ein Autoimmunprozess zugrunde liegt
		  – Iatrogen, z. B. nach OP, nach Radiojodtherapie oder durch Thyreostatika

Sekundäre Hypothyreose	Hypophyse (selten)	Hypophysenvorderlappeninsuffizienz (Kap. 11.6.3)
Tertiäre Hypothyreose	Hypothalamus (selten)	- Tumoren - Entzündungen - Schädel-Hirn-Traumen und Operationen

Symptome und Komplikationen

- Ein hypothyreoter Patient fällt durch körperlichen und geistigen Leistungsabfall auf. Er ist müde,

antriebsarm, verlangsamt und wirkt desinteressiert (**Abb. 11.12a**).
- Der Patient ist kälteempfindlich; die Haut ist trocken, kühl, teigig und schuppend.
- Der teigige Aspekt ist bedingt durch ein generalisiertes *Myxödem* (**Abb. 11.12b–c**), das durch Ablagerung von Mukopolysacchariden im Gewebe hervorgerufen wird. Ein Myxödem führt zu einer Gewichtszunahme und eventuell zu einer Organbeteiligung. Bradykardie und eventuell Zeichen der Herzinsuffizienz können auf ein „Myxödemherz" hinweisen.
- Weitere Symptome sind trockenes brüchiges Haar, heisere Stimme und Obstipation.
- Aus dem verringerten Grundumsatz resultiert eine Hyperlipidämie (Kap. 11.2.2), die eine vorzeitige Arteriosklerose begünstigt (Kap. 2.5).
- Ein Myxödemkoma mit extremer Hypothermie, Bradykardie, arterieller Hypotonie, Bradypnoe, Hypoglykämie und Bewusstseinsstörungen tritt heute nur noch selten auf.

Diagnostik

- Anamnese und klinischer Befund;
- Erhöhter TSH-Wert bei primärer Hypothyreose; die seltenen übrigen Formen zeichnen sich durch verringertes TSH aus;
- Verringerte Schilddrüsenhormone im Blut;
- Verringerte Radionuklidanreicherung im Szintigramm;
- Antikörpernachweis bei Hashimoto-Thyreoiditis.

Therapie

Eine Hypothyreose wird durch lebenslange Substitution von Schilddrüsenhormonen unter regelmäßiger TSH-Kontrolle behandelt.

11.7.5 Malignome der Schilddrüse

Bösartige Schilddrüsentumoren machen etwa 0,5 % aller Krebserkrankungen aus, d.h. sie sind selten. In den meisten Fällen handelt es sich um Schilddrüsenkarzinome. Mit Abstand folgen Lymphome, Sarkome und Metastasen anderer Tumoren.
Als Risikofaktoren gelten:
- Genetische Disposition;
- Ionisierende Strahlen, so sind Schilddrüsenkarzinome nach dem Reaktorunglück in Tschernobyl 20-mal häufiger aufgetreten;
- Jodmangel.

Klinik

- Hinweis auf ein Schilddrüsenmalignom ist ein rasch wachsender, schlecht verschieblicher Kno-

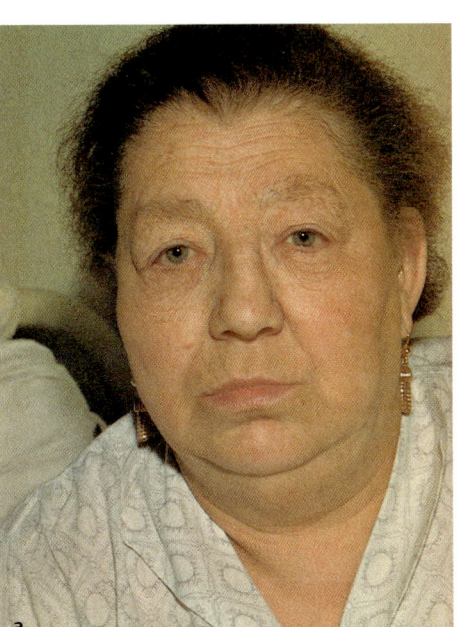
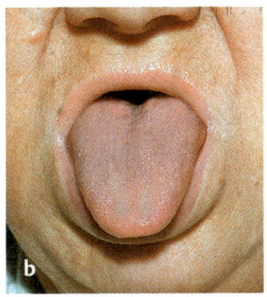
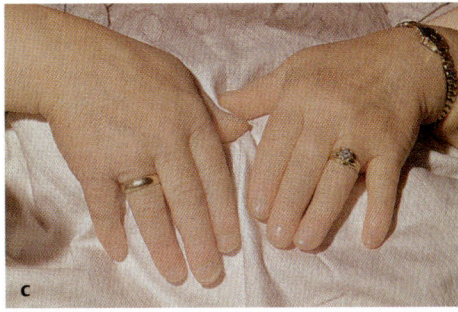

Abb. 11.12a–c Patientin mit Hypothyreose durch Autoimmunthyreoiditis. **a** Blasse, teigige Haut und trockenes, schwer zu kämmendes Haar. **b** Vergrößerte Zunge durch Myxödem. **c** Teigige Schwellung der Hände durch Myxödem (Gerlach 2000).

ten oder eine Struma, die trotz Behandlung schnell an Größe zunimmt.
- Im weiteren Verlauf kann es durch Kompression und Invasion benachbarter Organe zu folgenden Symptomen kommen:
  - Schluckbeschwerden;
  - Luftnot mit inspiratorischem Stridor;
  - Heiserkeit bei Schädigung des N. recurrens;
  - Horner-Syndrom mit eng gestellter Pupille (Miosis), hängendem Oberlid (Ptosis) und scheinbar eingesunkenem Augapfel (Enophthalmus) bei Schädigung des Halssympathikus;
  - Obere Einflussstauung durch Einengung großer Venen.
- Eventuell sind Lymphknotenmetastasen am Hals und oberhalb des Schlüsselbeins zu tasten.
- Fernmetastasen in Lunge und Knochen können ebenfalls zu Symptomen führen.

Diagnostik

- Anamnestische Hinweise auf Bestrahlung der Halsregion oder positive Familienanamnese;
- Sicht- bzw. Tastbefund;
- Sonographie;
- „Kalter Knoten" im Szintigramm; die fehlende Radionuklidanreicherung kann aber auch andere Ursachen haben, z. B. Zyste, und muss weiter abgeklärt werden.
- Feinnadelpunktion;
- Staging-Untersuchungen wie CT bzw. MRT, um Tumorausdehnung zu erfassen.

Therapie

Im Rahmen der radikalen Thyreoidektomie werden die ganze Schilddrüse und die regionären Halslymphknoten entfernt. Etwa 3 Wochen postoperativ schließt sich eine Radiojodtherapie an (Kap. 11.7.3). Bei undifferenzierten, jodunempfindlichen Tumoren wird alternativ eine perkutane Radiatio durchgeführt.

In jedem Fall muss eine hoch dosierte Hormonersatztherapie erfolgen, um die TSH-Sekretion zu unterdrücken. TSH stimuliert das Wachstum der Tumorzellen.

11.8 Nebennierenrindenerkrankungen

11.8.1 Physiologische Grundlagen

Die Nebennierenrinde (NNR) produziert:
- Glukokortikosteroide (Glukokortikoide), vor allem Kortisol;
- Mineralokortikosteroide (Mineralokortikoide), vor allem Aldosteron;
- Androgene.

Bei diesen Hormonen handelt es sich um Steroidhormone, deren gemeinsame Ausgangssubstanz das Cholesterin ist (Kap. 11.2.1).

Glukokortikoide

Glukokortikoide sind nach ihrem Effekt auf den Kohlenhydratstoffwechsel benannt. Ihre Hauptaufgabe ist es, Glukose und Fettsäuren als Energieträger bereitzustellen, sodass sie in Stresssituationen vermehrt ausgeschüttet werden. Die vielfältigen Wirkungen sind in **Tab. 11.15** aufgeführt.

Die Glukokortikoidsekretion der Nebenniere wird kontrolliert vom Corticotropin Releasing Hormon (CRH) des Hypothalamus und vom adrenokortikotropen Hormon (ACTH) der Hypophyse.

Mineralokortikoide

Mineralokortikoide sind nach ihrem Effekt auf den Elektrolythaushalt benannt. Das funktionell wichtigste Mineralokortikoid ist das Aldosteron, das in der Niere die Ausscheidung von Kalium und die Retention von Natrium bewirkt. Mit dem Natrium wird Wasser zurückgehalten, und die Diurese sinkt.

Die Sekretion von Aldosteron wird durch das Renin-Angiotensin-Aldosteron-System (Kap. 6.1.3) und den Kaliumhaushalt reguliert.

Androgene

Beim Mann spielen die Androgene, die in der NNR gebildet werden, eine untergeordnete Rolle, da die Hoden deutlich mehr Androgene produzieren. Bei der Frau werden mehr als 50 % der Gesamtandrogene in der NNR gebildet. Sie sorgen vor allem für die sekundäre Geschlechtsbehaarung und anabole Effekte.

Auch die Regulation der Androgenproduktion unterliegt dem ACTH der Hypophyse.

Tabelle 11.15 Wirkung von Glukokortikoiden

Wirkort	Wirkung	Mechanismen
Kohlenhydrat-, Fett- und Aminosäurestoffwechsel (Alarmreaktion!)	Glukosebereitstellung	• Glukoneogenese durch katabole Wirkung, d. h. Proteinabbau in: – Muskeln – Knochen – Haut – Lymphgewebe • Fettumverteilung
Herz-Kreislauf (Alarmreaktion!)	Erhöhung des Blutdrucks	• Wirkungsverstärkung von Adrenalin • Vasokonstriktion • Natrium- und Wasserretention durch die Nieren
Nieren	Senken der Diurese	In höherer Dosierung wirkt es wie Aldosteron, d. h. es kommt zu Natrium- und Wasserretention
Immunsystem	• Antientzündlich • Antiallergisch • Immunsuppressiv	In höherer Dosierung hemmt es die: • Lymphozytenbildung • Antikörperbildung (Proteine) • Phagozytose • Histaminfreisetzung
Magen	Erhöhung der Magensaftproduktion	
Gehirn		In höherer Dosierung kommt es zu: • Wirkung auf den Hypothalamus • Psychischen Veränderungen

11.8.2 Überfunktion der Nebennierenrinde

Cushing-Syndrom

Formen und Ursachen

Das Cushing-Syndrom wird hervorgerufen durch vermehrte körpereigene Produktion von Glukokortikoiden oder deren exogene Zufuhr. Die synonyme Bezeichnung ist daher *Hyperkortisolismus*.

Exogenes Cushing-Syndrom
Die häufigste Form ist das exogene oder iatrogene Cushing-Syndrom durch die Langzeitbehandlung mit Glukokortikosteroiden oder ACTH.

Endogenes Cushing-Syndrom
- Zentrales Cushing-Syndrom oder M. Cushing: Ein Hypophysenadenom (Kap. 11.6.2) produziert unkontrolliert ACTH, auf das die NNR mit überschießender Kortisolbildung reagiert.
- Paraneoplastisches Syndrom (Kap. 2.6.3): Einige bösartige Tumoren sind in der Lage, ACTH zu bilden, z. B. Bronchialkarzinome.
- Adrenales Cushing-Syndrom: NNR-Tumoren, die nicht dem hormonellen Regelkreis unterliegen, produzieren auch ohne Stimulation durch ACTH Glukokortikosteroide.

Symptome

Die meisten Symptome sind zurückzuführen auf die Stoffwechselwirkung des Kortisols (**Abb. 11.13a–b**, **Tab. 11.15**):
- Die Hyperglykämie wird auch als Steroid-Diabetes bezeichnet (Kap. 11.1.2).
- Folgen des Proteinabbaus an Haut, Muskulatur und Knochen sind:
  – Pergamenthaut;
  – Einblutungen infolge einer Kapillarfragilität;
  – Bindegewebsschwäche und Einrisse der Dermis, die zu den typischen roten Streifen führen (Striae rubrae);
  – Wundheilungsstörungen;
  – Muskelatrophie;
  – Osteoporose, die auch durch eine verminderte Kalziumresorption im Darm und erhöhte Kalziumausscheidung durch die Nieren begünstigt wird;
  – Selten aseptische Knochennekrose.

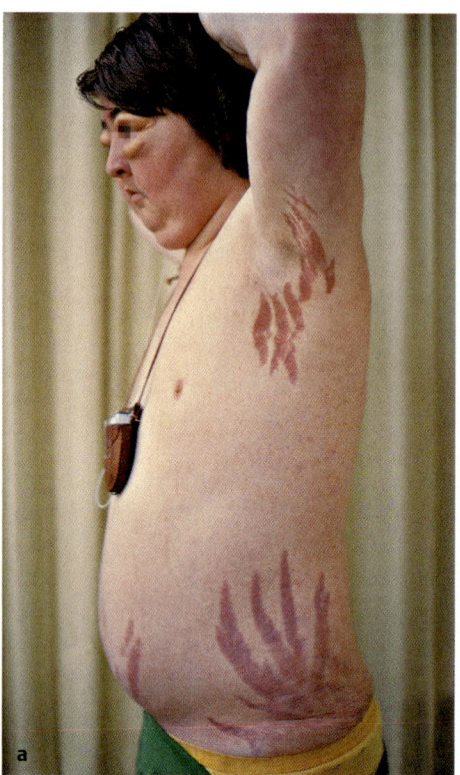 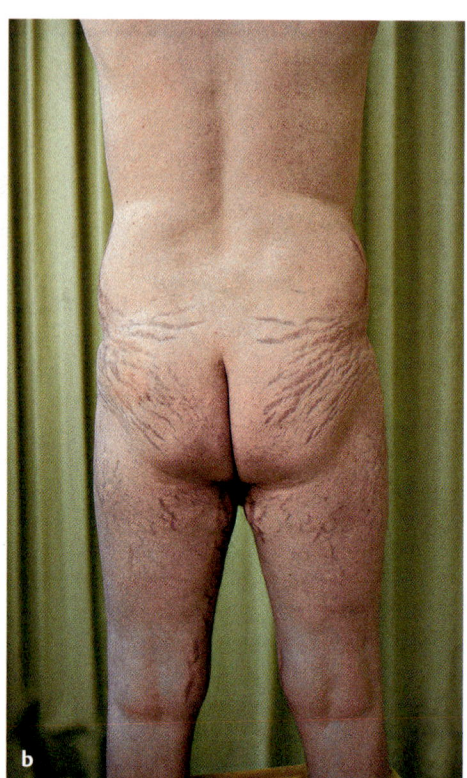

Abb. 11.13a–b Patient mit Cushing-Syndrom: Deutliche Stammfettsucht und Striae rubrae (Gerlach 2000).

> Für die physiotherapeutische Behandlung sind vor allem Osteoporose, Pergamenthaut und fragile Gefäße relevant!

- Aus der Umverteilung der Depotfette resultieren das Vollmondgesicht, der Stiernacken und die Stammfettsucht.

Weitere Folgen des Hyperkortisolismus sind:
- Sekundäre arterielle Hypertonie (Kap. 6.11.1);
- Neigung zu Ödemen;
- Infektanfälligkeit;
- Magengeschwüre (Ulcus ventriculi, Kap. 9.5.2);
- Psychische Veränderungen wie Depressionen;
- Libidoverlust und Impotenz bei Männern, da Kortisol die LH-Sekretion der Hypophyse hemmt;
- Zyklusstörungen bei Frauen. Falls ein M. Cushing zugrunde liegt, werden durch ACTH auch Androgene vermehrt ausgeschüttet, sodass Frauen vermännlichen.

Diagnostik

Wegweisend sind Anamnese und klinischer Befund. Die Diagnose stützt sich auf folgende Laborbefunde:

- Die Plasmakortisolkonzentration im Tagesverlauf ist erhöht, und der Tagesrhythmus ist aufgehoben.
- Die Kortisolausscheidung im Urin ist erhöht.
- Dexamethason-Hemmtest: Dexametason ist ein hochpotentes, synthetisches Glukokortikosteroid. Nach Gabe von Dexametason wird beim Gesunden weniger Kortisol von der NNR produziert (negative Rückkopplung). Beim Cushing-Syndrom sinkt die Plasmakortisolkonzentration nicht ab.
- CRH-Stimulationstest zur Ursachenforschung: CRH wird intravenös injiziert. Beim zentralen Cushing-Syndrom steigt ACTH an. Beim adrenalen oder paraneoplastischen Cushing-Syndrom ist die Hypophysenfunktion intakt und wegen der negativen Rückkopplung bleibt der ACTH-Anstieg aus.

Durch bildgebende Verfahren wie Sonographie, CT oder MRT wird der Tumor lokalisiert.

Therapie

- Die operative Entfernung ist bei ACTH produzierenden Hypophysentumoren die Therapie der Wahl.

- Bei der adrenalen Form wird die betroffene Nebenniere operativ entfernt. Nach der Adrenalektomie müssen zunächst Steroide substituiert werden, bis die andere Nebenniere ihre Funktion aufgenommen hat.
- Bei paraneoplastischem Cushing-Syndrom muss die zugrunde liegende Neubildung behandelt werden.

Conn-Syndrom

Das Conn-Syndrom wird auch *primärer Hyperaldosteronismus* genannt. Es wird durch Aldosteron produzierende NNR-Adenome, seltener durch Karzinome oder eine NNR-Hyperplasie hervorgerufen.

Vom Conn-Syndrom ist ein sekundärer Hyperaldosteronismus abzugrenzen, der sich entwickelt, wenn die Reninproduktion der Nieren angefeuert wird, z. B. bei Nierenerkrankungen.

Symptome

- Alle Betroffenen haben durch die verringerte Diurese und das erhöhte Plasmavolumgen eine sekundäre arterielle Hypertonie (Kap. 6.11.1).
- Die Hypokaliämie kann sich durch Kopfschmerzen, Müdigkeit, Muskelschwäche, Lähmungen und Obstipation bemerkbar machen.
- H^+-Ionen stehen mit Kaliumionen im Gleichgewicht. Aus einer Hypokaliämie resultiert folglich eine metabolische Alkalose, die zu Parästhesien und zu einer Tetanie führen kann.

Diagnostik

Typische Laborparameter:
- Hypokaliämie, Hypernatriämie und Alkalose;
- Erhöhter Aldosteronspiegel bei verringertem Reninspiegel; beim sekundären Hyperaldosteronismus ist Renin jedoch erhöht.

Mittels Sonographie, CT oder MRT werden Raumforderungen in der Nebenniere lokalisiert.

Therapie

Ein NNR-Adenom wird laparoskopisch entfernt, während Patienten mit einer NNR-Hyperplasie medikamentös mit Spironolakton, einem Aldosteronantagonisten, behandelt werden.

11.8.3 Nebennierenrindeninsuffizienz

Definition und Ursachen

Die NNR-Insuffizienz ist gekennzeichnet durch die verminderte Produktion von Kortisol und Aldosteron.
- Die *primäre Form* ist durch die Nebenniere selbst bedingt. Die häufigste Ursache ist der *M. Addison*, bei dem Autoimmunprozesse die NNR schädigen. Seltener können Infektionskrankheiten, z. B. Tuberkulose und Zytomegalie bei AIDS-Patienten, sowie Blutungen und Metastasen der NNR zu einer primären NNR-Insuffizienz führen.
- Bei der *sekundären Form* entfällt mit dem ACTH die Stimulation der NNR. Ursächlich sind Störungen im Bereich des Hypothalamus bzw. der Hypophyse. Auch bei einer Langzeitbehandlung mit Kortikosteroiden wird über den Rückkopplungsmechanismus (Kap. 11.6.1) die ACTH-Sekretion der Hypophyse unterdrückt.

Symptome und Komplikationen

Wenn mehr als 90 % der NNR zerstört sind, kommt es infolge der verringerten Hormonproduktion zu einer Hypoglykämie, einer gesteigerten Diurese sowie zu Elektrolytverschiebungen mit folgenden Krankheitszeichen:
- Müdigkeit und Schwäche;
- Übelkeit und Erbrechen;
- Diarrhö oder Obstipation;
- Gewichtsverlust;
- Arterielle Hypotonie;
- Bei der primären Form sind Haut und Schleimhaut hyperpigmentiert, da durch die vermehrte ACTH-Ausschüttung auch Melanozyten der Haut stimuliert werden.

Gefürchtet ist die *Addison-Krise*. Die genannten Symptome verstärken sich und es kommt zu:
- Massivem Blutdruckabfall bis hin zum Schock;
- Fieber infolge der Exsikkose;
- Folgen ausgeprägter Hypoglykämie (**Tab. 11.2**);
- Bewusstseinsstörungen bis hin zum Koma.

Diagnostik

Anamnese und klinisches Bild führen zur Verdachtsdiagnose, die durch Laboruntersuchungen erhärtet wird:
- Hyponatriämie und Hyperkaliämie;
- Erniedrigtes Serumkortisol;
- Primäre Form mit erhöhtem Serum-ACTH, sekundäre Form mit erniedrigtem Serum-ACTH;

- ACTH-Test: Nach intravenöser ACTH-Injektion kommt es bei primärer NNR-Insuffizienz nicht zu einem Anstieg des Serumkortisols;
- Autoantikörper bei M. Addison.

Sonographie, CT und MRT dienen dem Nachweis von Prozessen im Bereich der Hypophyse bzw. der Nebennieren.

Therapie

Patienten mit primärer NNR-Insuffizienz müssen lebenslang Glukokortikoide und Mineralokortikoide oral substituieren. Bei der sekundären Form ist die Gabe von Glukokortikoiden ausreichend.

12 Hämatologie

12.1 Physiologische Grundlagen

12.1.1 Blutzusammensetzung

Das Blutvolumen eines erwachsenen Menschen beträgt 6–8 % seines Körpergewichtes. Es setzt sich aus zellulären Bestandteilen und Plasma zusammen (**Tab. 12.1**).
Definitionen:
- Den Anteil der zellulären Bestandteile am Blutvolumen bezeichnet man als *Hämatokrit*.
- Serum ist das von den Gerinnungsfaktoren befreite *Plasma*.

Tabelle 12.1 Zusammensetzung des Blutes

Zellen (ca. 42 %)	Plasma (ca. 58 %)
- Erythrozyten (rote Blutkörperchen)	- Wasser (ca. 90 % des Plasmas)
- Leukozyten (weiße Blutkörperchen)	- Proteine, z. B. Gerinnungsfaktoren, Antikörper, etc. (ca. 8 % des Plasmas)
- Thrombozyten (Blutplättchen)	- Elektrolyte
Die Normwerte gehen aus **Tab. 12.2** hervor	- Glukose
	- Hormone
	- Stoffwechselprodukte, z. B. Kreatinin und Harnstoff
	- Etc.

12.1.2 Erythrozyten

Morphologie

- Erythrozyten besitzen keinen Zellkern.
- Sie haben die Form einer rund-ovalen, bikonkaven Scheibe mit einem Durchmesser von ca. 8 µm und einer Dicke von ca. 2 µm.
- Ihre rote Farbe verdanken sie dem Hämoglobin, das dem Sauerstoff- und CO_2-Transport dient. Es besteht aus 4 Aminosäureketten (Globin), in die jeweils ein Hämmolekül eingelagert ist. Dessen zentrales Eisenion kann ein Sauerstoffmolekül reversibel binden.
- An der Erythrozytenmembran sind die Blutgruppeneigenschaften verankert.

Lebensweg

- Wie alle Blutzellen gehen auch die Erythrozyten aus der pluripotenten Stammzelle des Blut bildenden Knochenmarks hervor (**Abb. 12.1**). Für die Erythropoese wird unter anderem Eisen benötigt, das mit der Nahrung aufgenommen wird oder nach Abbau der Erythrozyten zurückgewonnen wird.
- Nach einer Lebensdauer von etwa 120 Tagen werden sie in der Milz abgebaut (Hämolyse).
- Das bei der Hämolyse frei werdende Häm wird zu Bilirubin abgebaut und mit der Gallenflüssigkeit ausgeschieden (Kap. 3.1.4).

Tabelle 12.2 Normwerte des kleinen Blutbildes (Kap. 12.1.3)

Parameter	Frauen	Männer
Erythrozyten	3,9–5,3 Mio./µl	4,3–5,7 Mio./µl
Hämatokrit (Hkt)	37–48 %	40–52 %
Hämoglobin (Hb)	12–16 g/dl	13,5–17 g/dl
Leukozyten	3.800–10.500/µl	
Thrombozyten	140.000–345.000/µl	
Mittleres korpuskuläres Volumen (MCV)	85–98 fl	
Mittleres korpuskuläres Hämoglobin (MCH)	28–34 pg	

12.1.3 Leukozyten

Klassifizierung

Zu den Leukozyten zählen:
- Granulozyten;
- Lymphozyten;
- Monozyten (**Abb. 12.1**).

Abwehrfunktion

Die Leukozyten haben eine Abwehrfunktion, die hier nur stark vereinfacht dargestellt werden kann.

In den Organismus eingedrungene Mikroorganismen aktivieren die B-Lymphozyten, die körpereigene von körperfremden Substanzen unterscheiden können. Nach Antigenkontakt differenzieren B-Lymphozyten zu Plasmazellen und Gedächtniszellen.
- *Plasmazellen* produzieren spezifische Antikörper, die auch als Immunglobuline bezeichnet werden. Durch die Antikörper wird der „Eindringling" markiert, und andere Instanzen des Abwehrsystems, z. B. Fresszellen, rücken an, um ihn zu eliminieren.
- *Gedächtniszellen* haben den Bauplan für die Antikörper verinnerlicht und sorgen bei erneutem Antigenkontakt für eine schnellere und deutlichere Immunantwort (Booster-Effekt).

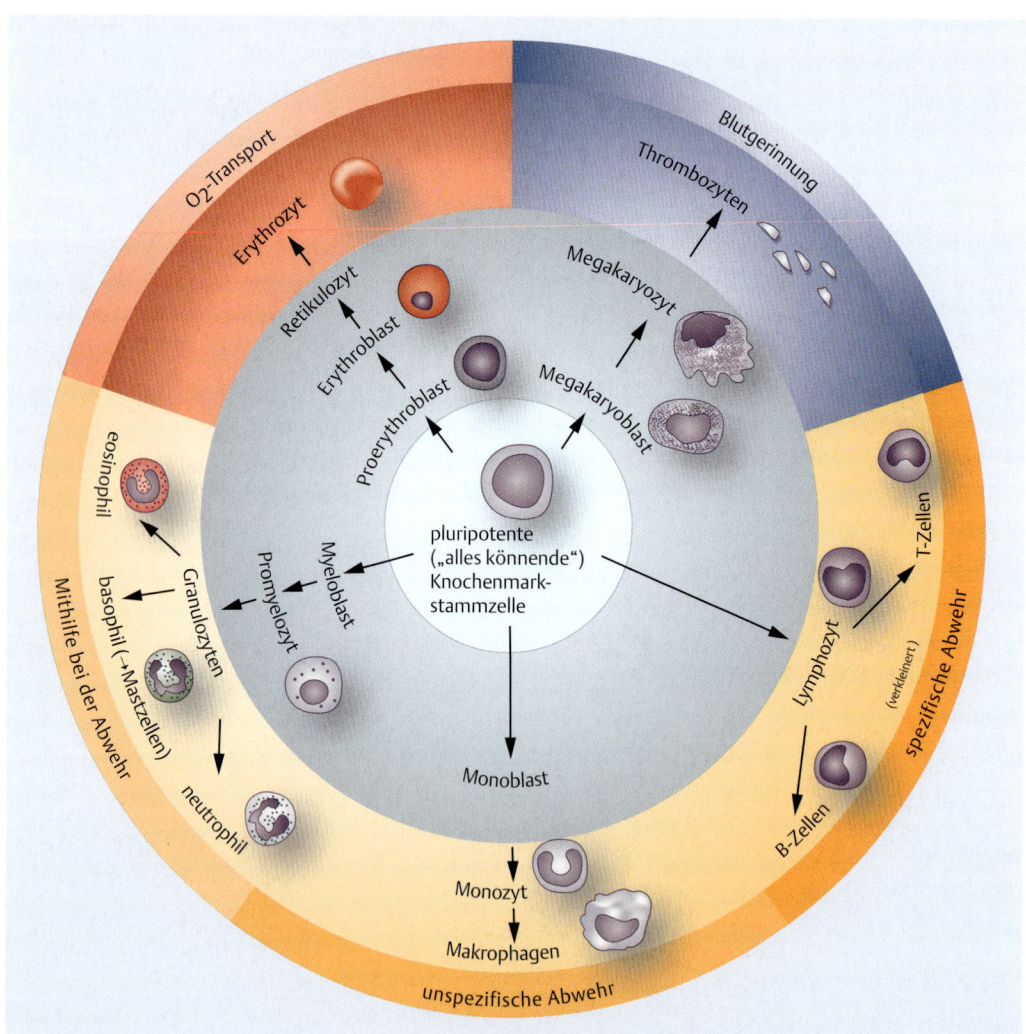

Abb. 12.1 Blutbildung: Alle Blutzellen gehen aus der pluripotenten Stammzelle im Knochenmark hervor.

12.1.4 Hämostase

Bei einer Gefäßverletzung kommt es zur Hämostase, einem komplexen Zusammenspiel von:
- Gefäßwand;
- Thrombozyten und
- Gerinnungsfaktoren.

Blutstillung

Die Blutstillung wird auch als primäre Hämostase bezeichnet. Die Freilegung der Kollagenfasern unter der defekten Intima führt zu einer Thrombozytenadhäsion. Durch Mediatoren wie dem von-Willebrand-Faktor, der von den zerstörten Endothelzellen ausgeschüttet wird, kommt es zur Thrombozytenaktivierung. Die aktivierten Blutplättchen setzen Inhaltsstoffe wie Thromboxan und Serotonin frei, die zu einer Vasokonstriktion und einer Thrombozytenaggregation führen. Der resultierende Thrombozytenpfropf wird als weißer Thrombus bezeichnet und führt zu einer vorläufigen Abdichtung des Lecks.

Gerinnung

Der bei der primären Hämostase entstandene weiße Thrombus ist instabil. Er muss mit einem Fibrinnetz überzogen und so stabilisiert werden (roter Thrombus). Fibrin ist das Produkt der Blutgerinnung, die auch sekundäre Hämostase genannt wird. **Abb. 12.2** zeigt die kaskadenartige Aktivierung der Gerinnungsfaktoren, die von der Leber gebildet werden. Für die Synthese einiger Gerinnungsfaktoren wird Vitamin K benötigt.

Inhibitoren der Gerinnung

Um eine überschießende Fibrinbildung zu verhindern, gibt es natürliche Hemmstoffe, die an verschiedenen Stellen der Gerinnungskaskade ansetzen (**Abb. 12.2**). Wichtige Inhibitoren sind:
- Protein S;
- Protein C;
- Antithrombin III (AT III), das die Umwandlung von Prothrombin in Thrombin hemmt.

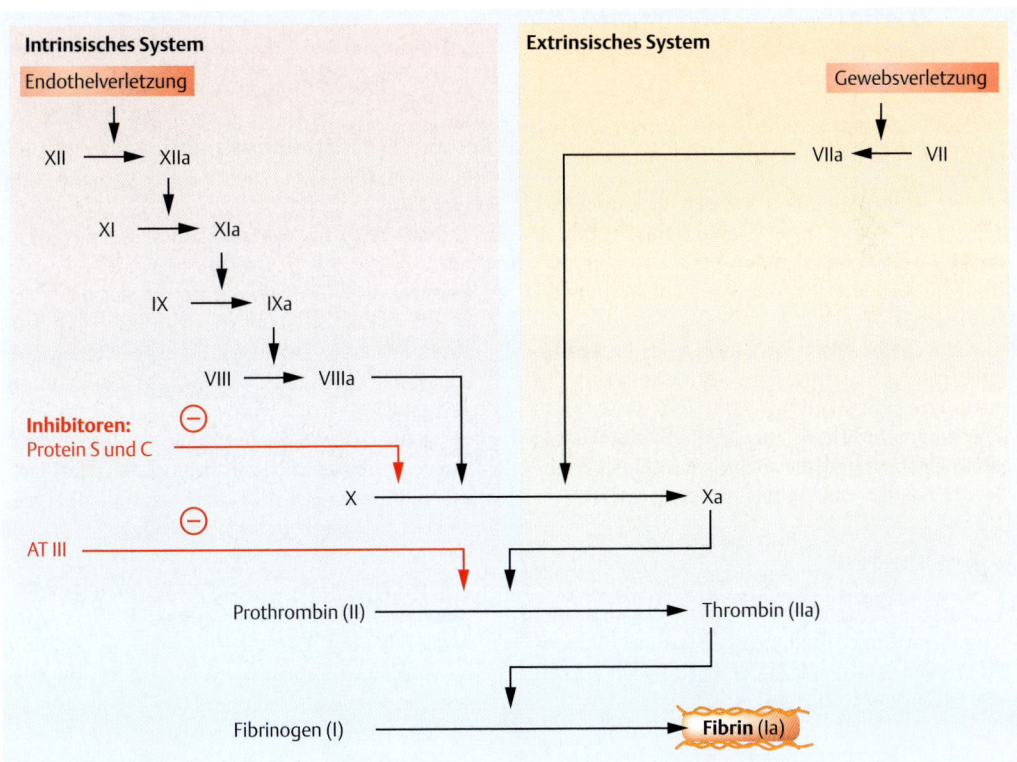

Abb. 12.2 Vereinfachte Darstellung der Gerinnungskaskade. (Die aktivierte Form der Gerinnungsfaktoren ist durch den Zusatz „a" gekennzeichnet.)

Fibrinolyse

Auch im intakten Gefäß wird ständig in kleinsten Mengen Fibrin gebildet, das durch das fibrinolytische System gleichzeitig wieder aufgelöst wird. Dazu wird Plasminogen aktiviert. Es entsteht Plasmin, das Fibrin in Fibrinbruchstücke zerlegt (**Abb. 12.3**).

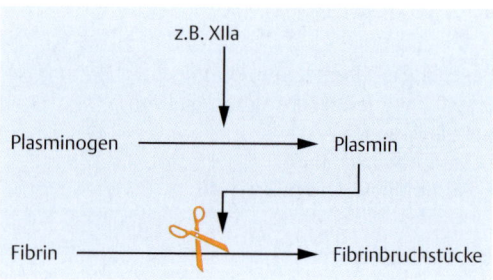

Abb. 12.3 Fibrinolyse.

12.2 Hämatologische Leitsymptome

Wichtige hämatologische Leitsymptome sind:
- Unspezifische Allgemeinsymptome, die als B-Symptome zusammengefasst werden;
- Infektanfälligkeit (Kap. 2.4.3);
- Lymphknotenvergrößerung (Kap. 3.8);
- Blutungsneigung (Kap. 3.2);
- Neigung zu überschießender Gerinnselbildung (Kap. 7.4.3).

B-Symptome

Zu den prognostisch ungünstigen B-Symptomen gehören:
- Fieber;
- Nachtschweiß;
- Gewichtsverlust von mehr als 10 % des Körpergewichts innerhalb von 6 Monaten.

12.3 Hämatologische Diagnostik

12.3.1 Blutbild

Kleines Blutbild

Mit dem kleinen Blutbild werden Erythrozyten-, Leukozyten- und Thrombozytenzahl bestimmt (**Tab. 12.2**). Mit der Erythrozytenzahl sind der Hämoglobin- und Hämatokritwert eng verbunden. Weitere Parameter sind:
- Das durchschnittliche Volumen eines Erythrozyten, das auch als mittleres korpuskuläres Volumen bezeichnet wird (MCV);
- Die durchschnittliche Hämoglobinkonzentration eines Erythrozyten, die auch als mittleres korpuskuläres Hämoglobin bezeichnet wird (MCH).

Großes Blutbild

Bei einigen Fragestellungen müssen Leukozyten nach Untergruppen und Reifungsstadien differenziert werden. Das große Blutbild wird auch als Differenzialblutbild bezeichnet.

12.3.2 Gerinnungsstatus

Die einzelnen Schritte der Hämostase werden durch verschiedene Laborparameter überprüft (**Tab. 12.3**):
- *Thrombozytenzahl* wird im kleinen Blutbild ermittelt.
- Zum Messen der *Blutungszeit*, die normalerweise weniger als 6 Minuten beträgt, wird dem Patienten mit einer Lanzette eine kleine Hautverletzung zugeführt und die Zeit bis zur Blutstillung gestoppt.
- Mit dem *Quick-Wert*, der auch als *Thromboplastin- oder Prothrombinzeit* bezeichnet wird, lässt sich das extrinsische Gerinnungssystem überprüfen. Der Normwert beträgt 70–100 %.
- Der Quick-Wert hängt von den verwendeten Reagenzien ab, sodass die Ergebnisse verschiedener Laboratorien nur schwer miteinander verglichen werden können. Daher wird inzwischen eher die *internationale normalisierte Ratio (INR)* angegeben. Der Normwert liegt bei 1,0.
- Mit der *partiellen Thromboplastinzeit (PTT)* wird das intrinsische Gerinnungssystem überprüft. Der Normwert beträgt 30–40 Sekunden.

Tabelle 12.3 Gerinnungsstatus (INR = internationale normalisierte Ratio, PTT = partielle Thromboplastinzeit)

Untersuchter Vorgang	Laborparameter	Normwert
Blutstillung	Thrombozytenzahl	140.000–345.000/µl
	Blutungszeit	< 6 Minuten
Extrinsische Gerinnung	Quick-Wert	70–100 %
	INR	1,0
Intrinsische Gerinnung	PTT	30–40 Sekunden

- Bei bestimmten Fragestellungen kann man die Aktivität verschiedener Gerinnungsfaktoren, AT III und Fibrin-Spaltprodukte (D-Dimere) bestimmen.

12.3.3 Untersuchung des Knochenmarks

Knochenmarkpunktion

Bei einer Knochenmarkpunktion werden der hintere Beckenkamm und in seltenen Fällen das Sternum punktiert und Knochenmark durch Aspiration gewonnen. Die Aspirationszytologie dient insbesondere der diagnostischen Abklärung:
- Akuter Leukämien (Kap. 12.5);
- Chronisch lymphatischer Leukämien (Kap. 12.5);
- Einiger Lymphome, z. B. Plasmozytom (Kap. 12.6.2);
- Verschiedener Anämien (Kap. 12.4);
- Einer Thrombozytopenie (Kap. 12.7.1).

Knochenmarkstanze

Zur histologischen Beurteilung muss aus dem Beckenkamm eine Knochenmarkstanze entnommen werden. Sie ist angezeigt, wenn die Knochenmarkpunktion erfolglos war und keine Zellen aspiriert werden konnten und bei Verdacht auf:
- Osteomyelosklerose, bei der das Blut bildende Knochenmark fibrosiert und die Funktion einstellt;
- Myeloproliferativen Erkrankungen, bei denen das Knochenmark vermehrt Zellen einer Zellreihe hervorbringt;
- Granulomatöse Knochenerkrankungen wie der Sarkoidose (Kap. 8.12.2) und der Tuberkulose (Kap. 14.1.2).

12.4 Anämien

Übersicht

Definition

Eine Anämie liegt vor, wenn die Hämoglobinkonzentration (Hb), der Hämatokrit (Hkt) oder die Erythrozytenzahl unter die Norm vermindert sind. Die empfindlichsten Parameter zur Erfassung einer Anämie sind Hb und Hkt (**Tab. 12.4**).

Ursachen

Anämien können entstehen, wenn zu wenige Erythrozyten gebildet werden, zu viele Erythrozyten abgebaut werden oder Erythrozyten verloren gehen.
   Anämien durch *Bildungsstörungen* entstehen, wenn:
- Die erythropoetische Stammzelle im Knochenmark in ihrer Funktion beeinträchtigt oder verdrängt wird, z. B. bei toxischen Knochenmarkschädigungen oder Erkrankungen, die sich im Knochenmark abspielen wie Leukämien oder andere hämatologische Krankheiten (Kap. 12.5);
- Die Hb-Bildung gestört wird, z. B. bei Eisenmangel (s. u.);
- Die Kernreifung der Erythrozyten gestört wird, z. B. bei Vitamin B_{12}- oder Folsäuremangel (s. u.);
- Ein Erythropoetinmangel infolge einer Nierenerkrankung vorliegt (renale Anämie; Kap. 10.6).

Aus einem *gesteigerten Erythrozytenabbau* resultieren hämolytische Anämien. Ursächlich sind in ihrem Aufbau veränderte Erythrozyten mit verkürzter Lebensdauer.
- Diese Formen können angeboren sein, z. B. bei der Kugelzellanämie mit Zellmembrandefekt, der Sichelzellanämie oder der Thalassämie mit Hämoglobinveränderung.

Tabelle 12.4 Labordiagnostik bei Anämie

Parameter		Erniedrigt	Erhöht
Blutbild	Hämoglobin (Hb)	• Männer < 13,5 g/dl • Frauen < 12,0 g/dl	–
	Hämatokrit (Hkt)	• Männer < 40 % • Frauen < 37 %	–
	Retikulozyten (junge Erythrozyten)	Bildungsstörung	Gesteigerte Erythropoese, z. B. bei: • Hämolytischer Anämie • Erfolgreicher Anämiebehandlung
	Mittleres korpuskuläres Volumen (MCV)	Mikrozytäre Anämie, z. B. bei Eisenmangelanämie	Megaloblastäre Anämie, z. B. bei perniziöser Anämie
	Mittleres korpuskuläres Hämoglobin (MCH)	Hypochrome Anämie, z. B. bei Eisenmangelanämie	Hyperchrome Anämie, z. B. bei perniziöser Anämie
Eisenstatus	Serumeisen	• Eisenmangelanämie • Tumoranämie	• Hämolytische Anämie • Perniziöse Anämie
	Ferritin (Eisenspeicherprotein)	Eisenmangelanämie	Tumoranämie
	Transferrin (Eisentransportprotein)	Tumoranämie	Eisenmangelanämie

- Häufige erworbene Formen beruhen auf Erythrozyten schädigenden Faktoren wie Antikörpern, Arzneimitteln, physikalischen und chemischen Noxen oder Infektionskrankheiten wie Malaria (Kap. 14.8.2).

Eine *Blutungsanämie* tritt durch Blutverluste auf.

Eisenmangelanämie

> Eisenmangel ist mit 80 % die häufigste aller Anämieursachen.

Ursächlich sind:
- Eine unzureichende Eisenzufuhr mit der Nahrung;
- Eine mangelhafte Resorption, z. B. nach Magenresektion, bei Malassimilationssyndrom (Kap. 9.2.3);
- Ein gesteigerter Bedarf bei Kindern im Wachstum, bei Frauen bedingt durch Menstruation, Gravidität, Stillzeit;
- Eisenverluste durch chronische Blutungen, z. B. aus dem Verdauungstrakt oder anderen Organen, infolge Menstruationsblutungen, operativ oder traumatisch bedingt, durch häufige Blutentnahmen oder Blutspenden, bei Blutungsneigung.

Perniziöse Anämie

Zu einem Vitamin-B_{12}-Mangel kommt es beispielsweise bei einer Typ-A-Gastritis, die durch Autoimmunprozesse bedingt ist (Kap. 9.5.1). Autoantikörper richten sich dabei gegen die Belegzellen im Korpusbereich des Magens, die neben Salzsäure den *Intrinsic factor* produzieren. Wenn dieser fehlt, kann Vitamin B_{12} im Dünndarm nicht resorbiert werden. Infolge des Vitamin-B_{12}-Mangels ist die Blutbildung eingeschränkt, und es resultiert eine perniziöse Anämie.

Symptome

Eine Anämie verursacht Schleimhautblässe und Allgemeinsymptome wie Abgeschlagenheit, Müdigkeit, verminderte Belastbarkeit und gegebenenfalls Tachykardie und Belastungsdyspnoe wegen der verminderten Anzahl von Sauerstoffträgern im Blut.

Neben den Symptomen der Grunderkrankung sind für einige Anämieformen bestimmte Auswirkungen typisch. Beispiele:
- Bei manifestem Eisenmangel können Haut- und Schleimhautsymptome wie gestörtes Nagelwachstum, Mundwinkelrhagaden (kleine Einrisse), Zungenbrennen und Schluckstörungen sowie Kopfschmerzen, Konzentrationsmangel und innere Unruhe auftreten.
- Bei Vitamin-B_{12}-Mangel treten neurologische Symptome wie Polyneuropathie, spinale Ataxie sowie gastrointestinale Beschwerden hinzu.

- Ein Folsäuremangel während der Schwangerschaft kann embryonale Neuralrohrdefekte verursachen und somit zur Spina bifida führen.

Diagnostik

Anamnese und klinischer Befund führen zur Verdachtsdiagnose, die durch das Blutbild bestätigt wird. Um die Ursache der Anämie abzuklären, wird und anderem der Eisenstatus herangezogen (**Tab. 12.4**).

Therapie

Die Behandlung richtet sich nach der Grunderkrankung. Ein Eisen-, Folsäure-, Vitamin-B_{12}- oder Erythropoetinmangel wird durch Substitution behoben. In ausgeprägten Fällen einer Anämie kann unter Umständen eine Erythrozytentransfusion erforderlich sein.

12.5 Leukämien

Leukämien sind bösartige Erkrankungen des Blut bildenden Systems, die neben Knochenmark und Blut alle Organe befallen können. Sie haben unbehandelt eine Mortalität von 70–100 %. Jährlich erkranken in Deutschland nach Schätzungen des Robert Koch-Instituts in Berlin jährlich etwa 8.900 Menschen neu an Leukämie, die Inzidenz liegt bei 8/100.000 Einwohner/Jahr.

Pathogenese und Ursachen

Bei einer Leukämie produziert das Blut bildende System infolge eines Stammzelldefektes unkontrolliert und ungehemmt weiße Blutkörperchen einer bestimmten Zellreihe (**Abb. 12.4**), die nicht oder nur unzureichend ausreifen und ihre Funktionen nicht mehr übernehmen können. Diese beeinträchtigen die normale Blutbildung, sodass sich die Zahl der funktionstüchtigen Leukozyten sowie der Erythrozyten und Thrombozyten verringert.

Die Ursachen für diesen Prozess sind nur zum Teil entschlüsselt, es lassen sich jedoch bestimmte Faktoren benennen, die mit einem erhöhten Erkrankungsrisiko einhergehen. Risikofaktoren sind:
- Ionisierende Strahlung, d. h. radioaktive und Röntgenstrahlung, die in hoher Dosierung genetische Veränderungen an den Blut bildenden Zellen hervorrufen können;
- Chemische Substanzen, z. B. Insektizide, Herbizide, organische Lösungsmittel und andere;

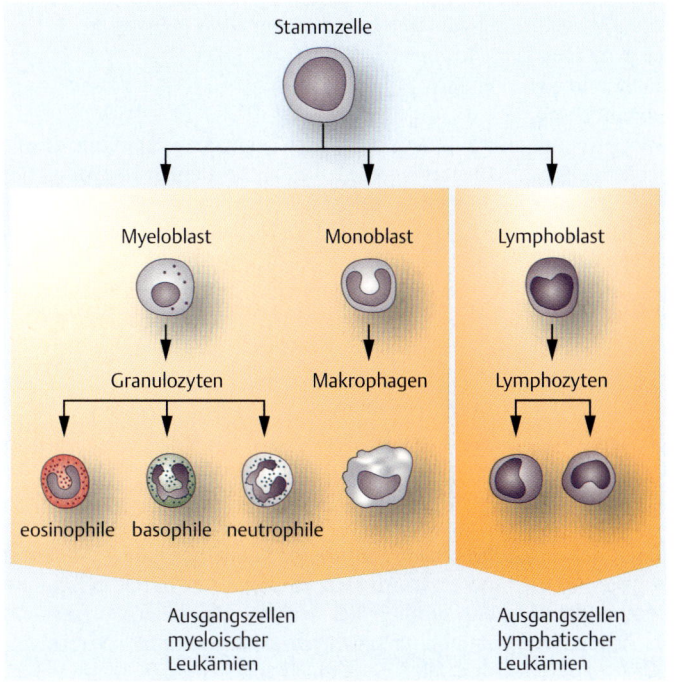

Abb. 12.4 Stammbaum der Leukozyten: Ausgangszellen myeloischer und lymphatischer Leukämien.

- Bestimmte Medikamente, z. B. Zytostatika und Immunsuppressiva, die die Knochenmarkfunktion beeinträchtigen;
- Zigarettenrauchen;
- Genetische Disposition, so geht das Down-Syndrom beispielsweise mit einem 18fach erhöhten Leukämierisiko einher.

Einteilung

Leukämien werden nach ihrem Verlauf in akute und chronische Formen sowie nach der Herkunft der betroffenen Blutzellen in lymphatische und myeloische Leukämien eingeteilt (**Abb. 12.4**). Es resultieren:
- Chronisch lymphatische Leukämie (CLL);
- Chronisch myeloische Leukämie (CML);
- Akute lymphatische Leukämie (ALL);
- Akute myeloische Leukämie (AML)

Diese Unterscheidung hat klinische Relevanz, da sich sowohl Symptomatik und Krankheitsverlauf als auch Behandlungsstrategien und Prognose der einzelnen Formen unterscheiden.

Chronische Leukämien verlaufen schleichend und bleiben oft über einen längeren Zeitraum unbemerkt. Die Leukämiezellen treten in ausgereifteren Formen auf, z. B. als Lymphozyten bei der chronisch lymphatischen Leukämie oder als Leukozyten bei der chronisch myeloischen Leukämie.

Akute Leukämien sind rasant verlaufende Erkrankungen, die durch das Auftreten von unreifen Blutzellen, so genannten Blasten, im peripheren Blut gekennzeichnet sind. Die akute lymphatische Leukämie ist die typische Leukämie des Kindesalters, bei der Lymphozytenvorstufen im Knochenmark bösartig entarten. Die akute myeloische Leukämie kommt häufiger bei Erwachsenen vor und ist gekennzeichnet durch die Entartung von Leukozytenvorläuferzellen im Knochenmark. Je nach betroffenem Zelltyp werden verschiedene Formen unterschieden, z. B. die Myeloblasten- oder die Monoblastenleukämie.

Symptome

Die Erkrankungen beginnen zunächst mit uncharakteristischen Krankheitszeichen wie Appetitlosigkeit, unerklärter Gewichtsabnahme, Temperaturerhöhung, Nachtschweiß. Folgende Symptome sind auf die gestörte Blutbildung zurückzuführen:
- Die Anämie als Folge der verminderten Erythrozytenproduktion verursacht Blässe, eine verminderte Leistungsfähigkeit, Müdigkeit, Abgeschlagenheit.
- Durch die reduzierte Thrombozytenzahl neigen die Betroffenen zu Nasenbluten, Zahnfleischbluten, Petechien sowie Hämatomen und schwer stillbaren Blutungen nach Bagatellverletzungen (Kap. 3.2).
- Da die krankhaft vermehrten weißen Blutkörperchen funktionsuntüchtig sind, sind die Patienten vermehrt infektanfällig.

Bei fortgeschrittener Erkrankung kann es zur Organinfiltration kommen. Möglich sind:
- Lymphknotenschwellungen;
- Leber- und Milzvergrößerung, die Hepatosplenomegalie;
- Gelenk- und Knochenschmerzen;
- ZNS-Beteiligung mit Kopfschmerzen, Erbrechen, Hirnnervenausfällen und Krampfanfällen.

Diagnostik

Der Anamnese und einer gründlichen körperlichen Untersuchung folgen Laboruntersuchungen:
- Blutbild und Differenzialblutbild sowie die Knochenmarkuntersuchung geben Aufschluss darüber, welche Blutzellgruppe sich bösartig verändert hat.
- Durch eine Chromosomenanalyse kann typischerweise das so genannte Philadelphia-Chromosom bei der CML, manchmal auch bei der ALL in den Leukämiezellen nachgewiesen werden.

Bildgebende Verfahren wie Röntgen, Sonographie, CT und MRT dienen dem Staging, mit dem der Organ- und Lymphknotenbefall erfasst wird.

Therapie und Prognose

Hauptbestandteil der Leukämiebehandlung ist die Chemotherapie, die unter Berücksichtigung des jeweiligen Krankheitsbildes und des individuellen Krankheitsverlaufes durch andere Therapieformen wie die Strahlenbehandlung, die Verabreichung hormonähnlicher Substanzen oder die Knochenmarktransplantation ergänzt bzw. ersetzt werden kann.

Akute Leukämien
Nach der Diagnosestellung erfolgt eine intensive und aggressive Therapie in speziellen hämatologischen Zentren.

In der ersten Behandlungsphase, der *Induktionsbehandlung*, wird eine kombinierte Chemotherapie unter stationären Bedingungen durchgeführt, um den größten Teil der Leukämiezellen zu zerstören und damit möglichst ein vollständiges Verschwinden aller Leukämiemanifestationen, eine Vollremission, zu erreichen. Bei ALL-Patienten ist möglicherweise eine Schädelbestrahlung erforderlich, um eventuell vorhandene Leukämiezellen in den Hirnhäuten zu vernichten.

> Da durch die Chemotherapie alle Leukozyten vernichtet werden, ist der Patient in hohem Maße infektanfällig und daher umkehrisoliert!

Hieran schließen sich gegebenenfalls *Konsolidierungszyklen* sowie die *Erhaltungstherapie* an, die ambulant erfolgen kann und von regelmäßigen Kontrolluntersuchungen begleitet ist. Ziel ist es, aus der Remission eine Heilung zu machen, d.h. zu verhindern, dass aus verbliebenen Leukämiezellen Rezidive erwachsen.

> - *Induktionsbehandlung → Vollremission!*
> - *Erhaltungstherapie → Heilung!*

Die Behandlung dauert etwa 2–3 Jahre. Wenn der Patient insgesamt 5 Jahre rezidivfrei bleibt, gilt er als geheilt. Bis zu 80 % aller Kinder, 40 % aller Erwachsenen mit ALL können geheilt werden. Die AML geht häufiger mit Rezidiven einher, sodass frühzeitig eine allogene Knochenmarktransplantation (KMT) oder Stammzelltransplantation (SZT) angestrebt wird.

Chronische Leukämien
- Die CML ist mit einem Chromosomendefekt assoziiert (Philadelphia-Chromosom) und unter anderem durch den Tyrosinkinaseinhibitor *Imatinib* behandelbar. Die definitive Heilung ist nur durch KMT oder SZT möglich.
- Die CLL ist eine Erkrankung des höheren Lebensalters, die zwar nicht heilbar ist, aber nur sehr langsam fortschreitet und daher nicht in jedem Falle einer Behandlung bedarf. Lediglich bei symptomatischen Patienten oder bei komplikationsbehaftetem Verlauf sind eine Chemotherapie oder immunmodulierende Therapie angezeigt.

Knochenmark- und Stammzelltransplantation

Für viele Leukämiepatienten, meist mit AML oder CML, ist die Transplantation von Knochenmark oder Stammzellen die einzige Chance, geheilt zu werden. Knochenmarktransplantationen (KMT) und Stammzelltransplantationen (SZT) werden in Zentren vorgenommen, die räumlich und personell auf diese Behandlung spezialisiert sind.

Voraussetzungen

Voraussetzung für eine KMT ist, dass der Patient durch eine vorhergehende Chemotherapie eine Remission erreicht hat und infektfrei ist. Andere Faktoren wie Alter und Allgemeinzustand des Patienten gehen aufgrund der belastenden und risikoreichen Behandlung mit in die Entscheidung für eine Transplantation ein.

Ablauf

- Als Vorbereitung auf die Transplantation erfolgt die *Konditionierung*, bei der durch eine hoch dosierte Chemotherapie und gegebenenfalls Ganzkörperbestrahlung möglichst alle Leukämiezellen des Patienten und dessen Stammzellen im Knochenmark vernichtet werden.
- Danach werden die hämatopoetischen Stammzellen intravenös übertragen. Sie siedeln sich im Knochenmark an und bilden lebenslang alle Blutzellreihen. Diese Zellen werden bei der KMT aus dem Knochenmark oder bei der SZT nach einer speziellen Vorbehandlung aus dem zirkulierenden Blut gewonnen.
- Bis das körpereigene Abwehrsystem wieder völlig intakt ist, dauert es etwa ein Jahr. Patienten werden speziell geschult, um insbesondere das Infektionsrisiko zu minimieren.

Übrigens: Knochenmarktransplantierte haben nach der Behandlung die Blutgruppe des Spenders.

Spender

Prinzipiell besteht die Möglichkeit der Eigen- oder der Fremdspende.

Autologe Transplantation
Bei dieser Form werden dem Patienten sein eigenes Knochenmark bzw. seine eigenen Stammzellen zurückübertragen, nachdem sie von enthaltenen Leukämiezellen möglichst gereinigt wurden.

Allogene Transplantation
Der Patient erhält Knochenmark oder Stammzellen eines Familienspenders oder eines Fremdspenders. Der Spender muss bezüglich seiner Gewebemerkmale mit denen des Empfängers übereinstimmen (Histokompatibilität), um Abwehrreaktionen des gespendeten Knochenmarks gegen den Empfängerorganismus gering zu halten. Die Chance, einen geeigneten Familienspender zu finden, beträgt unter Geschwistern ca. 25 %. Geeignete Fremdspen-

der werden z. B. über die Deutsche Knochenmarkspenderdatei der Deutschen Krebshilfe gesucht.

Komplikationen und Nachsorge

- Während der Konditionierungstherapie treten typische Zytostatikanebenwirkungen auf (Kap. 5.2.3).
- Durch die Knochenmarksuppression sind die Patienten noch ca. 3–6 Wochen lang durch Infektionen und septische Verläufe gefährdet. Die Patienten müssen sich in Isoliereinheiten aufhalten und erhalten prophylaktisch Antibiotika und Antimykotika. In dieser Zeit wächst das fremde Knochenmark an, und die Blutbildung normalisiert sich wieder.
- Abwehrreaktionen sind insbesondere bei der allogenen Transplantation möglich. Dabei geht das Transplantat gegen den Wirt vor, und es kommt zur gefürchteten *Graft versus host disease* (GvHD). Diese richtet sich insbesondere gegen Haut, Leber sowie Darm und bedarf bei schweren Verläufen einer immunsuppressiven Therapie. Wenn sich diese Abwehrreaktion gegen eventuell noch im Körper verbliebene Leukämiezellen richtet, ist das ein erwünschter Effekt, den man als Graft-versus-Tumor-Effekt bezeichnet.
- Spätfolgen der KMT oder SZT sind in der Regel Folgen der hoch dosierten Chemotherapie, z. B. die Unfruchtbarkeit bei Frauen und Männern.

12.6 Maligne Lymphome

Lymphome sind bösartige Erkrankungen des lymphatischen Systems, die von entarteten lymphatischen Zellen ausgehen und sich an verschiedenen Lymphknotenstationen und Organen manifestieren. Nach histologischen Kriterien wird das Hodgkin-Lymphom (M. Hodgkin) von den B- und T-Zellerkrankungen unterschieden, die als Non-Hodgkin-Lymphome zusammengefasst werden.

12.6.1 M. Hodgkin

Die auch Lymphogranulomatose genannte Erkrankung ist eine zunächst lokalisierte Lymphknotenerkrankung, die sich im Verlauf zu einer Systemerkrankung entwickelt und auch extralymphatische Organe befällt. Ausgangspunkt ist eine entartete B-Lymphozytenreihe, die Hodgkin-Reed-Sternberg-Zellen. Die Ätiologie ist unbekannt, eine Beteiligung des Epstein-Barr-Virus, dem Erreger der Mononukleose (Kap. 14.4.2), wird diskutiert. Eine genetische Disposition ist wahrscheinlich.

Die Inzidenz der Erkrankung liegt in Deutschland bei 3/100.000 Personen jährlich, wobei Männer etwas häufiger betroffen sind als Frauen. Die Altersverteilung der Erkrankung ist zweigipflig, die erste Häufung findet sich um das 30. Lebensjahr, ein zweiter Häufigkeitsgipfel liegt um das 60. Lebensjahr.

Symptome und Stadieneinteilung

- Das Hodgkin-Lymphom beginnt in der Regel lokalisiert in einer Lymphknotengruppe mit Lymphknotenschwellungen oft zunächst im Kopf-Hals-Bereich, seltener im Brustbereich oder in den Achselhöhlen. Die geschwollenen Lymphknoten sind nicht schmerzhaft.
- Im Krankheitsverlauf sind mehrere Lymphknotenstationen sowie unter Umständen auch extralymphatische Organe wie Haut, Leber, Lunge, Knochenmark, Knochen, Pleura, Milz befallen (**Tab. 12.5**).
- B-Symptome (Kap. 12.2) können hinzutreten, die prognostisch ungünstig sind: Fieber, Nachtschweiß, Gewichtsverlust von mehr als 10 % in den letzten 6 Monaten.

Diagnostik und Therapie

Therapievoraussetzung ist die histologische Sicherung der Diagnose. Hierzu wird ein befallener

Tabelle 12.5 Vereinfachte Stadieneinteilung des M. Hodgkin (Ann-Arbor-Klassifikation; LK = Lymphknoten)

Stadium	Definition
Stadium I	Befall einer einzelnen LK-Region
Stadium II	Befall von 2 oder mehr LK-Regionen auf einer Zwerchfellseite
Stadium III	Befall von 2 oder mehr LK-Regionen auf beiden Zwerchfellseiten
Stadium IV	Ausgedehnter Befall eines oder mehrerer extralymphatischer Organe mit oder ohne Befall von LK
Zusatz A	Keine Allgemeinsymptome
Zusatz B	B-Symptome

Lymphknoten operativ entfernt und untersucht. Wichtig für die Prognose und Therapie ist neben der histologischen Untergruppe das Ausbreitungsstadium zum Diagnosezeitpunkt. Die Manifestationen werden erfasst durch:
- Anamnese, bei der beispielsweise nach B-Symptomen gefragt wird;
- Körperliche Untersuchung, z.B. tastbar vergrößerte Lymphknoten;
- Laboruntersuchungen;
- Knochenmark- sowie Leberbiopsie;
- Bildgebende Verfahren.

Die Behandlung erfolgt mit kurativem Therapieziel in speziellen Zentren nach Therapieprotokollen in erster Linie mittels Polychemotherapie und zusätzlicher Bestrahlung. Nebenwirkungen und Folgen der Chemotherapie und Bestrahlung wurden bereits in Kapitel 5.2 erörtert.

Prognose

Je nach Ausbreitungsstadium sind Heilungsquoten zwischen 50 und 90% zu erzielen. Etwa 50% der Patienten erfahren eine komplette Remission. Die insgesamt günstige Prognose ist jedoch vergesellschaftet mit den Spätfolgen der Radiatio und der Chemotherapie.

12.6.2 Non-Hodgkin-Lymphome

Übersicht

Häufigkeit und Ursachen

Überwiegend Menschen in höherem Lebensalter und AIDS-Patienten (Kap. 14.7.3) sind von Non-Hodgkin-Lymphomen (NHL) betroffen, an denen jährlich bis zu 10 von 100.000 Einwohnern erkranken. Die Tendenz ist steigend.

NHL gehen von bösartig transformierten B- oder T-Lymphozyten aus und können wie beim M. Hodgkin im Verlauf neben lymphatischen Organen auch andere Gewebe und Organe befallen. Bevorzugt sind Gastrointestinaltrakt, Knochen, Haut und Gehirn.

Ätiologisch bedeutend sind folgende Faktoren:
- Immundefekte, z.B. als Spätkomplikation einer immunsuppressiven oder zytostatischen Therapie, bei HIV-Infektion, bei Autoimmunerkrankungen;
- Bestrahlungen, radioaktive Substanzen;
- Infektionen, z.B. durch Epstein-Barr-Virus beim Burkitt-Lymphom sowie durch Helicobacter-Infektion beim MALT-Lymphom des Magens;
- Genetische Veränderungen.

Klassifikation

Die NHL-Gruppe umfasst eine Vielzahl histologisch und klinisch unterschiedlicher Erkrankungen, die beispielhaft in **Tab. 12.6** aufgeführt sind. Sie überlappen sich teilweise mit anderen hämatologischen Erkrankungen, z.B. den Leukämien (CLL; Kap. 12.5).

Tabelle 12.6 Klassifikation der NHL (WHO 1999)

B-Zellreihe (80–85%)	T-Zellreihe (15–20%)
Vorläufer-B-Zell-Neoplasien, z.B. Vorläuferzell-B-lymphoblastisches Lymphom	Vorläufer-T-Zell-Neoplasien, z.B. Vorläuferzell-T-lymphoblastisches Lymphom
Reife B-Zell-Neoplasien, z.B.: - Plasmozytom (s.u.) - CLL (Kap. 12.5) - Haarzell-Leukämie - Immunozytom - MALT-Lymphom des Magens - Mantelzell-Lymphom - Diffuses großzelliges B-Zell-Lymphom - Burkitt-Lymphom	Reife T-Zell-Neoplasien, z.B.: - Mycosis fungoides - Unspezifizierte T-Zell-Lymphome

Diagnostik und Therapie

Die Diagnostik der NHL ist der des M. Hodgkin vergleichbar. Die Therapie hängt von der zugrunde liegenden Neoplasie ab und besteht in der Regel aus einer Polychemotherapie.

Plasmozytom

Das Plasmozytom (multiples Myelom) ist eine multifaktoriell bedingte, neoplastische Plasmazellerkrankung, die vor allem im höheren Lebensalter auftritt. Eine maligne proliferierende Plasmazellreihe produziert exzessiv viele identische, aber funktionsuntüchtige Immunglobuline.

Folgen

- Maligne Plasmazellen infiltrieren das Knochenmark und verursachen Osteolysen (**Abb. 12.5a–b**). Knochenschmerzen sind daher ein typisches Symptom. Außerdem sind pathologische Frakturen möglich.
- Da die normale Blutbildung verdrängt wird, kommt es im Krankheitsverlauf zur Anämie und vermehrten Infektanfälligkeit.
- Die Immunglobuline überziehen die Thrombozyten und beeinträchtigen deren Funktion (Thrombozytopathie; Kap. 12.7.2).

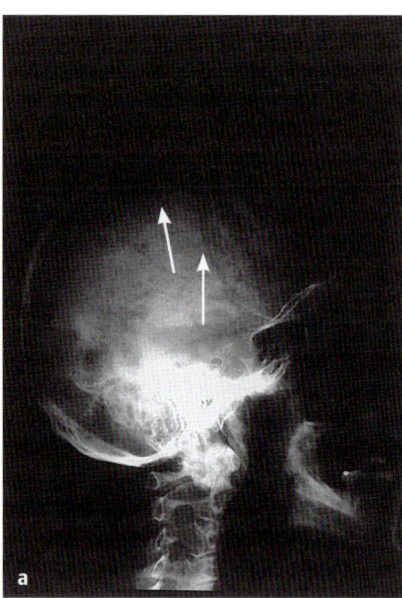
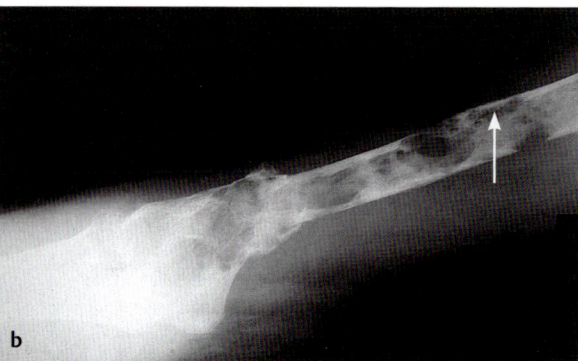

Abb. 12.5a–b Radiologische Befunde beim Plasmozytom. **a** Kleinfleckige Osteolysen in der Schädelkalotte. **b** Ausgedehnte Osteolysen im Bereich des Humerus (Baenkler 2001).

- Die massenhaft anfallenden Immunglobuline belasten die Nieren und können zu einer Niereninsuffizienz führen.

> *Bei der physiotherapeutischen Behandlung muss vor allem das erhöhte Frakturrisiko berücksichtigt werden!*

Diagnostik und Therapie

Diagnostisch wegweisend sind Laboruntersuchungen, Röntgenaufnahmen des Skeletts sowie die histologische Untersuchung einer Knochenmarkbiopsie.

Die Erkrankung verläuft chronisch progredient, ein kurativer Therapieansatz steht in der Regel nicht zur Verfügung.

- Eine Tumor modifizierende Chemotherapie wird auf den Einzelfall abgestimmt.
- Bei Patienten unter 60 Jahren kann eine allogene Stammzelltransplantation in Betracht kommen (Kap. 12.5).
- Solitäre Plasmozytome können bestrahlt werden.
- Pathologische Frakturen werden chirurgisch versorgt.

12.7 Störungen der Blutstillung und Gerinnung

12.7.1 Thrombozytopenie

Definition und Ursachen

Bei einer Thrombozytenzahl unter 140.000/µl liegt eine Thrombozytopenie vor. Thrombozytopenien, die die häufigste Ursache einer Blutungsneigung darstellen, können vor allem durch eine Bildungsstörung im Knochenmark und einen gesteigerten Abbau bedingt sein.

Verringerte Thrombozytenbildung
Die Bildung der Thrombozyten im Knochenmark kann durch angeborene und erworbene Ursachen beeinträchtigt sein:

- Knochenmarkschädigung durch Medikamente wie Zytostatika, Chemikalien wie Benzol, ionisierende Strahlen wie bei einer Radiatio;
- Knochenmarkinfiltration bei malignen Erkrankungen, z. B. Leukämien (Kap. 12.5) und malignen Lymphomen (Kap. 12.6);
- Osteomyelosklerose, bei der das Blut bildende Knochenmark fibrosiert und die Funktion einstellt.

Gesteigerter Umsatz
Der vermehrte Abbau von Thrombozyten ist häufig durch Autoimmunprozesse bedingt:

- Idiopathische thrombozytopenische Purpura (ITP), die als akute postinfektiöse ITP oder als chronische ITP (M. Werlhof) auftreten kann;

- Sekundäre Immunthrombozytopenien bei bekannten Grunderkrankungen wie dem systemischen Lupus erythematodes (Kap. 13.3.1);
- Medikamentös bedingte Immunthrombozytopenien, z. B. Heparin.

Weitere Ursachen, die zu einem vermehrten Abbau von Thrombozyten führen:
- Gesteigerter Verbrauch bei Verbrauchskoagulopathie (Kap. 12.7.5);
- Vergrößerte Milz (Hypersplenismus), die Blutzellen abfängt;
- Künstliche Herzklappen, die Thrombozyten mechanisch schädigen.

Klinik

Solange die Zahl funktionstüchtiger Thrombozyten über 30.000/µl liegt und das Gerinnungssystem intakt ist, besteht keine Blutungsgefahr. Charakteristisch für die Thrombozytopenie ist die petechiale Blutung mit punktförmigen Einblutungen (Kap. 3.2).

■ Thrombozyten < 30.000/µl → Blutungsgefahr!

Diagnostik

- Anamnese und klinisches Bild;
- Blutbild;
- Blutungszeit ist über 6 Minuten verlängert;
- Ursachenforschung, z. B. Autoantikörpersuche.

Therapie

Grundlegend ist die kausale Therapie. Eine Thrombozytensubstitution erfolgt nur nach strenger Indikationsstellung und bei Blutungen.

Idiopathische thrombozytopenische Purpura
Die ITP wird zunächst abwartend beobachtet. Erst bei Thrombozytenzahlen unter 30.000/µl werden Glukokortikosteroide gegeben. Eventuell werden Immunsuppressiva und eine operative Entfernung der Milz (Splenektomie) notwendig.

12.7.2 Thrombozytopathie

Definition und Ursachen

Funktionsstörungen der Thrombozyten werden als Thrombozytopathien bezeichnet. Angeborene Thrombozytopathien sind relativ selten. Beispiele für Ursachen erworbener Funktionsstörungen sind:

- Therapie mit Thrombozytenaggregationshemmern wie Azetylsalizylsäure (Kap. 5.4.2);
- Plasmozytom (Kap. 12.6.2), bei dem die Thrombozyten mit Immunglobulinen überzogen werden;
- „Urämiegifte" bei chronischer Niereninsuffizienz (Kap. 10.6).

Klinik

Spontane Blutungen treten bei einer Thrombozytopathie in der Regel nicht auf. Die Störung manifestiert sich erst bei Verletzungen bzw. Operationen durch Probleme bei der Blutstillung.

Diagnostik und Therapie

- Anamnese und klinisches Bild;
- Verlängerte Blutungszeit;
- Ursachenforschung.

An die Diagnostik schließt sich eine kausale Therapie an.

12.7.3 Hämophilie

Stellenwert und Formen

Bei der Bluterkrankheit handelt es sich nach dem von-Willebrand-Syndrom (Kap. 12.7.4) um die zweithäufigste angeborene Koagulopathie, an der einer von 10.000 Männern leidet. Da die Hämophilie x-chromosomal-rezessiv vererbt wird, erkranken in der Regel nur Jungen bzw. Männer (Kap. 2.1.2). Bei 30 % der Betroffenen ist die Familienanamnese leer und die Erkrankung auf eine Neumutation zurückzuführen.

In Abhängigkeit vom fehlenden Gerinnungsfaktor werden zwei Formen unterschieden:
- In 85 % der Fälle liegt eine Hämophilie A vor, bei der Faktor VIII inaktiv ist bzw. fehlt. Die unterschiedlichen Schweregrade der Hämophilie A sind in **Tab. 12.7** zusammengefasst.
- 15 % der Patienten haben eine Hämophilie B, bei der Faktor IX inaktiv ist bzw. fehlt.

Folgen

Je nach Schweregrad kommt es zu:
- Spontanblutungen bzw. Blutungen nach inadäquatem Trauma, die zu großflächigen Hämatomen führen (Kap. 3.2);
- Gefürchteten ZNS-Blutungen bzw. Blutungen in Mund und Rachen;

Tabelle 12.7 Schweregrade der Hämophilie A

Schweregrad	F-VIII-Aktivität	Folgen
Normal	> 75 %	Keine
Subhämophilie	16–50 %	Meist asymptomatisch
Leichte Hämophilie	5–15 %	Hämatome nach deutlichem Trauma sowie postoperative Blutungen
Mittelschwere Hämophilie	1–5 %	Hämatome bereits nach leichtem Trauma
Schwere Hämophilie	< 1 %	Spontanblutungen sowie Hämarthrosen!

- Muskelblutungen, insbesondere in den M. psoas, die zu bindegewebigem Umbau des Muskels und damit zu Kontrakturen führen können;
- Gelenkblutungen, die als Hämarthrosen bezeichnet werden und zu bleibenden Bewegungseinschränkungen führen können;
- Schleimhautblutungen;
- Postoperativen Blutungen.

Diagnostik

Diagnostisch wegweisend sind folgende Laborparameter:
- Verlängerte partielle Thromboplastinzeit;
- Faktor VIII- bzw. Faktor IX-Aktivität.

Therapie

Durch die Therapie soll der Patient ein möglichst normales Leben führen können. Wichtigstes Ziel ist die Blutungsprophylaxe. Dazu lernt der Patient, wie er selber Faktor VIII bzw. IX dauernd oder bedarfsweise intravenös substituiert. In leichten Fällen kann die Gabe von Desmopressin ausreichend sein, durch das im Endothel gespeicherte Gerinnungsfaktoren freigesetzt werden.

Eine rechtzeitig einsetzende physiotherapeutische Behandlung soll Funktionseinbußen durch Gelenk- bzw. Muskeleinblutungen vorbeugen. Zerstörte Gelenke erfordern einen operativen Gelenkersatz.

> Bei allen physiotherapeutischen Maßnahmen muss das erhöhte Blutungsrisiko berücksichtigt werden!

Therapiekomplikationen
- Bis zu 30 % der Patienten entwickeln Antikörper gegen Faktor VIII. In spezialisierten Zentren versucht man, dieser Hemmkörperhämophilie mit einer hoch dosierten Faktor-VIII-Therapie zu begegnen. Manchmal müssen mittels Plasmapherese die Antikörper aus dem Blut eliminiert werden.
- Das Risiko einer Hepatitis- bzw. HIV-Infektion über Faktor-VIII-Präparate oder Bluttransfusionen ist inzwischen als relativ gering einzustufen.

12.7.4 Von-Willebrand-Syndrom

Beim von-Willebrand-Syndrom (vWS) sind der von-Willebrand-Faktor, der bei der Blutstillung eine entscheidende Rolle spielt, und der Gerinnungsfaktor VIII defekt oder fehlen. Etwa 1 % der Bevölkerung hat diese Gerinnungsstörung, die damit die häufigste Koagulopathie darstellt. Ein vWS ist in der Regel angeboren (**Tab. 12.8**), kann aber auch erworben sein, z. B. bei malignen Lymphomen oder Autoimmunprozessen.

> Beide Geschlechter können betroffen sein!

Klinik

Die meisten Betroffenen haben keine oder eine geringe spontane Blutungsneigung, die vor allem die Schleimhäute betrifft.

Blutstillung und Gerinnung sind beeinträchtigt, sodass es im Falle einer Blutung zu einer Kombination aus petechialem und hämophilem Blutungstyp kommt (Kap. 3.2).

Diagnostik

- (Familien-)Anamnese und klinisches Bild;
- Verlängerte Blutungszeit;
- Nachweis des verminderten oder defekten von-Willebrand-Faktors und des verminderten Faktors VIII.

Tabelle 12.8 Formen des angeborenen vWS (vWF = von-Willebrand-Faktor, F VIII = Faktor VIII)

Typ (Häufigkeit)	Defekt	Vererbung
Typ 1 (80%)	• vWF vermindert • F VIII vermindert	Autosomal-dominant
Typ 2 (15%)	• vWF defekt • F VIII normal	Autosomal-dominant
Typ 3 (5%)	• vWF fehlt • F VIII stark vermindert	Autosomal-rezessiv

Therapie

Bei Patienten mit vWS sind Azetylsalizylsäure und andere Thrombozytenaggregationshemmer kontraindiziert. Weitere therapeutische Konsequenzen ergeben sich in der Regel nur bei Operationen und Verletzungen:
- Sorgfältige Blutstillung;
- Gegebenenfalls Gabe von Desmopressin, durch das im Endothel gespeicherte Gerinnungsfaktoren freigesetzt werden;
- Gegebenenfalls Substitution von Faktor VIII und von-Willebrand-Faktor.

12.7.5 Disseminierte intravasale Gerinnung und Verbrauchskoagulopathie

Pathomechanismus

Verschiedene Faktoren können eine disseminierte (generalisierte) intravasale Gerinnung auslösen und zu Mikrothromben führen:
- Prothrombinaktivatoren können in die Blutbahn gelangen bei:
  – Geburtshilflichen Komplikationen wie der Fruchtwasserembolie;
  – Operationen an Organen mit hohem Gerinnungspotential, vor allem Lunge, Pankreas und Prostata;
  – Tumorzerfall.
- Schock (Kap. 3.9);
- Botenstoffe aktivieren die Gerinnung beispielsweise bei einer Sepsis, z.B. Meningokokkensepsis (Waterhouse-Fridrichsen-Syndrom).

Im weiteren Verlauf werden durch die Gerinnungsprozesse Thrombozyten und Gerinnungsfaktoren verbraucht, sodass eine Blutungsneigung resultiert, die als Verbrauchskoagulopathie bezeichnet wird. Zusätzlich kommt es durch die Gerinnung zur Fibrinolyse, die die hämorrhagische Diathese weiter verstärkt.

Klinik

Mikrothromben können zu Organinfarkten führen, und die Verbrauchskoagulopathie bedingt insbesondere:
- Großflächige Hautblutungen;
- Gastrointestinale Blutungen;
- Nierenblutungen;
- Hirnblutungen.

Durch die Blutungen kommt es zum Volumenmangelschock mit den entsprechenden Komplikationen (Kap. 3.9).

Diagnostik und Therapie

Anamnese und klinischer Befund führen zu der Verdachtsdiagnose, die durch den Gerinnungsstatus erhärtet wird:
- Thrombozytopenie;
- Niedriger Quick-Wert;
- Verringerung von Fibrinogen und AT III;
- Nachweis von D-Dimeren (Fibrin-Spaltprodukten).

Der Patient wird auf der Intensivstation behandelt:
- Kausale Therapie;
- Symptomatische Therapie in Abhängigkeit vom Stadium mit Heparin, AT III, Frischplasma (Fresh frozen plasma, FFP) mit den darin enthaltenen Gerinnungsfaktoren sowie Thrombozytenkonzentraten;
- Therapie der Komplikationen.

13 Rheumatologie

Zum rheumatischen Formenkreis gehören zahlreiche Erkrankungen, die neben dem Stütz- und Bewegungsapparat auch Gefäße und innere Organe betreffen können. Es handelt sich also um *Systemerkrankungen*, deren genaue Ursache meistens unklar ist. Oft spielen eine genetische Disposition und Autoimmunprozesse eine Rolle (Kap. 2.4.2).

Die Rheumatologie ist sowohl Teilgebiet der Inneren Medizin, die sich mit der konservativen Therapie beschäftigt, als auch der Orthopädie, die einen operativen Schwerpunkt hat.

13.1 Rheumatoide Arthritis

Die rheumatoide Arthritis (RA), die auch als chronische Polyarthritis bezeichnet wird, ist eine Systemerkrankung des Bindegewebes. Ihr liegt ein Autoimmunprozess unbekannter Ursache zugrunde. Die RA manifestiert sich bevorzugt an den Gelenken, jedoch haben 10 % der Patienten zusätzlich eine klinisch relevante Organbeteiligung. Im Verlauf kann es zur Arbeits- und Erwerbsunfähigkeit kommen.

Die Prävalenz beträgt etwa 1 %, wobei Frauen mehr als 3-mal häufiger betroffen sind. Ein erster Erkrankungsgipfel findet sich zwischen dem 20. und 30. Lebensjahr, ein zweiter zwischen dem 50. und 65. Lebensjahr.

Pathomechanismus

Bei genetischer Disposition werden Autoantikörper vom Typ IgM gegen körpereigenes IgG gebildet. Die IgM-Antikörper sind bei vielen Patienten im Serum als „Rheumafaktoren" nachweisbar. Wodurch diese Autoimmunreaktion hervorgerufen wird, ist noch immer unklar; diskutiert werden unter anderem Virusinfektionen.

Der resultierende Immunkomplex löst eine Entzündungsreaktion aus, bei der das Komplementsystem aktiviert und Entzündungsmediatoren sowie knorpelaggressive Enzyme freigesetzt werden. Die Entzündungsreaktion richtet sich gegen die Synovialmembran, die infolge der Synovialitis dicker wird, so genannte Pannusbildung. Pannus und knorpelaggressive Enzyme zerstören die Gelenke bis zum vollständigen Funktionsverlust.

■ *IgM gegen IgG → Entzündungsreaktion → Synovialitis.*

Klinik

Die RA beginnt in der Regel schleichend mit allgemeinem Krankheitsgefühl, Leistungsminderung sowie unspezifischen Muskel- und Gelenkbeschwerden. Die typische Symptomatik entwickelt sich im Laufe der ersten beiden Krankheitsjahre.

Gelenkmanifestationen
Die Polyarthritis zeichnet sich aus durch:
- Bevorzugten Befall der Hand-, Fingergrund-, Fingermittel- und Zehengrundgelenke (**Abb. 13.1**);
- Symmetrisches Muster, das anfangs noch fehlen kann;
- Schwellung (**Abb. 13.2**);
- Überwärmung ohne Rötung;
- Schmerzhafte Bewegungseinschränkungen;
- Steifigkeitsgefühl, das insbesondere morgens auftritt.

Im Verlauf können sich durch Inkongruenz der Gelenkflächen (Sub-)Luxationen und Deformierungen entwickeln (**Abb. 13.3**).
- Schwanenhalsdeformität: Das Fingermittelgelenk ist überstreckt, und das Endgelenk ist gebeugt.
- Knopflochdeformität: Da die Strecksehnen der Finger nach palmar abgleiten, ist das Fingermittelgelenk gebeugt und das Endgelenk überstreckt.

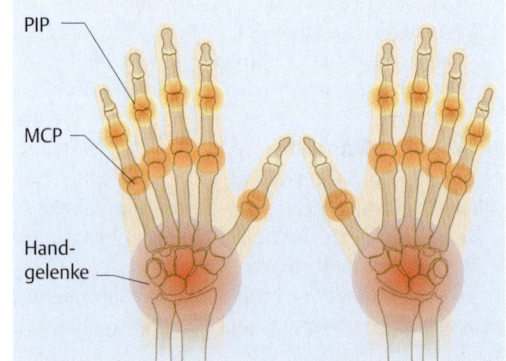

Abb. 13.1 Befallsmuster bei rheumatoider Arthritis. Typisch ist der symmetrische Befall der Hand-, Metakarpophalangeal- (MCP) und proximalen Interphalangealgelenke (PIP).

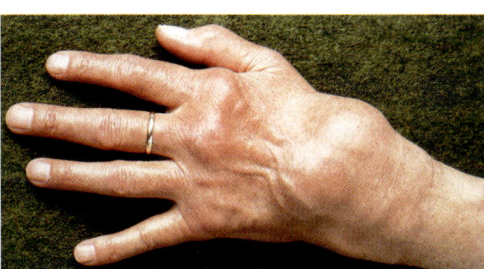

Abb. 13.2 Rheumatoide Arthritis: Ausgeprägte Synovialitis der Hand- und Metakarpophalangealgelenke mit massiver Schwellung (Greten 2000).

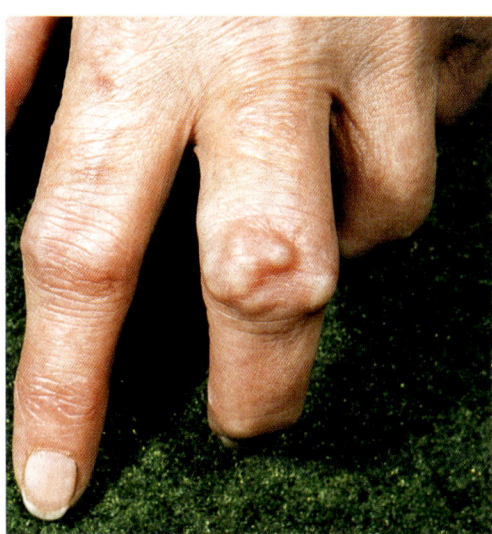

Abb. 13.4 Rheumatoide Arthritis. Rheumaknötchen über der Streckseite des proximalen Interphalangealgelenks des Mittelfingers (Greten 2000).

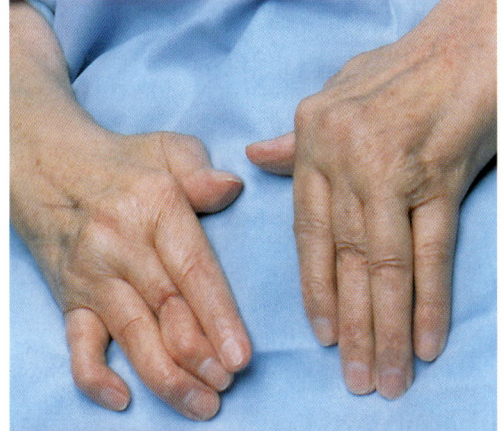

Abb. 13.3 Gelenkdeformitäten im Spätstadium der rheumatoiden Arthritis: Ausgeprägte „Ninety-ninety-Deformität" der Daumen und Schwanenhalsdeformität des rechten Mittel- und Ringfingers (Riede 1998).

- Ninety-ninety-Deformität: Das Daumengrundgelenk weist eine Beugekontraktur von etwa 90° auf, und das Endgelenk ist 90° überstreckt.
- Ulnare Deviation: Finger und Hand knicken zur Kleinfingerseite ab.
- Hallux valgus und Subluxation der Köpfchen der Grundphalangen II–V nach dorsal an den Füßen.

Weitere Manifestationen am Bewegungsapparat
- HWS-Beteiligung, wobei die atlantoaxiale Subluxation infolge Degeneration des Lig. transversum eine gefürchtete Komplikation darstellt, da der Spinalkanal eingeengt wird;
- Osteoporose, die sich oft schon wenige Monate nach Erkrankungsbeginn nachweisen lässt;
- Tendovaginitis;
- Bursitis;
- Karpaltunnelsyndrom;
- Baker-Zyste.

Haut- und Organmanifestationen
- 20% der Patienten haben Rheumaknoten (**Abb. 13.4**). Das sind harmlose subkutane Knötchen, die sich vor allem an den Streckseiten der Gelenke befinden. Häufigste Lokalisation ist das Ellenbogengelenk, gefolgt von den Fingergelenken, der Achillessehne und dem Kreuzbein.
- 10% der Patienten haben nennenswerte Organmanifestationen an Herz, Lunge, Leber, Nieren, Gefäßen bzw. Augen (**Tab. 13.1**).

Sonderformen

Felty-Syndrom
Es handelt sich um eine schwere Verlaufsform der RA mit Milz- und Lymphknotenschwellung sowie verringerten neutrophilen Granulozyten. Folge der Granulozytopenie ist eine massiv erhöhte Infektanfälligkeit.

Juvenile rheumatoide Arthritis und Still-Syndrom
Eines von 1.000 Kindern entwickelt eine JRA, die sich zwischen dem 2. und 16. Lebensjahr manifestiert. Je nach Alter und Geschlecht des Kindes, Anzahl und Muster der befallenen Gelenke, Nachweis des Rheumafaktors, Augen- bzw. Organbeteiligung werden 5 verschiedene Subtypen unterschieden.

Die Prognose der JRA ist deutlich besser als die der Erwachsenenform. So ist bei 80% der Kinder der Entzündungsprozess selbstlimitierend, und die

Tabelle 13.1 Organmanifestationen bei RA

Organ	Mögliche Folgen	Kapitel

Gefäße	• Vorzeitige Arteriosklerose
	• Vaskulitis bedingt u. a.:
	  – Polyneuropathie durch Entzündung der Vasa nervorum
	  – Hautulzera an den Unterschenkeln
	  – Nekrosen der Fingerkuppen
		2.5

Herz	• KHK • Perikarditis • Myokarditis • Meist asymptomatische Herzklappenveränderungen	6.5.1 6.9 6.8.1 6.7.2
Lunge	• Oft asymptomatische Pleuritis • Lungenfibrose • Lungenknötchen	8.16.2 8.11
Leber	Erhöhte Leberenzyme	
Nieren	Folgen einer Amyloidose	10.6
Augen	• Sekundäres Sjögren-Syndrom mit reduzierter Tränenflüssigkeit • Skleritis (Lederhautentzündung)	13.3.6

Erkrankung heilt nach 1–2 Jahren ohne bleibende Schäden spontan aus.

Eine Ausnahme ist das *Still-Syndrom,* die systemische Form der JRA mit ausgeprägtem Organbefall. Hier tragen etwa 60 % der Betroffenen bleibende Behinderungen davon.

Diagnostik

Das American College of Rheumatology (ACR) hat 1987 Diagnosekriterien zusammengestellt, die neben dem klinischen Bild Laborparameter und Röntgenbefunde berücksichtigen.

> Von den 7 Kriterien, die in **Tab. 13.2** zusammengefasst sind, müssen mindestens 4 Kriterien erfüllt sein, um die Diagnose zu sichern.

Laborparameter

- Rheumafaktor: Bei 70 % der Patienten und bei 5 % der gesunden Bevölkerung lassen sich IgM-Autoantikörper gegen IgG nachweisen. Der prognostische Wert des Rheumafaktors ist größer als der diagnostische. So zeigen Patienten mit hohen Konzentrationen oft einen schweren Verlauf und neigen zu Vaskulitiden.

Tabelle 13.2 ACR-Kriterien: Wenn mindestens 4 Kriterien erfüllt sind, kann die Diagnose RA gestellt werden

Kriterium	Hinweis
• Morgensteifigkeit der Gelenke von mindestens 1 Stunde Dauer • Arthritis an mindestens 3 Gelenken • Arthritis der Hand-, Fingergrund- bzw. Mittelgelenke • Symmetrische Arthritis, d. h. gleichzeitiger Befall der gleichen Region beider Körperhälften	Diese Kriterien müssen über einen Zeitraum von mindestens 6 Wochen bestehen!
• Rheumaknoten • Nachweis des Rheumafaktors • Typische Röntgenveränderungen	

> 30 % der Patienten sind seronegativ, d. h. dass sich kein Rheumafaktor nachweisen lässt.

- HLA-DR4: Leukozyten lassen sich durch verschiedene Membraneigenschaften typisieren, die als humane Leukozytenantigene (HLA) bezeichnet werden. 70 % der Patienten mit RA haben humane Leukozytenantigene der Klasse DR4, die bei Gesunden mit einer Häufigkeit von nur 25 % vorkommen.
- Außerdem: Unspezifische Entzündungszeichen, Begleitanämie, antinukleäre Antikörper (ANA) und zirkulierende Immunkomplexe.

Radiologische Befunde

- In den ersten Erkrankungsmonaten sind noch keine spezifischen Veränderungen im Röntgenbild zu erwarten. **Tab. 13.3** fasst die Röntgenbefunde im Krankheitsverlauf zusammen.
- Mittels MRT lassen sich Synovialishyperplasie, Knorpel- und Gelenkschäden darstellen.

Tabelle 13.3 Röntgenstadien der RA nach Steinbrocker

Stadium	Röntgenbefund
I	Evtl. gelenknahe Osteoporose
II	Zusätzlich beginnende Knorpel- und Knochendestruktion
III	Zusätzlich beginnende Subluxationen und Fehlstellungen
IV	• Gelenkzerstörungen und -deformierungen • Gelenkluxationen • Ankylosen (Gelenkversteifungen)

Therapie

Durch die antirheumatische Behandlung sollen die Schmerzen verringert, die Entzündung gehemmt und Funktionsverlust und Gelenkdestruktion verhindert bzw. hinausgezögert werden.

Systemische Therapie
Für die medikamentöse Behandlung stehen 3 große Medikamentengruppen zur Verfügung:
- Nichtsteroidale Antirheumatika (NSAR), die zwar die Symptome lindern, aber nicht den Pathomechanismus beeinflussen;
- Glukokortikosteroide (Kap. 5.4.4);
- Basistherapeutika.

Basistherapeutika werden auch als *Disease modifying antirheumatic drugs* (DMARD) bezeichnet, die immunmodulierend wirken. Empfohlen wird der Therapiebeginn in den ersten 3 Erkrankungsmonaten. Ein Effekt ist nach etwa 3 Behandlungsmonaten zu erwarten, andernfalls kommen Dosisanpassung, Wechsel des DMARD bzw. eine Kombinationstherapie in Betracht. Wichtige Basistherapeutika sind:
- Methotrexat;
- Sulfasalazin;
- Cyclosporin A;
- Chloroquin und Hydroxychloroquin;
- Azathioprin;
- Goldpräparate.

Bei Therapieversagen stehen inzwischen weitere Substanzen zur Verfügung, z. B. Etanercept oder Infliximab, mit denen bestimmte Entzündungsmediatoren gezielt gehemmt werden. Diese Medikation ist mit hohen Kosten verbunden, und Langzeiterfahrungen fehlen.

Lokale Therapie
- Intraartikuläre Injektion von Glukokortikosteroiden;
- Radiosynoviorthese, bei der ein Radionuklid in das Gelenk injiziert wird, das zu einer Vernarbung der synovialen Strukturen führt;
- Operative Verfahren wie:
  - Synovektomie, d. h. Entfernung der Synovialis;
  - Korrekturoperationen;
  - Arthrodese, d. h. Gelenkversteifung;
  - Gelenkersatz.

Physiotherapie

> Jeder RA-Patient bedarf der regelmäßigen physiotherapeutischen Behandlung!

Ziel der Behandlung ist, die Bewegungsfähigkeit der betroffenen Gelenke möglichst rasch wiederherzustellen, um Kapselschrumpfungen und Muskelatrophien vorzubeugen. Mögliche Maßnahmen:
- Aktive und passive Bewegungstherapie;
- Kälteanwendungen im akuten Schub, ansonsten eher Wärmeanwendungen;
- Massagen;
- Balneotherapie;
- Elektrotherapie;
- Hilfsmittelversorgung, die manchmal auch durch die Ergotherapeuten erfolgt.

Begleittherapie
- Psychosomatische Betreuung;
- Arbeitsmedizinische und soziale Betreuung;
- Unterstützung durch Selbsthilfegruppen wie die Rheuma-Liga.

Prognose

Es gibt milde, aber auch rasch progrediente systemische Verlaufsformen. Bei jedem 3. Patienten führt die Erkrankung zur Invalidität. Die erhöhte Mortalität ist vor allem auf kardiovaskuläre Ereignisse zurückzuführen (**Tab. 13.1**).

13.2 Spondylarthropathien

Unter dem Begriff Spondylarthropathien werden 5 Krankheitsbilder zusammengefasst:
- Morbus Bechterew (Kap. 13.2.1);
- Reaktive Arthritis und Reiter-Syndrom (Kap. 13.2.2);
- Psoriasisarthritis (Kap. 13.2.3);
- Enteropathische Arthritiden mit Sakroiliitis, z. B. bei Morbus Crohn und Colitis ulcerosa (Kap. 9.6.3);
- Undifferenzierte Spondylarthritis.

Es handelt sich um chronisch-entzündliche Erkrankungen, die klinische und laborchemische Gemeinsamkeiten aufweisen (**Tab. 13.4**).

Klinische Gemeinsamkeiten
- Rückenschmerzen durch Sakroiliitis und Wirbelsäulenbefall;
- Asymmetrische Oligoarthritis, häufig Kniegelenksbefall;

Tabelle 13.4 ESSG (European Spondylarthrophathy Study Group 1991)

Wirbelsäulenschmerzen vom entzündlichen Typ mit Vorliegen von mindestens 4 der folgenden Kriterien:
- Beginn < 40 Li.
- Schleichender Beschwerdebeginn
- Dauer > 3 Monate
- Morgensteifigkeit
- Besserung bei Bewegung

oder

Arthritis bzw. Synovialitis, die asymmetrisch ist oder vorwiegend an der unteren Extremität auftritt

und zusätzlich eines der folgenden Kriterien:
- Positive Familienanamnese für Morbus Bechterew, Psoriasis, reaktive Arthritis, Morbus Crohn oder Colitis ulcerosa
- Befund oder Anamnese einer Psoriasis
- Morbus Crohn oder Colitis ulcerosa
- Beidseits wechselnde Gesäßschmerzen
- Fersenschmerzen
- Radiologischer Nachweis einer Sakroiliitis

- Entzündliche Enthesopathien, d. h. Befall der Sehnenansätze und Bänder;
- Entzündliche Augenbeteiligung, und andere extraartikuläre Manifestationen.

Laborchemische Gemeinsamkeiten
- HLA-B27 bei fast allen Patienten;
- Fehlen von Rheumafaktoren.

> Da Rheumafaktoren charakteristischerweise fehlen, werden die Erkrankungen auch als seronegative Spondylarthritiden bezeichnet.

13.2.1 Morbus Bechterew

Der Morbus Bechterew wird auch als Spondylarthritis ankylopoetica bezeichnet. Er betrifft bis zu 1 % der europäischen Bevölkerung, wobei Männer bis zu 10-mal häufiger betroffen sind als Frauen. 80 % der Fälle manifestieren sich zwischen dem 15. und 35. Lebensjahr. Eine genetische Disposition und damit familiäre Häufung ist bekannt: 95 % der Patienten sind HLA-B27-positiv. Als Auslöser werden bakterielle Infektionen des Urogenital- oder Gastrointestinaltraktes mit Klebsiellen oder Chlamydien diskutiert.

Klinik

Der Morbus Bechterew verläuft chronisch progredient. Charakteristische Krankheitszeichen sind:
- Sakroiliitis mit nächtlichen und morgendlichen Kreuz- und Gesäßschmerzen sowie Klopf- und Verschiebeschmerz der Iliosakralgelenke;
- Spondylitis mit Schmerzen im thorakolumbalen Übergang;
- Von kaudal nach kranial fortschreitende Bewegungseinschränkung der Intervertebralgelenke bis zur vollständigen Versteifung der Wirbelsäule;
- Zunehmende Bewegungseinschränkung der Kostovertebralgelenke und damit restriktive Ventilationsstörung (Kap. 8.2).

Außerdem möglich sind:
- Arthritis der Hüft- und Schultergelenke;
- Brustschmerzen durch Entzündung des sternomanubrialen Übergangs;
- Schambeinschmerzen durch Symphysitis;
- Schmerzhaft entzündete Sehnenansätze von Achillessehne, Plantaraponeurose, Trochanteren, Sitzbein, Beckenkamm;
- Augenentzündung, eine Iritis;
- Beteiligung innerer Organe mit Kardiopathie, Aortenklappeninsuffizienz und Nierenbeteiligung.

Diagnostik

- Anamnese und klinisches Bild.
- HLA-Typisierung: 95 % der Patienten sind HLA-B27 positiv.
- Röntgenbefund:
  - Im Frühstadium ist ein Nebeneinander von osteolytischen und sklerosierenden Veränderungen typisch.
  - Im Spätstadium ist die Bambusstabform der Wirbelsäule Ausdruck der völligen Verknöcherung.
- Szintigraphie: In unklaren Fällen zeigt die Szintigraphie eine Mehranreicherung im Bereich des Iliosakralgelenkes, bevor Veränderungen im Röntgenbild auftreten.

Therapie

Eine kausale Therapie ist nicht möglich, daher kommt der konsequenten physiotherapeutischen Behandlung höchste Priorität zu, um den Versteifungsprozess von Wirbelsäule und Thorax zu verzögern und den Patienten in aufrechter Position einsteifen zu lassen.

Bei entzündlichen Schüben bzw. Schmerzen kommen nichtsteroidale Antirheumatika (NSAR) zum Einsatz.

13.2.2 Reaktive Arthritis und Reiter-Syndrom

Folgende Infektionskrankheiten des Urogenital- oder Gastrointestinaltraktes können bei 2–3 % aller Patienten eine reaktive Arthritis hervorrufen:
- Gonorrhoe (Kap. 14.7.2) und nichtgonorrhoische Urethritis durch Chlamydien und Ureaplasmen;
- Enteritis durch Yersinien, Salmonellen, Shigellen, Campylobacter und andere (Kap. 14.2).

80 % der Betroffenen sind HLA-B27-positiv.

Symptome

Reaktive Arthritis
Etwa 2–6 Wochen nach einem Harnwegs- oder Darminfekt entwickelt sich die Gelenkentzündung. Diese ist asymmetrisch und tritt meist an der unteren Extremität auf, z. B. an Knie- oder Sprunggelenk, und befällt gelegentlich auch Finger- oder Zehengelenke.

Reiter-Syndrom
Nur ⅓ der Patienten entwickeltp ein Reiter-Syndrom, bei dem zusätzlich mindestens 2 der folgenden Zeichen vorliegen:
- Urethritis;
- Augenbeteiligung im Sinne einer Konjunktivitis bzw. Iritis;
- Reiter-Dermatose mit Erythemen an der männlichen Genitalschleimhaut, Schleimhautläsionen im Mundraum, Schwielen oder Pusteln an Handflächen und Fußsohlen sowie psoriasisähnlichen Hauterscheinungen am Körper.

Eventuell treten Begleitsymptome wie Fieber, Sakroiliitis, Sehnenansatzentzündungen hinzu; selten gibt es eine Beteiligung innerer Organe.

Diagnostik

Die Diagnose wird anhand anamnestischer, klinischer und ESSG-Kriterien gestellt (**Tab. 13.4**). Laborchemisch finden sich erhöhte Infektparameter sowie HLA-B27 in 80 % der Fälle. Der urethritische oder enteritische Infekt ist meist abgeklungen, sodass ein Erregernachweis nur noch selten möglich ist.

Therapie und Prognose

Bei noch nachweisbarer Urethritis wird erregergerecht antibiotisch behandelt. Wichtig ist auch die Behandlung des Partners! Bei postenteritischer reaktiver Arthritis ist eine Antibiotikabehandlung nicht wirksam. Die symptomatische Therapie umfasst:

- Physikalische Therapie, z. B. Kryotherapie bei akuter Arthritis;
- Nichtsteroidale Antirheumatika (NSAR);
- Eventuell zusätzliche antientzündliche Substanzen wie Kortikosteroide oder Sulfasalazin bei hoch akutem bzw. chronischem Verlauf.

Bis zu 80 % der reaktiven Arthritiden heilen nach 12 Monaten aus. Das Vollbild des Reiter-Syndroms hat eine schlechtere Prognose.

13.2.3 Psoriasisarthritis

Die Psoriasisarthritis (Arthritis psoriatica) betrifft etwa 6 % der Patienten mit einer Schuppenflechte, deren Prävalenz in Europa bei ca. 3 % liegt.

Symptome

Am häufigsten sind die Fingergelenke betroffen. Im Unterschied zur rheumatoiden Arthritis ist auch das distale Interphalangealgelenk und damit der gesamte Strahl befallen („Wurstfinger"; **Abb. 13.5**). Gelenkdeformitäten, die die rheumatoide Arthritis kennzeichnen, kommen nur bei 5 % der Patienten mit einer Psoriasisarthritis vor.

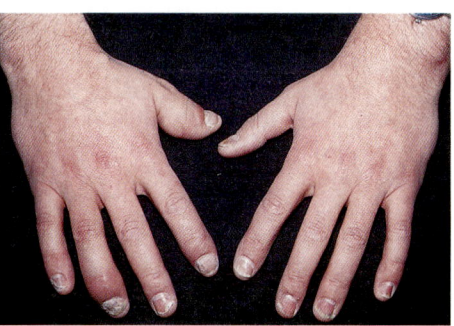

Abb. 13.5 Typischer Endgelenkbefall bei Psoriasisarthritis.

In einigen Fällen kommt es zu entzündlichen Veränderungen der zentralen Drehpunkte. Das klinische Bild gleicht dann dem eines Morbus Bechterew.

Diagnostik

Diagnostisch wegweisend ist die klinische Trias aus:
- Psoriasistypischen Hautveränderungen mit roten Papeln und silberweiß-schuppenden Plaques an den Prädilektionsstellen Streckseiten der Extremitäten, der Sakral- und Analregion sowie des behaarten Kopfes;

- Psoriasistypischen Nagelveränderungen mit Tüpfel-, Ölfleck-, Krümel- und abgehobenen Nägeln;
- Arthritis.

> Die Diagnose ist schwierig, wenn die Gelenkbeteiligung vor den Hautveränderungen auftritt.

13.3 Kollagenosen

13.3.1 Systemischer Lupus erythematodes

Der systemische Lupus eryhematodes (SLE) wird auch als Lupus erythematodes disseminatus (LED) bezeichnet. Es handelt sich um eine Systemerkrankung, basierend auf Autoimmunreaktionen, die die Haut sowie das Gefäßbindegewebe zahlreicher Organe angreifen. Die Ursache der folgenschweren Erkrankung ist unbekannt. Die Prävalenz beträgt 50/100.000 Einwohnern, wobei Frauen etwa 10-mal so häufig betroffen sind wie Männer. Der SLE manifestiert sich meist um das 30. Lebensjahr.

Folgen bzw. Symptome

Die Erkrankung verläuft schubweise und individuell sehr unterschiedlich. Neben Allgemeinsymptomen wie Fieber, Schwäche, Gewichtsverlust und generalisierter Lymphknotenschwellung kann es Manifestationen an fast allen Organsystemen geben, die in **Tab. 13.5** zusammengefasst sind.

Raynaud-Syndrom
Beim Raynaud-Syndrom führen Gefäßspasmen zu einer kurzfristigen Minderdurchblutung der Finger. Diese werden zunächst kalt und blass, dann zyanotisch und später infolge der reaktiven Hyperämie rot (Kap. 3.1.1).
- Das *primäre Raynaud-Syndrom* ist funktionell bedingt. Die Gefäßspasmen werden beispielsweise durch Kälte oder Emotionen ausgelöst.
- Das *sekundäre Raynaud-Syndrom* ist organisch bedingt und tritt z. B. im Rahmen von Kollagenosen oder Vaskulitiden auf.

Diagnostik

Das American College of Rheumatology (ACR) hat zur Diagnostik 11 Kriterien aufgestellt, die sich aus klinischen Zeichen und immunologischen Befunden zusammensetzen (**Tab. 13.6**). Ein SLE ist wahrscheinlich, wenn 4 der 11 Kriterien erfüllt sind.

Therapie

Die Therapie muss systemisch mit antientzündlichen oder immunsuppressiven Medikamenten erfolgen. Die Gelenkbeteiligung bessert sich nicht durch lokale Behandlung der Hautveränderungen.

Tabelle 13.5 Folgen des SLE

Organ (Häufigkeit)	Folgen bzw. Symptome
Gelenke (> 80 %)	Polyarthritis
Haut (70–80 %)	- Schmetterlingserythem, d. h. Rötung an Nasenrücken und Wangen (**Abb. 13.6**) - Lichtempfindlichkeit - Diskoider Lupus, d. h. scheibenförmige, schuppende Rötungen - Orale und nasale Ulzera - Teleangiektasien, d. h. Gefäßerweiterungen - Raynaud-Syndrom (Kap. 3.1.1)
Nieren (70 %)	- Lupusnephritis, eine Glomerulonephritis (Kap. 10.6) - Renale Hypertonie (Kap. 6.11.1)
Herz (60–70 %)	- Perikarditis mit Perikarderguss - Selten Endokarditis
Lunge (60 %)	Pleuritis mit Pleuraerguss
Nervensystem (60 %)	- Kopfschmerzen - Vigilanzstörungen - Psychosen - Paresen - Sensibilitätsstörungen - Zerebrale Anfälle
Muskeln (50 %)	Myositis
Blut	- Anämie - Leukopenie - Thrombopenie

Therapie

Es gibt keine kausale Therapie. Wenn kein Organbefall nachgewiesen werden kann, sollen folgende Medikamente den Entzündungsprozess eindämmen:
- Nichtsteroidale Antirheumatika (NSAR);
- Hydroxychloroquin;
- Kortikosteroide im Schub.

Bei Organbefall werden hoch dosiert Kortikosteroide sowie Immunsuppressiva verabreicht.

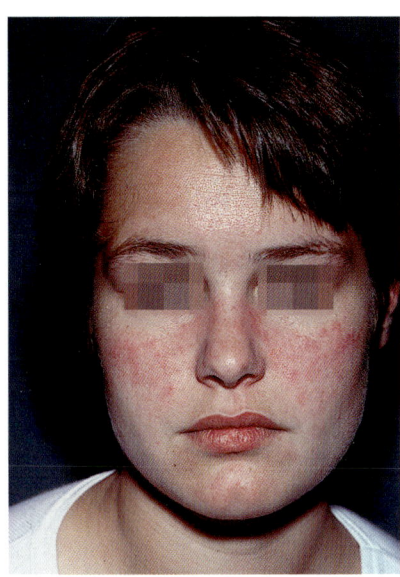

Abb. 13.6 Schmetterlingserythem bei systemischem Lupus erythematodes (Jung 1998).

Tabelle 13.6 SLE-Kriterien des ACR

Bereich	Kriterium
Haut	• Schmetterlingserythem • Diskoider LE • Fotosensibilität • Orale oder nasale Schleimhautulzera
Andere Organe	• Arthritis, mindestens 2 Gelenke • Serositis (Pleuritis, Perikarditis) • Nierenbeteiligung • ZNS-Beteiligung

Labor	• Hämatologische Befunde:
	  – Anämie
	  – Thrombopenie
	  – Leukopenie
	• Immunologische Befunde:
	  – Anti-ds DNS
	  – Anti-Sm
	  – Antiphospholipidantikörper
	• Antinukleäre Antikörper (ANA)

Prognose

Die Krankheitsverläufe variieren erheblich. Die 10-Jahres-Überlebensrate liegt bei etwa 90%, wobei die Niereninsuffizienz, kardiologische, neurologische und septische Komplikationen als Nebenwirkung der immunsuppressiven Therapie die Haupttodesursachen darstellen.

13.3.2 Progressive systemische Sklerose

Bei der progressiven systemischen Sklerose (PSS) oder systemischen Sklerodermie handelt es sich um eine chronische Systemerkrankung des Bindegewebes. In der Haut und in inneren Organen häuft sich Kollagen an, und eine Gefäßwandverdickung verursacht zusätzlich Haut- und Organinfarkte. Die Ursache dieser eher seltenen Erkrankung ist unbekannt. Sie betrifft Frauen 4-mal häufiger als Männer und manifestiert sich meist zwischen dem 3. und 5. Lebensjahrzehnt.

Symptome

Hautmanifestationen
60–90% der Patienten zeigen das Raynaud-Phänomen und Teleangiektasien im Nagelbereich als Frühsymptome. Die charakteristischen Hautveränderungen beginnen meistens an den Händen. Zunächst ist die Haut teigig-ödematös geschwollen, dann ist sie gespannt und glänzt. Zeichen der sklerotischen Schrumpfung sind:
- Deutlich reduzierte Gelenkbeweglichkeit mit Kontrakturen (**Abb. 13.7**);
- Sich nach distal verjüngende Finger, die als Madonnenfinger bezeichnet werden;
- Spärliche Mimik bis hin zur Gesichtsstarre;
- Kleine Mundöffnung mit radiären Falten („Tabakbeutelmund"; **Abb. 13.8**).

Weitere Haut- und Schleimhautveränderungen:
- Atrophie der Schweißdrüsen mit gestörter Schweißsekretion;
- Haarausfall;
- Pigmentverschiebungen;
- Calcinosis cutis, d.h. Kalkeinlagerungen in der Haut;

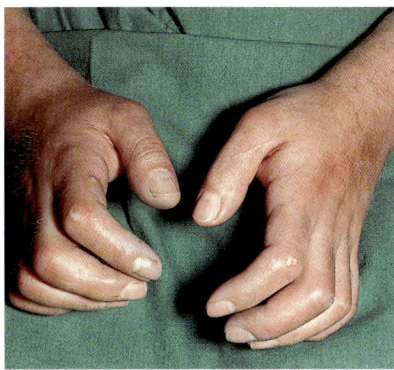

Abb. 13.7 Systemische Sklerodermie mit deutlichen Beugekontrakturen der Finger (Jung 1998).

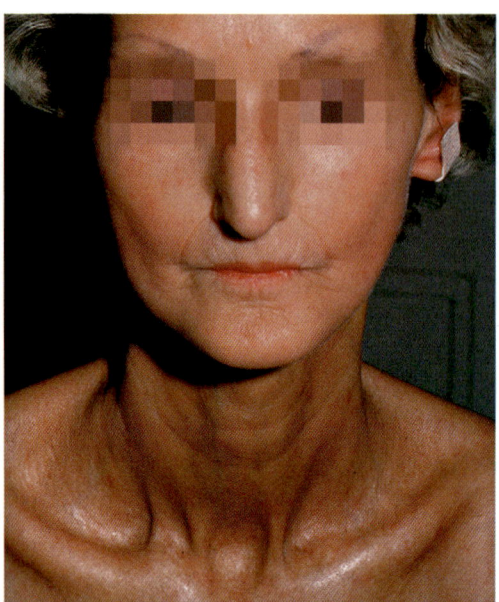

Abb. 13.8 Gesicht einer Patientin mit systemischer Sklerodermie mit dem typischen „Tabakbeutelmund" (Gerlach 2000).

- Nekrosen, vor allem an den Fingerspitzen, die als Rattenbissnekrosen bezeichnet werden;
- Verkürztes Zungenbändchen, verminderte Zungenbeweglichkeit und Mundtrockenheit, da die Schleimhaut sowie die Speicheldrüsen ebenfalls betroffen sind.

Organmanifestationen
- Schluckstörungen durch starre Speiseröhre;
- Lungenfibrose (Kap. 8.11);
- Starre Herzwand sowie Cor pulmonale infolge der Lungenfibrose;
- Nierenbeteiligung mit Niereninfarkten und renaler Hypertonie.

Verlaufsformen

- Typ I wird auch als akraler Typ bezeichnet und betrifft vor allem die Hände. Da die Organe nicht befallen sind, ist die Prognose gut.
- Typ II wird auch als proximal aszendierender Typ bezeichnet, da er an den Händen beginnt und Richtung Rumpf fortschreitet. Im Verlauf kommt es zum Organbefall.
- Typ III wird auch als Stammtyp bezeichnet, da er am Rumpf beginnt und die Organe frühzeitig in Mitleidenschaft gezogen werden.

Diagnostik

- Klinik;
- Labor, vor allem antinukleäre Antikörper (ANA);
- Kapillarmikroskopie, durch die die kleinsten Blutgefäße im Bereich des Nagelbetts beurteilt werden;
- Eventuell Hautbiopsie;
- Eventuell Röntgen der Hände, um Calcinosis cutis darzustellen.

Therapie

Es ist keine kausale Therapie bekannt. Neben der Gabe von Glukokortikosteroiden und Immunsuppressiva bleibt nur die symptomatische Behandlung, bei der auch die Physiotherapie einen großen Stellenwert besitzt:
- Aktive und passive Maßnahmen, um Kontrakturen hinauszuzögern oder zu behandeln;
- Lymphdrainage und Bindegewebsmassage;
- Atemtherapie bei Lungenfibrose;
- Physikalische Maßnahmen, z.B. Paraffin- und Moorlaugenbäder.

Prognose

Die 10-Jahres-Überlebensrate beträgt 70%. Bei der Hälfte der Verstorbenen stellt die Nierenbeteiligung die Todesursache dar.

13.3.3 Polymyositis und Dermatomyositis

- Die Polymyositis ist eine entzündliche Systemerkrankung der Skelettmuskulatur. Manchmal sind auch innere Organe beteiligt.
- Bei der Dermatomyositis treten zusätzlich typische Hautveränderungen auf.

Beide Erkrankungen sind relativ selten, betreffen Frauen doppelt so häufig wie Männer und können grundsätzlich in jedem Alter auftreten.

Ursachen

- Ca. 55% idiopathisch.
- Ca. 30% überschneiden sich mit anderen Kollagenosen.
- Ca. 10% treten im Zusammenhang mit einer malignen Erkrankung auf (Paraneoplasie, Kap. 2.6.3).

> *Eine Poly- bzw. Dermatomyositis kann ein paraneoplastisches Signal darstellen.*

Symptome

- Die Myositis betrifft vor allem die proximale Extremitätenmuskulatur. Typisches Krankheitszeichen ist die Muskelschwäche, die beispielsweise beim Aufstehen sowie beim Heben der Arme über die Horizontale auffällt. Viele Patienten klagen außerdem über Schmerzen wie bei Muskelkater, einige haben Fieber.
- Die Hautveränderungen können sich vor oder nach der Myositis manifestieren. Charakteristisch sind zunächst fliederfarbene Erytheme im Gesicht und am oberen Rumpf (**Abb. 13.9**), die in weißlich glänzende Plaques übergehen. Dadurch ist die Mimik erschwert und ein trauriger Gesichtsausdruck bedingt. An den Fingerrücken finden sich vergleichbare Hautveränderungen und Teleangiektasien.

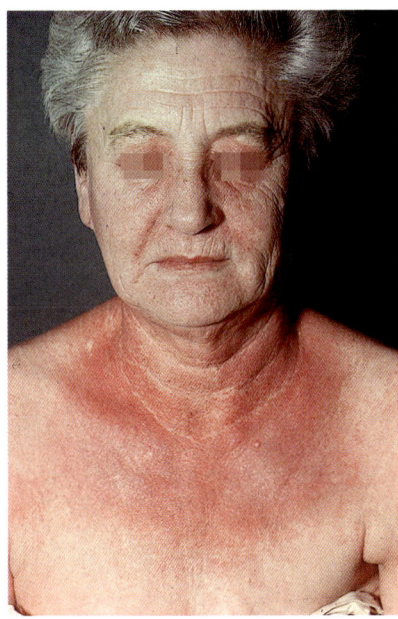

Abb. 13.9 Patientin mit Dermatomyositis. Rötung und Schwellung im Bereich des Halses und Dekolletees (Jung 1998).

- Begleitend kann eine Myokarditis auftreten (Kap. 6.8.1) oder eine Beteiligung der Speiseröhre das Schlucken erschweren.

Diagnostik

Erste Hinweise liefert die typische Symptomatik. Nachdem durch:
- CK-Erhöhung,
- Elektromyographie und
- Muskelbiopsie

die Verdachtsdiagnose bestätigt wurde, muss nach einem Tumor gefahndet werden!

Therapie und Prognose

Wenn ein Tumorleiden zugrunde liegt, kann sich durch dessen Therapie auch die Poly- bzw. Dermatomyositis bessern. Die übrigen Patienten werden mit Glukokortikosteroiden und eventuell Immunsuppressiva behandelt.

Nach 5 Jahren werden 50 % der Patienten vollständig asymptomatisch, bei 30 % ist eine Besserung zu verzeichnen und bei 20 % schreitet die Erkrankung fort.

13.3.4 Sjögren-Syndrom

Das Sjögren-Syndrom ist nach der rheumatoiden Arthritis die zweithäufigste Erkrankung aus dem rheumatischen Formenkreis, die Frauen etwa 10-mal häufiger betrifft als Männer. Sie kann isoliert bzw. kombiniert mit der rheumatoiden Arthritis oder anderen Kollagenosen auftreten.

Kennzeichnend ist eine chronische Entzündung der Tränendrüsen, Speicheldrüsen und manchmal anderer exokriner Drüsen, die daraufhin die Sekretproduktion reduzieren.

Symptome

Die typischen Beschwerden werden als *Sicca-Syndrom* zusammengefasst.
- Keratokonjunctivitis sicca: Da zu wenig Tränenflüssigkeit produziert wird, klagen die Patienten über brennende Augen und ein Fremdkörpergefühl. Es besteht die Gefahr von Hornhautulzerationen.
- Xerostomie: Die Mundtrockenheit führt vor allem zu Schluckstörungen.

Diagnostik

- Anamnese und klinisches Bild;
- Laborparameter, z. B. erhöhte BSG, Nachweis bestimmter Antikörper;
- Schirmer-Test, um herabgesetzte Tränensekretion nachzuweisen.

Therapie

- Symptomatische Therapie, z. B. künstliche Tränenflüssigkeit und viel trinken;
- Gegebenenfalls Therapie der Grundkrankheit.

13.3.5 Sharp-Syndrom

Es handelt sich um ein prognostisch gut verlaufendes Krankheitsbild mit einer Überlappungssymptomatik aus:
- Rheumatoider Arthritis;
- Systemischem Lupus erythematodes;
- Progressiver systemischer Sklerose;
- Polymyositis.

Die synonymen Bezeichnungen lauten daher auch *Mischkollagenose* oder *Mixed connective tissue disease* (MCTD).

Da Nieren, Herz und ZNS nur selten beteiligt sind, ist die Behandlung mit nichtsteroidalen Antirheumatika und gegebenenfalls niedrig dosierten Kortikosteroiden meist ausreichend.

13.4 Vaskulitiden

Vaskulitiden sind entzündliche Gefäßerkrankungen, die durch immunologische Reaktionen ausgelöst werden und sich an verschiedenen Organen manifestieren. Entsprechend können sich die Vaskulitiden unter vielfältigen Syndromen präsentieren und den betroffenen Patienten mit verschiedenen Fachrichtungen der Medizin konfrontieren.

13.4.1 Übersicht

Einteilung

Systemische Vaskulitiden werden entsprechend der Chapel-Hill-Klassifikation von 1992 eingeteilt nach der Größe der vorwiegend betroffenen Gefäße (**Tab. 13.7**).

Neben den in **Tab. 13.7** aufgeführten Krankheitsbildern können Vaskulitiden bei verschiedenen Grunderkrankungen auftreten, z. B. bei:
- Autoimmunerkrankungen wie der rheumatoiden Arthritis (Kap. 13.1) und Kollagenosen (Kap. 13.3);
- Infektionserkrankungen, z. B. HIV-Infektion;
- Einnahme mancher Medikamente.

Diagnostik und Therapieprinzip

Die Diagnose ergibt sich aus einem Mosaik klinischer, pathologisch-anatomischer und immunologischer Merkmale, die unten für die Wegener-Granulomatose und die Riesenzellarteriitis exemplarisch dargestellt werden.

Die Therapie umfasst eine globale Immunsuppression und gegebenenfalls eine spezielle Immuntherapie, um gezielt die Moleküle zu neutralisieren, die das Entzündungsgeschehen unterhalten.

Tabelle 13.7 Einteilung der Vaskulitiden nach der Chapel-Hill-Klassifikation (ANCA = antineutrophile zytoplasmatische Antikörper)

Betroffene Gefäße	Krankheitsbild

Kleine	- ANCA-assoziiert:
	  – Wegener-Granulomatose (Kap. 13.4.2)
	  – Churg-Strauss-Syndrom, das sich vor allem an der Lunge manifestiert
	  – Mikroskopische Panarteriitis
	- Nicht ANCA-assoziiert:
	  – Schönlein-Henoch-Purpura, die meist Kinder betrifft
	  – Vaskulitis bei essenzieller Kryoglobulinämie, d. h. mit Immunkomplexen, die bei Kälte ausfallen
	  – Kutane leukozytoklastische Angiitis, die isoliert die Haut betrifft

Mittelgroße	- Klassische Panarteriitis nodosa - M. Kawasaki oder mukokutanes Lymphknotensyndrom, das Kleinkinder betrifft

Große	- Riesenzellarteriitis (Kap. 13.4.3):
	  – Arteriitis temporalis Horton
	  – Polymyalgia rheumatica
	- Takayasu-Arteriitis, die häufig junge asiatische Frauen betrifft

13.4.2 Wegener-Granulomatose

Diese Vaskulitisform geht mit ulzerierenden Knötchen, so genannten Granulomen einher und beginnt typischerweise lokal begrenzt im oberen Respirationstrakt, sodass die Patienten meist zunächst einen HNO-Arzt aufsuchen.

Symptome

Im Initialstadium typisch sind:
- Symptome einer chronischen Rhinitis, Sinusitis und Otitis;
- Ulzerationen im Nasen-Mund-Rachen-Raum;
- Lungenrundherde.

Die Erkrankung generalisiert im Verlauf und befällt im Rahmen des pulmorenalen Syndroms neben der Lunge insbesondere die Nieren. Es kann zum raschen Nierenversagen und zu einem akut lebensbedrohlichen Verlauf kommen. Typische Symptome und Manifestationen im Generalisationsstadium sind:
- Fieber, Gewichtsverlust, Nachtschweiß;
- Hämoptysen und Hämoptoe durch alveoläre Blutungen;
- Arthralgien und Myalgien
- Zeichen einer Niereninsuffizienz (Kap. 10.5);
- Zeichen einer ZNS-Beteiligung.

Diagnostik und Therapie

Diagnostisch wegweisend sind:
- HNO-ärztliche Untersuchung mit Schleimhautbiopsie aus dem Nasenrachenraum.
- Labor:
  – Entzündungsmarker wie BSG und Leukozytose;
  – Nachweis von antineutrophilen zytoplasmatischen Antikörpern (ANCA);
  – Gegebenenfalls Hinweise auf Nierenbeteiligung wie erhöhtes Kreatinin im Serum, Erythrozyten im Urin.
- Röntgenbilder zeigen Verschattung der Nasennebenhöhlen, Infiltrate und Rundherde in der Lunge.
- MRT oder CT zeigen Granulome der Nasennebenhöhlen und eventuell intrazerebrale Herde.
- Gegebenenfalls Biopsie aus Lunge oder Nieren.

Therapeutisch sind im lokal begrenzten Initialstadium Antibiotika wie Cotrimoxazol und temporär zusätzlich Kortikosteroide wirksam. Im Generalisationsstadium muss aggressiv mit Immunsuppressiva behandelt werden, um den Patienten aus der lebensbedrohlichen Situation zu führen. Eine langfristige immunsuppressive Erhaltungstherapie ist darüber hinaus erforderlich, denn eine Heilung ist bei unbekannter Erkrankungsursache bislang nicht möglich.

Prognose

Die Prognose ist ohne Therapie schlecht. Bei optimaler Behandlung liegt die 5-Jahres-Überlebensrate bei 85 %. Prognose bestimmend ist insbesondere die Nierenschädigung.

13.4.3 Riesenzellarteriitis

Die Riesenzellarteriitis ist die häufigste Vaskulitis mit einer Inzidenz von ca. 30/100.000 Einwohnern, wobei überwiegend ältere Frauen betroffen sind.

Die Vaskulitis manifestiert sich im Versorgungsbereich der A. carotis und wird als *Arteriitis temporalis Horton* symptomatisch. 50 % der Betroffenen leiden zusätzlich an einer *Polymyalgia rheumatica*. Die Ursachen sind unbekannt.

Symptome

Zeichen der Arteriitis temporalis sind:
- Pochende Schläfenkopfschmerzen, eventuell Kieferschmerzen beim Kauen;
- Augenschmerzen, Sehstörungen, Erblindungsgefahr durch Beteiligung der die Retina versorgenden Zentralarterie;
- Tastbar verhärtete, druckschmerzhafte Arteriitis temporalis (**Abb. 13.10**).

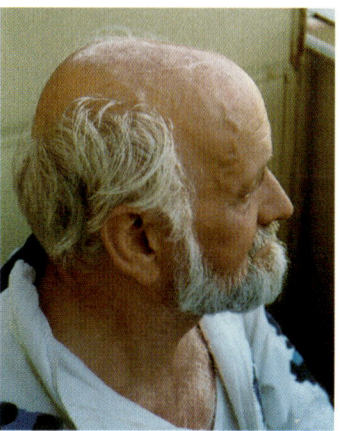

Abb. 13.10 Arteriitis temporalis. Die entzündete Schläfenarterie tritt hervor (Gerlach 2000).

Folgende Symptome treten bei der Polymyalgia rheumatica zusätzlich auf:
- Allgemeinsymptome wie Abgeschlagenheit, Schwitzen, Gewichtsverlust, Fieber und Depressionen;
- Symmetrische Schulter- und Beckengürtelschmerzen, insbesondere nachts;
- Druckschmerzhafte Oberarme;
- Morgensteifigkeit;
- Eventuell extrakranielle Manifestation der Vaskulitis an Aorta und Extremitätenarterien.

Diagnostik

- Anamnese und klinische Beschwerden;
- Augenärztliche Untersuchung;
- Erhöhte Entzündungsparameter wie sehr hohe BSG, Leukozytose;
- Farbduplexsonographie der extrakraniellen Arterien;
- Biopsie und Histologie der A. temporalis mit Nachweis der Riesenzellarteriitis.

Therapie

Die Erkrankung bessert sich rasch auf Kortikosteroide, die initial hoch dosiert und nach Besserung als niedrig dosierte Erhaltungstherapie über mindestens 2 Jahre konsequent verabreicht werden müssen, um Rezidive zu vermeiden.

Unbehandelt erblinden ca. 30 % der Betroffenen!

14 Infektiologie

14.1 Erkrankungen, die nicht nur die Atemwege betreffen

14.1.1 Influenza

Tabelle 14.1 Steckbrief

Myxovirus influencae	
Infektionsweg	Tröpfcheninfektion
Inkubationszeit	1–5 Tage
Infektiosität	Direkt vor Krankheitsbeginn bis 7 Tage danach
Impfung	Indikationsimpfung
Meldepflicht	Bei Erregernachweis

Von den drei bekannten Virustypen A, B und C ist Typ A der häufigste Erreger der Grippe. Es gibt mehrere Subtypen, die sich anhand der Oberflächeneigenschaften unterscheiden lassen. Da sich diese alle paar Jahre verändern, hinterlässt eine durchgemachte Erkrankung keinen bleibenden Schutz, und es treten regelmäßig Grippeepidemien und -pandemien auf. Es gibt eine jahreszeitliche Häufung von Dezember bis April. Anders als eine banale Erkältungskrankheit kann eine Influenza mit lebensbedrohlichen Komplikationen einhergehen, denen insbesondere Kinder, alte Menschen mit Vorerkrankungen und Patienten mit einer Abwehrschwäche erliegen.

Symptome und Komplikationen

Nur etwa 20% der Infizierten zeigen das Vollbild der Erkrankung mit:
- Stürmischem Krankheitsbeginn und starkem Krankheitsgefühl;
- Hohem Fieber über 2–3 Tage; ein 2. Fieberanstieg ist Hinweis auf eine bakterielle Superinfektion;
- Kopf-, Glieder- und Muskelschmerzen;
- Schnupfen und Husten, der mit blutigem Auswurf einhergehen kann.

Charakteristisch ist die verzögerte Rekonvaleszenz, Schwäche und Müdigkeit können noch Wochen anhalten. Die wichtigsten Komplikationen sind:
- Pneumonien durch Influenzaviren selber oder durch bakterielle Superinfektion (Kap. 8.9);
- Perimyokarditis (Kap. 6.8.1);
- Menigoenzephalitis;
- Verschlechterung einer Vorerkrankung.

Diagnostik und Therapie

Diagnostisch wegweisend ist die Symptomatik. Während einer bekannten Grippeepidemie sprechen Fieber und Husten mit 80%iger Wahrscheinlichkeit für eine Influenza. Der Nachweis von Antigenen und Antikörpern ist zwar möglich, spielt aber in der Praxis keine Rolle.

Inzwischen ist eine antivirale Therapie mit Neuraminidasehemmern möglich, die in den ersten 24–48 Stunden eingesetzt werden müssen. Die symptomatische Behandlung beinhaltet vor allem:
- Ausreichende Flüssigkeitszufuhr;
- Fiebersenkende Maßnahmen;
- Antibiotische Therapie bei bakterieller Superinfektion.

Prophylaxe

Insbesondere über 60-Jährigen mit Vorerkrankungen, Patienten mit einer Abwehrschwäche sowie medizinischem Personal wird zu einer aktiven Impfung geraten. Bei der Herstellung des Impfstoffs werden die Virusstämme des Vorjahres berücksichtigt. Da sich der Erreger aber permanent wandelt, bietet eine Impfung nur 50–70%igen Schutz.

14.1.2 Tuberkulose

Tabelle 14.2 Steckbrief

Bakterielle Infektion mit Mycobacterium tuberculosis	
Infektionsweg	Tröpfcheninfektion
Inkubationszeit	4–12 Wochen
Infektiosität	Offene Tbc, d. h. solange Erreger nachweisbar ist
Impfung	Indikationsimpfung
Meldepflicht	Ja

Die Tuberkulose (Tbc oder Tb) wird auch als Schwindsucht oder M. Koch bezeichnet, da Robert Koch 1882 den Erreger identifiziert hat. Der Keim weist einige Besonderheiten auf:
- Eine Kapsel macht ihn besonders widerstandsfähig, unter anderem säurefest.

- Die lange Generationszeit von etwa 20 Stunden hat Konsequenzen für Inkubationszeit, Diagnostik und Dauer der antibiotischen Therapie.
- Mittlerweile sind Resistenzen gegen Antibiotika bekannt.

Weltweit ist etwa 1/3 der Menschheit infiziert, d. h. tuberkulinpositiv. Von den Infizierten erkranken vor allem in den Entwicklungsländern bis zu 10 % an einer aktiven Tbc, und pro Jahr sterben etwa 3 Mio. Menschen an den Folgen der Erkrankung, die in zwei Stadien verläuft:
- Primärtuberkulose;
- Postprimärtuberkulose.

Primärtuberkulose

Die Tbc wird in der Regel durch Tröpfcheninfektion übertragen. Im Rahmen der Primärinfektion bildet sich der *Primärkomplex,* der aus einem pulmonalen Primärherd und den zugehörigen Lymphknoten besteht. Diese Phase der Infektion verläuft meist ohne klinische Symptome.

Postprimäre Tuberkulose

Die Erreger überleben viele Jahre intrazellulär, Resistenz mindernde Faktoren können zu einer *aktiven Tbc* führen.

> Die Mehrzahl der Tuberkulosefälle bei uns entsteht durch die beschriebene endogene Reinfektion.

Resistenz mindernde Faktoren

- Mangelernährung;
- Stress;
- Hohes Lebensalter;
- Alkoholismus und Drogenabhängigkeit;
- Diabetes mellitus;
- Langzeittherapie mit Kortison und Immunsuppressiva;
- HIV-Infektion und AIDS sowie andere Ursachen einer Immunschwäche;
- Malignome.

Manifestationen

Die postprimäre Tbc betrifft in ca. 85 % der Fälle die Lunge, kann aber durch hämatogene Streuung auch zu anderen Organmanifestationen führen:
- Knochen-Tbc;
- Haut-Tbc (**Abb. 14.1**);
- Urogenital-Tbc;
- Meningitis tuberculosa.

Symptome der Lungen-Tbc

Uncharakteristische Allgemeinsymptome sind Leistungsminderung, Müdigkeit, subfebrile Temperaturen, Nachtschweiß und Gewichtsverlust („Schwindsucht"). Typisch für die Lungen-Tbc ist anhaltender Husten mit eventuell blutigem Auswurf.

Diagnostik der Lungen-Tbc

Erregernachweis
Untersucht werden können Sputum, Magennüchternsaft sowie Bronchialsekret, das im Rahmen einer Bronchoskopie gewonnen wurde.
- Der direkte mikroskopische Erregernachweis im Untersuchungsmaterial gelingt leider nicht zuverlässig.
- Die Anzucht der Erreger auf Nährmedien dauert wegen der langen Generationszeit bis zu 4 Wochen.

> Wenn durch die bakteriologische Untersuchung Mycobacterium tuberculosis nachgewiesen wurde, liegt eine offene Tbc vor, d. h. dass der Patient ansteckend ist und isoliert werden muss!

Tuberkulintest
Bestandteile der Tuberkelbakterien werden intrakutan gespritzt oder mit einem Stempel appliziert. Wenn sich das Immunsystem des Probanden bereits

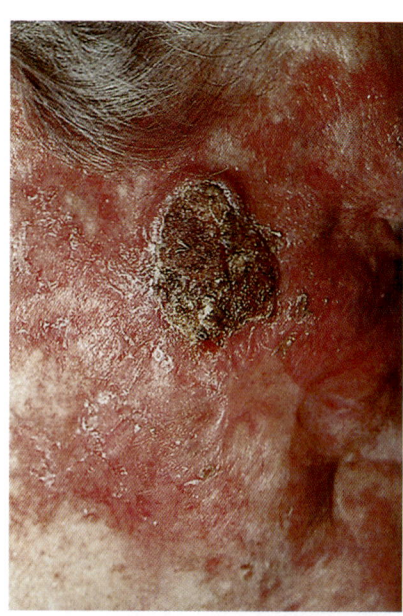

Abb. 14.1 Lupus vulgaris, eine Form der Hauttuberkulose.

mit dem Erreger auseinander gesetzt hat, bildet sich an der Stelle nach 72 Stunden eine derbe Schwellung.

> *Ein positiver Tuberkulintest beweist den Kontakt mit Tuberkelbakterien im Rahmen einer Impfung oder einer Infektion, nicht aber eine aktive Tuberkulose.*

Röntgen-Thorax
Bei einer Primär-Tbc lässt sich im Röntgenbild der Primärkomplex nachweisen. Dabei handelt es sich meist um einen Zufallsbefund oder um den Befund von einer Kontaktperson eines Patienten mit offener Tbc.

Bei der postprimären Lungentuberkulose sind möglicherweise Kavernen zu erkennen. Dabei handelt es sich um umschriebene Hohlräume, die durch Gewebseinschmelzung entstanden sind und Ausdruck einer offenen Tbc sind. Gegebenenfalls ist ein Pleuraerguss vorhanden.

Therapie
Jede aktive Tbc muss behandelt werden. Die Therapie wird stationär eingeleitet und ambulant fortgeführt, sobald der Erregernachweis nicht mehr gelingt. Es handelt sich um eine Kombinationstherapie aus bis zu 4 Tuberkulostatika über 6–9 Monate. Die lange Therapiedauer resultiert aus der langen Generationszeit der Mykobakterien.

14.1.3 Legionellose

Tabelle 14.3 Steckbrief

Bakterielle Infektion mit Legionella pneumophila	
Infektionsweg	Aerosole aus Klimaanlagen und Wasseranlagen
Inkubationszeit	2–10 Tage
Infektiosität	Keine Übertragung von Mensch zu Mensch!
Impfung	Nein
Meldepflicht	Ja

Die Legionellose wurde erstmals 1976 bei Kriegsveteranen in Philadelphia diagnostiziert, die sich in einem Hotel getroffen haben und durch Aeorosole aus der Klimaanlage infiziert wurden.

Verlaufsformen
Welche der Verlaufsformen ein Infizierter entwickelt, ist insbesondere von seiner Abwehrlage abhängig.

- Ca. 90 % der Infizierten bleiben asymptomatisch.
- Etwa 7 % entwickeln das so genannte Pontiac-Fieber mit grippeähnlichen Symptomen ohne eine Pneumonie. Die Prognose ist gut.
- Etwa 3 % bekommen eine Legionellenpneumonie, die aus historischen Gründen auch als Legionärskrankheit bezeichnet wird. Es handelt sich um eine atypische Pneumonie (Kap. 8.9), die auch mit einem Nierenversagen einhergehen kann. Bei zuvor Gesunden beträgt die Letalität ca. 15 %; von den Patienten mit vorbestehender Grunderkrankung sterben bis zu 80 %!

Diagnostik und Therapie
Nachdem Anamnese und körperliche Untersuchung erste Hinweise geliefert haben, wird die Diagnose durch den Erregernachweis in Sputum, Bronchialsekret bzw. Urin sowie in der verdächtigen Quelle gesichert. Schon bei Verdacht ist die antibiotische Therapie einzuleiten.

Prophylaxe
Warmwasseranlagen müssen regelmäßig gewartet werden. Wassertemperaturen über 70 °C töten den Erreger ab.

14.1.4 Diphtherie

Tabelle 14.4 Steckbrief

Bakterielle Infektion mit Corynebacterium diphtheriae	
Infektionsweg	Meist Tröpfcheninfektion
Inkubationszeit	2–5 Tage
Infektiosität	Solange Bakterien nachweisbar sind, d. h.: • 4 Tage nach Beginn der Antibiose • Unbehandelt 4 Wochen
Impfung: • Aktiv • Passiv	 Ja Ja
Meldepflicht	ja

Nach Einführung der Impfung ist die Diphtherie bei uns selten geworden, sie wird aber immer wieder insbesondere aus Osteuropa importiert. Für die hohe Letalität von 5–10 % ist vor allem das Diphtherietoxin verantwortlich.

Symptome

An der Eintrittsstelle des Erregers kommt es zu einer *Lokalinfektion*. Am häufigsten ist die Rachen- und Kehlkopfdiphtherie. Ebenfalls möglich sind Nasen-, Haut-, Wund- und Nabeldiphtherie.
- Kennzeichnend für die *Rachendiphtherie* ist eine Angina tonsillaris (Mandelentzündung) mit dicken, speckigen Belägen, so genannten Pseudomembranen, und ein süßlich-fader Mundgeruch.
- Zeichen der *Kehlkopfdiphtherie* sind kloßige Sprache, bellender Husten, ausgeprägte Dyspnoe mit Erstickungsängsten sowie inspiratorischer Stridor als Ausdruck verengter Atemwege. Die Kehlkopfdiphtherie wird auch als *echter Krupp* bezeichnet.

In der 2. Krankheitswoche sind hohes Fieber und Erbrechen Hinweise auf eine *systemische Intoxikation*. Das Diphtherietoxin führt zu lebensbedrohlichen Komplikationen wie:

- Myokarditis, die die häufigste Todesursache darstellt (Kap. 6.8.1);
- Polyneuritis;
- Nephritis.

Diagnostik und Therapie

Durch das klinische Bild und den Erregernachweis im Rachenabstrich wird die Diagnose gesichert. Die Patienten werden stationär aufgenommen und isoliert. Da die Prognose vom rechtzeitigen Therapiebeginn abhängig ist, wird dem Patienten Diphtherie-Antitoxin verabreicht, ohne das Ergebnis der bakteriologischen Untersuchung abzuwarten. Durch ein gleichzeitig gegebenes Antibiotikum sollen der Erreger eliminiert und weitere Toxinbildung verhindert werden. Prophylaktisch erhalten Kontaktpersonen ebenfalls ein Antibiotikum.

Prophylaxe

> Beginn der Grundimmunisierung mit 3 Monaten, Auffrischung alle 10 Jahre!

14.2 Infektiöse Durchfallerkrankungen

14.2.1 Übersicht

Erreger

Zahlreiche Mikroorganismen können Durchfallerkrankungen bedingen.

Bakterien
- Salmonellen: Salmonelleninfektionen sind häufig und werden unten ausführlich beschrieben.
- Escherichia coli: Die 4 verschiedenen Gruppen sind unter anderem verantwortlich für etwa 40 % der Reisediarrhöen sowie Enteritiden bei Säuglingen und Kleinkindern.
- Staphylococcus aureus und Clostridium perfringens: Das Toxin dieser Keime löst die so genannte Lebensmittelvergiftung aus. Nach kurzer Inkubationszeit von nur wenigen Stunden kommt es zu Erbrechen und Durchfall.
- Yersinia enterocolitica: Dieser Keim führt zu kolikartigen Bauchschmerzen, die oft als Appendizitis fehlgedeutet werden. Außerdem kann es zu einer Gelenk- und Hautbeteiligung kommen.
- Clostridium difficile: Alle Antibiotika können eine Diarrhö auslösen, indem sie die physiologische Darmflora stören und ein Überwuchern mit Clostridien und anderen begünstigen; eine Antibiotika-assoziierte Diarrhö ist häufig durch das Toxin von Clostridium difficile verursacht.
- Außerdem: Campylobacter jejuni, Shigellen und Vibrio cholerae.

Viren
Beispiele für viral bedingte Durchfallerkrankungen:
- Rotaviren, an denen vor allem Kinder leiden;
- Noroviren, den häufigsten Erregern akuter Gastroenteritiden.

Protozoen und Pilze
- Entamoeba histolytica ist der Erreger der Amöbenruhr.
- Kryptosporidien infizieren vor allem immunsupprimierte Patienten.
- Candida- und Aspergillusarten, wobei Hefepilze im Darm bei 75 % der darmgesunden Europäer vorkommen.

Komplikationen

Bei allen Durchfallerkrankungen drohen die Folgen der Dehydratation und des Elektrolytverlustes, insbesondere:
- Kreislaufversagen;
- Akutes Nierenversagen sowie
- Thrombose.

▮ *Cave: Exsikkose!*

Diagnostik

- Anamnese, z. B. Reise- und Medikamentenanamnese;
- Erregernachweis im Stuhl.

Therapieprinzipien

Symptomatische Therapie

▮ *Flüssigkeits- und Elektrolytsubstitution ist die wichtigste, eventuell lebensrettende Maßnahme!*

Außerdem möglich:
- Nahrungskarenz;
- Obstipierende Medikamente, die die Darmperistaltik hemmen, jedoch die Keimausscheidung verzögern;
- Spasmolytika bei krampfartigen Bauchschmerzen.

Kausale Therapie

Antibiotika sind nur in den seltensten Fällen angezeigt. Sie erfolgt gezielt nach Stuhldiagnostik z. B. bei:
- Blutigen Durchfällen;
- Säuglingen;
- Alten Menschen.

14.2.2 Salmonelleninfektionen

Weltweit sind mehr als 2.000 Arten bekannt, die zwei verschiedene Krankheitsbilder bedingen:
- Salmonellen-Gastroenteritis;
- Typhus abdominalis.

Salmonellen-Gastroenteritis (Tab. 14.5)

Symptome und Komplikationen

Nach kurzer Inkubationszeit kommt es durch Toxinwirkung zur typischen Symptomatik:

Tabelle 14.5 Steckbrief

Bakterielle Infektion mit z. B. Salmonella enteritidis oder Salmonella typhimurium

Infektionsweg	- Meist über Tiere und Tierprodukte, v. a. Eier und Geflügel - Selten Schmierinfektion
Inkubationszeit	5–72 Stunden, abhängig von der Infektionsdosis
Infektiosität	Solange Erreger nachweisbar ist
Impfung	Nein
Meldepflicht	Verdacht, Erkrankung und Tod, wenn: - Der Betroffene im Lebensmittelbereich tätig ist oder - Bei epidemischem Auftreten

- Brechdurchfälle;
- Krampfartige Bauchschmerzen;
- Fieber;
- Kopfschmerzen.

Neben den Folgen der Dehydratation und des Elektrolytverlustes (s. o.) sind vor allem bei reduzierter Abwehrlage septische Komplikationen mit Keimabsiedlungen an Endokard, Meningen, Knochen und Gelenken möglich. 1 von 1.000 Infizierten bleibt Dauerausscheider, der zwar selber keine Symptome mehr hat, aber eine Infektionsquelle für andere darstellt.

Diagnostik und Therapie

Nach Erregernachweis im Stuhl erfolgt die symptomatische Therapie, die vor allem den Flüssigkeits- und Elektrolytverlust ausgleichen soll. Antibiotika sind in der Regel nicht angezeigt, da sie den Krankheitsverlauf nicht günstig beeinflussen und die Salmonellenausscheidung verzögern. Ausnahmen macht man bei schwerem Krankheitsverlauf, Säuglingen, immunsupprimierten sowie alten Menschen.

Prophylaxe

- Persönliche Hygiene;
- Lebensmittelhygiene, z. B. ausreichendes Erhitzen potenziell befallener Lebensmittel;
- Beschäftigungsverbot für Keimausscheider im Lebensmittelbereich.

Typhus abdominalis (Tab. 14.6)

Tabelle 14.6 Steckbrief

Bakterielle Infektion mit Salmonella typhi

Infektionsweg	• Schmierinfektion • Trinkwasser bzw. kontaminierte Lebensmittel
Inkubationszeit	Durchschnittlich 10 Tage (3–60 Tage)
Infektiosität	Solange Erreger im Stuhl nachweisbar ist
Impfung	Ja
Meldepflicht	Verdacht, Erkrankung und Tod, wenn: • Der Betroffene im Lebensmittelbereich tätig ist oder • Bei epidemischem Auftreten

Häufigkeit

Weltweit erkranken jährlich mehr als 30 Mio. Menschen, vor allem in Indien und Nepal. In Deutschland sind pro Jahr etwa 100 importierte Fälle zu verzeichnen.

Symptome und Komplikationen

Anders als die Salmonellen-Gastroenteritis beginnt der Typhus schleichend mit:
- Kopfschmerzen;
- Benommenheit (Typhus heißt übersetzt „Nebel");
- Fieber;
- Grau-weiß belegter Zunge;
- Rote Flecken, so genannte Roseolen, auf der Bauchdecke;
- Obstipation!

> *Zu erbsbreiartigen Durchfällen kommt es erst in der 2. Woche!*

Neben den Folgen der Dehydratation und des Elektrolytverlustes (s. o.) drohen:
- Septische Komplikationen mit Keimabsiedlungen an Endokard, Meningen, Knochen und Gelenken;
- Darmblutung;
- Darmperforation (Durchbruch).

Ca. 4% bleiben Dauerausscheider, die zwar selber keine Symptome mehr haben, aber eine Infektionsquelle für andere darstellen.

Diagnostik und Therapie

Zu Beginn der Erkrankung wird der Erreger im Blut nachgewiesen! Erst mit Auftreten der Durchfälle findet man die Salmonellen auch im Stuhl. Neben symptomatischen Maßnahmen sind bei Typhus auch Antibiotika angezeigt.

Prophylaxe

- Persönliche Hygiene;
- Lebensmittel- und Trinkwasserhygiene;
- (Dauer-) Ausscheider werden vom Gesundheitsamt überwacht;
- Aktive Impfung vor Reisen in Risikogebiete.

14.3 Staphylokokken- und Streptokokkenerkrankungen

14.3.1 Übersicht

Kokken sind kleine, kugelförmige Bakterien. Wenn sich die Kugelbakterien in Trauben zusammenfinden, handelt es sich um Staphylokokken, während sich Streptokokken kettenförmig aneinander reihen (Kap. 2.3.2). Beide Keime finden sich in der Normalflora, sind aber auch Erreger eitriger Entzündungen.

Staphylokokken

Staphylococcus epidermidis

Staphylococcus epidermidis gehört zur physiologischen Flora des Menschen. Er führt nur in Ausnahmefällen zu Infektionskrankheiten und wird daher als fakultativ-pathogen bezeichnet (Kap. 2.3.1).

Staphylococcus aureus

Beispiele für Erkrankungen, die durch Staphylococcus aureus hervorgerufen werden:
- Entzündungen der Haarwurzel, die je nach Ausdehnung als Follikulitis, Furunkel bzw. Karbunkel bezeichnet werden;
- Abszesse, d. h. durch feste Membran abgegrenzte Eiteransammlung (Kap. 1.4.2);
- Empyeme, d. h. Eiteransammlungen in vorgegebenen Körperhöhlen wie Pleuraspalt, Gallenblase oder Gelenkkapsel (Kap. 1.4.2);
- Postoperative Wundinfekte;

- Mastitis, eine Entzündung der Brustdrüse, zu der es in der Regel in der Stillzeit kommt (Mastitis puerperalis);
- Osteomyelitis, der gefürchteten Entzündung des Knochens und des Knochenmarks;
- Lebensmittelvergiftungen durch Bakterientoxin (Kap. 14.2.1).

MRSA

Zunehmend entwickeln Staphylokokken Antibiotikaresistenzen. MRSA ist ein in Kliniken gefürchteter Problemkeim. Die Abkürzung steht für Methicillinresistenter Staphylococcus aureus, vereinfacht multiresistenter Staphylococcus aureus. MRSA kann beispielsweise postoperative Wundinfekte und Pneumonien verursachen. Da kaum ein Antibiotikum greift, können sich diese Infekte bis zur Sepsis ausweiten. Betroffene Patienten müssen isoliert werden. Medizinisches Personal ist zwar selbst nicht gefährdet, kann aber den Keim zu anderen Patienten tragen.

■ *Schutzisolierung bei MRSA!*

Streptokokken

Es gibt zahlreiche Streptokokkenarten, die nach ihrer Fähigkeit Hämoglobin aufzulösen in α-, β- und γ-hämolysierende Streptokokken eingeteilt werden. Die meisten Infektionskrankheiten werden durch β-hämolysierende Streptokokken hervorgerufen, die wiederum in Gruppen unterteilt werden.
Beispiele für Streptokokkeninfektionen:
- Erysipel (Kap. 14.3.2);
- Scharlach (Kap. 14.3.3);
- Angina tonsillaris, eine eitrige Mandelentzündung;
- Phlegmone, eine diffuse Entzündung der Haut und Unterhaut (Kap. 1.4.2);
- Schwerste Weichteilinfektionen, die als Fasciitis necroticans bezeichnet werden und trotz Amputationen letal enden können.

Streptokokkenzweiterkrankungen

> Streptokokkenzweiterkrankungen werden auch als Poststreptokokkenerkrankungen bezeichnet und stellen eine gefürchtete Spätkomplikation nach einer Streptokokkeninfektion dar. Sie werden dadurch verursacht, dass sich die gebildeten Antikörper nicht nur gegen den Erreger, sondern auch gegen körpereigene Strukturen richten. Es handelt sich um das rheumatische Fieber, bei dem sich die Antikörper vor allem gegen kardiale Strukturen richten (Kap. 6.7.1), und die Glomerulonephritis, die das Nierengewebe betrifft (Kap. 10.6).

14.3.2 Erysipel

Definition

Beim Erysipel, das auch als Wundrose bezeichnet wird, handelt es sich um eine akute Entzündung der Dermis durch β-hämolysierende Streptokokken der Gruppe A, seltener anderer Streptokokken oder auch Staphylokokken. Der Erreger gelangt über Eintrittspforten wie Wunden oder Fußpilz in die Haut und breitet sich über die Lymphgefäße aus.

Symptome

- Die Erkrankung beginnt plötzlich mit Allgemeinsymptomen wie Kopfschmerzen, Fieber und Schüttelfrost.
- Lokal zeigt sich ein flächiges, meist scharf begrenztes, hochrotes Erythem mit zungenförmigen Ausläufern (**Abb. 14.2**).
- Die Hautveränderung geht mit Ödem, Überwärmung und Schmerzen als typischen Entzündungszeichen einher.
- Manchmal bilden sich Spannungsblasen.
- Die lokalen Lymphknoten sind vergrößert.

Komplikationen

- Wenn es nicht gelingt, die Eintrittspforte zu sanieren, drohen Rezidive.
- Durch die Verklebung der Lymphbahnen kann es zu Lymphödemen kommen.

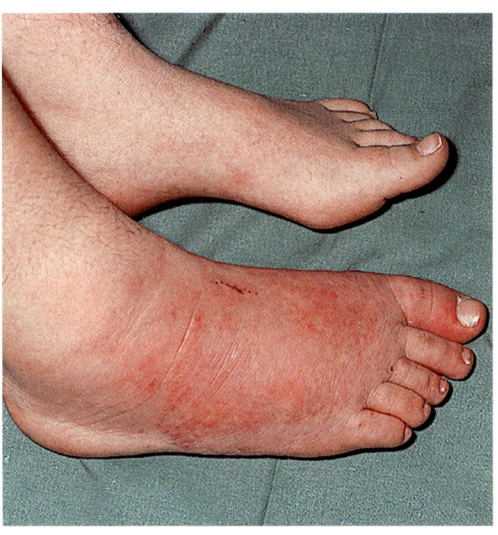

Abb. 14.2 Beginnendes Erysipel am rechten Fuß (Jung 1998).

- Eine Glomerulonephritis ist nach Erysipel als Streptokokkenzweiterkrankung häufiger als das rheumatische Fieber (Kap. 14.3.1).

Diagnostik und Therapie

Die Diagnose wird anhand der Klinik gestellt.
- Die antibiotische Behandlung dauert mindestens 10 Tage.
- Begleitend wird die erkrankte Region gekühlt und ruhig gestellt, z. B. Bettruhe und Hochlagerung des betroffenen Beines bzw. Sprech- und Kauverbot bei Wundrose im Gesicht.
- Bei Bettruhe ist eine Thromboseprophylaxe notwendig.
- Außerdem muss die Eintrittspforte saniert werden.

14.3.3 Scharlach

Die β-hämolysierenden Streptokokken verursachen eine eitrige Mandelentzündung, eine Angina tonsillaris (**Tab. 14.7**). Für die charakteristischen Hautveränderungen ist das Toxin der Bakterien verantwortlich, von dem 3 Varianten bekannt sind. Eine durchgemachte Infektion hinterlässt nur antitoxische Immunität, sodass man bis zu 3-mal Scharlach bekommen kann. Infiziert man sich mit einem Keim, der ein bekanntes Toxin produziert, bekommt man allenfalls eine Angina tonsillaris.

Symptome

Stürmischer Beginn mit:
- Hohem Fieber;
- Hals- und Kopfschmerzen;
- Husten;

Tabelle 14.7 Steckbrief

β-hämolysierende Streptokokken der Gruppe A	
Infektionsweg	Tröpfcheninfektion
Inkubationszeit	2–4 Tage
Infektiosität	Bis 24 Stunden nach Beginn der Antibiotikatherapie
Impfung	Nein
Meldepflicht	Nein

- Verdickten, eitrig belegten Tonsillen;
- Vergrößerten Lymphknoten;
- Bauchschmerzen und Erbrechen.

Nach etwa 3 Tagen treten Haut- und Schleimhautveränderungen auf:
- Dunkelrotes Enanthem am Gaumen;
- Himbeerzunge (**Abb. 14.3a**);
- Exanthem, das in den Leisten und Achselhöhlen beginnt und sich aus kleinen, dicht stehenden roten Flecken zusammensetzt. Es verbreitet sich schnell über die gesamte Körperoberfläche, spart aber das Mund-Kinn-Dreieck aus (**Abb. 14.3b**).

Am Ende der ersten Krankheitswoche klingt das Exanthem ab, und die Haut beginnt kleieförmig zu schuppen. In großen Schuppen löst sie sich von den Handflächen und Fußsohlen.

Komplikationen

Frühkomplikationen
- Toxischer Verlauf mit Haut- und Schleimhauteinblutungen, Myokarditis, Bewusstseinseintrübung und zerebralen Krampfanfällen (selten).
- Septischer Verlauf mit Meningitis und Hirnsinusvenenthrombose.

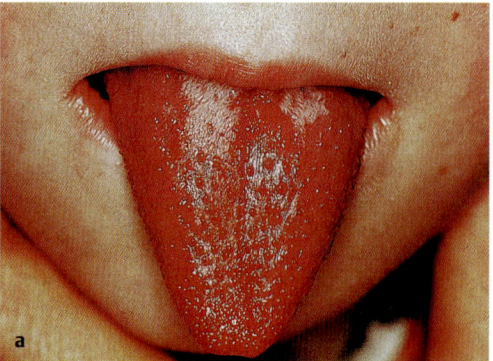
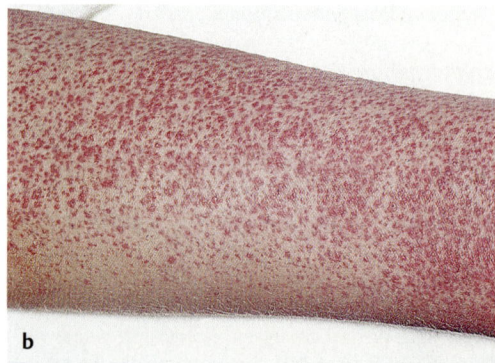

Abb. 14.3a–b Scharlach. **a** Himbeerzunge. **b** Feinfleckiges Exanthem (Sitzmann 2002).

Spätkomplikationen

Wie bei allen Streptokokkeninfektionen kann es auch bei Scharlach zu folgenden Streptokokkenzweiterkrankungen kommen (Kap. 14.3.1):
- Rheumatisches Fieber (Kap. 6.7.1);
- Seltener Glomerulonephritis (Kap. 10.6).

Diagnostik und Therapie

Diagnostisch wegweisend sind:
- Erregernachweis im Rachenabstrich;
- Antikörpernachweis (Antistreptolysin).

Die bakterielle Infektion wird mit Penicillin, alternativ bei Penicillinallergie mit Erythromycin behandelt.

14.4 Herpesviruserkrankungen

Es gibt etwa 100 verschiedene Herpesviren, von denen nur wenige humanpathogen sind:
- Herpes-simplex-Virus (HSV), das die bekannten Bläschen im Mundbereich (Typ 1) bzw. im Genitalbereich (Typ 2) hervorruft;
- Varicella-Zoster-Virus (VZV; Kap. 14.4.1);
- Epstein-Barr-Virus (EBV), das neben der infektiösen Mononukleose (Kap. 14.4.2) folgende Malignome verursacht:
  - B-Zell-Lymphome bei immunsupprimierten Patienten (Kap. 12.6);
  - Burkitt-Lymphom, das vor allem in Zentralafrika vorkommt;
  - Karzinome im Nasen-Rachen-Raum, die man vor allem in Asien findet.
- Zytomegalievirus (CMV; Kap. 14.4.3);
- Kaposi-Sarkom-Herpesvirus, das vor allem bei AIDS-Patienten zu Kaposi-Sarkomen an Haut und inneren Organen führt.

Tabelle 14.8 Steckbrief

Varicella-Zoster-Virus

Infektionsweg	Tröpfcheninfektion
Inkubationszeit	14–16 Tage (selten 28 Tage)
Infektiosität	2 Tage vor bis 7 Tage nach Auftreten des Exanthems
Impfung: • Aktiv • Passiv	 Ja Ja
Meldepflicht	Nein

14.4.1 Varicella-Zoster-Virus-Infektion

Das Varicella-Zoster-Virus (VZV) ist hoch infektiös und verursacht häufig bereits im Kindesalter die Windpocken (Varizellen). Bei mehr als 90 % der 14-jährigen sprechen Antikörper für eine durchgemachte Infektion. Die Viren persistieren in den Spinalganglien und können bei reduzierter Abwehrlage erneut aktiv werden: Infolge einer endogenen Reinfektion kommt es bei etwa 20 % der Betroffenen zu einer Gürtelrose (Herpes zoster).

> Erstinfektion verursacht Varizellen.
> Endogene Reinfektion verursacht Herpes zoster.

Varizellen (Tab. 14.8)

Symptome und Komplikationen

Die Windpocken gehen mit einem Exanthem und starkem Juckreiz einher, während das Allgemeinbefinden häufig nicht stark beeinträchtigt ist. Schubweise bilden sich an der gesamten Körperoberfläche immer neue rote Flecken, die zu kleinen Knötchen, Bläschen und schließlich zu Krusten werden, die nach 2–3 Wochen abfallen (**Abb. 14.4**). Bei mechanischer Irritation oder bakterieller Superinfektion bleiben die typischen, gestanzt wirkenden Narben

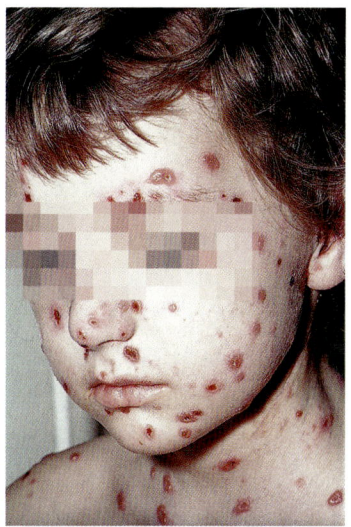

Abb. 14.4 Kleinkind mit Windpocken (Sitzmann 2002).

zurück. Mögliche Komplikationen sind in **Tab. 14.9** zusammengefasst.

Tabelle 14.9 Mögliche Komplikationen bei Varizellen

Patientengruppe	Mögliche Komplikation
Immunkompetente	Zerebellitis, eine seltene Entzündung des Kleinhirns
Immunsupprimierte	- Pneumonie - Enzephalitis - Hepatitis - Pankreatitis
Schwangere bei Erstinfektion in der Schwangerschaft	Kongenitales Varizellensyndrom mit: - Schweren Hautveränderungen - Minderwuchs - Grauem Star - Hirnatrophie mit Krampfleiden

Diagnostik und Therapie

Die Diagnose wird anhand des klinischen Bildes gestellt. Durch die symptomatische Therapie soll der Juckreiz gelindert und einer bakteriellen Superinfektion vorgebeugt werden. Eine virustatische Behandlung mit Aciclovir ist nur bei immunsupprimierten Patienten angezeigt.

Prophylaxe

Derzeit rät die Ständige Impfkommission am Robert Koch-Institut nur folgende Personengruppen zu impfen, falls sie noch keine Windpocken hatten:
- Kinder mit Malignomen;
- Kinder vor geplanter immunsuppressiver Therapie;
- Eltern und Geschwister dieser Kinder;
- Medizinisches Personal, das Kinder und Schwangere betreut;
- Frauen mit Kinderwunsch.

Herpes zoster

Definition und Risikofaktoren

Bei der Gürtelrose handelt es sich um ein segmentales Krankheitsbild, das durch Reaktivierung des Varicella-Zoster-Virus bedingt ist. Der Zoster kann Ausdruck eines reduzierten Immunstatus sein und tritt vorzugsweise auf bei:
- Älteren Menschen;
- Patienten mit Immundefekt oder immunsuppressiver Therapie;
- Patienten mit malignen Neubildungen;
- Stress und Traumen.

Symptome und Komplikationen

Grundsätzlich kann jedes Dermatom betroffen sein. Am häufigsten jedoch ist der Zoster im Bereich eines thorakalen bzw. lumbalen Nervensegmentes. Die Gürtelrose verläuft in 3 Stadien, die jeweils etwa 7 Tage dauern.
- In der Prodromalphase kommt es zu starken neuralgiformen Schmerzen in dem betroffenen Segment ohne sichtbare Hautveränderungen.
- Nach ca. 7 Tagen rötet sich das betroffene Segment, und es bilden sich gruppiert stehende Bläschen mit meist wässrigem, aber auch blutigem Inhalt (**Abb. 14.5**).

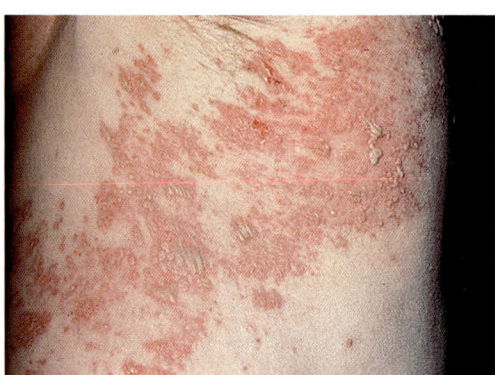

Abb. 14.5 Herpes zoster mit typischer Anordnung einer „Gürtelrose" in den Segmenten Th2–4 (Jung 1998).

- In der Abheilungsphase trocknen die Bläschen ein.

Gefürchtet sind:
- Beteiligung des Auges bzw. Innenohres, wenn der erste Trigeminusast betroffen ist;
- Postzosterische Neuralgien, d.h. anhaltende Schmerzen in dem betroffenen Segment, die den Patienten noch Monate oder Jahre nach der Infektion quälen können;
- Zoster generalisatus, d.h. Befall mehrerer Segmente als Ausdruck einer stark reduzierten Abwehrlage;
- Zoster-Enzephalitis.

Diagnostik und Therapie

Diagnostisch wegweisend ist das typische klinische Bild. Außerdem muss nach den Ursachen für die endogene Reinfektion gefahndet werden, z. B. Malignom.

Behandlung:
- Systemische, virustatische Therapie mit Aciclovir;
- Lokaltherapie, um bakterielle Superinfektion zu verhindern.

14.4.2 Infektiöse Mononukleose

Tabelle 14.10 Steckbrief

Epstein-Barr-Virus	
Infektionsweg	Über engen Kontakt durch infizierten Speichel („kissing disease")
Inkubationszeit	8–21 Tage (selten 50 Tage)
Impfung	Nein
Meldepflicht	Nur bei Erkrankung an Meningitis oder Tod

Bei 90 % der Erwachsenen sprechen Antikörper für eine durchgemachte infektiöse Mononukleose, die wegen der Symptome auch als Pfeiffer-Drüsenfieber und wegen des Infektionsweges auch als *kissing disease* bezeichnet wird.

Symptome und Komplikationen

In der Regel verläuft die infektiöse Mononukleose bei Säuglingen und Kleinkindern asymptomatisch, während Schulkinder und Erwachsene eher das Vollbild der Erkrankung zeigen. Neben Fieber bis 40° C kommt es zum Befall lymphatischer Organe:
- Generalisierte Lymphknotenschwellung, die am Hals besonders deutlich ist;
- Tonsillitis, d. h. Mandelentzündung;
- Vergrößerte Milz;
- Eventuell Leberbeteiligung im Sinne einer Hepatitis.

Jeder 5. Patient hat außerdem ein Exanthem, das den Hautveränderungen bei Röteln ähnelt. Bei Kindern dauert die Erkrankung ca. 10 Tage, bei Erwachsenen 20 Tage oder länger.

Häufigste Komplikation ist die bakterielle Superinfektion der Tonsillen. Selten sind Myokard, Lungen, Nieren oder Nervensystem beteiligt.

Diagnostik und Therapie

Diagnostisch wegweisend sind Klinik sowie Laboruntersuchungen, die die typischen Blutbildveränderungen und spezifische Antikörper zeigen. Da es sich um eine Virusinfektion handelt, werden die Patienten symptomatisch behandelt. Ein Antibiotikum ist nur bei bakterieller Superinfektion der Tonsillen angezeigt.

14.4.3 Zytomegalievirusinfektion

Tabelle 14.11 Steckbrief

Zytomegalievirus (CMV)	
Infektionsweg	- Über die Plazenta, bei der Geburt bzw. beim Stillen - Tröpfchen- und Schmierinfektion - Blutkontakt - Geschlechtsverkehr - Organtransplantation
Inkubationszeit	Unklar, vermutlich 3–6 Wochen
Impfung	Nein
Meldepflicht	Nein

Die meisten Menschen machen im Laufe ihres Lebens eine CMV-Infektion durch. So haben in Europa mehr als 50 % der Erwachsenen Antikörper. Bei Immunkompetenten verläuft die Infektion in der Regel asymptomatisch und hinterlässt lebenslange Immunität, während sie für immunsupprimierte Patienten wie Knochenmark- bzw. Organtransplantierte und AIDS-Patienten sowie für die pränatale Entwicklung eine Gefahr darstellt.

CMV-Infektion in der Schwangerschaft

Bei der Zytomegalie handelt es sich um die häufigste prä- bzw. perinatale Infektion, zu der es nur bei Erstinfektion in der Schwangerschaft kommen kann. Im 1. Trimenon resultiert meistens eine Fehlgeburt, im 2. und 3. Trimenon eine Fetopathie mit ZNS-Beteiligung, Pneumonie, Leber- und Milzvergrößerung, Anämie sowie Schwerhörigkeit. Diesen Komplikationen kann durch Gabe von Immunglobulinen begegnet werden.

CMV-Infektion bei immunsupprimierten Patienten

Bei abwehrgeschwächten Patienten ruft das CM-Virus ein Krankheitsbild hervor, das der infektiösen Mononukleose ähnelt (Kap. 14.4.2). Hauptsymptome sind Fieber, vergrößerte Lymphknoten, Milz- und Leberschwellung sowie Muskel- und Gelenkbeschwerden. Wichtige Komplikationen sind:
- Retinitis (Netzhautentzündung), die die häufigste CMV-Manifestation bei AIDS-Patienten darstellt;

- Interstitielle Pneumonie (Kap. 8.9), die mit einer Letalität von 50 % behaftet ist;
- Enzephalitis, etc.

Immunsupprimierte werden mit Virustatika und Immunglobulinen behandelt.

14.5 Tetanus

Tabelle 14.12 Steckbrief

Bakterielle Infektion mit Clostridium tetani	
Infektionsweg	Wundinfektion
Inkubationszeit	4–16 Tage
Impfung: • Aktiv • Passiv	 Ja Ja
Meldepflicht	Ja

Clostridium tetani kommt überall, vor allem aber im Erdreich vor. Da der Erreger Sporen bildet, ist er enorm widerstandsfähig. Selbst in kleinste Wunden kann er eindringen, sich vermehren und das Neurotoxin Tetanospasmin bilden, das auf dem Blutweg zu den Vorderhornzellen des Rückenmarks gelangt, dort insbesondere die hemmenden Impulse blockiert und so für den „Wundstarrkrampf" verantwortlich ist.

▎ *Jede Wunde ist potenziell tetanusgefährdet!*

Symptome

Zunächst bemerkt der Patient uncharakteristische Zeichen wie allgemeine Schwäche, Kopfschmerzen, Schwindel und Schwitzen. Das Toxin bewirkt, dass der Muskeltonus von kranial nach kaudal zunimmt. Es kommt zu:
- Schwierigkeiten beim Schlucken;
- Hart gespannter Kau- und Gesichtsmuskulatur, die zum Risus sardonicus führt (Teufelslachen, **Abb. 14.6**);
- Zunehmender Nackensteifigkeit;
- Später Opisthotonus mit massiver Überstreckung des Rumpfes und Befall der Atemmuskulatur.

Trotz schwerer neurologischer Symptome sind die Patienten bei vollem Bewusstsein.

Diagnostik

Das klinische Bild sowie anamnestische Angaben über Verletzungen und fehlenden Impfschutz führen zur Verdachtsdiagnose. Der Erregernachweis ist oft schwierig.

Therapie

- Gabe von Tetagam; das Tetanushyperimmunglobulin soll das Toxin inaktivieren;
- Wundexzision und Penicillingabe, um Keime zu eliminieren;
- Symptomatische Maßnahmen wie Sedierung und Beatmung.

Prophylaxe

Aktive Immunisierung

▎ *• Beginn der Grundimmunisierung mit 3 Monaten.*
▎ *• Auffrischung alle 10 Jahre!*

Passive Immunisierung
Bei jeder Verletzung muss der Patient nach seinem Impfstatus befragt werden. Wenn er keinen Impfschutz nachweisen kann, wird er passiv geimpft. Gleichzeitig wird mit der Grundimmunisierung begonnen, so genannte Simultanimpfung.

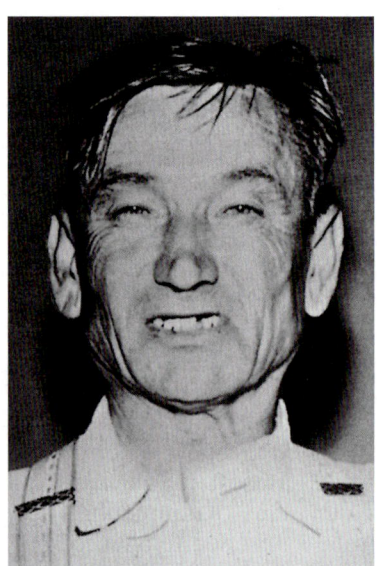

Abb. 14.6 Gesicht eines Tetanuspatienten mit Risus sardonicus (Teufelslachen) (Kuner u. Schlosser 1995).

14.6 Durch Zecken übertragene Erkrankungen

14.6.1 Borreliose

Tabelle 14.13 Steckbrief

Bakterielle Infektion mit Borrelia burgdorferi u. a.	
Infektionsweg	Zecke als Vektor
Inkubationszeit	1–6 Wochen (durchschnittlich 9 Tage) bis Stadium I
Impfung	Nein
Meldepflicht	Nur in einzelnen Bundesländern

In Endemiegebieten sind bis zu 30% der Zecken befallen. Nach einem Biss durch eine infizierte Zecke beträgt die Infektionsrate ca. 10% und die Erkrankungsrate ca. 4%.

Symptome

Die typischen 3 Stadien der Erkrankung müssen nicht unbedingt durchlaufen werden.

Stadium I
Etwa 9 Tage nach dem Zeckenbiss bildet sich an der Bissstelle eine Rötung, die sich in den nächsten Tagen zentrifugal ausbreitet und zentral abblasst. Es entsteht ein wandernder Ring, der als Erythema chronicum migrans bezeichnet wird (**Abb. 14.7**). Diese Hautveränderung bildet sich spontan zurück.

Stadium II
Unbehandelt kann es innerhalb eines Jahres zu folgenden Komplikationen kommen:
- Gelenkbeteiligung, vor allem der Knie- und Sprunggelenke;
- Kardiologische Manifestationen im Sinne einer Myokarditis (Kap. 6.8.1) und typischerweise AV-Blockierungen (Kap. 6.6.2);
- Neurologische Manifestationen wie Meningitis, Enzephalitis und Meningoradikulitis (Bannwarth-Syndrom).

Stadium III
Noch Jahre und Jahrzehnte nach dem Zeckenbiss können typische Hautveränderungen und neurologische Symptome auftreten:
- Die Haut wird pergamentartig dünn, sodass die Blutgefäße durchscheinen. Diese Veränderung wird als Acrodermatitis chronica atrophicans bezeichnet.
- Polyneuropathie und chronisch progrediente Enzephalomyelitis sind neurologische Manifestationen des Spätstadiums.

Diagnostik und Therapie

Anamnese und Klinik führen zur Verdachtsdiagnose. Die Diagnose wird mittels Antikörpernachweis gesichert, der jedoch erst ab der 3. Woche gelingt. Es folgt eine antibiotische Therapie, wobei die Wahl des Antibiotikums und die Behandlungsdauer vom Erkrankungsstadium abhängig sind.

Prophylaxe

- Schutz vor Zeckenbissen!
- Nach Biss Zecke ohne zu quetschen aus der Haut entfernen und die Bissstelle desinfizieren. Dabei kein Öl, Klebstoff oder Ähnliches verwenden!
- Keine Impfung möglich!

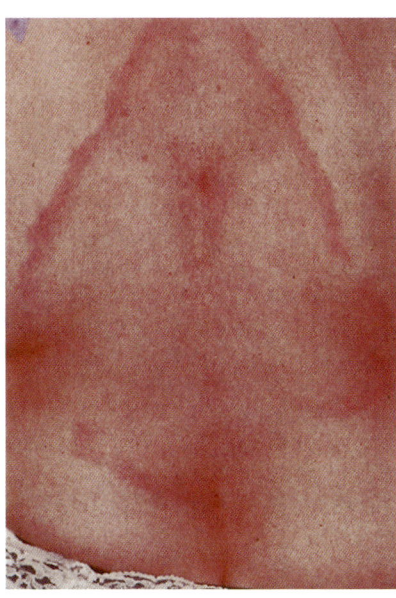

Abb. 14.7 Erythema migrans bei Borreliose im Stadium I.

14.6.2 Frühsommermeningoenzephalitis (FSME)

In den Endemiegebieten Osteuropas, in Bayern, Baden-Württemberg und einigen Regionen Österreichs sind etwa 5% der Zecken befallen.

Tabelle 14.14 Steckbrief

Infektion mit FSME-Virus

Infektionsweg	Zecke als Vektor
Inkubationszeit	2–28 Tage
Impfung:	
• Aktiv	Ja
• Passiv	Ja
Meldepflicht	Ja

Symptome

Bis zu 70–90 % der Infizierten zeigen keine Krankheitszeichen. Bei den übrigen verläuft die FSME in 2 Phasen:
- Grippale Symptomatik, die von einem fieberfreien Intervall von 1 Woche gefolgt ist;
- Meningitis bzw. Meningoenzephalitis mit erneutem Fieberanstieg bei 10 % der Patienten. Neurologische Spätfolgen treten in 10 % dieser Fälle auf, die Letalität beträgt 1–2 %.

Diagnostik und Therapie

Nachdem Anamnese und körperliche Untersuchung erste Hinweise geliefert haben, wird die Diagnose durch Antikörpernachweis und Lumbalpunktion gesichert. Die Therapie ist rein symptomatisch.

Prophylaxe

- Schutz vor Zeckenbissen!
- Nach Biss Zecke ohne zu quetschen aus der Haut entfernen und die Bissstelle desinfizieren. Dabei kein Öl, Klebstoff oder Ähnliches verwenden!
- Eine aktive Impfung wird bei Aufenthalt in Risikogebieten empfohlen.
- Eine passive Impfung nach Zeckenbiss ist möglich.

14.7 Sexuell übertragbare Erkrankungen

Synonyme Bezeichnungen sind:
- Sexually transmitted diseases (STD);
- Venerische Infektionen (von „Venus", der Göttin der Liebe).

Die WHO geht davon aus, dass täglich etwa 1 Million Menschen mit den häufigsten sexuell übertragbaren Erregern neu infiziert werden! Die wichtigsten prophylaktischen Maßnahmen sind die Aufklärung der Bevölkerung über Infektionswege und Infektionsvermeidung durch Benutzen von Kondomen.

Von den mehr als 20 STDs sollen hier die Syphilis, die Gonorrhoe und die HIV-Infektion vorgestellt werden.

14.7.1 Syphilis

Tabelle 14.15 Steckbrief

Bakterielle Infektion mit Treponema pallidum

Infektionswege	• Über die Plazenta
	• Geschlechtsverkehr
Inkubationszeit	• 2–3 Wochen bis Stadium I
Infektiosität	Alle Stadien
Impfung	Nein
Meldepflicht	Ja

Die Syphilis wird auch als Lues bzw. harter Schanker bezeichnet. Sie kann angeboren oder erworben sein. Hier soll die erworbene Syphilis vorgestellt werden, während die Symptome der angeborenen, konnatalen Lues in Kapitel 2.2 zusammengestellt sind.

Symptome

Das klinische Bild ist sehr bunt und individuell sehr variabel. Ohne Therapie verläuft die Erkrankung über Jahrzehnte in 3 Stadien.

Primärstadium (Lues I)
Nach 2–3 Wochen tritt an der Eintrittsstelle des Erregers ein schmerzloses, nässendes, hoch infektiöses Ulkus mit derbem Rand auf, das als Primäraffekt bezeichnet wird. Die zugehörigen Lymphknoten sind geschwollen. Auch ohne Therapie heilt das Geschwür nach einigen Tagen bis Wochen narbig ab.

Sekundärstadium (Lues II)
Die Treponemen generalisieren, und 3–4 Monate nach der Infektion zeigen sich folgende Symptome:
- Fieber und Gelenkschmerzen;
- Generalisierte Hautveränderungen, die zahlreiche Hauterkrankungen imitieren können;
- Generalisierte Lymphknotenschwellung;
- Eventuell fleckförmiger Haarausfall;

- Organbeteiligung im Sinne einer leicht verlaufenden Hepatitis, Nephritis sowie Meningitis.

Nach dem Sekundärstadium, das etwa 3 Monate dauern kann, kann der Patient völlig erscheinungsfrei werden.

Tertiärstadium (Lues III)

5–50 Jahre nach der Infektion entwickeln etwa 30% der unbehandelten Patienten eine Lues III, die durch granulomatöse Gewebsreaktionen gekennzeichnet ist. Die Granulome werden auch als Gummen bezeichnet. Sie können Haut, Schleimhaut sowie alle Organsysteme befallen, zerfallen und einen Substanzdefekt hinterlassen. Besonders gefürchtet sind die kardiovaskuläre und die Neurosyphilis. Dank konsequenter antibiotischer Therapie tritt das 3. Stadium der Erkrankung heute nur noch selten auf.

Diagnostik

- Anamnese und körperliche Untersuchung;
- Erregernachweis;
- Antikörpernachweis, der 3–4 Wochen nach Infektion gelingt.

Therapie

Penicillin ist in allen Stadien die Therapie der Wahl.

14.7.2 Gonorrhoe

Tabelle 14.16 Steckbrief

Bakterielle Infektion mit Neisseria gonorrhoeae	
Infektionswege	• Geschlechtsverkehr • Geburt
Inkubationszeit	2–10 Tage
Infektiosität	Bis zum negativen Kontrollabstrich
Impfung	Nein
Meldepflicht	Ja

Neisserien reagieren sehr empfindlich auf Temperaturschwankungen und Austrocknung, sodass sie nur bei direktem Schleimhautkontakt, meistens beim Geschlechtsverkehr übertragen werden (**Tab. 14.16**).

Synonyme Bezeichnungen für die Gonorrhoe sind Go bzw. Tripper. Man geht davon aus, dass sich weltweit 60 Mio. Menschen pro Jahr infizieren.

Symptome und Komplikationen

Mann

20% der Infizierten sind asymptomatisch und dennoch potenzielle Überträger der Gonorrhoe. Bei den Übrigen führt die Erkrankung zu einer eitrigen Entzündung der Harnröhre. Diese Urethritis bedingt:
- Eitrigen Ausfluss, vor allem morgens;
- Dysurie, d.h. massive Schmerzen beim Wasserlassen.

Mögliche Komplikationen sind eine begleitende Arthritis sowie Infertilität, d.h. Unfruchtbarkeit.

Frau

Bei Frauen verläuft die Erkrankung häufig unbemerkt. Mögliche Zeichen sind:
- Zervizitis mit Ausfluss, da die Keime vor allem den Gebärmutterhals befallen;
- Urethritis mit Dysurie.

Auch bei Frauen kann es im Rahmen der Gonorrhoe zu einer Arthritis kommen. Außerdem kann die Infektion zu den Eileitern aufsteigen und zu Infertilität führen, wenn nach der Adnexitis die Eileiter verklebt sind.

Neugeborene

Neugeborene, die sich bei der Geburt infiziert haben, entwickeln eine eitrige Bindehautentzündung, die zur Erblindung führen kann. Diese Komplikation ist bei uns selten geworden, da Schwangere untersucht und gegebenenfalls behandelt werden. An einigen Geburtskliniken wird auch heute noch die Credé-Prophylaxe durchgeführt, bei der dem Neugeborenen Silbernitrat-Augentropfen verabreicht werden.

Diagnostik und Therapie

Der Erregernachweis erfolgt:
- Beim Mann im Harnröhrenabstrich;
- Bei der Frau im Zervixabstrich.

Der Erfolg der antibiotischen Therapie, die als Partnerbehandlung erfolgt, sollte durch einen Kontrollabstrich nach 10 Tagen belegt werden.

14.7.3 HIV-Infektion und AIDS

Stellenwert

AIDS steht für *Acquired immune deficiency syndrome* und für die Infektionskrankheit, an der weltweit die meisten Menschen sterben. Es gibt pro Jahr:

Tabelle 14.17 Steckbrief

Human Immunodeficiency Virus: HIV-1, HIV-2 und Subtypen

Infektionswege	• Geschlechtsverkehr • Blutkontakt • Geburt • Selten über die Plazenta und beim Stillen
Inkubationszeiten: • Serologisch, d. h. bis zum AK-Nachweis • Klinisch, d. h. bis zum Auftreten von AIDS	• 1–3 Monate, selten 6 Monate • Etwa 10 Jahre in Industrieländern, sonst kürzer
Infektiosität	Ständig
Impfung	Nein
Meldepflicht	Ja

- 5 Mio. Neuinfizierte;
- 3 Mio. Todesfälle.

Dabei ist Afrika am schlimmsten betroffen, dort leben 70% aller AIDS-Kranken. Die HIV-Infektion breitet sich auch in Südostasien, Südamerika und Osteuropa rasch aus. In Deutschland haben sich bis Ende 2003 etwa 65.000 Menschen mit HIV infiziert, etwa 27.000 sind an AIDS erkrankt und 22.000 an den Folgen der Infektion verstorben.

> Bedrohlich ist die Tatsache, dass in den Industriestaaten das Bewusstsein über das HI-Virus und seine Infektionswege trotz Aufklärungskampagnen in der jungen Bevölkerung nachlässt und teilweise nicht mehr vorhanden ist!

Pathogenese und Krankheitsverlauf

Das HI-Virus gehört zu den Retroviren und ist lymphozytotrop und neurotrop, d. h. das Immun- und das Nervensystem werden direkt geschädigt. Zielzellen sind alle Zellen, die das CD4-Oberflächenantigen tragen, insbesondere die T-Helfer-Lymphozyten. Diese CD4-Zellen spielen eine wichtige Rolle bei der Abwehr von nichtbakteriellen Krankheitserregern und von Tumorzellen. HIV-Infizierte bilden zwar Antikörper gegen das Virus, der Organismus ist jedoch unfähig, das Virus zu eliminieren. Die virusbedingte Immunschwäche und die daraus resultierenden Krankheitsbilder schreiten kontinuierlich fort.

> In jeder der folgenden Phasen ist der Betroffene infektiös!

HIV-Primärerkrankung

6 Tage bis 6 Wochen nach der Infektion entwickelt sich bei einem Teil der Infizierten ein akutes mononukleoseähnliches Krankheitsbild (Kap. 14.4.2) mit:
- Fieber;
- Lymphknotenschwellung;
- Exanthem;
- Schmerzhaften Schluckbeschwerden.

Diese Symptomatik dauert 1–2 Wochen an und wird meist nicht als HIV-Primärerkrankung erkannt.

Asymptomatisches Stadium

Die asymptomatische Latenzphase kann Monate bis viele Jahre dauern. Bei den klinisch gesunden Virusträgern ist der Nachweis HIV-spezifischer Antikörper häufig der einzige Hinweis auf eine bestehende Infektion. Der weitere Verlauf ist individuell sehr vielfältig, klinische Symptome können gefolgt sein von Beschwerdefreiheit. Andererseits können sich auch immundefektbedingte Komplikationen aus scheinbar völliger Gesundheit heraus entwickeln. Häufig sind unspezifische Zeichen wie:
- Störungen des Allgemeinbefindens;
- Haut- und Schleimhautveränderungen;
- Lymphknotenschwellungen;
- Gastrointestinale Symptome;
- Neurologische Beschwerden wie die HIV-assoziierte Polyneuropathie und Enzephalopathie.

AIDS

Ohne prophylaktische Maßnahmen manifestiert sich das Vollbild der Erkrankung in der Regel in Form lebensbedrohlicher opportunistischer Infektionen, die AIDS-definierend sind.
Beispiele:
- Pneumocystis-carinii-Pneumonien (PCP; Kap. 8.9);
- Ösophagitiden durch Candida albicans (Kap. 9.4.1);
- Zytomegalievirusinfektion (CMV; Kap. 14.4.3);
- Toxoplasmose (Kap. 14.8.1);
- Tuberkulose, auf die 30% aller AIDS-Todesfälle zurückzuführen sind (Kap. 14.1.2).

Auch bestimmte Malignome sind AIDS-definierend:
- Kaposi-Sarkome an Haut und inneren Organen;
- Lymphome (Kap. 12.6);
- Zervixkarzinome bei Frauen.

Diagnostik

Diagnostisch wegweisend ist neben dem Auftreten von klinischen Symptomen das anamnestische Infektionsrisiko. Wichtige Laborparameter für Diag-

nostik, Therapie- und Verlaufskontrolle sowie für prognostische Aussagen sind:
- Antikörpernachweis: HIV-spezifische Antikörper sind im Serum etwa 6 Wochen nach der Infektion nachweisbar.
- Virusquantifizierung: Die Viruslast, d. h. die Anzahl der HIV-Genomkopien im Plasma gibt Aufschluss über die Prognose und wird als Therapie- und Verlaufsparameter herangezogen.
- Die Zahl der CD4-Helferzellen erlaubt Rückschlüsse auf das Ausmaß des Immundefektes.

Therapie und Prognose

Eine Heilung ist nicht möglich, aber durch die therapeutischen Möglichkeiten hat sich die Prognose in den reichen Nationen deutlich verbessert.
- Der Betroffene sollte gesund leben und Resistenz mindernde Faktoren vermeiden.
- Durch eine *antiretrovirale Therapie* wird die Virusvermehrung gehemmt, die CD4-Zellen und das Immunsystem regenerieren. Um Virusresistenzen zu vermeiden, werden Kombinationen eingesetzt, so genannte HAART (Highly active antiretroviral therapy), die individuell angepasst und weiterentwickelt werden. Für die Patienten bedeutet diese Therapie eine bessere Lebensqualität und eine Lebenszeitverlängerung. Allerdings besitzen die Medikamente Nebenwirkungen, deren Ausmaß sich mit zunehmender Behandlungserfahrung zeigen wird. Ohne antiretrovirale Therapie sind etwa 50 % der HIV-Infizierten nach 10 Jahren an schweren Immundefekten erkrankt; Haupttodesursache sind assoziierte, nicht mehr beherrschbare Infektionen.
- Prophylaxe und Therapie opportunistischer Infektionen und anderer Komplikationen.
- Psychosoziale Hilfe.

Prophylaxe

Die wichtigsten prophylaktischen Maßnahmen sind die Aufklärung der Bevölkerung über Infektionswege und Infektionsvermeidung durch:
- Benutzen von Kondomen;
- Screening aller Blutspender auf HIV-Infektion;
- Minimieren von Fremdbluttransfusionen, z. B. Eigenblutspenden bei planbaren Operationen;
- Vorsichtigen Umgang mit Blutprodukten, vor allem Schutzhandschuhe, gegebenenfalls Mundschutz oder Schutzbrille bei Gefährdung durch infizierte Aerosole;
- Sichere Entsorgung von Nadeln, Spritzen, scharfen Instrumenten;
- Information an behandelnde Ärzte und Zahnärzte durch infizierte Patienten.

Sollte es trotz dieser Vorsichtsmaßnahmen zu einer Nadelstichverletzung gekommen sein, kann das Infektionsrisiko durch folgende Sofortmaßnahmen verringert werden:
- Blutung fördern;
- Wunde desinfizieren;
- Arzt aufsuchen;
- Gegebenenfalls antivirale Postexpositionsprophylaxe spätestens innerhalb von 2 Stunden.

14.8 Protozoenerkrankungen

14.8.1 Toxoplasmose

Tabelle 14.18 Steckbrief

Toxoplasma gondii	
Infektionswege	- Genuss von rohem Fleisch infizierter Tiere - Kontakt mit oozystenhaltigem Katzenkot - Über die Plazenta
Inkubationszeit	Tage bis Wochen
Impfung	Nein
Meldepflicht	Nein

Die meisten Menschen infizieren sich im Laufe ihres Lebens. So haben in Europa bereits 50 % der 40-Jährigen Antikörper. Bei Immunkompetenten verläuft die Infektion in der Regel asymptomatisch und hinterlässt lebenslange Immunität, während sie für immunsupprimierte Patienten wie AIDS-Patienten sowie für Feten eine Gefahr darstellt.

Toxoplasmose in der Schwangerschaft

Infiziert sich eine Frau erstmals in der Schwangerschaft, können Toxoplasmen über die Plazenta übertragen werden, ohne bei der Mutter Symptome zu verursachen. Die Folgen sind abhängig vom Zeitpunkt der Infektion (**Tab. 14.19**).

Tabelle 14.19 Übertragungsrisiko und Folgen der Toxoplasmose in Abhängigkeit vom Schwangerschaftsalter

Trimenon	Infektionsrisiko	Folgen
1.	15 %	Meistens Fehlgeburt (Abort)
2.	30 %	Meistens schwere Schäden oder Abort
3.	60 %	Meistens leichte Schäden

Tabelle 14.20 Steckbrief

Plasmodien	
Infektionsweg	Anopheles-Mücke als Vektor
Inkubationszeit	1–5 Wochen (bis zu 2 Jahre)
Impfung	Nein
Meldepflicht	Nein

Eine *Fetopathie* (Kap. 2.2) bedingt eine Enzephalitis mit:
- Intrazerebralen Verkalkungen;
- Hydrozephalus, d. h. Wasserkopf durch entzündlichen Verschluss der Liquorwege;
- Chorioretinitis, d. h. Entzündung der Netz- und Aderhaut.

Weitere Folgen sind:
- Hepatosplenomegalie, d. h. Vergrößerung von Leber und Milz;
- Myokarditis (Kap. 6.8.1);
- Interstitielle Pneumonie (Kap. 8.9);
- Eventuell Abort oder Totgeburt.

Wenn sich bei einer Schwangeren keine Antikörper nachweisen lassen, rät man ihr, rohes Fleisch und den Kontakt zu Katzen zu meiden. Außerdem sollte der Antikörper-Suchtest alle 2 Monate wiederholt werden, um bei nachgewiesener Infektion mit einer antibiotischen Therapie zu beginnen.

Toxoplasmose bei immunsupprimierten Patienten

Bei immunsupprimierten Patienten drohen vor allem:
- Hirntoxoplasmose, die tödlich enden kann;
- Septische Streuung, vor allem in Herz, Leber und Milz.

Nachdem die Diagnose durch Antikörper- und Erregernachweis sowie Nachweis der zerebralen Läsionen mittels CT bzw. MRT gesichert ist, erfolgt die antibiotische Therapie.

14.8.2 Malaria

Bei der Malaria, die auch als Wechselfieber bezeichnet wird, handelt es sich um die zweithäufigste Infektionskrankheit der Welt nach der Tuberkulose. Man geht von etwa 500 Mio. Malariakranken aus. 90 % davon leben in Afrika, wo jährlich ca. 2 Mio. Kinder an den Folgen der Protozoeninfektion sterben. In Deutschland gibt es pro Jahr mehr als 1.000 importierte Malariafälle.

Pathomechanismus

Bei der „Blutmahlzeit" nimmt die weibliche Anopheles-Mücke bestimmte Entwicklungsformen der Plasmodien von infizierten Menschen auf. In der Mücke vermehren sich die Plasmodien geschlechtlich, und aus den Eiern schlüpfen Sporozoiten, die dann wieder auf den Menschen übertragen werden.

Hier wird der Reifungsprozess zunächst in der Leber fortgesetzt. Unbemerkt entwickeln sich aus den Sporozoiten die Merozoiten, die in Erythrozyten gelangen und sich dort ungeschlechtlich vermehren. Die befallenen Erythrozyten platzen zeitgleich und setzen Merozoiten frei, die erneut von der Mücke aufgenommen werden können. Ausdruck der synchronen Hämolyse sind Fieberschübe, die in Abhängigkeit von der Entwicklungsdauer der Plasmodienarten in einem bestimmten Rhythmus auftreten (**Tab. 14.21**). Daher wird die Malaria auch als Wechselfieber bezeichnet.

Symptome und Komplikationen

- Kopf und Gliederschmerzen;
- Fieber bis 40 °C im typischen Rhythmus. Dieser ist bei der Malaria tropica und bei Infektion mit mehreren Plasmodiengenerationen jedoch nicht zu erkennen.
- Zeichen der Anämie (Kap. 12.4);
- Leber- und Milzvergrößerung.

▎ *Häufigste Fehldiagnose: Grippe!*

Bei der Malaria tropica, an der 2/3 aller Patienten leiden, sind schwere Komplikationen wie akutes Nierenversagen, Enzephalitis, akutes Lungenversagen, Schock und spontane Blutungen möglich. Sie wird daher auch als Malaria maligna bezeichnet und geht mit einer Letalität von 4 % einher.

Tabelle 14.21 Fieberrhythmus bei unterschiedlichen Plasmodienarten und Malariaformen (* Das System dieser Benennung geht auf den römischen Brauch zurück, heute als „Tag 1" zu bezeichnen)

Plasmodien	Malaria	Fieberrhythmus
P. vivax P. ovale	Malaria tertiana	Alle 48 Stunden, d. h. Fieber an „Tag 3"*
P. malariae	Malaria quartana	Alle 72 Stunden
P. falciparum	Malaria tropica (Malaria maligna)	Unregelmäßig

Diagnostik und Therapie

Bei fiebernden Patienten mit entsprechender Reiseanamnese muss immer an eine Malaria gedacht werden. Unter dem Mikroskop findet man im angefärbten Blutausstrich Plasmodien in Erythrozyten.

Die Wahl des Chemotherapeutikums richtet sich nach der Region, in der der Patient sich infiziert hat, da es gegen Chloroquin und andere Substanzen zunehmend Resistenzen gibt.

Prophylaxe

Da die Erkrankung nur eine Teilimmunität hinterlässt, gibt es keine Impfung! Vorbeugung nur durch:
- Expositionsprophylaxe, d. h. Schutz vor Mücken, z. B. durch schützende Kleidung, Insekten abweisende Mittel an freien Körperstellen, Moskitonetze;
- Chemoprophylaxe, über die man sich vor Reiseantritt rechtzeitig informieren sollte.

Glossar zur Inneren Medizin

Ablation: Ablösung, Entfernung, Abtragung

Acarbose: Orales Antidiabetikum

ACE-Hemmer: Hemmer des Angiotensin-Converting-Enzyms, das im Renin-Angiotensin-Aldosteron-System Angiotensin I in Angiotensin II umwandelt. ACE-Hemmer werden bei arterieller Hypertonie bei koronarer Herzerkrankung und Herzinsuffizienz eingesetzt

Achalasie: Beweglichkeitsstörung der Speiseröhre mit unzureichender Erschlaffung des unteren Abschnitts

ACR: Abkürzung für American College of Rheumatology

ACTH: Abkürzung für adrenokortikotropes Hormon

ACVB: Abkürzung für aortokoronaren Venenbypass

Adäquat: Angemessen

Adenom: Von Drüsengewebe ausgehender gutartiger Tumor

ADH: Abkürzung für antidiuretisches Hormon

Adipositas: Fettleibigkeit

Adult: Erwachsen

Adynamie: Antriebsmangel

AFP: Abkürzung für Alpha-Fetoprotein, das in fetalem Gewebe gebildet wird; erhöhte Blutspiegel werden z. B. bei Leber- und Hodenkarzinom gefunden (Tumormarker)

AIDS: Abkürzung für acquired immune deficiency syndrome

Air-trapping: Überblähung der Lunge

Akromegalie: Ausgeprägte Vergrößerung der Akren nach dem Wachstumsalter durch Überproduktion von Wachstumshormon

Aldosteron: In der Nebennierenrinde gebildetes Steroidhormon mit Einfluss auf den Elektrolythaushalt

Algurie: Schmerzen und Brennen beim Wasserlassen

Alkalose: Störung des Säure-Basen-Haushaltes mit Anstieg des Blut-pH-Werts über 7,44

ALL: Abkürzung für akute lymphatische Leukämie

Amenorrhoe: Ausbleiben der Monatsblutung

AML: Abkürzung für akute myeloische Leukämie

Amyloidose: Seltene Erkrankung, bei der extrazelluläre Proteinablagerungen in Organen zu Organvergrößerung und Funktionsbeeinträchtigung führen; häufig ist eine Nierenbeteiligung

ANA: Abkürzung für antinukleäre Antikörper; Laborparameter beim systemischen Lupus erythematodes

Anämie: Verminderung von Hämoglobinkonzentration, Hämatokrit oder Erythrozytenzahl unter die Norm

ANCA: Abkürzung für antineutrophile cytoplasmatische Antikörper; Laborparameter für die Vaskulitisdiagnostik

Androgene: Männliche Geschlechtshormone

Aneurysma: Umschriebene Wanderweiterung einer Arterie oder des Herzens

Angina: Enge, Beklemmung

Angiographie: Röntgenkontrastdarstellung von Gefäßen

Angiologie: Lehre von den Gefäßen und ihren Erkrankungen

Antikoagulation: Medikamentöse Hemmung der Blutgerinnung

Antitussiva: Hustenstillendes Mittel

Anurie: Urinmenge unter 200 ml pro Tag

ANV: Abkürzung für akutes Nierenversagen

Aortendissektion: Einreißen der Hauptschlagader

APC-Resistenz: Abkürzung für aktiviertes Protein C – Resistenz, eine angeborene Gerinnungsstörung mit erhöhter Thromboseneigung

Apnoe: Atemstillstand

Appendizitis: Entzündung des Wurmfortsatzes, „Blinddarmentzündung"

ARDS: Abkürzung für acute respiratory distress syndrome; akutes Lungenversagen

Arteriitis temporalis Horton: Riesenzellarteriitis; Vaskulitis im Versorgungsbereich der A. carotis

Arthritis: Gelenkentzündung

Arthrodese: Gelenkversteifung

Asbestose: Interstitielle Lungenerkrankung, die auf Inhalation von Asbest zurückzuführen ist

Asystolie: Herzstillstand durch Ausbleiben der Herzmuskelkontraktion

Aszites: Flüssigkeitsansammlung in der Bauchhöhle

AT III: Abkürzung für Antithrombin III, ein physiologischer Hemmstoff der Blutgerinnung

Atelektase: Fehlender Luftgehalt der Lungenbläschen mit Kollaps der betroffenen Lungenteile

Atrophie blanche: Depigmentierte, atrophierte Hautareale oberhalb der Malleolen bei chronisch venöser Insuffizienz

AV-Blockierung: Atrioventrikuläre Leitungsstörung

Azathioprin: Immunsuppressivum, Zytostatikum; zur Behandlung von Autoimmunkrankheiten und zur Verhinderung von Transplantatabstoßungen

Azetylsalizylsäure: Schmerzmittel und Thrombozytenaggregationshemmer

Azidose: Störung des Säure-Basen-Haushaltes mit Abfall des Blut-pH-Werts unter 7,36

AZV: Abkürzung für Atemzugvolumen; die Luftmenge, die in Ruhe mit jedem Atemzug ein- und wieder ausgeatmet wird

Barrett-Syndrom: Gewebeveränderungen in der unteren Speiseröhre als Folge einer langjährigen Refluxösophagitis; Präkanzerose

Betablocker: Medikamente, die den Sympathikuseinfluss hemmen

BGA: Abkürzung für Blutgasanalyse

Biguanide: Orales Antidiabetikum

Blumberg-Zeichen: Klinisches Appendizitiszeichen: Der Patient hat Schmerzen im rechten Unterbauch nach plötzlichem Loslassen des eingedrückten Bauchs auf der linken Seite

BMI: Abkürzung für Body Mass Index

Booster-Effekt: Schnellere und stärkere Immunantwort nach 2. Antigenkontakt; wird bei aktiver Impfung genutzt

Borreliose: Durch Zecken übertragene Infektionskrankheit

Bradykardie: Verminderung der Herzfrequenz auf unter 60/min in Ruhe

Bronchiektase: Durch eine Wandschwäche bedingte irreversible Erweiterung von Bronchien oder Bronchialästen

B-Symptome: Fieber, Nachtschweiß und Gewichtsverlust, die begleitend bei einer malignen Erkrankung auftreten können

Bypass-Operation: Operative Herstellung eines Umgehungskreislaufs

Calcinosis cutis: Kalkeinlagerungen in der Haut

Candida: Hefepilzart

Caput medusae: Medusenhaupt; Erweiterung und Schlängelung der Bauchdeckenvenen bei Abflussstörung im Pfortaderbereich, z. B. bei Leberzirrhose oder Pfortaderthrombose

CED: Abkürzung für chronisch entzündliche Darmerkrankungen

CF: Abkürzung für cystische Fibrose; Mukoviszidose

Child-Stadien: Schweregradeinteilung der Leberzirrhose

Chloroquin: Medikament zur Prophylaxe und Therapie der Malaria sowie zur Behandlung bei systemischem Lupus erythematodes und rheumatoider Arthritis

Cholangitis: Entzündung der Gallenwege

Choledocholithiasis: Gallensteine in den Gallenwegen

Cholelithiasis: Gallensteine

Cholestase: Gallenstau

Cholesterin: Eine Gruppe der Plasmalipide, die für den Aufbau von Zellmembranen und Steroidhormonen lebensnotwendig sind; andererseits wichtiger Risikofaktor für die Entwicklung einer Arteriosklerose

Cholezystitis: Entzündung der Gallenblase

Cholezystolithiasis: Gallensteine in der Gallenblase

Churg-Strauss-Syndrom: Vaskulitis der kleinen Gefäße

CK: Abkürzung für Kreatinkinase, ein intrazelluläres Enzym

Claudicatio intermittens: Schaufensterkrankheit; intermittierendes Hinken

CLL: Abkürzung für chronisch lymphatische Leukämie

Clostridien: Bakterienart

CML: Abkürzung für chronisch myeloische Leukämie

CMV: Abkürzung für Cytomegalievirus

CNI: Abkürzung für chronische Niereninsuffizienz

COLD: Abkürzung für chronic obstructive lung disease

Colitis ulcerosa: Chronisch entzündliche Darmerkrankung

Compliance: 1.: Bereitschaft des Patienten zur Mit- und Zusammenarbeit
2.: Weitbarkeit, Dehnbarkeit von Hohlorganen oder Hohlräumen
3.: Volumendehnbarkeit von Lunge und Thorax

Conn-Syndrom: Primärer Hyperaldosteronismus, durch aldosteronproduzierende Nebennierenrindenadenome verursacht

COPD: Abkürzung für chronic obstructive pulmonary disease

Cor pulmonale: Rechtsherzbelastung infolge einer Lungenfunktionsstörung

Corona phlebectatica: Auffälliger Venenkranz am Fußrand bei chronisch venöser Insuffizienz

Courvoisier-Zeichen: Schmerzloser Verschlussikterus mit tastbar vergrößerter Gallenblase, z.B. bei Pankreaskopfkarzinom

CPAP: Abkürzung für continuous positive airway pressure (kontinuierlich positiver Atemwegsdruck)

CRH: Abkürzung für Corticotropin Releasing Hormon

CRP: Abkürzung für C-reaktives Protein, ein Entzündungsparameter

CSA: Abkürzung für Cyclosporin A, eine immunsuppressiv wirkende Substanz; wird zur Behandlung von Autoimmunkrankheiten und zur Verhinderung von Transplantatabstoßungen eingesetzt

Cushing-Syndrom: Durch eine Erhöhung der Glucocorticoide im Körper verursachtes Syndrom

CVI: Abkürzung für chronisch venöse Insuffizienz

D-Dimere: Fibrinspaltprodukte, die bei Fibrinolyse im Blut nachweisbar sind

Defibrillation: Elektrische Notfallmaßnahme zur Behandlung von Kammerflimmern oder -flattern

Dermatomyositis: Entzündliche Systemerkrankung der Skelettmuskulatur mit zusätzlichen Hautveränderungen

Desmopressin: Medikament, das Gerinnungsfaktor VIII und von-Willebrand-Faktor aus dem Endothel freisetzt und bei der Hämophilie A und beim von-Willebrand-Syndrom eingesetzt wird

Deviation: Abweichung

Dexamethason: Hochwirksames, synthetisches Glukokortikosteroid

D-Hormon: „Vitamin D", Hormon mit Wirkung auf den Kalzium- und Phosphatstoffwechsel

Diabetes: Oberbegriff für Erkrankungen mit verstärkter Harnausscheidung

Diabetes insipidus: Störung des Wasserhaushalts mit stark vermehrter Wasserausscheidung

Diabetes mellitus: Zuckerkrankheit

Dialyse: Bezeichnung für Nierenersatzverfahren

Diarrhö: Durchfall

Diastole: Phase des Herzzyklus, in der die Kammermuskulatur erschlafft und das Blut aus den Vorhöfen in die Kammern fließt

Diastolikum: Herzgeräusch während der Erschlaffungsphase des Herzens

Dilatation: Erweiterung

Diphtherie: Bakterielle Infektionskrankheit durch Corynebacterium diphtheriae mit Manifestation im Rachen-Kehlkopfbereich

Disseminiert: Ausgesät, verbreitet

Diurese: Harnproduktion

Diuretika: Harntreibendes Mittel

Divertikel: Ausstülpungen der Wand des Verdauungskanals

DMARD: Abkürzung für disease modifying antirheumatic drugs

Dressler-Syndrom: Postmyokardinfarktsyndrom; Tage bis Wochen nach einem Herzinfarkt auftretende Herzbeutelentzündung

Dukes-Klassifikation: Stadieneinteilung des Kolonkarzinoms

Duplexsonographie: Ultraschallverfahren zur Darstellung von Gefäßen

Dysphagie: Schluckstörung

Dyspnoe: Luftnot

Dysurie: 1.: Erschwertes Wasserlassen
2.: Schmerzen und Brennen beim Wasserlassen

EBV: Abkürzung für Ebstein Barr Virus

Echokardiographie: Ultraschalluntersuchung des Herzens

Einsekundenkapazität: Die Luftmenge, die nach tiefer Einatmung in einer Sekunde ausgeatmet werden kann; FEV_1, Tiffeneau-Test

Ejektionsfraktion: Auswurfleistung des Herzens: Der ausgeworfene Anteil der vorhandenen Blutmenge in der linken Kammer

EKG: Abkürzung für Elektrokardiogramm; Aufzeichnung der Herzströme

Ektomie: Vollständige operative Entfernung eines Organs, z. B. Cholezystektomie

-ektomie: Wortelement mit der Bedeutung „Entfernung"

Embolie: Plötzlicher Verschluss eines Gefäßes durch einen Embolus

Embolus: In die Blutbahn verschlepptes, nicht im Blut lösliches Gebilde, das eine Embolie verursacht; am häufigsten sind losgelöste Thromben, Fetttröpfchen, Luft- oder Gasblasen, Tumorzellen oder Fremdkörper

Emphysem: 1.: Luft-/Gasansammlung in Geweben, die normalerweise luftfrei sind, z. B. Hautemphysem
2.: Übermäßige Luft-Gasansammlung in einem lufthaltigen Gewebe oder Organ, z. B. Lungenemphysem

Empyem: Eiteransammlung in einem anatomisch vorgegebenen Hohlraum

Enanthem: Schleimhautausschlag

Endokarditis: Entzündung der Herzinnenhaut, die in der Regel auch die Herzklappen betrifft

Endokrin: Von inneren Drüsen und Hormonen ausgehend

Enophthalmus: Eingesunkene Augäpfel

Enzephalopathie: Allgemeine Bezeichnung für jede nicht-entzündliche Gehirnerkrankung oder Schädigung der Gehirnsubstanz mit neurologischen bzw. psychiatrischen Symptomen

Eradikation: Vernichtung eines Erregers, z. B. von Helicobacter pylori durch eine Kombination von Medikamenten

ERCP: Abkürzung für endoskopisch-retrograde Cholangio-Pankreatikographie

Ery-: Wortteil mit der Bedeutung „rot"

Erysipel: Wundrose

Erythem: Umschriebene Hautrötung

Erythrozyten: Rote Blutkörperchen

ESWL: Abkürzung für extrakorporale Stoßwellenlithotripsie; sonographisch von außen gesteuerte Zertrümmerung von Harnleitersteinen mittels Stoßwellen

Eu-: Wortteil mit der Bedeutung „gut, normal"

Euthyreose: Normale Schilddrüsenfunktion

Eventrekorder: Ereignisspeicher zum Erfassen von Herzrhythmusstörungen

Exanthem: Hautausschlag

Exkretion: Ausscheidung, Absonderung

Exophthalmus: Hervortretende Augäpfel

Exsikkose: Austrocknung; Abnahme des Körperwassers

Exspiration: Ausatmung

Exstirpation: Entfernung eines umschriebenen Gebildes (z. B. Tumor, Zyste) oder Organs

Exsudat: Durch Entzündung bedingter Austritt von Flüssigkeit und Zellen aus Blut- und Lymphgefäßen

Extrasystole: Herzschläge, die außerhalb des Grundrhythmus auftreten

Extrinsisches Asthma: Allergisches Asthma

Fallot-Tetralogie: Komplexer angeborener Herzfehler

FAP: Abkürzung für familiäre adenomatöse Polyposis

Felty-Syndrom: Schwere Verlaufsform der rheumatoiden Arthritis

FEV$_1$: Abkürzung für forciertes exspiratorisches Volumen; die Luftmenge, die nach tiefer Einatmung in einer Sekunde ausgeatmet werden kann; Tiffeneau-Test

Fibrate: Fett senkende Medikamente

Fibrin: Entsteht bei der Blutgerinnung aus Fibrinogen

Fibrinogen: In der Leber gebildeter, Vitamin K-abhängiger Blutgerinnungsfaktor, Vorstufe des Fibrins

Fibrinolyse: Spaltung von Fibrin und Fibringerinnseln, den Produkten der Blutgerinnung

Fibrose: Bindegewebiger Umbau mit Funktionsverlust, z. B. Lungenfibrose

Fissur: Spalt, Furche, Rinne

Fistel: Pathologische Verbindung zwischen zwei Hohlorganen bzw. Hohlorgan und Haut

FNH: Abkürzung für fokale noduläre Hyperplasie; ein gutartiger Lebertumor

Foetor: Schlechter Geruch

Fragil: Zerbrechlich

FRK: Abkürzung für funktionelle Residualkapazität; die Luftmenge, die sich nach ruhiger Exspiration in der Lunge befindet

Fruktosamin: Laborwert, um die Blutzuckereinstellung der letzten 14 Tage zu überprüfen

FSH: Abkürzung für Follikel stimulierendes Hormon

FSME: Abkürzung für Frühsommermeningoenzephalitis; durch Zecken übertragene Infektionskrankheit

Fulminant: Plötzlich, schlagartig auftretend

Funktionelle Beschwerden: Beschwerden ohne objektivierbaren Organbefund

Galaktorrhoe: Milchaustritt aus der Brust

Galaktose: Einfachzucker

Gastritis: Magenschleimhautentzündung

Gastroenteritis: Entzündung des Magen-Darmtraktes

Gestationsdiabetes: Schwangerschaftsdiabetes

GFR: Abkürzung für glomeruläre Filtrationsrate

GI-Blutung: Abkürzung für gastrointestinale Blutung

Gicht: Ablagerung von Harnsäurekristallen in Gelenken und Nieren mit Entzündungsreaktion und Gichtarthropathie bzw. -nephropathie

Gliadin: Getreideprotein, Bestandteil des Glutens

Glukagon: Pankreashormon mit Wirkung auf den Kohlenhydratstoffwechsel; Gegenspieler des Insulins

Glukagonom: Seltener Pankreastumor, der autonom Glukagon produziert und Hyperglykämien verursacht

Glukokortikoide: In der Nebennierenrinde gebildete Steroidhormone, z. B. Cortisol

Glukoneogenese: Glukoseneubildung

Glukosurie: Glukoseausscheidung mit dem Urin

Gluten: Kleberprotein in Weizen, Gerste, Hafer und Roggen

Glykogenese: Glykogenspeicherbildung

Glykogenolyse: Glykogenabbau zu Glukose

GN: Abkürzung für Glomerulonephritis

Go: Synonym für Gonorrhoe

Gonaden: Keimdrüsen

Gonorrhoe: Infektiöse Geschlechtskrankheit durch Neisseria gonorrhoeae

Granulationsgewebe: Vorstufe von Narbengewebe bei der Wundheilung

Granulom: Knötchenartige Veränderung mit bestimmten Zellbestandteilen, z. B. bei Tuberkulose, Sarkoidose oder schwer abbaubaren Fremdkörpern (Silikose, Asbestose)

Granulozyten: Untergruppe der weißen Blutkörperchen

Hämangiome: Blutschwamm, gutartiger Gefäßtumor

Hämatemesis: Bluterbrechen, meist bei oberer gastrointestinaler Blutung

Hämatochezie: Blutstuhl mit hell- bis dunkelrotem Blutabgang

Hämatokrit: Anteil der festen Blutbestandteile

Hämaturie: Blutbeimengung im Urin

Hämodialyse: Blutreinigungsverfahren, Nierenersatztherapie

Hämofiltration: Blutreinigungsverfahren, Nierenersatztherapie

Hämokkult-Test: Stuhltest zum Nachweis okkulter, d.h. nicht sichtbarer Blutverluste über den Magen-Darm-Trakt

Hämolyse: Gesteigerter Erythrozytenabbau

Hämophilie A: Vererbte Bluterkrankheit mit inaktivem bzw. fehlendem Gerinnungsfaktor VIII

Hämophilie B: Vererbte Bluterkrankheit mit inaktivem bzw. fehlendem Gerinnungsfaktor IX

Harninkontinenz: Unwillkürlicher Urinabgang

Harnsäure: Entsteht beim Purinabbau

Harnstoff: Endprodukt des Eiweißstoffwechsels

HbA1c: Abkürzung für Hämoglobin A1c, dient als Parameter zur Therapiekontrolle bei Diabetes mellitus

HDL: Abkürzung für high density lipoproteins

Helicobacter pylori: Bakterium, das chronische Magenschleimhautentzündungen verursacht und zur Entstehung von Magen- und Zwölffingerdarmgeschwüren beiträgt

Heparin: Gerinnungshemmende Substanz

Hepatitis: Entzündung des Lebergewebes

Hepatosplenomegalie: Leber- und Milzvergrößerung

Hernie: Eingeweide- oder Weichteilbruch

Herpes zoster: Gürtelrose

Herzglykoside: Aus Digitalis-Arten und anderen Pflanzen gewonnene Glykoside, die die Kontraktionskraft des Herzens erhöhen

HHL: Abkürzung für Hypophysenhinterlappen

HIV: Abkürzung für humanes immunodeficiency virus

HLA: Abkürzung für humane Leukozytenantigene, bestimmte Membraneigenschaften von weißen Blutkörperchen; z.B. besitzen fast alle Patienten mit Spondylarthropathie das HLA-B27

Holter-EKG: Langzeitspeicher-Elektrokardiogramm

Homans-Zeichen: Klinisches Thrombosezeichen; bei Dorsalextension des Fußes gibt der Patient Schmerzen in der Wade an

Horner-Syndrom: Halssympathikus-Beeinträchtigung durch einen Lungenspitzentumor (Pancoast-Tumor) mit der Trias enggestellte Pupille, hängendes Oberlid und scheinbar eingesunkener Augapfel

HP: Abkürzung für Helicobacter pylori

HSV: Abkürzung für
1. Herpes simplex Virus
2. Hamburger Sportverein

HTX: Abkürzung für Herztransplantation

HVL: Abkürzung für Hypophysenvorderlappen

Hypercholesterinämie: Erhöhter Cholesterinspiegel

Hyperglykämie: Blutzuckererhöhung

Hyperkapnie: Erhöhter arterieller Kohlendioxidgehalt

Hyperlipidämie: Erhöhter Blutfettgehalt

Hyperosmolar: Mit erhöhter Osmolarität, d.h. Vermehrung der gelösten Teilchen pro Liter Wasser

Hyperparathyreoidismus: Übermäßige Ausschüttung von Parathormon durch die Nebenschilddrüsen

Hypertonie, arterielle: Erhöhter Blutdruck im Körperkreislauf

Hypertonie, pulmonale: Erhöhter Blutdruck im Lungenkreislauf

Hypertriglyceridämie: Erhöhter Triglyzeridspiegel

Hyperurikämie: Erhöhter Harnsäurespiegel im Blut

Hypoglykämie: Blutzuckerniedrigung

Hypogonadismus: Unterfunktion der Keimdrüsen

Hypokapnie: Verminderter arterieller Kohlendioxidgehalt

Hypophyse: Hirnanhangsdrüse

Hypotonie, arterielle: Verminderter Blutdruck im Körperkreislauf

Hypoxämie: Verminderter Sauerstoffgehalt im arteriellen Blut

Hypoxie: Verminderter Sauerstoffgehalt in Körpergeweben

Iatrogen: Durch den Arzt verursacht

ICD: Abkürzung für implantierter Cardioverter-Defibrillator

Ig: Abkürzung für Immunglobulin

Ileitis terminalis: Synonyme Bezeichnung für M. Crohn

Ileus: Darmverschluss

Immunozytom: Lymphomart, die von bösartig transformierten B-Lymphozyten ausgeht

Immunsuppression: Unterdrückung der Abwehrreaktionen

Infektiöse Mononukleose: Pfeiffer Drüsenfieber, „kissing disease"; Infektionserkrankung durch Epstein Barr Virus

Influenza: Grippe

Inkretion: Innere Sekretion, direkte Abgabe ins Blut

INR: Abkürzung für international normalisierte Ratio, Gerinnungsparameter

Inspiration: Einatmung

Insuffizienz: Funktionsschwäche eines Organs oder Organteils

Insulin: Pankreashormon mit Wirkung auf den Kohlenhydratstoffwechsel

Insulinom: Häufigster endokriner Pankreastumor mit autonomer Insulinproduktion und schweren Hypoglykämien

Intermittierend: Mit Unterbrechungen, periodisch auftretend, in Schüben verlaufend

Interponat: Zwischengeschaltetes Gefäß- oder Gewebestück

Interstitium: Zwischenraum zwischen Organen, Geweben oder Zellen

Intestinal: Den Darm betreffend

Intrinsisches Asthma: Nichtallergisches Asthma

Irreversibel: Nicht umkehrbar, nicht rückgängig zu machen

IRV: Abkürzung für inspiratorisches Reservevolumen; die Luftmenge, die nach ruhiger Inspiration zusätzlich eingeatmet werden kann

ISWL: Abkürzung für intrakorporale Stoßwellenlithotripsie; endoskopisch gesteuerte Zertrümmerung von Harnleitersteinen mittels Stoßwellen

ITP: Abkürzung für idiopathische thrombozytopenische Purpura; eine Erkrankung mit gesteigertem Thrombozytenabbau und Blutungsneigung

JRA: Abkürzung für juvenile rheumatoide Arthritis

Juvenil: Jugendlich

Kaffeesatzerbrechen: Sonderform des Bluterbrechens, bei der das Blut durch Kontakt mit Magensäure zersetzt ist

Kalzitonin: Hormon mit Wirkung auf den Kalziumstoffwechsel

Kardiologie: Lehre von den Erkrankungen des Herzens

Kardiomyopathie: Erkrankungen des Herzmuskels, die mit einer Funktionsstörung einhergehen

Kardioversion: Normalisierung des Herzrhythmus durch Medikamente oder elektrischen Strom

Katecholamine: Körpereigene Stresshormone

Katheter: Röhren- oder schlauchförmiges Instrument zum Einführen in Hohlorgane oder Gefäße

Ketoazidose: Hyperglykämische Stoffwechselentgleisung mit ungehemmter Lipolyse

KHK: Abkürzung für koronare Herzerkrankung

KMT: Abkürzung für Knochenmarktransplantation

Kolik: Intermittierende, krampfartige Schmerzen in einem (Hohl-)Organ

Kollagenose: Sammelbegriff für systemische Bindegewebserkrankungen

Kompensation: Ausgleich

Kongenital: Angeboren

Konjunktivitis: Bindehautentzündung

Korotkow-Geräusch: Pulssynchrone Arteriengeräusche bei der Blutdruckmessung

Kreatinin: Abbauprodukt des Muskelstoffwechsels; ein Marker für die Nierenfunktion

Krupp: Kehlkopfentzündung

Laktase: Milchzucker spaltendes Enzym

Laktose: Milchzucker

Lanz-Punkt: Schmerzhafter Druckpunkt bei Appendizitis

LDL: Abkürzung für low density lipoproteins, sehr Cholesterin-reiches Lipoprotein

Leberzirrhose: Chronisch narbiger Umbau des Lebergewebes mit Funktionsverlust

LED: Abkürzung für Lupus erythematodes disseminatus; systemischer Lupus erythematodes

Legionellose: Bakterielle Infektionskrankheit durch Legionella pneumophila mit Hauptmanifestation an der Lunge

Leukämie: Bösartige Erkrankungen des blutbildenden Systems mit unkontrollierter Bildung von weißen Blutkörperchen

Leuko-: Wortteil mit der Bedeutung „weiß"

Leukozyten: Weiße Blutkörperchen

Leukozytopenie: Verminderung der weißen Blutkörperchen

Leukozytose: Vermehrung der weißen Blutkörperchen

Leukozyturie: Ausscheidung von mehr als 4 Leukozyten pro ml Urin

LH: Abkürzung für luteinisierendes Hormon

Lipogenese: Fettspeicherbildung

Lipolyse: Fettabbau zu Glyzerol und freien Fettsäuren

Lipoproteine: Von Eiweißen umhüllte Lipide

Livide: Blaßbläulich, fahl

LTX: Abkürzung für Lungen- oder Lebertransplantation

Lues: Syphilis

Lupus: Wolf

Lymphangiosis carcinomatosa: Karzinomausbreitung entlang der Lymphbahnen

Lymphom: Bösartige Erkrankung des lymphatischen Systems

Lymphozyten: Untergruppe der weißen Blutkörperchen

Lyse: Auflösung

M. Addison: Primäre Nebenniereninsuffizienz

M. Basedow: Autoimmunerkrankung, die u.a. zur Überfunktion der Schilddrüse führt

M. Boeck: Synonym für Sarkoidose

M. Crohn: Chronisch entzündliche Darmerkrankung

M. Hodgkin: Lymphogranulomatose; bösartige Lymphknotenerkrankung, die sich im Verlauf zu einer Systemerkrankung entwickelt und auch extralymphatische Organe befällt

M. Kawasaki: Mukokutanes Lymphknotensyndrom; Vaskulitis bei Kleinkindern

Madonnenfinger: Nach distal sich verjüngende Finger, typisch für Sklerodermie

Makroangiopathie: Erkrankung der großen Gefäße; Arteriosklerose

Malabsorption: Verdauungsstörung, bei der Nahrungsbestandteile nicht resorbiert werden können

Malaria: Wechselfieber; Infektionskrankheit durch Plasmodien

Malassimilation: Verdauungsstörung, bei der Nahrungsbestandteile nicht gespalten oder resorbiert werden können

Maldigestion: Verdauungsstörung, bei der Nahrungsbestandteile nicht gespalten werden können

Manifestation: Erkennbarwerden einer Erkrankung

Marcumar: Handelsname einer gerinnungshemmenden Substanz

Mayr-Zeichen: Klinisches Thrombosezeichen; bei Kompression der Wade klagt der Patient über Schmerzen

McBurney-Punkt: Schmerzhafter Druckpunkt bei Appendizitis

Meläna: Teerstuhl, Schwarzfärbung des Stuhls bei gastrointestinalen Blutungen

MEN: Abkürzung für multiple endokrine Neoplasien

Mesotheliome: Vom Mesothel ausgehender Tumor, meist Pleuramesotheliom

Metabolisches Syndrom: Wohlstandssyndrom

Methotrexat: Immunsuppressiv wirkendes Medikament; Basistherapeutikum bei der Behandlung der rheumatoiden Arthritis

Mikroangiopathie: Erkrankung der kleinen Gefäße

Miktion: Harnausscheidung

Mineralokortikoide: In der Nebennierenrinde gebildete Steroidhormone mit Einfluss auf den Elektrolythaushalt, vor allem Aldosteron

Miosis: Engstellung der Pupille

Morbus: Krankheit

MRSA: Abkürzung für Methicillin-resistenter Staphylokokkus aureus, vereinfacht: Multiresistenter Staph. aureus

Mukoviszidose: Cystische Fibrose; erbliche Stoffwechselerkrankung mit Manifestation an Atemwegen und Darm

Multiples Myelom: Plasmozytom; eine maligne Systemerkrankung, die von den Plasmazellen im Knochenmark ausgeht

Mycosis fungoides: Lymphomart, die von bösartig transformierten T-Lymphozyten ausgeht

Mydriasis: Weitstellung der Pupille

Myeloproliferation: Vermehrte Bildung einer bestimmten Zellreihe im Knochenmark

Myokarditis: Herzmuskelentzündung

Myxödem: Teigige Gewebeschwellung durch Ablagerung von Mukopolysacchariden bei Hypothyreose

Nephrolithiasis: Nierensteinleiden, Urolithiasis

Nephropathie: Allgemeine Bezeichnung für jede nicht-entzündliche Nierenerkrankung

Neuropathie: Nicht-entzündliche Nervenerkrankung

Nitroglyzerin: Gefäßerweiterndes Medikament

NNR: Abkürzung für Nebennierenrinde

Nodus: Knoten

NSAR: Abkürzung für nichtsteroidale Antirheumatika

NTX: Abkürzung für Nierentransplantation

NYHA: Abkürzung für New York Heart Association; NYHA-Stadien bezeichnen den Schweregrad einer Herzinsuffizienz

Nykturie: Vermehrtes nächtliches Wasserlassen

Obstipation: Verstopfung

OGTT: Abkürzung für oralen Glukosetoleranztest

Okkult: Verborgen, chronisch unbemerkt

Oligo-: Wortteil mit der Bedeutung „wenig"

Oligurie: Urinmenge unter 500 ml pro Tag

Orthopnoe: Im Liegen auftretende Luftnot, die beim Aufsetzen verschwindet; typisch für Linksherzinsuffizienz

OSAS: Abkürzung für obstruktives Schlafapnoesyndrom

Ösophagitis: Speiseröhrenentzündung

Osteomalazie: Erkrankung mit mangelhaft mineralisiertem Knochengewebe, meist durch Vitamin-D-Mangel

Osteomyelosklerose: Erkrankung, bei der das blutbildende Knochenmark fibrosiert und die Funktion einstellt

Osteopathie: Nichtentzündliche Knochenerkrankung

Osteoporose: Knochenabbau, Schwund von Knochenmasse

Östrogene: Weibliche Geschlechtshormone

Oxygenierung: Sauerstoffzufuhr

Oxytozin: Hormon des Hypophysenhinterlappens

Panarteriitis nodosa: Vaskulitis der kleinen oder mittelgroßen Gefäße

Pancoast-Syndrom: Karzinom der Lungenspitze, das in die erste Rippe, den ersten Brustwirbelkörper, den Plexus brachialis und die V. subclavia einwachsen kann und zum Horner-Syndrom führt

Pankreatitis: Entzündung der Bauchspeicheldrüse

Parasympatholytika: Medikamente, die die Parasympathikuswirkung hemmen

Parasympthomimetika: Medikamente, die die Parasympathikuswirkung fördern

Paroxysmal: Anfallsweise

pAVK: Abkürzung für periphere arterielle Verschlusskrankheit

Payr-Zeichen: Klinisches Thrombosezeichen; der Patient hat Schmerzen bei Druck auf die Fußsohle

Peak-flow: Exspiratorischer Spitzenfluss

PEG: Abkürzung für perkutane endoskopische Gastrostomie

Perfusion: 1.: Durchblutung
2.: Durchströmung eines Organs oder Gewebes mit Flüssigkeit

Perikarditis: Herzbeutelentzündung

Peritonealdialyse: Bauchfelldialyse, Nierenersatztherapie

Peritonitis: Bauchfellentzündung

Persistenz: Anhalten, Fortbestehen

Petechien: Punktförmige Hauteinblutungen

Pfeiffer Drüsenfieber: Infektiöse Mononukleose, „kissing disease"; Infektionserkrankung durch Epstein Barr Virus

Phäochromozytom: Von den Zellen des sympathischen Nervensystems ausgehender Tumor, der meist Adrenalin und Noradrenalin produziert

Phlebothrombose: Verschluss einer tiefen Vene durch ein Blutgerinnsel

Plaminogen: Vorstufe von Plasmin

Plasmin: Ein Eiweiß-spaltendes Enzym, das unter anderem für die Fibrinolyse wichtig ist

Plasmozytom: Multiples Myelom; maligne Systemerkrankung, die von den Plasmazellen im Knochenmark ausgeht

Pleuramesotheliom: Primärer Rippenfelltumor, meist durch Asbest verursacht

Pleuritis exsudativa: Rippenfellentzündung mit Ergussbildung

Pleuritis sicca: Trockene Rippenfellentzündung, d.h. ohne Ergussbildung

Pneu: Kurzwort für Pneumothorax; Luftansammlung im Pleuraraum mit teilweisem oder vollständigem Lungenkollaps

Pneumokoniose: Interstitielle Lungenerkrankung, die auf Inhalation anorganischer Stäube zurückzuführen ist

Pneumonie: Lungenentzündung

Pneumothorax: Luftansammlung im Pleuraraum mit teilweisem oder vollständigem Lungenkollaps

Podagra: Gichtbefall des Großzehengrundgelenks

Pollakisurie: Häufiger Harndrang, obwohl die Harnblase nicht entsprechend gefüllt ist

Poly-: Wortteil mit der Bedeutung „viel"

Polymyalgia rheumatica: Zusätzlich mögliche Manifestation bei Riesenzellarteriitis

Polymyositis: Entzündliche Systemerkrankung der Skelettmuskulatur

Polyp: Geschwulst, die sich aus Schleimhaut aufbaut

Polyurie: Urinmenge über 3000 ml pro Tag

Präkanzerose: Karzinomvorstufe

Prick-Test: Allergie-Hauttest

Prolaktin: Hormon des Hypophysenvorderlappens

Prolaktinom: Hypophysenadenom, das autonom Prolaktin produziert

Protein C: Physiologischer Hemmstoff der Blutgerinnung

Protein S: Physiologischer Hemmstoff der Blutgerinnung, Kofaktor von Protein C

Proteinurie: Ausscheidung von mehr als 150 mg Eiweiß pro Tag mit dem Urin

Protektiv: Schützend

Prothrombinzeit: Thromboplastinzeit, Quick-Wert, Gerinnungsparameter

Psoriasis: Schuppenflechte

PSS: Abkürzung für progressive systemische Sklerose; systemische Sklerodermie

PTA: Abkürzung für perkutane transluminale Angioplastie

PTCA: Abkürzung für perkutane transluminale Koronarangioplastie; Aufweitung verengter Herzkranzgefäße mittels Ballonkatheter

PTH: Abkürzung für Parathormon; Hormon mit Wirkung auf den Kalzium- und Phosphatstoffwechsel

Ptosis: 1.: Herabhängen des Oberlids
2.: Senkung von Organen

PTT: Abkürzung für partielle Thromboplastinzeit, Gerinnungsparameter

Purine: Bausteine der Nukleinsäuren

Purpura: Nicht mit dem Glasspatel wegdrückbare Rötung der Haut und Schleimhaut durch Blutungen

Pyelonephritis: Entzündung des Nierenbeckens

Pyurie: Milchig eitrige Trübung des Urins

Quick-Wert: Thromboplastinzeit, Gerinnungsparameter

RA: Abkürzung für rheumatoide Arthritis

Rachitis: Erkrankung des Kindesalters mit unzureichender Mineralisation der Wachstumsfugen infolge Vitamin-D-Mangels

RAST: Abkürzung für Radio-Allergo-Sorbent-Test zur Allergiediagnostik

Raynaud-Syndrom: Gefäßspasmen führen zu einer kurzfristigen Minderdurchblutung der Finger und lassen diese zunächst blass, dann zyanotisch und später durch Hyperämie rot erscheinen

Reflux: Rückfluss

Reiter-Syndrom: Reaktive Arthritis mit zusätzlich Urethritis, Augenbeteiligung, Haut- und Schleimhautbeteiligung

Remission: Vollständiges Verschwinden aller (Leukämie-)Manifestationen

Renal: Von der Niere ausgehend, die Niere betreffend

Reperfusion: Wiederherstellung des Blutflusses

Resektion: Vollständige oder partielle operative Entfernung eines Organs oder einer Struktur

Resistance: Atemwegswiderstand

Restriktion: Einschränkung

Retentionswerte: Parameter wie Kreatinin und Harnstoff, die bei eingeschränkter Nierenfunktion im Serum zurück bleiben, d. h. ansteigen

Revaskularisation: Wiederherstellung der Durchblutung

reversibel: Umkehrbar, heilbar

Rhagaden: Hautschrunden, Hauteinrisse

Rheumafaktor: Autoantikörper vom Typ IgM gegen körpereigenes IgG

Rheumatisches Fieber: Autoimmunprozess nach Streptokokkenerkrankung, der sich insbesondere gegen Herzstrukturen richtet

Riesenzellarteriitis: Vaskulitis der großen Gefäße

RKI: Abkürzung für Robert Koch-Institut

Rovsing-Zeichen: Klinisches Appendizitiszeichen: Der Patient hat Schmerzen bei retrogradem Ausstreichen des Kolons

RR: Abkürzung für Riva Rocci, italienischer Arzt, der die unblutige Blutdruckmessung erfunden hat

RV: Abkürzung für Residualvolumen; die Luftmenge, die auch nach maximaler Exspiration noch in der Lunge bleibt

Salmonellen: Bakterienart, Erreger infektiöser Durchfallerkrankungen

Sarkoidose: Systemerkrankung mit gestörter T-Lymphozytenfunktion und Granulombildung an Haut, inneren Organen und Lymphknoten; der Lungenbefall bestimmt das klinische Bild und die Prognose

Scharlach: Infektionserkrankung durch Streptokokken mit eitriger Mandelentzündung und charakteristischen Hautveränderungen

Schönlein-Henoch-Purpura: Vaskulitis der kleinen Gefäße

Sepsis: Blutvergiftung

Septum: Trennwand, Scheidewand

Sharp-Syndrom: Mischkollagenose mit Symptomen von rheumatoider Arthritis, systemischem Lupus erythematodes, systemischer Sklerodermie, Polymyositis

Shunt: Kurzschlussverbindung

Sicca-Syndrom: Chronische Entzündung der exokrinen Drüsen mit reduzierter Sekretproduktion; Sjögren-Syndrom

Silikose: Interstitielle Lungenerkrankung, die auf Inhalation von Quarzstäuben zurückzuführen ist

Sjögren-Syndrom: Chronische Entzündung der exokrinen Drüsen mit reduzierter Sekretproduktion; Sicca-Syndrom

Sklerodermie: Systemische Sklerodermie, progressive systemische Sklerose; chronische Bindegewebserkrankung mit Verhärtung von Haut und inneren Organen

Sklerose: Verhärtung

SLE: Abkürzung für systemischer Lupus erythematodes

Somatotropin: Wachstumshormon

Spider naevi: Sternnävus, Gefäßspinne; vor allem im Gesicht auftretende, stecknadelkopfgroße rote Erhebung mit radiären feinen Gefäßreisern; häufig bei Lebererkrankungen

Spirometrie: Messung der Lungenvolumina und Ventilationsgrößen

Splenomegalie: Milzvergrößerung

Spondylarthritis ankylopoetica: M. Bechterew

Spondylarthropathien: Chronisch-entzündliche Erkrankungen, die Wirbelsäule, große Gelenke, Sehnenansätze und Bänder sowie gelegentlich andere Organe betreffen, z. B. M. Bechterew, reaktive Arthritis, Psoriasisarthritis, Arthritiden bei chronisch entzündlichen Darmerkrankungen

Sputum: Auswurf

Staphylokokken: Bakterienart, Erreger eitriger Infektionen

Statine: Cholesterinsynthesehemmer

STD: Abkürzung für sexually transmitted disease

Steatorrhoe: Erhöhte Fettausscheidung im Stuhl

Stenose: Verengung

Stent: Stützgerüst zum Offenhalten von Gefäßen oder Hohlorganen

Sternotomie: Brustbeinspaltung

STH: Abkürzung für somatotropes Hormon, Wachstumshormon

STIKO: Abkürzung für Ständige Impfkommission am Robert Koch-Institut

Still-Syndrom: Systemische Form der juvenilen rheumatoiden Arthritis mit ausgeprägtem Organbefall

Stoma: Mund, Mündung, Öffnung

Streptokokken: Bakterienart, Erreger eitriger Infektionen

Stridor: Pfeifendes Atemgeräusch, das bei verengten Atemwegen auftritt

Struma: Vergrößerte Schilddrüse, Kropf

Substitution: Ersatz, Austausch

Sulfasalazin: Antientzündlich wirkendes Medikament; wird zur Behandlung der rheumatoiden Arthritis und der chronisch entzündlichen Darmerkrankungen eingesetzt

Sulfonylharnstoff: Orales Antidiabetikum

Supraventrikulär: Oberhalb des Ventrikels liegend oder entstehend

Surfactant: In den Lungenalveolen vorhandene oberflächenaktive Substanz, die die Oberflächenspannung herabsetzt und damit ein Kollabieren der Alveolen am Ende der Ausatmung verhindert

Sympatholytika: Medikamente, die die Sympathikuswirkung hemmen

Sympathomimetika: Medikamente, die die Sympathikuswirkung fördern

Syphilis: Lues

Systole: Phase des Herzzyklus, in der sich die Kammermuskulatur zusammenzieht und das Blut aus dem Herzen gepumpt wird

Systolikum: Herzgeräusch während der Austreibungsphase des Herzens

SZT: Abkürzung für Stammzelltransplantation

Tachykardie: Erhöhung der Herzfrequenz auf über 100/min in Ruhe

Tbc: Abkürzung für Tuberkulose

Teleangiektasien: Permanent erweiterte und geschlängelte kleinste Gefäße, die durch die Haut durchscheinen

Terminal: 1.: Endständig, abschließend, 2.: Unheilbar, im Endstadium, im Sterben

Tetanus: Wundstarrkrampf

Thrombophlebitis: Entzündung einer oberflächlichen Vene mit Gefäßverschluss

Thromboplastinzeit: Quick-Wert, Prothrombinzeit, Gerinnungsparameter

Thrombozytopathie: Funktionsstörung der Blutplättchen

Thrombozytopenie: Verminderung der Blutplättchen

Thrombozytose: Vermehrung der Blutplättchen

Thrombus: In einem Blutgefäß entstandenes Blutgerinnsel, Gefäßpfropf

Tiffeneau-Test: Test zur Bestimmung der Einsekundenkapazität; die Luftmenge, die nach tiefer Einatmung in einer Sekunde ausgeatmet werden kann

TK: Abkürzung für Totalkapazität; die Luftmenge, die sich nach maximaler Inspiration in der Lunge befindet

Toxoplasmose: Infektionskrankheit durch Toxoplasma gondii

TRAK: Abkürzung für TSH-Rezeptor-Antikörper; typisch für M. Basedow

Transposition: Gewebe- oder Organverlagerung, z. B. Transposition der großen Gefäße als angeborener Herzfehler

Transsudat: Eiweißarmer, nicht entzündlicher Erguss

Treponema pallidum: Bakterienart; Erreger der Syphilis

Trias: Medizinisch: Komplex aus 3 Hauptsymptomen

Tripper: Synonym für Gonorrhoe

Troponin: Ein in den dünnen Filamenten des Muskels enthaltenes Protein; die Herzmuskel-spezifischen Troponine I und T sind für die Herzinfarktdiagnostik von Bedeutung

TSH: Abkürzung für Thyroidea stimulierendes Hormon

TVT: Abkürzung für tiefe Venenthrombose

Typhus: Bakterielle Infektionskrankheit durch bestimmte Salmonellenarten

Ulkus: Geschwür

Ultima Ratio: Der letzte Ausweg

Urethritis: Entzündung der Harnröhre

Urolithiasis: Nierensteinleiden, Nephrolithiasis

Varikose: Krampfaderleiden

Varize: Krampfader

Varizellen: Windpocken

Vaskulitis: Entzündliche Gefäßerkrankung

Venerologie: Lehre von den Geschlechtskrankheiten

Ventilation: Lungenbelüftung

Vipom: Meist maligner Pankreastumor, der autonom vasoaktives intestinales Polypeptid produziert und wässrige Durchfälle verursacht

Virchow-Trias: Bezeichnung für die von Rudolf Virchow benannten drei Thrombose fördernden Faktoren verlangsamte Blutströmung, Gefäßwandveränderungen und veränderte Blutzusammensetzung

Vitalparameter: Zusammenfassender Begriff für arteriellen Blutdruck, Herzfrequenz, Atemfrequenz

Vitium cordis: Herzfehler

VK: Abkürzung für Vitalkapazität; die Luftmenge, die nach maximaler Inspiration maximal ausgeatmet werden kann

VLDL: Abkürzung für very low density lipoproteins

vWS: Von-Willebrand-Syndrom; die häufigste angeborene Gerinnungsstörung

VZV: Abkürzung für Varizella zoster Virus

Waterhouse-Fridrichsen-Syndrom: Meningokokkensepsis

Wegener-Granulomatose: Vaskulitis der kleinen Gefäße

Xanthelasmen: Xanthome an den Augenlidern

Xanthome: Gutartige Hautveränderungen in Form von gelblichen Knoten, in denen Lipoide gelagert sind

Xerostomie: Mundtrockenheit

Yersinien: Bakterienart

Zöliakie: Angeborene Unverträglichkeit von Gluten bzw. dem darin enthaltenen Gliadin mit Schädigung der Dünndarmschleimhaut und Malabsorption

ZVK: Abkürzung für zentraler Venenkatheter

Zyste: Abgekapselter, flüssigkeitsgefüllter Hohlraum

Zystitis: Entzündung der Harnblase

Übungsfragen zu Erkrankungen Innerer Organe

> Wiederholen und vertiefen Sie die Inhalte und bereiten Sie sich auf das Examen vor. (Die Seitenzahlen in Klammern nennen Ihnen die Fundstellen für die Antworten.)

Bitte beschreiben Sie die Symptomatik der Linksherzinsuffizienz. (Seite 97)

Bitte beschreiben Sie die Symptomatik der Rechtsherzinsuffizienz. (Seite 97)

Bitte nennen Sie die klinischen Schweregrade der chronischen Herzinsuffizienz. (Seite 98)

Durch welche Mechanismen und mit welchen Folgen versucht der Organismus eine Herzinsuffizienz zu kompensieren? (Seite 97)

Welches Herzgeräusch tritt bei einer Mitralinsuffizienz auf? (Seite 99)

Bitte skizzieren und interpretieren Sie die Grundableitung des EKG. (Seite 100)

Welchen Stellenwert hat ein Röntgenbild des Thorax in der kardiologischen Diagnostik? (Seite 102)

Was muss ein Patient nach einer Linksherzkatheteruntersuchung beachten? (Seite 104)

Welche Medikamente werden in der symptomatischen Behandlung der chronischen Herzinsuffizienz eingesetzt? (Seite 105)

Sie behandeln einen herztransplantierten Patienten. Was müssen Sie berücksichtigen? (Seite 106)

Was ist das Leitsymptom der KHK? (Seite 108)

Bitte beschreiben Sie die Therapie der stabilen Angina pectoris? (Seite 109)

Was verstehen Sie unter einem „stummen Infarkt"? (Seite 111)

Wie wird ein Myokardinfarkt diagnostiziert? (Seite 111)

Wann bekommt ein Patient einen Herzschrittmacher und wann einen implantierbaren Kardioverter-Defibrillator? (Seite 114)

Durch welche Komplikationen ist ein Patient mit Vorhofflimmern bedroht? (Seite 116)

Wie verhalten Sie sich, nachdem Sie bei einem Patienten einen Herz-Kreislaufstillstand festgestellt haben? (Seite 117)

Bitte nennen Sie Ursachen und Folgen einer Endokarditis. (Seite 118)

Bei welchen Risikopatienten ist eine Endokarditisprophylaxe angezeigt? (Seite 120)

Worin unterscheiden sich Stenose und Insuffizienz einer Herzklappe? (Seite 120)

Wie kann sich eine Myokarditis manifestieren? (Seite 121)

Wann liegt eine arterielle Hypertonie vor? (Seite 126)

Bitte nennen Sie Formen und Ursachen der arteriellen Hypertonie. (Seite 126)

Durch welche Komplikationen ist ein Hypertoniker bedroht? (Seite 127)

Bitte nennen Sie die klinischen Stadien der pAVK nach Fontaine-Ratschow. (Seite 132)

Welche Befunde erwarten Sie bei der körperlichen Untersuchung eines pAVK-Patienten? (Seite 132)

Wie wird die pAVK behandelt? (Seite 134)

Wie kommt es zum akuten Verschluss einer Extremitätenarterie? (Seite 135)

Bitte unterscheiden Sie zwischen einer Thrombophlebitis und einer Phlebothrombose. (Seite 141)

Welche Ursachen liegen einer TVT zugrunde? (Seite 142)

Bitte beschreiben Sie die Symptomatik einer TVT. (Seite 142)

Wie wird einer TVT vorgebeugt? (Seite 144)

Bitte beschreiben Sie die Stadien der CVI. (Seite 144)

Bitte unterscheiden Sie zwischen obstruktiven und restriktiven Ventilationsstörungen. (Seite 150)

Worin unterscheidet sich die respiratorische Partialinsuffizienz von der respiratorischen Globalinsuffizienz? (Seite 151)

Wie kommt es zum Cor pulmonale? (Seite 152)

Bitte nennen Sie Formen und Ursachen von Atelektasen. (Seite 153)

Was sind Bronchiektasen? (Seite 153)

Bitte definieren Sie Lungenvolumina und Lungenkapazitäten. (Seite 155)

Wozu wird der Tiffeneau-Test durchgeführt? (Seite 155)

Bitte definieren Sie die chronische Bronchitis. (Seite 159)

Bitte nennen Sie die Ursachen eines Lungenemphysems. (Seite 160)

Welche klinischen Zeichen weisen auf eine Überblähung hin? (Seite 160)

Bitte schildern Sie einen Asthma-Anfall. (Seite 164)

Welche Medikamente sind bei Asthmatikern angezeigt? (Seite 165)

Wie verhalten Sie sich, wenn einer Ihrer Patienten einen Asthmaanfall bekommt? (Seite 166)

Worin unterscheiden sich typische und atypische Pneumonien? (Seite 167)

Bitte nennen Sie pulmonale und intestinale Manifestationen der Mukoviszidose. (Seite 173)

Wie wird die CF behandelt? (Seite 173)

Welche Symptome können auf eine Lungenembolie hinweisen? (Seite 175)

Warum ist ein Spannungspneumothorax so gefürchtet? (Seite 178)

Bitte nennen Sie Ursachen und Symptome einer oberen gastrointestinalen Blutung. (Seite 185)

Was ist der Unterschied zwischen Maldigestion und Malabsorption? (Seite 185)

Was sind Folgen der Malassimilation? (Seite 185)

Welche Komplikationen sind bei einer Gastritis möglich? (Seite 192)

Welche Faktoren begünstigen ein Ulcus ventriculi und ein Ulcus duodeni? (Seite 193)

Bitte beschreiben Sie den Pathomechanismus der glutensensitiven Enteropathie. (Seite 195)

Worin unterscheiden sich M. Crohn und Colitis ulcerosa? (Seite 196)

Welche Faktoren begünstigen die Entstehung eines kolorektalen Karzinoms? (Seite 198)

Welche Maßnahmen werden zur Früherkennung eines kolorektalen Karzinoms empfohlen? (Seite 199)

Bitte nennen Sie Ursachen eines mechanischen Ileus. (Seite 200)

Wie wird die Hepatitis B übertragen? (Seite 205)

Wie kommt es zur Leberzirrhose? (Seite 206)

Wodurch sind Patienten mit Leberzirrhose gefährdet? (Seite 206)

Wie ist das nephrotische Syndrom definiert? (Seite 218)

Welche Faktoren führen zu einem akuten Nierenversagen? (Seite 222)

Was sind die häufigsten Ursachen einer chronischen Niereninsuffizienz? (Seite 223)

Bitte beschreiben Sie die Symptomatik der terminalen Niereninsuffizienz. (Seite 224)

Welche Faktoren begünstigen Harnwegsinfekte? (Seite 225)

Wie kommt es zum Typ-I-Diabetes und zum Typ-II-Diabetes? (Seite 229)

Welche akuten Stoffwechselentgleisungen drohen beim Diabetes mellitus? (Seite 231)

Welche Komplikationen sind bei lange bestehendem Diabetes mellitus häufig? (Seite 232)

Was gehört zum metabolischen Syndrom? (Seite 237)

Welche Faktoren begünstigen eine primäre Osteoporose? Welche Erkrankungen führen zu einer sekundären Osteoporose? (Seite 241)

Wie manifestiert sich eine Osteoporose? (Seite 241)

Bitte nennen Sie Ursachen der Osteomalazie. (Seite 243)

Unter welchen Symptomen leidet ein Patient mit einer Hyperthyreose? (Seite 250)

Bitte beschreiben Sie die Symptomatik einer Hypothyreose. (Seite 251)

Wie kommt es zum M. Cushing bzw. zum Cushing-Syndrom? (Seite 254)

Was ist das Conn-Syndrom? (Seite 256)

Zu welchen Symptomen führt eine Nebennierenrindeninsuffizienz? (Seite 256)

Welche Informationen kann man dem kleinen und dem großen Blutbild entnehmen? (Seite 261)

Mit welchen Laborparametern lassen sich Blutstillung und Gerinnung beurteilen? (Seite 261)

Was sind die Ursachen einer Anämie? (Seite 262)

Wie wird eine akute Leukämie behandelt? (Seite 265)

Bitte nennen Sie die Folgen eines Plasmozytoms. (Seite 268)

Wie kommt es zu einer Thrombozytopenie? (Seite 269)

Warum erkranken nur Jungen bzw. Männer an einer Hämophilie? (Seite 270)

Was ist die häufigste Koagulopathie? (Seite 271)

Bitte beschreiben Sie die typischen Deformitäten bei der RA? (Seite 273)

Welche Organmanifestationen sind bei der RA möglich? (Seite 274)

Bitte nennen Sie die ACR-Kriterien der RA. (Seite 275)

Was verstehen Sie unter dem Rheumafaktor? (Seite 275)

Welche Symptome zählen zum Reiter-Syndrom? (Seite 278)

Bitte beschreiben Sie das Raynaud-Syndrom. (Seite 279)

Was sind wichtige Haut- und Organmanifestationen der progressiven systemischen Sklerodermie? (Seite 280)

Wodurch ist das Sjögren-Syndrom gekennzeichnet? (Seite 282)

Welche Faktoren begünstigen eine Tuberkulose? (Seite 287)

Wann spricht man von einer „offenen Tuberkulose"? Welche Konsequenzen ergeben sich? (Seite 287)

Wie wird ein positiver Tuberkulintest interpretiert? (Seite 287)

Welche Komplikationen drohen bei (infektiösen) Durchfallerkrankungen? (Seite 289)

Wofür steht die Abkürzung MRSA? (Seite 292)

Was ist eine Streptokokkenzweiterkrankung? (Seite 292)

Welche Erkrankungen werden durch das Varizella-Zoster-Virus hervorgerufen? (Seite 294)

Wie häufig sollten Sie Ihren Tetanus-Impfschutz auffrischen? (Seite 297)

Wie manifestiert sich in der Regel eine Borreliose im Stadium I? (Seite 298)

Wie wird HIV übertragen? (Seite 301)

Was sind AIDS-definierende Erkrankungen? (Seite 301)

Für wen stellt die Toxoplasmose eine Gefahr dar? (Seite 302)

Literatur zum Vertiefen

Viszerale Anatomie, Physiologie
Faller A, Schünke M. Der Körper des Menschen. Stuttgart: Thieme; 2004.
Schünke M, Schulte E, Schumacher U. PROMETHEUS Lernatlas der Anatomie. Allgemeine Anatomie und Bewegungssystem. Stuttgart: Thieme; 2004.
Fritsch H, Kühnel W. Taschenatlas der Anatomie. Bd.2: Innere Organe. Stuttgart: Thieme; 2005.
Lippert H. Lehrbuch Anatomie. München: Urban & Fischer; 2003.
Schiebler, TH. Anatomie. Heideldelberg: Springer; 2004.
Sadler TW, Langman J. Medizinische Embryologie. Die normale menschliche Entwicklung und ihre Fehlbildungen. Stuttgart: Thieme; 2003.
Silbernagl S, Despopoulos, A. Taschenatlas der Physiologie. Stuttgart: Thieme; 2003.
Schmidt RF, Lang F, Thews G. Physiologie des Menschen mit Pathophysiologie. Heidelberg: Springer; 2004.
Thews G, Mutschler E, Vaupel P. Anatomie, Physiologie, Pathophysiologie des Menschen. Stuttgart: Wissenschaftliche Verlagsgesellschaft; 1999.
Huppelsberg J, Walter K. Kurzlehrbuch Physiologie. Stuttgart: Thieme; 2005.
Van den Berg F. Angewandte Physiologie. Bd.2. Organsysteme verstehen und beeinflussen. 2. überarbeitete Auflage. Stuttgart: Thieme; 2005.
Zalpour C. Anatomie, Physiologie. München: Urban & Fischer; 2002.
Klinke R, Pape HC, Silbernagl S. Lehrbuch der Physiologie. 5. komplett überarbeitete Auflage. Stuttgart: Thieme; 2005.

Pathologie
Silbernagl S, Lang F. Taschenatlas der Pathophysiologie. 2. korrigierte Auflage. Stuttgart: Thieme; 2005.
Riede UN, Werner M, Schaefer HE. Allgemeine und spezielle Pathologie. 5. komplett überarbeitete Auflage. Stuttgart: Thieme; 2004.
Böcker W, Denk H, Heitz PU. Pathologie. Stuttgart: Urban & Fischer; 2004.

Innere Medizin
Dietel M, Suttorp N, Zeitz M, Harrison TR. Harrisons Innere Medizin. Berlin: ABW Wissenschaftsverlag; 2005.
Herold G. Innere Medizin 2006. Köln: Dr. Gerd Herold.
Siegenthaler W. Differentialdiagnose Innere Krankheiten - vom Symptom zur Diagnose. 19. vollständig neu bearbeitete Auflage. Stuttgart: Thieme; 2005.
Renz-Polster H, Krautzig S, Braun J. Basislehrbuch Innere Medizin. München: Urban & Fischer; 2004.
Greten H. Innere Medizin Verstehen, Lernen, Anwenden. 12. komplett überarbeitete Auflage. Stuttgart: Thieme; 2005.
Baenkler HW, Fritze D, Füeßl HS. Duale Reihe Innere Medizin. Stuttgart: Thieme; 2001.

Chirurgie
Henne-Bruns D, Dürig M, Kremer B. Duale Reihe Chirurgie. Stuttgart: Thieme; 2003.
Bruch HP, Trentz O, Berchtold R. Chirurgie. München: Urban & Fischer; 2005.
Siewert JR. Chirurgie. Heidelberg: Springer; 2006.
Schumpelick V, Bleese NM, Mommsen U. Kurzlehrbuch Chirurgie. 6. Auflage. Stuttgart: Thieme; 2004.

Pharmakologie
Lüllmann H, Mohr K, Hein L. Taschenatlas der Pharmakologie. 5. überarbeitete und erweiterte Auflage. Stuttgart: Thieme; 2004.
Mutschler E, Geisslinger G, Kroemer HK. Arzneimittelwirkungen kompakt. Basiswissen Pharmakologie/Toxikologie. Stuttgart: Wissenschaftliche Verlagsgesellschaft; 2005.
Aktories K, Förstermann U, Hofmann F, Forth W. Allgemeine und spezielle Pharmakologie und Toxikologie. München: Urban & Fischer; 2004.

Bildquellen

Baenkler H-W. Duale Reihe Innere Medizin. Stuttgart: Thieme; 1999.

Epstein. Bild-Lehrbuch der klinischen Untersuchung. Stuttgart: Thieme; 1994.

Flachskampf F A. Echookardiographie. 2. Auflage. Stuttgart: Thieme; 2004.

Füeßl H, Middeke M. Duale Reihe Anamnese und Klinische Untersuchung. Stuttgart: Thieme; 2005.

Gerlach U. Innere Medizin für Pflegeberufe. 5. Auflage. Stuttgart: Thieme; 2000.

Greten H. Innere Medizin. 12. Auflage. Stuttgart: Thieme; 2005.

Jung E G. Dermatologie. 4. Auflage. Stuttgart: Hippokrates; 1998.

Kellnhauser E. THIEMEs Pflege. 10. Auflage. Stuttgart: Thieme 2004.

Kuner E-H, Schlosser V. Traumatologie. 5. Auflage. Stuttgart: Thieme; 1995.

Niethard F U, Pfeil J. Duale Reihe Orthopädie. 5. Auflage. Stuttgart: Thieme; 2005.

Riede U-N. Allgemeine und spezielle Pathologie. 5. Auflage. Stuttgart: Thieme; 2004.

Sitzmann F C. Duale Reihe Pädiatrie. 2. Auflage. Stuttgart: Thieme; 2002.

Sachverzeichnis

A

Abdomen, akutes 56
Abdomenleeraufnahme 189
Acanthosis nigricans maligna 44
Adipositas 238 f
AIDS 301 ff
Air-trapping 157 f
Akromegalie 247
Alkoholsyndrom, embryofetales 20
Allergie 29 ff
– diagnostische Abklärung 30 f
Amyloidose 224
Analgetikanephropathie 224
Anämie 263 ff
– Labordiagnostik 264
Anamnese 62
Androgene 254
Aneurysma 137 f
Aneurysmatypen 137
Angina pectoris
– Therapie 110 f
– Verlaufsformen 109 f
Angina-pectoris-Anfall 109
– Ursachen 110
Angiologie 131 ff
Angioplastie, perkutane transluminale (PTA) 136
– coronare (PTCA) 110
Antibiogramm 26
Antidiabetika 234
Anus praeter, Versorgung 201
Aortendissektion 138 f
– Komplikationen 139
APC-Resistenz, Stellenwert 143
Appendizitis 198 f
– Schmerzpunkte 199

Arterienpuls, peripherer, Auskultationsareale und Palpation 132
Arteriitis temporalis 285
Arteriosklerose 34 ff
– Folgen 35
– Gefäßrisikofaktoren 35
Arthritis
– juvenile rheumatoide 275 f
– reaktive 279
– rheumatoide 274
– – Organmanifestationen 276
– – Röntgenstadien nach Steinbrocker 276
– – Therapie 277
Asthma
– bronchiale 165 ff
– – 4-Stufentherapie 167
– – Schweregrade 166
– – Therapie 166 f
– extrinsisches 165
Asthmaanfall, schwerer, Therapie 167
Asystolie 115
Atelektase 154
Atemwege, endoskopische und bioptische Methoden 159
Atemwegsdruck, kontinuierlich-positiver 153
Atemwegserkrankung, chronisch-obstruktive 160 ff
Atmung, Regulation 150
Atmungsstörung, zentrale 178
Atopiker 29
Atrophie 7

Auskultation 100, 156
Auswurf 151
– unterschiedlicher, diagnostische Hinweise 152
Autoimmunerkrankung, Übersicht 32

B

Bakterien 23 ff
– Klassifizierung 24
– Vermehrung 25
– und Viren, Unterscheidungsmerkmale 23
Bauchaortenaneurysma 138
Bauchschmerzen 55
Beinvenen, tiefe, Strömungsgeschwindigkeit 145
Beinvenenthrombose, tiefe 176
Bestrahlungstechniken 72
Bewusstseinsstörungen 59 f
Bildgebende Verfahren 63 ff
Bilirubin 48
Biomedizinisches Modell 4
Blässe 46
Blue bloater 162
Blut, pH-Wert 149
Blutbild
– kleines 262
– großes 262
– Normwerte 259
Blutbildung 260
Blutdruckmessung 100
Blutdruckregulation 94
Blutgasanalyse 159
Blutstillung 261
– Störungen 270 ff

Blutung, gastrointestinale 185 f
– obere und untere, Unterscheidung 186
Blutungsneigung 49 f
Blutuntersuchungen 220
Blutzusammensetzung 259
Body Mass Index 238
Borreliose 299
Bronchialkarzinom 169 ff
– Metastasierung 170
– Stadieneinteilung 171
– Zeichen der Infiltration 170
Bronchiektasen 154 f
Bronchitis
– akute 160
– chronische 160 f
Bronchoskopie, transnasale 159
Bronchospasmolysetest 156
Bypassformen 111
B-Zell-Defekt 33

C

Chemotherapie 72 f
Chirurgie, minimal invasive 69
Cholangiopankreatographie, endoskopisch-retrograde (ERCP) 190
Chromosomenaberration
– numerische 13 f
– strukturelle 14 f
Chromosomensatz, regelrechter 13 f
Colitis ulcerosa 197 f
Computertomographie 66

Conn-Syndrom 257
COPD 163
– Schweregradeinteilung nach GOLD 164
– stabile, Therapie 164
COPD-Stadien 163 f
Cor pulmonale 153 f
– akutes 176
Cushing-Schwellendosis, Glukokortikoide 81
Cushing-Syndrom 255 f

D

Darmerkrankung, chronisch-entzündliche 197 ff
Defibrillation 116
Dermatomyositis 282 f
Diabetes
– insipidus 248
– mellitus 230 ff
– – Komplikationen 233
Diagnostik
– angiologische 131 f
– gastroenterologische 188 ff
– hämatologische 262 ff
– kardiologische 99 ff
– nephrologische 219 ff
– nuklearmedizinische 103
– pulmologische 155 ff, 159
– – nichtinvasive bildgebende Verfahren 159
Dialyseverfahren 221
Diarrhö 188
Diastole 93
Diathese, hämorrhagische, Differenzialdiagnose 49
Dickdarm, Erkrankungen 196
Diffusion 149
Diffusionsstörung 151
Diphtherie 289 f
Diurese, Störungen 218

Divertikel 203 f
Divertikulitis 204
Divertikulose 204
Dünndarm, Erkrankungen 196 ff
Duodenum, Erkrankungen 193 ff
Durchblutungsstörung, arterielle und venöse, Symptome 131
Durchfallerkrankungen, infektiöse 290 ff
Dysphagie 185
Dyspnoe 53
Dysregulation, orthostatische 130

E

Echokardiographie 102 ff
– transösophageale (TEE) 103
– transthorakale (TTE) 102 f
Eigenanamnese, Inhalte 63
Einetagenerkrankung, Einteilung nach Lokalisation 134
Eisenmangelanämie 264
Eisenmenger-Syndrom 126
Elektrokardiogramm 100 ff
Elektrophysiologische Untersuchung (EPU) 105
Embolie 136
Embryonalentwicklung 19
Embryopathie 20
Emphysem 161
Endokarditis 119 f
– infektiöse 120 f
Endokarditisprophylaxe 121
Endokrinologie 229 ff
Endoskopische Verfahren 68 ff
Entwicklung, pränatale, gestörte 19 ff

Entzündung 7 ff
Entzündungsformen 8 ff
Entzündungszeichen 8
Enzephalopathie, hepatische 209
Erbgang
– autosomal-dominanter 16
– autosomal-rezessiver 16 f
– x-chromosomal-dominanter 18
– x-chromosomal-rezessiver 17 f
Erbrechen 53 f
– Differenzialdiagnose 54
Ergüsse 51
Erkrankung
– multifaktoriell bedingte 18
– sexuell übertragbare 300 f
Erysipel 293 f
Erythem 46
Erythema migrans 299
Erythrodermie 46
Erythrozyten 259
European Spondylarthropathy Study Group (ESSG) 278
Exsudat 51
Extremität, untere, Venensysteme 140

F

Felty-Syndrom 275
Fetalentwicklung 19
Fetopathie 20
Fettstoffwechselstörungen 235 ff
Fibrinolyse 262
Fibrose, zystische s. Mukoviszidose
Fieber 56 f
– rheumatisches 119 f
Flankenschmerzen 219
Fragiles X-Syndrom 15
Frank-Starling-Mechanismus 93
Früherkennung 45

Frühsommermeningoenzephalitis (FSME) 299 f
Fundus hypertonicus 128
Funktionsuntersuchungen 67 f
Fuß, diabetischer 233

G

Gallenblase 184
Gallenblasenerkrankungen 211 ff
Gallenblasenkarzinom 212
Gallengangkarzinom 212
Gallensteine 211 f
Gallenwege 184
Gallenwegserkrankungen 211 ff
Ganzkörperplethysmographie 157
Ganzkörperszintigramm 68
Gastritis 193 f
– ABC-Klassifikation 193
Gastroenterologie 182 ff
– endoskopische Verfahren 190
Gastrostomie, perkutane endoskopische 192
Gefäßrisikofaktoren 35
Gerinnung 261
– disseminierte intravasale 273
– Inhibitoren 261
Gerinnungskaskade 261
Gerinnungsstatus 262 f
Gerinnungsstörungen 270 ff
Gesundheit, Definition 4
Gesundheits-Krankheits-Kontinuum 4
Gicht 237 f
Gigantismus, hypophysärer 247
Glasgow-Koma-Skala 59 f

Glomerulonephritis 224
Glukagon 230
Glukokortikoide 81 f, 254 f
– Cushing-Schwellendosis 81
– Wirkung 255
Gonorrhoe 301

H

Hämangiom 210
Hämatologie 259 ff
  Hämodialyse 221
  Hämofiltration 221 f
Hämokkult-Test 200
Hämophilie 50, 271 f
– Schweregrade 272
Hämostase 261
– beeinflussende Medikamente 78
Harnwege, ableitende 216
Harnwegsinfektionen 226 f
Haut
– blasse, Differenzialdiagnose 46
– gerötete, Differenzialdiagnose 46
Hautfarbe, veränderte 46
Hautpflege, Bestrahlung 72
Hauttuberkulose 288
HDL 236
Hepatorenales Syndrom 209
Hernien 204 f
Herpes zoster 296
Herpesviruserkrankungen 295 f
Herz, physiologische Schrittmacher 92
Herzaktion, mechanische 92 f
Herzbeschwerden, funktionelle 130
Herzerkrankungen, ischämische 108 ff
Herzfehler
– angeborene, Erwachsenenalter 125 ff

– mit Links-rechts-Shunt 125 f
– mit Rechts-links-Shunt 127
– ohne Shunt 126
Herzinfarkt (s. auch Myokardinfarkt) 111 f
– atypische Schmerzausstrahlung 112
Herzinsuffizienz 97 ff
– akute, Therapie 106 f
– chronische, NYHA-Klassifikation 99
– – Therapie 106
Herzkatheteruntersuchung 104 f
Herzklappen 122
Herzklappenfehler 121 f
Herzkrankheit, koronare 108 f
– Schweregrade 109
Herz-Kreislauf-Stillstand 118
Herzminutenvolumen 93
Herzrhythmusstörungen 114 ff, 116 ff
– Einteilung 114
– Therapieprinzipien 115
Herztransplantation (HTX) 107 f
Hiatushernie 205 f
Hirntod 11 f
Histokompatibilitätsantigene 76
HIV-Infektion 301 ff
Hochdrucksystem 94 f
Hormonregulation 245
Hormontherapie 73
Husten 151
Hypercholesterinämie 236
Hyperlipidämie 236
Hyperparathyreoidismus 244 f
Hyperplasie 7
– fokale noduläre 210
Hypertension, portale, Folgen 208 f
Hyperthyreose 251 f
Hypertonie
– arterielle 127 f
– pulmonale 126, 153 f

Hypertriglyzeridämie 236
Hypertrophie 6
Hyperurikämie 237 f
Hypoglykämie, Zeichen 232
Hypophysenerkrankungen 245 ff
Hypophysenhinterlappeninsuffizienz 248
Hypophysenhormone 245 f
Hypophysentumoren 246 ff
Hypophysenvorderlappeninsuffizienz 247
Hyposensibilisierung 31
Hypothyreose 252 f
Hypotonie, arterielle 129 f

I

Ikterus 47 f
– Formen und Ursachen 49
Ileus 201
– mechanischer und paralytischer, Unterschiede 201
Immundefekt 41
Immunmangelsyndrome 33
Immunreaktion, gestörte 29 ff
Immunsupprimierter Patient
– Toxoplasmose 304
– Zytomegalievirusinfektion 297 f
Immuntherapie 74
Infarkt, stummer 112
Infektiologie 287 ff
Infektion
– direkte und indirekte Übertragungswege 22
– pränatale, Folgen 21
Infektionskrankheit 21 ff
– Ablauf 22 f
– direkte und indi-

rekte Übertragungswege 22
– Verbreitung 23
Influenza 287
Infusion 77
Inhibitorenmangel, Stellenwert 143
Injektionsarten, häufige 77
Insuffizienz
– chronische venöse 145 ff
– respiratorische 152 f
Insulin 229 f, 234
– Wirkungsbeginn und Wirkdauer 235

K

Kalzium 240
Kalziumhaushalt, Regulation 241
Kammerflimmern 115, 118
Kardiologie 92 ff
Kardiomyopathie 123 f
– dilatative 124
– hypertrophische 124
– primäre und spezifische 123
– restriktive 124
– WHO-Klassifikation 123
Kardioversion, elektrische 116
Kardioverter-Defibrillator, implantierbarer 116
Karzinogene, Folgen 40
Karzinom, kolorektales 189, 199 f
– modifizierte Dukes-Klassifikation 200
– Therapie 200 f
Kernspintomographie 67
Kind
– allergisches Asthma 165
– Krebserkrankung 38
Knochenaufbau 240
Knochenmarkpunktion 263

Knochenmarkstanze 263
Knochenmarktransplantation 267
Knochenstoffwechselstörungen 240 ff
Kohlenhydratstoffwechsel, Grundbegriffe 229 f
Kollagenosen 280 f
Koma
– hyperosmolares 232
– hypophysäres 247
– ketoazidotisches 232
Konduktorin 17
Kontaktallergie 31 f
Körperkreislauf 94 ff
Körpertemperatur, Normbereiche 57
Krankheit, Definition 4
Krankheitsursachen 5
Krebsarten, Mann und Frau 39
Krebsfrüherkennungsuntersuchung 45
Kreislauf 94 ff

L

Laboruntersuchung 62
– Übersicht 64
Lagerungsprobe nach Ratschow 134 f
Laktoseintoleranz 196 f
Laparoskopie 68 ff
LDL 235 f
Lebendspende 75
Leber 184
Leberadenom 210
Leberdurchblutung 184
Lebererkrankungen 206 ff
Leberhautzeichen 207
Lebertumoren 210 f
Leberversagen, akutes 209 f
Leberzellkarzinom, primäres 210 f
Leberzirrhose 207
Legionellose 289
Leichenspende 75 f
Leistenhernie 205
Leitsymptome
– gastroenterologische 185 ff
– hämatologische 262 ff
– nephrologische 218
Leitungsstörung, atrioventrikuläre 117
Leukämie 265 ff
– akute 266 f
– chronische 267
Leukopenie 33
Leukozyten 260, 265
Linksherzinsuffizienz 98
Linksherzkatheteruntersuchung 104 f
Lobärpneumonie 168
Lumbalpunktion 65
Lunge, Teilfunktionen 148 f
Lungen-Compliance 157
Lungendurchblutung 148 f
Lungenembolie 176 f
– Notfalltherapie 177
– Schweregrade 177
Lungenemphysem 161 f
Lungenerkrankung, interstitielle 172 ff
Lungenfibrose 172 ff
Lungenfunktionsprüfung 156 ff
Lungeninfarkt 176 f
Lungenkreislauf 94
Lungentransplantation 153
Lungenversagen, akutes 175 f
Lungenvolumina und -kapazitäten 157
Lupus
– erythematodes, systemischer 280
– vulgaris 288
Lymphangiosis carcinomatosa 181
Lymphknoten, vergrößerte 57 f
Lymphödem 147
Lymphome, maligne 268 ff

M

Magenerkrankungen 193 ff
Magenkarzinom 194 f
Malaria 304 f
Malassimilationssyndrom 186
Maldigestion
– Definition und Ursachen 187
Medikamente
– Applikationsformen 76 ff
– mit Einfluss auf die Hämostase 78 f
– physiotherapeutisch relevante 76 ff
Medizin, innere, Glossar 306 ff
Metabolisches Syndrom 238 f
Metaplasie-Dysplasie-Karzinom-Sequenz 41
Metastasierung 42 f
Mikrodeletionssyndrome 15
Mikroorganismen 23 ff
Miktionsstörungen 218
Mineralkortikoide 254
Modell der Salutogenese 4 f
Mononukleose, infektiöse 297
Monosomie, klinisch relevante, Symptome 14
Morbus
– Basedow 252
– Bechterew 278
– Crohn 197 f
– Hodgkin 268 f
MRSA 293
Mukoviszidose, Therapie 174 f
Myokardhypertrophie 94
Myokardinfarkt
– Laborparameter 112
– Therapie 113
Myokarditis 122 f
Myxödem 253

N

National Cholesterol Education Program, Empfehlungen 237
Nebennierenrindenerkrankungen 254 ff
Nebennierenrindeninsuffizienz 257 f
Nekrose 10
Nephrologie 216 ff
Nephrotisches Syndrom 219
Nervensystem, vegetatives, beeinflussende Medikamente 79
Neugeborenes, Gonorrhoe 301
Niederdrucksystem 94
Nierenersatztherapie 221 f
Nierenfunktion 217
Niereninsuffizienz, chronische 224 f
– Stadien 225
Nierensteine 227 f
Nierentransplantation 222
Nierenversagen, akutes 223 f
Nierenzellkarzinom 228
Ninety-ninety-Deformität 275
Non-Hodgkin-Lymphome 269
Noxen
– inhalative 173
– Krebsentstehung 40
Nüchternblutzucker 229

O

Obstipation 187 f
Ödembildung 52
Ödeme 50 ff
Onkologie, allgemeine 37 f
Operation 71
Organe, innere, Erkrankungen, Übungsfragen 320 f

Organtransplantation 74 ff
Ösophagitis 191
Ösophagusdivertikel 204
Ösophaguserkrankungen 191 ff
Ösophaguskarzinom 191 f
Ösophagusvarizen 209
Osteomalazie 244
Osteoporose 241 ff
– Risikofaktoren 242
– Therapie 243 f

P

Pankreas 184 f
– Erkrankungen 212 ff
Pankreaskarzinom 214 f
Pankreastumoren 214 f
– Hormon produzierende 215
Pankreatitis 212
– akute 212 f
– chronische 214
Paraneoplastisches Syndrom 43 f, 170
Parasympathikus 80
Pathogenese, kausale 5
Peak-flow-Messung, Normwerte 158
Peak-flow-Meter 156
Perfusion 148 f
Perfusionsstörung 150 f
Perikarditis 124 f
Peritonealdialyse 222
Perkussion 155 f
Phlebothrombose 143 ff
– Prophylaxe 145
Phosphathaushalt 240
– Regulation 241
Pilze 27 f
Pink puffer 162
Plasmozytom 269 f
Pleuraerguss 180 f
Pleuraerkrankungen 179 ff
Pleurakarzinose 181
Pleuramesotheliom 181

Pleuratumoren 181
Pleuritis 180 f
Pneumonie 167 f
– infektiöse Ursachen 168
– typische und atypische, Unterschiede 168
Pneumothorax 179 f
Polyarthritis 274
Polymyositis 282 f
Polypen, kolorektale 203
Polyposis, familiäre adenomatöse 203
Präkanzerose 41
Pressorezeptorenreflex 96
Primärtuberkulose 288
Prinzmetallangina 110
Prolaktinom 247 f
Proteinbiosynthese, gestörte, Folgen 208
Protozoen 27
Protozoenerkrankungen 303 ff
Psoriasisarthritis 279 f
Pulmologie 148 ff
Purinstoffwechselstörungen 237 f

R

Radiatio 71
Raynaud-Syndrom 280
Reanimation 118 f
Rechtsherzinsuffizienz 98
Rechtsherzkatheteruntersuchung 105
Refluxkrankheit 191
Refluxösophagitis 191
Reiter-Syndrom 279
Reizdarmsyndrom 202
Renin-Angiotensin-Aldosteron-System 96
Rheumatologie 274 ff
Riesenzellarteriitis 285
Risus sardonicus 298
Röntgenaufnahmen, mit Kontrastmittel, Übersicht 66

Röntgendiagnostik, Nieren 221
Röntgen-Thorax 103
Röntgenverfahren 63 ff
– gastroenterologische Diagnostik 189
– konventionelle und digitale 65
Rückstrom, venöser 94

S

Salmonellen-Gastroenteritis 291
Salmonelleninfektion 291
Sarkoidose 175
Sarkom 37
Scharlach 294 f
Schilddrüsenerkrankungen 250 ff
Schilddrüsenmalignom 253 f
Schlafapnoesyndrom 178
Schmerzen 54 ff
– somatische 56
– viszerale 55 f
Schmetterlingserythem 281
Schnittbildverfahren 104
Schock 58
Schockformen 58 f
Schockindex 59
Schocklunge 175
Schockspirale 58
Schrittmachertherapie 115 f
Schwangerschaft
– Toxoplasmose 303 f
– Zytomegalievirusinfektion 297
Schwindel 61
Sharp-Syndrom 284
Sinusknotenerkrankung 117
Sjögren-Syndrom 283 f
Sklerose, progressive systemische 281 f
Sonographie 65 f
– abdominelle 188
– Nieren 220
Soor 27

Spannungspneumothorax 179
Spirometrie 156
Spondylarthropathie 277 ff
Sprue 196
Stammzelltransplantation 267
Staphylococcus
– aureus 292
– epidermidis 292
Staphylokokkenerkrankungen 292 ff
Status asthmaticus, Therapie 167
Still-Syndrom 275 f
Stoffwechselentgleisung
– hyperglykämische 232
– hypoglykämische 232
Stoffwechselerkrankungen 229 ff
Streptokokken 293
Streptokokkenerkrankungen 292 ff
Struma, euthyreote 250 f
Stuhlgewohnheiten, veränderte 186 f
Sympathikus 80, 93 f
Synkope 60
– Differenzialdiagnose 61
Syphilis 300 f
Systole 92
Szintigraphie 67

T

Tachykardie
– supraventrikuläre 118
– ventrikuläre 118
Teleangiektasie 50
Tetanus 298
Teufelskreis, kompensatorischer 98
Therapie, onkologische 71 ff
Therapieprinzipien 70 ff
Thoraxschmerzen 54 f

Thrombophlebitis 142
Thrombose 142
Thrombozytopathie 271
Thrombozytopenie 270 f
Tiffeneau-Test 156
Tod 10 f
Todeszeichen, sichere 11
Toxoplasmose 303 f
Translokation, balancierte 14
Transplantatabstoßung 76
Transplantation 74 ff
– Risiken 76
Transplantationsmedizin, gebräuchliche Begriffe 75
Transsudat 51
Trichomonas vaginalis 27
Trisomie, klinisch relevante, Symptome 14
Trommelschlegelfinger 47, 53
Tuberkulose 287 f
– postprimäre 288
Tumor 36 ff
– benigner 36
– – und maligner, Unterschiede 37
– epithelialer 37
– – und nichtepithelialer, Systematik 38
– maligner 36
– nichtepithelialer 37
– semimaligner 37
Tumorentwicklungsstadien 41 f
Tumorkachexie 44
Tumorklassifikation 42 f
Tumorkomplikationen 43 f
Tumormarker 45
Tumornomenklatur 37
Tumorpatient, Lebensqualität und Autonomie 44
Typhus abdominalis 292
Typ-I-Diabetes 230 f
Typ-II-Diabetes 231 f
Typ-I-Reaktion, allergische 30
Typ-IV-Reaktion, allergische 31
T-Zell-Defekt 33

U

Übelkeit 53 f
Uhrglasnägel 53
Ulcus cruris, Behandlungsprinzipien 146
Ulkuskrankheit, gastroduodenale 194
Untersuchung, körperliche 62 f
Uringewinnung 219
Urinuntersuchungen 219 ff
Urogramm, intravenöses 221

V

Varikose 140 ff
– Formen 140 f
– Komplikationen 141
Varizellen 295 f
Vaskulitiden 284 ff
– Chapel-Hill-Klassifikation 284
Venenerkrankungen 139 ff
Venensysteme 139
Venenthrombose, tiefe (TVT) 143
Ventilation 148
Ventilationsstörung 150
– Lungenfunktion 157 f
– Lungenfunktionsprüfung 158
Ventilpneumothorax 179
Verbrauchskoagulopathie 273
Verdauungskanal 182 ff
– Abschnitte 184
Vererbung, monogene 16
Verschluss, akuter arterieller 136 f
Verschlusskrankheit, periphere arterielle (pAVK) 133 ff
– klinische Stadien nach Fontaine-Ratschow 134
– stadienabhängige symptomatische Therapie 135
Virchow Trias 143
Viren 26 ff
– und Bakterien, Unterscheidungsmerkmale 23
– Tumorentstehung 41
Virion 26
Virushepatitis 206 f
Virusinfektion, indirekter Nachweis 27
Virusreplikation 26 f
Virustatika 27
VLDL 235
Von-Willebrand-Syndrom 272 f
– Formen 273
Vorhofflimmern 117

W

Wegener-Granulomatose 284 f
Windpocken
  s. Varizellen

Z

Zecken 299 f
Zenker-Divertikel 189
Zervixkarzinom 41
Zöliakie 196
Zugangswege, operative 71
Zyanose 46 f
Zytomegalievirusinfektion 297

Fundiertes Wissen
in der Physiotherapie

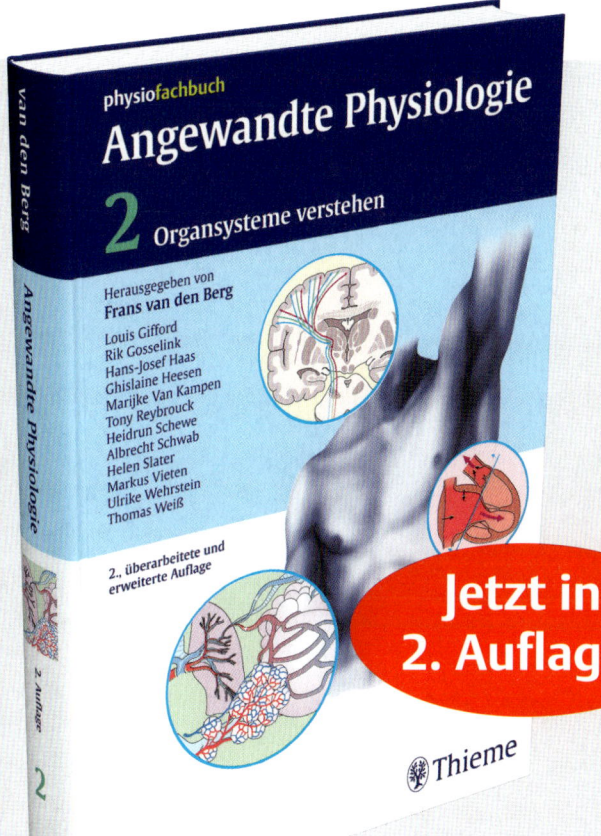

Wie funktioniert die Atmung, das Herz, wie unser Gehirn?

Was wissen wir über motorisches Lernen und wie viel über die Entstehung von Schmerzen?

Können Physiotherapeuten das Urogenitalsystem und den Verdauungstrakt beeinflussen?

Und warum sind Kenntnisse aus der Leistungsphysiologie so entscheidend für ihre Arbeit?

Dieses Lehrbuch gibt Ihnen Antworten auf all diese Fragen. Es führt Sie **Schritt für Schritt durch die Systeme des menschlichen Körpers** – von der Zelle bis zur Funktion unserer Sinnesorgane.

Neu in der 2. Auflage:
- um das endokrine System erweitert
- alle Kapitel auf dem neuesten wissenschaftlichen Stand

Angewandte Physiologie
Band 2: Organsysteme beeinflussen
van den Berg
2., überarb. u. erw. A. 2005. 598 S., 440 Abb.,
ISBN 3 13 117082 4
€ 69,95

Ihre Bestellmöglichkeiten:

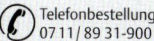 Telefonbestellung: 07 11/89 31-900
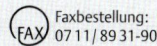 Faxbestellung: 07 11/89 31-901
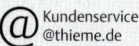 Kundenservice @thieme.de
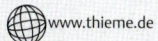 www.thieme.de
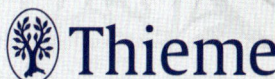

Georg Thieme Verlag KG, Sitz u. Handelsregister Stuttgart, HRA 3499, phG: A. Hauff
Preisänderungen und Irrtümer vorbehalten. € Preise gültig in Deutschland. Zzgl. Versandkosten.

physio**lehrbuch**

Maßgeschneidert für die Physiotherapie-Ausbildung

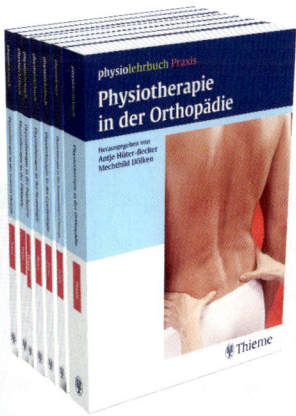

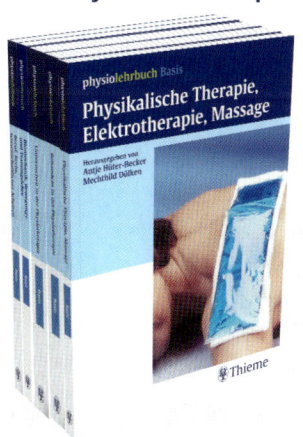

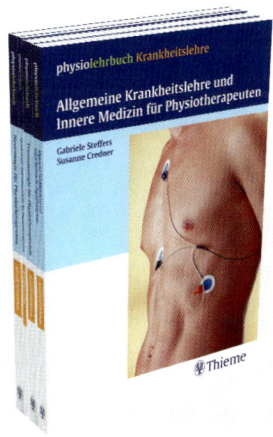

**Physiotherapie
in der Orthopädie**
Hüter-Becker/Dölken

2005. 686 S., 680 Abb., kart.
ISBN-10: 3 13 129491 4
ISBN-13: 978 3 13 129491 3
€ [D] 34,95/CHF 59,40

**Physiotherapie in der
Traumatologie / Chirurgie**
Hüter-Becker/Dölken

2005. 372 S., 270 Abb., kart.
ISBN-10: 3 13 129541 4
ISBN-13: 978 3 13 129541 5
€ [D] 32,95/CHF 56,–

Physiotherapie in der Psychiatrie
Hüter-Becker/Dölken

2004. 192 S., 151 Abb., kart.
ISBN-10: 3 13 129521 X
ISBN-13: 978 3 13 129521 7
€ [D] 24,95/CHF 42,40

**Physiotherapie in der Inneren
Medizin**
Hüter-Becker/Dölken

2004. 102 S., 82 Abb., kart.
ISBN-10: 3 13 129471 X
ISBN-13: 978 3 13 129471 5
€ [D] 19,95/CHF 34,90

Physiotherapie in der Neurologie
Hüter-Becker/Dölken

2004. 410 S., 423 Abb., kart.
ISBN-10: 3 13 129481 7
ISBN-13: 978 3 13 129481 4
€ [D] 32,95/CHF 56,–

**Physiotherapie
in der Gynäkologie**
Hüter-Becker/Dölken

2004. 218 S., 192 Abb., kart.
ISBN-10: 3 13 129461 2
ISBN-13: 978 3 13 129461 4
€ [D] 24,95/CHF 42,40

Physiotherapie in der Pädiatrie
Hüter-Becker/Dölken

2004. 504 S., 510 Abb., kart.
ISBN-10: 3 13 129511 2
ISBN-13: 978 3 13 129511 8
€ [D] 32,95/CHF 56,–

**Physikalische Therapie,
Elektrotherapie, Massage**
Hüter-Becker/Dölken

2006. Ca. 200 S., ca. 150 Abb., kart.
ISBN-10: 3 13 136871 3
ISBN-13: 978 3 13 136871 3
ca. € [D] 29,95/CHF 50,90

**Untersuchen
in der Physiotherapie**
Hüter-Becker/Dölken

2005. 184 S., 169 Abb., kart.
ISBN-10: 3 13 136891 8
ISBN-13: 978 3 13 136891 1
€ [D] 19,95/CHF 34,90

Behandeln in der Physiotherapie
Hüter-Becker/Dölken

2005. 204 S., 157 Abb., kart.
ISBN-10: 3 13 136841 1
ISBN-13: 978 3 13 136841 6
€ [D] 19,95/CHF 34,90

**Biomechanik, Bewegungslehre,
Leistungsphysiologie, Trainings-
lehre**
Hüter-Becker/Dölken

2004. 329 S., 331 Abb., kart.
ISBN 3 13 136861 6
ISBN-13: 978 3 13 136861 4
€ [D] 32,95/CHF 56,–

**Beruf, Recht, wissenschaftliches
Arbeiten**
Hüter-Becker/Dölken

2004. 249 S., 87 Abb., 25 Tab., kart.
ISBN-10: 3 13 136851 9
ISBN-13: 978 3 13 136851 5
€ [D] 24,95/CHF 42,40

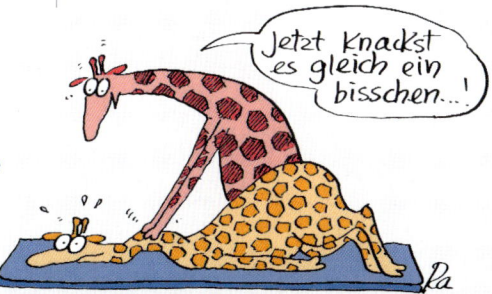

**Allgemeine Krankheitslehre
und Innere Medizin für
Physiotherapeuten**
Steffers/Credner

2006. Ca. 300 S., ca. 215 Abb., kart.
ISBN-10: 3 13 140421 3
ISBN-13: 978 3 13 140421 3
ca. € [D] 29,95/CHF 50,90

Traumatologie für Physiotherapeuten
Krischak

2005. 252 S., 130 Abb., kart.
ISBN-10: 3 13 138231 7
ISBN-13: 978 3 13 138231 3
€ [D] 29,95/CHF 50,90

**Neurologie
für Physiotherapeuten**
Jesel

2004. 300 S., 369 Abb., kart.
ISBN-10: 3 13 132111 3
ISBN-13: 978 3 13 132111 4
€ [D] 32,95/CHF 56,–

**Gynäkologie und Geburtshilfe
für Physiotherapeuten**
Harms

2004. 114 S., 151 Abb., kart.
ISBN-10: 3 13 136161 1
ISBN-13: 978 3 13 136161 5
€ [D] 22,95/CHF 39,–

Ihre Bestellmöglichkeiten:

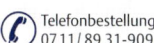 Telefonbestellung:
07 11 / 89 31-909

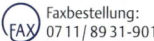 Faxbestellung:
07 11 / 89 31-901

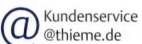 Kundenservice
@thieme.de

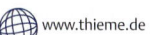 www.thieme.de

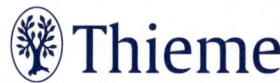

Georg Thieme Verlag KG, Sitz u. Handelsregister Stuttgart, HRA 3499, phG: A. Hauff
Preisänderungen und Irrtümer vorbehalten. € Preise gültig in Deutschland. Zzgl. Versandkosten.